LEÇONS CLINIQUES ET DIDACTIQUES

SUR LES

MALADIES DES FEMMES

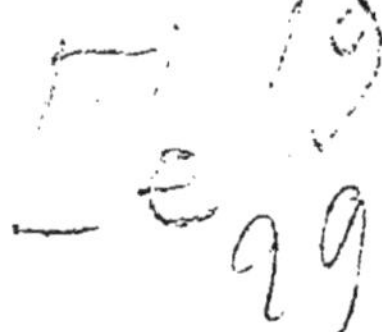

2888-77. — CORBEIL. Typ. et stér. CRÉTÉ.

LEÇONS CLINIQUES ET DIDACTIQUES

SUR LES

MALADIES DES FEMMES

PAR

LE Dr R. LUDLAM

PROFESSEUR DE MALADIES DES FEMMES AU COLLEGE-HOPITAL HAHNEMANN DE CHICAGO,
EX-PRÉSIDENT DE L'INSTITUT HOMŒOPATHIQUE D'AMÉRIQUE ET DE L'ACADÉMIE DE MÉDECINE DE CHICAGO,
MEMBRE CORRESPONDANT DES SOCIÉTÉS HOMŒOPATHIQUES
DE FRANCE, D'ANGLETERRE, DES ÉTATS DE NEW-YORK ET DU MASSACHUSSETTS,
MEMBRE DU COMITÉ D'HYGIÈNE ET DE SALUBRITÉ PUBLIQUES DE L'ÉTAT D'ILLINOIS, ETC., ETC.

Traduites sur la troisième édition américaine

PAR LES DOCTEURS

A. CLAUDE
Ancien chef de clinique de l'hôpital Saint-Jacques,
secrétaire général
de la Société médicale homœopathique de France,
membre correspondant
de la Société homœopathique d'Angleterre,
chevalier de la Légion d'honneur, etc.

C. N. DORION
Ancien médecin de l'hôpital Hahnemann de Chicago,
professeur-adjoint à la chaire d'obstétrique
et des maladies des femmes du collège Hahnemann
de la même ville,
membre de l'Institut homœopathique
d'Amérique, etc.

PARIS
V. ADRIEN DELAHAYE ET Cie, LIBRAIRES-ÉDITEURS
PLACE DE L'ÉCOLE-DE-MÉDECINE

1879

AU

DOCTEUR I. TISDALE TALBOT

DOYEN DE LA FACULTÉ DE MÉDECINE DE L'UNIVERSITÉ DE BOSTON
PRÉSIDENT DE L'INSTITUT HOMŒOPATHIQUE D'AMÉRIQUE
ET DIRECTEUR DE LA *Gazette médicale de la Nouvelle-Angleterre*

EN TÉMOIGNAGE DE HAUTE ESTIME

pour son caractère et pour son talent

ET

AUX ÉTUDIANTS DU COLLÈGE HAHNEMANN

DE CHICAGO

En souvenir de leur affectueuse et assidue collaboration.

PRÉFACE DE LA TROISIÈME ÉDITION

L'auteur met à profit la publication de cette troisième édition pour remercier ses lecteurs des appréciations bienveillantes dont ils ont bien voulu l'honorer, et du bon accueil qui a été fait à son ouvrage dans le monde médical.

Il avait primitivement l'intention d'ajouter un autre volume à celui-ci, et d'y comprendre une série de leçons cliniques sur les maladies de la grossesse et de la puerpéralité, ainsi que sur les affections utérines du ressort de la chirurgie. Il a à cet effet réuni bien des matériaux, mais le peu de temps dont il dispose ne lui permet pas de réaliser son projet aussi vite qu'il le désirerait.

CHICAGO, ce 1er *mars* 1877.

EXTRAIT DE LA PRÉFACE

DE LA PREMIÈRE ÉDITION

Les leçons renfermées dans ce volume sont le résumé du cours professé pendant de longues années par l'auteur au Collège-Hôpital Hahnemann, de Chicago. La plupart ont été directement et soigneusement recueillies à l'amphithéâtre ; d'autres ont été remaniées par l'auteur : toutes sont le fruit de l'expérience et de l'observation. Elles comprennent une série de cas *typiques* et nullement choisis à cause de leur étrangeté ; chacun de ces cas est authentique, et a été relevé sur place : l'imagination ou la mémoire n'entrent pour rien dans leur relation. Le plus grand nombre d'entre eux provient des cliniques de l'hôpital et du dispensaire du Collège ; d'autres ont été fournis par des confrères qui ont appelé l'auteur en consultation ; une dernière catégorie, très-peu nombreuse, est empruntée à la pratique privée.

Ces observations ne sont pas données avec un luxe de détails trop souvent fastidieux, et l'auteur a fait de son mieux pour élaguer les inutilités : ainsi, il n'a noté les résultats du traitement que dans les cas vraiment importants. Il n'a pas la prétention de présenter au public une œuvre parfaite ; mais il a surtout tenu à mettre en relief les applications spéciales de la thérapeutique médicale ou chirurgicale et de l'hygiène aux maladies des femmes.

Les conférences cliniques permettent de signaler bien des points qui sont négligés dans les traités magistraux, et elles ont, par cela même, une plus grande valeur pratique. Ceux qui ont suivi les cours de l'auteur à l'amphithéâtre, ceux qui étudient son livre trouvent ou trouveront dans leur clientèle l'occasion d'appliquer ses préceptes. Ils pourront juger en connaissance de cause, et c'est à eux qu'il appartient de dire si l'œuvre est bonne ou mauvaise.

TABLE DES MATIÈRES

LEÇON PREMIERE.

LEÇON DEUXIÈME.

LEÇON TROISIÈME.

LEÇON QUATRIÈME.

LEÇON CINQUIÈME.

LEÇON SIXIÈME.

LEÇON SEPTIÈME.

LEÇON HUITIÈME.

LEÇON NEUVIÈME.

LEÇON DIXIÈME.

LEÇON ONZIÈME.

LEÇON DOUZIÈME.

LEÇON TREIZIÈME.

LEÇON QUATORZIÈME.

LEÇON QUINZIÈME.

LEÇON SEIZIÈME.

LEÇON DIX-SEPTIÈME.

LEÇON DIX-HUITIÈME.

LEÇON DIX-NEUVIÈME.

LEÇON VINGTIÈME.

LEÇON VINGT-UNIÈME.

LEÇON VINGT-DEUXIÈME.

LEÇON VINGT-TROISIÈME.

LEÇON VINGT-QUATRIEME.

LEÇON VINGT-CINQUIÈME.

LEÇON VINGT-SIXIEME.

LEÇON VINGT-SEPTIÈME.

LEÇON VINGT-HUITIÈME.

LEÇON VINGT-NEUVIÈME.

LEÇON TRENTIÈME.

LEÇON TRENTE-UNIÈME.

LEÇON TRENTE-DEUXIÈME.

LEÇON TRENTE-TROISIÈME.

LEÇON TRENTE-QUATRIÈME.

LEÇON TRENTE-CINQUIÈME.

FIN DE LA TABLE DES MATIÈRES.

LEÇONS CLINIQUES ET DIDACTIQUES

SUR LES

MALADIES DES FEMMES

LEÇON PREMIÈRE

Prolapsus de l'utérus avec hydropisie survenue à l'âge critique.

MESSIEURS,

Le premier cas, sur lequel j'appelle votre attention ce matin, appartient à une classe de maladies dont nous aurons souvent l'occasion de parler dans ces conférences cliniques sur les maladies des femmes.

OBSERVATION. — Mrs. A., 52 ans, a eu quatre enfants, dont le plus jeune est âgé maintenant de 15 ans. Elle n'a fait qu'une fausse couche survenue avant la naissance de ce dernier enfant. Elle a été réglée à 12 ans, et, à l'âge de 40 ans, il y a douze ans, ses règles ont cessé. Sa mère les perdit, dit-elle, à la même époque. Le premier symptôme de malaise que cette femme ait observé était une sensation de gonflement dans l'abdomen qui était parfois complétement plein et distendu, et qui ensuite revenait entièrement à ses dimensions naturelles. L'accroissement, à ce qu'elle rapporte, fut uniforme dans son développement et ne se limita à aucune partie déterminée de cette région. Il n'y avait ni sensibilité à la pression, ni douleur. Le gonflement est notablement augmenté par l'exercice et s'accompagne de bouffissure et d'enflure des membres, des pieds et de la face.

Constipation habituelle, si la patiente néglige de prendre des pilules purgatives ; les gardes-robes sont très-difficiles et elle n'expulse que des scybales.

Cette pression excessive en allant à la selle lui donne l'assurance que la matrice est parfois en prolapsus complet et que, même, elle menace de sortir du vagin. Elle est également certaine de l'avoir, à ces moments, sentie passer entre les grandes lèvres. En se couchant la tête basse et les cuisses relevées, la « tumeur » disparaît. Le médecin du dispensaire a procédé à l'examen vaginal de ce cas avec beaucoup de soin et a rapporté un diagnostic de prolapsus utérin confirmé. Le gonflement des téguments est évidemment dû à une hydropisie, comme le prouve l'empreinte que laisse mon doigt à la pression. L'urine est rare et chargée, l'appétit capricieux.

La parturition, cause de déplacements utérins. Influence de la ménopause.

Les déplacements utérins sont si fréquemment rapportés soit directement, soit indirectement, à une fausse couche ou à un accouchement à terme qu'il sera bon pour vous dans tous les cas de vous informer si le sujet a récemment passé par l'une de ces circonstances. Le dernier accouchement de cette femme date de quinze ans, et la probabilité qui fait remonter le déplacement à cette époque est bien diminuée par ce fait que rien n'avait été remarqué avant les trois dernières années. Le prolapsus débuta à l'âge critique qui, dans l'espèce, s'est présenté de bonne heure (à quarante ans). Il est par conséquent possible que cet utérus ait été déplacé à la fin de la période de conception par de tout autres causes qu'un défaut de rétraction après la délivrance.

Hydropisie à la ménopause et constipation, causes de prolapsus.

Maintenant, la raison la plus plausible pour laquelle cette femme est atteinte actuellement d'un prolapsus déclaré, qu'on ne peut rapporter que d'une manière très-indirecte à la grossesse, est cette concomitance d'une hydropisie particulière à beaucoup de femmes arrivées à l'âge critique. L'ascite et l'anasarque générale indiquent un relâchement de la fibre qui prédispose grandement aux déplacements utérins. Ajoutez à ceci la pression directement exercée sur la matrice, ainsi que l'état de semi-paralysie du rectum et du périnée (qui a perdu toute son élasticité), et la chute allant jusqu'à la procidence se trouve expliquée. Le seul support qui soutienne par en bas l'utérus est la paroi contractile du vagin qui repose comme une colonne sur le périnée, dont les muscles sont en connexion intime avec le rectum et l'anus. Dans la constipation habituelle aux cas chroniques de cette espèce, le ton et l'élasticité de ces tissus sont partiellement ou totalement détruits. Le ténesme ne contribue pas seulement à maintenir le déplacement, mais aussi à en modifier le degré et même la variété. Il peut transformer une rétroflexion en rétroversion et un simple prolapsus en procidence. La faiblesse et le relâchement des fibres musculaires du plancher pelvien sont, comme je l'ai déjà dit, une conséquence immédiate d'un accouchement prématuré ou à terme; mais on les observe aussi chez des personnes qui, comme notre sujet, ont eu plusieurs enfants et qui subséquemment ont été affligées de maladies prolongées et débilitantes.

Position horizontale. Bandage périnéal.

Traitement. — Le soulagement procuré par la position horizontale, les cuisses étant relevées, est significatif. Bien des cas de prolapsus n'ont besoin que d'une position convenable. Il arrive souvent que l'utérus dévié reprenne sa place, si la malade n'est pas obligée de se servir de ses jambes. Mais il n'est pas toujours possible pour les femmes atteintes de cette infirmité de prendre et de garder le lit. Celles de la classe pauvre doivent travailler et toutes ont besoin d'exercice. Voilà pourquoi on a recherché des moyens de support qui puissent suppléer, au besoin, les muscles relâchés du vagin et du périnée. C'est précisément dans des cas analogues à celui de cette femme un peu avancée en âge, placée dans de mauvaises conditions hygiéniques, de constitution affaiblie et qui, outre cela, est obligée de marcher et de travailler tous les jours, que j'ai l'habitude de préconiser le port d'un coussinet périnéal, à titre de soulagement temporaire. C'est une pratique très-utile et à la portée de tout le monde. Ajoutée à l'emploi de remèdes internes appropriés, elle a pour effet de fortifier les parties qui servent de support naturel à l'utérus et, en même temps, d'accorder l'impunité des mouvements aux patientes. Je vous parlerai dans nos conférences suivantes des pessaires, de leurs indications particulières et de leur valeur suivant telle ou telle forme de déplacements utérins qui pourront se présenter à notre observation.

Précautions hygiéniques et médicaments.

Il est important pour cette malade de s'abstenir de tous violents exercices tels que soulever des poids un peu lourds, frotter le parquet, balayer ou repasser. Elle ne doit pas se forcer en allant à la selle, ni garder longtemps une position contrainte. Son alimentation doit comporter largement les matières albuminoïdes, destinées à améliorer son sang, et des substances végétales, particulièrement celles qui sont légèrement laxatives telles que les fruits et le pain de farine non blutée.

Médicaments internes.

Les remèdes les plus particulièrement recommandés pour ce cas sont *Nux vomica* et *Apis mellifica*. Comme aucun d'eux ne couvre complétement les deux principaux symptômes, je les alterne. Je donne *Nux vomica* le soir et *Apis* le matin et à midi, chaque jour. *Nux vomica* est spécialement indiquée par la constipation, le ténesme, le passage des scybales et les tendances de l'utérus à sortir de la cavité pelvienne. Ce sont les meilleures raisons physiologiques et pathogénésiques de son emploi. Dans les cas chroniques comme celui-ci, je suis d'avis qu'il ne faut pas la prescrire plus d'une ou deux fois par jour. Dans des cas semblables *Lycopodium* ou *Sepia* seront parfois d'une très-grande utilité.

La relation manifeste entre l'apparition des symptômes hydropiques et l'arrêt ou la cessation des fonctions menstruelles nous fournit une indication caractéristique d'*Apis mellifica*. Je préfère, pour mon usage, la deuxième ou la troisième trituration de ce remède.

Leucorrhée avec ovarite chronique.

Observation. — Mrs. X., âgée de 30 ans, mariée depuis sept ans, mais n'ayant jamais eu d'enfants ni fait de fausses couches. Elle est atteinte de leucorrhée depuis dix ans. L'écoulement est blanc jaunâtre, tantôt épais et crémeux, tantôt clair, abondant et tout à fait fluide. Il augmente quand la malade a longtemps été debout, et sa quantité s'élève, en certains jours, à ce qui m'est assuré, jusqu'à trois ou quatre onces. Plus l'écoulement est liquide, plus il épuise la malade, qui se plaint principalement à ces moments d'un sentimen de pesanteur, de tiraillements dans les lombes et dans les hanches. Pendant longtemps, elle a remarqué que cette augmentation de la leucorrhée apparaissait immédiatement avant ou immédiatement après les règles; mais, depuis quelque temps déjà, il lui est impossible d'observer une exacerbation correspondant à une période précise.

Les règles se montrent régulièrement toutes les quatre semaines, mais en diminuant graduellement de quantité, de telle sorte qu'elles ne durent plus maintenant que deux jours au lieu de trois et de trois et demi comme auparavant. La seule douleur ressentie à ces moments est une vive brûlure, logée à la hauteur de l'épine iliaque antéro-supérieure et au-dessus de l'aine, c'est-à-dire dans la région ovarique gauche. Cette douleur, parfois très-violente, s'étend toujours le long de la cuisse du même côté jusqu'au genou, et ne s'est jamais montrée à droite. Notre malade assure qu'elle ne l'a pas vue manquer depuis dix à douze ans à une seule époque cataméniale avec son caractère spécial, brûlant, crampoïde et névralgique Elle disparaît avec les règles et n'apparaît pas dans la période intermenstruelle. L'équitation et la promenade l'aggravent.

L'examen au spéculum révèle la présence d'un ulcère scrofuleux suppurant, situé sur le museau de tanche et s'étendant dans l'intérieur du canal cervical. La muqueuse de la portion vaginale du col est fortement gonflée et congestionnée. La région ovarienne gauche est excessivement sensible à la palpation et au toucher vaginal. Notre malade a été traitée par quatre médecins dont trois ont vigoureusement cautérisé le col, sans bénéfice aucun. En effet, elle a continué à aller de mal en pis et, comme vous le voyez, sa santé générale est encore très-délabrée.

Un point capital dans ce cas est la lésion de l'ovaire gauche avec ses conséquences. Car les symptômes locaux par leur régularité, leur caractère et leur constance vous forcent à conclure que la maladie de l'ovaire est bien la maladie primitive. Il y a là, en effet, quelque chose de tout à fait spécial dans cette « brûlure » de la région inguinale qui s'étend jusqu'au bas du membre du même côté. Sa coïncidence avec le retour des règles, sa disparition en leur absence vous garantissent que l'ovaire correspondant est enflammé. Cette inflammation peut durer quelques années avec une recrudescence qui se renouvelle à chaque mois, se limite d'elle-même, dure peu, et est de nature subaiguë. L'afflux physiologique du sang à l'ovaire vous explique cette inflammation ; afflux aussi nécessaire à la fonction spéciale de l'ovaire que l'injection sanguine des capillaires de la muqueuse stomacale à la sécrétion du fluide gastrique. C'est cette réplétion périodique des vaisseaux de l'ovaire enflammé qui occasionne ces douleurs névralgiques, spéciales, brûlantes et crampoïdes dont se plaint notre malade et qui ont été pendant si longtemps comme une épine enfoncée dans son flanc.

Douleur brûlante de l'ovarite. L'ovulation peut être une cause constante d'ovarite.

Les relations des ovaires sont nombreuses, variées et importantes, et s'étendent aux poumons, aux glandes mammaires, à la muqueuse utérine, aux centres nerveux de la vie animale et principalement au col utérin et à son appareil glandulaire. Le col utérin n'a pas, avec l'organe dont il est le déversoir naturel, de rapports plus intimes que ceux qu'il entretient avec les ovaires ; ceux-ci, en effet, malgré leur situation et leur exiguïté, président activement à sa dilatation, à la sortie et à la formation du flux cataménial. Ils sont, on pourrait le dire, l'horloge et l'écluse de tout l'appareil générateur.

Relations réflexes des ovaires.

Leur fonctionnement est fort sujet à se déranger ; à l'état normal, les deux ovaires aussi bien que le col sont intacts. Mais supposez chez l'un ou chez l'autre une affection grave et prolongée et, comme conséquence forcée bien que indirecte, vous verrez le col se prendre à son tour. Il était presque, ou plutôt tout à fait impossible pour notre malade d'avoir depuis si longtemps l'ovarite subaiguë que nous venons de décrire sans qu'elle ne fût en même temps atteinte de leucorrhée cervicale. Un écoulement leucorrhéique qui persiste et qui traîne en longueur, qu'il provienne de l'utérus ou du vagin, ou des deux simultanément, indique toujours une désorganisation quelconque des tissus. Les lésions dont elle dépend sont idiopathiques ou secondaires. Elles reconnaissent des causes purement locales, ou constitutionnelles, ou réflexes. Dans le cas qui nous occupe, il est probable que l'ulcération est liée à l'inflammation de l'ovaire gauche, et que c'est là que réside l'origine du désordre pour lequel on est venu requérir nos soins.

Relations entre le col de l'utérus et les ovaires.

La diminution graduelle des règles a une importance significative. Quand l'ovarite est accompagnée d'une ulcération utérine, qui n'est ni cancéreuse ni phagédénique, la fonction menstruelle tend toujours à s'appauvrir de plus en plus. Une leucorrhée, qu'on appelle vicariante, se substitue alors quelquefois à elle. Ce fait est plus particulier à l'inflammation des deux ovaires qu'à celle d'un seul de ces organes.

Leucorrhée substitutive.

Dans la leucorrhée *catarrhale*, sans ulcération du col, d'origine utérine ou vaginale, l'écoulement augmente habituellement avant ou directement après le flux cataménial. La sympathie ovarienne se dépense ici en une sécrétion extraordinaire de mucus, et la menstruation est plutôt profuse que rare. Quelques-unes des pires formes de ménorrhagie, ou de menstruation excessive, sont greffées sur cette espèce de leucorrhée, qui peut aussi provenir d'une irritation ou d'une inflammation utérine.

Catarrhe utérin et vaginal provenant d'une ovarite.

La stérilité est une conséquence naturelle et presque nécessaire de l'une de ces formes de leucorrhées dont nous venons de parler et que l'on peut, à assez bon droit, appeler leucorrhées ovariennes. Comme la maladie de notre cliente remonte à une époque antérieure à son mariage, nous savons, par la meilleure des raisons, qu'elle n'a jamais été enceinte.

Stérilité causée par la leucorrhée.

Traitement. — Nous venons peut-être d'en avoir dit assez pour bien vous faire saisir l'importance d'une connaissance pathologique exacte de cas de ce genre. Mais laissez-moi, néanmoins, profiter d'une occasion aussi favorable pour vous entretenir quelques instants d'un sujet qui est si souvent traité dans nos livres et dans nos journaux. Je ne crois pas que jamais un médecin, quel que soit d'ailleurs son sexe, ait fait une prescription, sans s'être préalablement forgé une théorie quelconque de la maladie qu'il a à soigner. Quelle que soit la valeur qu'il faille attacher à cette conception, jamais un remède, même emprunté à la pratique domestique, n'est administré sans que la maladie n'ait, pour ainsi dire, été classée, et, bon gré, mal gré, nous avons tous l'habitude de donner un nom à l'affection avant le traitement, comme nous en donnons un à nos enfants avant le baptême. Cette théorie, qui permet de mesurer exactement la valeur de notre savoir ou de notre ignorance, est une opération intellectuelle absolument inévitable ; il nous faut donc l'établir avec le plus grand soin. Quand on a à dévider un écheveau embrouillé, l'important est de découvrir le bon fil ; de même, dans une affection, nous devons, pour la bien comprendre et la bien traiter, trouver le vrai commencement.

Importance de la pathologie spéciale.

En vertu de la théorie qui fait dépendre la leucorrhée de l'ulcération et qui subordonne la guérison de la première à la cure de la dernière, cette patiente a été cautérisée par trois médecins à tour de rôle. Leurs applications caustiques peuvent avoir quelque peu réussi, mais, pour des raisons que vous connaissez bien mieux qu'eux, la guérison ne persista pas et la lésion du museau de tanche reparut simplement parce que l'affection ovarienne avait été méconnue et négligée. Bien plus, grâce à ce procédé barbare, non-seulement la lésion du col ne fut pas amendée, mais encore la congestion et l'inflammation de l'ovaire augmentèrent : la sympathie qui existe entre ces deux organes est telle, en effet, que ce qui porte atteinte à l'un, rejaillit presque inévitablement sur l'autre.

Tous vos maîtres vous ont dit que les affections ovariennes pour lesquelles on les consulte sont dues, pour une bonne part, à des traitements de ce genre, et votre expérience personnelle vous confirmera plus tard dans cette opinion que l'emploi de parti pris des escarrotiques pour les ulcérations utérines est malfaisant au premier chef. Si les trois médecins qui m'ont précédé avaient été plus compétents en diagnostic, ils n'auraient peut-être pas commis une faute aussi impardonnable dans leur traitement.

Cautérisation sans discernement du museau de tanche.

Il faut maintenant faire votre possible pour en corriger les mauvais effets. Il vous faut étudier ce cas avec le plus grand soin, non pour baptiser la maladie et faire la cure du nom, plan qui, du reste, a déjà été mis à exécution, mais pour analyser les symptômes et les faire disparaître d'une façon rationnelle. Dans un cas de ce genre, les symptômes de l'ovaire sont mille fois plus significatifs que ceux qui appartiennent à l'écoulement leucorrhéique. La vraie méthode consiste donc à traiter d'abord la maladie de l'ovaire gauche, puis ensuite, s'il reste encore quelque chose de l'ulcération utérine et de l'écoulement qu'elle provoque, à s'adresser aux spécifiques que nous possédons contre ces symptômes.

Le symptôme prédominant qui nous permettra de choisir le remède approprié est cette vive douleur brûlante de l'ovaire *gauche*, qui s'étend dans le bas du membre correspondant, qui accompagne le retour des époques et qui s'aggrave par la promenade ou l'équitation. Le flux cataménial diminue sans cesse et est accompagné et suivi de leucorrhée. Le remède indiqué est *Thuya :* notre malade en prendra une dose chaque soir, pendant un mois.

Le traitement le plus convenable et le plus effectif pour des cas de ce genre est celui qu'on fait suivre pendant la période intermenstruelle. Les palliatifs et les expédients qui ne tendent qu'à l'allégement de la douleur pendant les règles ne sont, en aucun sens, curatifs. La persistance des symptômes que nous avons analysés et l'indication si nette de *Thuya* nous garantissent une amélioration marquée et progressive de la santé de notre malade. Elle prendra en outre, deux fois par jour, des injections vaginales de savon de Castille. Dans certains cas de ce genre j'ajoute quelques gouttes de teinture mère de *Thuya* ou de *Calendula* à l'injection. Mais ce serait d'une mauvaise pratique que de recourir aux injections astringentes ou aux escarrotiques pour guérir une leucorrhée comme celle que nous venons d'étudier.

Traitement pendant l'intervalle des règles.

Vous ne devrez pas conclure de tout ceci que l'ordonnance que je viens de prescrire convient, sans distinction, à toutes les inflammations ovariennes. Avant la fin du semestre, j'aurai sans doute l'occasion de revenir sur l'emploi de nombreux autres remèdes applicables à ces cas.

Vomissements de la grossesse et rétroversion.

Observation. — Mrs. G., 35 ans, vient d'entrer dans le troisième mois de sa cinquième grossesse. Ses deux premiers enfants, un garçon et une fille, sont venus à terme et sont encore vivants. Elle fit deux fausses couches à trois mois et demi, provenant, d'après son médecin, d'une rétroversion de la matrice. Ce qu'il y a de particulier et de marquant dans ce cas, c'est que les nausées et les vomissements incidents aux premiers mois de la grossesse se produisent, ici, seulement pendant la nuit. Ils commencent chaque soir à dix heures et continuent, avec des interruptions occasionnelles, jusqu'après minuit et quelquefois jusqu'à deux heures du matin. Mrs. G. mange avec plaisir à son déjeuner et à son dîner, mais n'a nul appétit pour le thé de la soirée.

Elle est certaine d'avoir éprouvé, comme la plupart des femmes, ces symptômes gastriques le matin et non le soir lorsqu'elle était enceinte des deux enfants qui vivent actuellement. Pendant les grossesses qui se terminèrent par des fausses couches, les nausées et les vomissements se manifestèrent au contraire, comme dans le cas présent, dans la soirée et dans la nuit. Elle redoute donc un avortement et elle est absolument convaincue « qu'elle n'arrivera pas à terme. » Cette persuasion est confirmée par le dire de son premier médecin qui lui a positivement déclaré qu'elle ferait une fausse couche avant le quatrième mois.

En pratiquant le toucher avec soin, j'ai trouvé une déviation ou un déplacement évident de l'utérus. Le museau de tanche était plus rapproché de la symphyse pubienne qu'à l'ordinaire, et il y avait dans le cul-de-sac de Douglas une tumeur dure, globulaire, qui cédait à une pression soutenue dans le sens du promontoire et qui finissait par dépasser le détroit supérieur où l'on ne pouvait plus l'atteindre. Cette petite manipulation soulageait fort la patiente. Elle affirme que ce redressement de l'utérus a toujours diminué les désordres gastriques et les a même quelquefois fait disparaître pour des journées entières.

Symptômes gastriques réflexes du début de la grossesse.

C'est là un cas exceptionnel. Il est rare que les symptômes gastriques réflexes des premiers mois de la grossesse soient aussi prononcés ; aussi ai-je choisi cette observation comme thème à quelques remarques pratiques. Nous avons affaire à un cas type qui met en pleine lumière les relations intimes qui existent entre l'utérus et l'estomac à l'aide de communications nerveuses indirectes. Cette sympathie toute spéciale se révèle de différentes façons. J'ai connu une malade qui vomissait cinq ou dix minutes après l'application du nitrate d'argent sur le col utérin. Un abaissement soudain de la matrice, dans quelques cas de prolapsus, produit le même effet. Souvent, lorsqu'il y a paresse du travail dépendant de la rigidité de l'orifice inférieur, un vomissement enlèvera la cause du retard en relâchant le col.

L'ulcération du col peut indirectement provoquer les vomissements les plus rebelles. Bennet et quelques autres prétendent que les pires exemples de vomissement matutinal relèvent de cette cause. Les déplacements utérins ont une action analogue qui est connue, et il est plus que probable que le léger prolapsus, qui se produit dans les premiers mois de la grossesse, peut nous donner la clef de ce désolant symptôme.

Rétroversion cause possible des vomissements.

Dans le cas qui nous occupe, la rétroversion temporaire que provoquent un exercice plus ou moins considérable ou une station verticale plus ou moins prolongée et que soulage le repos nocturne est évidemment la principale cause des nausées et du vomissement. Quand le fond et le corps de l'utérus basculent en arrière, ils ne pressent pas seulement sur le plexus sacré antérieur ou sciatique, qui est situé sur les côtés du rectum, mais encore sur les ganglions sacrés du grand sympathique. Le plexus hypogastrique est aussi impliqué dans ce dérangement. La facilité avec laquelle on remet l'organe en place, le soulagement manifeste qu'on procure ainsi ne servent pas seulement pour le diagnostic, mais nous suggèrent encore la position qu'il faudra faire garder à la malade pendant son traitement. Car la prescription d'un remède interne, simple ou composé, destiné à l'allégement des symptômes gastriques n'est qu'une partie des devoirs que nous avons à remplir dans un cas de cette espèce. Il arrive souvent qu'en assignant à ces patientes une position qui leur convienne, en réglant leur régime, en fixant leurs heures de repos, en déterminant le genre d'exercice qu'elles prendront pendant un temps donné, nous arriverons à des résultats plus considérables qu'avec les remèdes constitutionnels les mieux appropriés. La cause du mal est toute locale, le traitement doit donc, en conséquence, être local aussi, sans rejeter pour cela les moyens généraux.

En moins d'un mois, si l'excès des vomissements et si le déplacement n'amènent pas d'avortement, l'utérus de cette femme passera du petit bassin dans la cavité abdominale, afin de pouvoir se développer à son aise. Si, pendant ce délai, nous prévenons la fausse couche, ce qui est fort douteux, la grossesse suivra un cours régulier. En effet, quand la matrice a franchi les limites du petit bassin, elle est moins sujette à dévier ou à se déplacer et la tendance aux phénomènes gastriques disparaît ainsi. Les désordres sont limités, à moins que la rétroversion ne soit chose persistante et invétérée.

Avortement par rétroversion de l'utérus gravide.

Les auteurs qui ont écrit sur l'obstétrique ont répandu et entretenu longtemps cette idée que les vomissements matutinaux, à quelques moments de la grossesse qu'ils se produisissent, étaient un préservatif contre les fausses couches ou contre les difficultés et les dangers du travail. Quoique cette règle comporte bien des exceptions et que l'on voie maintes femmes passer de la conception à la délivrance, sans troubles gastriques, et se bien porter dans la suite, il n'en est pas moins vrai que la présence de ces désordres, s'ils ne se produisent pas d'une façon trop accentuée ou à une période intempestive, constitue un signe plus favorable que leur absence. Une observation attentive m'a conduit à penser que le retour habituel de ce symptôme dans la soirée, ou même dans le milieu de la nuit, aggrave et fixe davantage le mal que lorsque les vomissements arrivent de bonne heure dans la journée, avant ou après le déjeuner.

Bons effets des vomissements modérés.

Ce n'est ni mon désir ni mon devoir de jeter le blâme sur les agissements de mes confrères. Je dois cependant m'élever avec force, pour vous empêcher d'y tomber, contre cette erreur du médecin qui a primitivement soigné cette femme et qui lui a déclaré qu'il lui était impossible de voir sa grossesse dépasser le quatrième mois. Cette opinion n'est pas une conséquence rigoureuse des faits particuliers à notre cas et est donc erronée. Il ne résulte pas de ce que cette pauvre femme, au début de deux grossesses successives, ait eu une rétroversion de la matrice suivie d'avortement, qu'une troisième et qu'une quatrième gestation ne puissent être menées à bon terme. Si un tel jugement était aussi inoffensif qu'il est injustifiable, nous passerions sans nous y arrêter plus longtemps. Mais vous avez pu vous convaincre de son effet sur le moral de la malade qu'il affecte et qu'il obsède. Je ne trouve pas d'excuses pour des paroles aussi dangereuses, et vous aurez rarement l'occasion

Nécessité d'un pronostic réservé.

de prédire de pareilles éventualités à vos clientes. L'expérience prouve, en effet, chaque jour, que les praticiens les plus recommandables et les plus exercés sont souvent faillibles en pareille matière. Le champ des possibilités et probabilités physiologiques est large et, alors que la nature agit à sa guise, il n'est pas sage à nous de vouloir restreindre son pouvoir dans telles ou telles limites.

Traitement. — La première indication qui se présente est le retour de l'utérus à sa position normale. On peut la remplir habituellement en exerçant une espèce de taxis vaginal, à l'aide d'un ou de plusieurs doigts pressant dans la direction de l'angle sacro-vertébral, sur le corps de l'organe déplacé. L'opération sera moins pénible et ses résultats seront effectifs, si l'on procède avec douceur, prudence et lenteur. L'action de la pesanteur n'est nullement à dédaigner. Il suffit, dans bien des cas, de faire coucher la malade sur un côté ou, mieux encore, sur l'abdomen. D'autres fois cependant, il faut lui faire prendre la position recommandée dans la procidence du cordon ou pour la correction des présentations vicieuses de la face, du côté ou de l'épaule, c'est-à-dire qu'elle se placera sur les genoux et la poitrine, en s'appuyant sur des oreillers. Il peut aussi être nécessaire d'introduire dans le rectum le doigt ou quelque autre instrument, de manière à faciliter le redressement de l'organe. Le pessaire à air de Gariel peut être placé de cette façon et ensuite gonflé. Il soulève alors le fond de l'utérus, derrière lequel il est appliqué, et oblige cet organe à se remettre dans la direction de l'axe du détroit supérieur. Il y a aussi le petit instrument imaginé par mon ami, le professeur Guernsey (1), et qui répond admirablement à ces indications.

Redressement de l'organe. Procédé opératoire.

Le docteur Guernsey recommande, pour l'usage de cet instrument, de faire vider préalablement le rectum et la vessie, puis de « placer la malade au bord du lit, s'appuyant sur les coudes et les genoux, de façon à faire concourir l'action de la pesanteur aux manœuvres de réduction. La sphère qui termine l'instrument et qui est bien graissée est portée vers l'anus, la convexité de la tige tournée en haut. On la fait pénétrer à travers le sphincter par une pression modérée. Le manche est alors légèrement soulevé de façon à mettre la sphère en contact avec la paroi antérieure du rectum. On appuie ensuite avec un peu plus de vigueur et l'on pousse plus haut de façon à placer la sphère derrière le fond de l'utérus, en prenant soin de soulever le manche au fur et à mesure que la matrice se redresse. »

Il faut absolument, dans tous les cas de déplacements incidents à la

(1) Guernsey, *Obstetrics* (1867), page 116.

grossesse, vous abstenir de l'introduction du cathéter à travers le canal cervical et dans la cavité utérine, soit à titre d'agent thérapeutique, soit comme moyen d'investigation. Une opération de ce genre entraîne forcément, tôt ou tard, l'avortement. Nul d'entre vous, Messieurs, j'en ai la profonde conviction, ne voudra se souiller d'un crime, même au prix de la cure d'un prolapsus ou de celle d'une rétroversion de l'utérus. J'ai connu un médecin qui, par cupidité ou par ignorance, avait, à maintes reprises, diagnostiqué et traité, à l'aide de la sonde, des déplacements utérins chez des femmes enceintes !

Emploi de la sonde utérine pour le redressement de l'organe.

Mais ce simple redressement de l'organe, dans un cas analogue à celui qui nous occupe, ne suffit pas toujours. L'augmentation de poids et de volume de l'utérus le ferait choir de nouveau, surtout quand le malade reprend la station verticale, à moins toutefois de mesures préventives contre le retour de la déviation. Pour obvier à ce résultat et maîtriser indirectement ainsi les désordres gastriques, il faut que la malade garde la position horizontale. Elle restera donc au lit ou se tiendra sur un canapé et se couchera sur l'un des côtés ou sur l'abdomen. Si elle peut obéir à ces recommandations jusqu'au temps où l'utérus aura accompli son mouvement ascensionnel dans l'abdomen, elle verra ses vomissements disparaître en grande partie ou même en totalité, et, ce qui est encore plus important, la terrible menace de la fausse couche s'évanouir.

Position à faire prendre à la malade.

C'est alors seulement que les pessaires sont d'une réelle utilité pour les déviations utérines contingentes à la grossesse. Le pessaire formé d'un ressort de montre recouvert de caoutchouc répond bien à cette indication temporaire et présente moins d'inconvénients que bien d'autres. Les pessaires à tige sont plus propres à provoquer qu'à prévenir une fausse couche et ne conviennent nullement pour les rétroversions.

Les pessaires.

J'ai, dans deux occasions semblables, réussi à maintenir l'utérus en place à l'aide d'un petit pessaire à air qu'on introduisait dans la portion postérieure et supérieure du vagin et qu'on gouflait de façon à empêcher la chute du corps et du fond de l'utérus vers le coccyx. Ce sac de caoutchouc, distendu par l'air, formait ainsi une sorte de coussin sur lequel la matrice venait reposer et qui ne pouvait endommager ou blesser aucune partie molle. Il ne stimule pas aussi facilement les contractions utérines réflexes qui aboutissent, en fin de compte, à l'avortement que les autres appareils confectionnés avec des matériaux plus rigides. Quelques praticiens préfèrent le levier-pessaire de Hedge dans cette forme de rétroversion aussi bien que dans les autres.

Il est rare qu'avec un peu de tact, les moyens que j'ai indiqués ne suffisent pas à redresser la matrice et à la maintenir en position. Il y a peu d'exemples de déplacements persistant jusqu'à l'accouchement. Quand la rétroversion ne veut pas céder et quand il y a urgence, on a cru pouvoir recourir à l'évacuation de la matrice à l'aide de la rupture de la poche des eaux ou de la paracentèse utérine, ainsi que l'avait recommandé, en premier lieu, le célèbre William Hunter.

Vous trouverez dans un rapport sur la rétroversion de l'utérus gravide, lu à la Société obstétricale de Londres par le docteur W. Tyler Smith (1), l'intéressante observation qui suit :

Persistance de la rétroversion jusqu'à l'accouchement.

« Je fus, au mois d'août 1857, consulté par une cliente du docteur Duigan, de Gainsborough. Elle avait déjà deux enfants et, au mois de mai précédent, elle avait fait une fausse couche, qui l'avait fort affaiblie. Elle avait perdu beaucoup de sang et ses époques étaient depuis devenues irrégulières. Elle se plaignait surtout d'une douleur déchirante siégeant au bas des reins; le moindre mouvement ou exercice provoquait une faiblesse. Au toucher, je trouvai l'utérus en rétroversion, le fond pendant sur la partie inférieure du rectum et élargi au point de me faire croire à une grossesse. Cette personne demeura à la ville près d'un mois, et l'accroissement de l'utérus me confirma dans cette opinion. Il n'y a pas d'autre condition dans laquelle l'augmentation de l'utérus gravide, aux premiers mois, puisse aussi facilement être appréciée que dans la rétroversion. Le fond globulaire est si bien à la portée du doigt explorateur que l'on en peut mesurer l'augmentation avec une précision qu'on ne peut atteindre lorsque l'organe est dans sa position normale. Dans ce cas, comme on pouvait soulever le fond de l'utérus et l'écarter du rectum, on soulageait temporairement la malade; mais il retombait bientôt après dans sa position anormale. Me basant sur ce fait, j'introduisis un pessaire à air, de dimensions considérables, qui diminua beaucoup les souffrances et rendit possible un exercice auquel on ne pouvait songer auparavant. L'utérus resta avec le pessaire à air en semi-rétroversion, et la malade continua, à son grand bénéfice, de porter cet instrument deux mois encore et ne l'abandonna qu'après que les mouvements de l'enfant eurent positivement annoncé l'ascension de l'utérus dans le bassin. La femme mit au monde, en avril, un enfant vivant et garda soigneusement le repos après les couches. Le bassin était de grandes dimensions, et c'est la seule fois que j'ai vu une rétroversion persistante et compliquant la grossesse ne pas s'accompagner de symptôme vésical. J'ai revu cette ma-

(1) *Transactions of the Obstetrical Society of London*, vol. II, p. 297.

lade à deux reprises depuis sa délivrance. A la première, je ne trouvai aucun signe de rétroversion ; mais, à la seconde, celle-ci était quelque peu revenue et je prescrivis de nouveau l'usage du pessaire à air. »

Sevrage et traitement subséquent des glandes mammaires. — Galactorrhée.

Observation. — Mrs. Z., 30 ans, me demande mon avis sur la convenance qu'il y aurait à sevrer son enfant et sur la meilleure manière de procéder, s'il y a lieu, à cette mesure. L'enfant a 11 mois, est sain à tous égards, et n'a jamais eu un jour de maladie depuis sa naissance. La santé de la mère est excellente aussi. Le lait est bon et abondant ; Mrs. Z. redoute de sevrer son enfant ; cependant elle s'y résoudra, si cela est nécessaire. Elle a, sur l'avis de son médecin, nourri son précédent enfant qui a maintenant 4 ans, jusqu'à l'âge de 18 mois. L'enfant qui nous occupe prend bien et mangerait de tout ce qu'il voit. Les dents sont bien venues. Mais Mrs. Z. craint qu'en se séparant de son nourrisson, elle n'éprouve quelques troubles du côté des glandes mammaires. Il y a, en effet, ceci de particulier chez elle que le lait continue à être sécrété longtemps après le sevrage. Ainsi, il y a deux ans, le lait, selon son expression, lui « vint toujours aux seins » cinq ou six mois après qu'elle eut cessé de nourrir sa petite fille, sa menstruation ne présentant nulle irrégularité pendant cette période. Puis survint une fausse couche du quatrième mois et elle eut un flux abondant de lait pendant près de six mois. Ces raisons lui font ardemment désirer de connaître la marche qu'elle doit suivre.

Prétextes fashionables pour se dispenser des devoirs maternels.

Dans votre pratique, on vous consultera souvent pour des cas analogues. Vous remarquerez que quelques femmes requièrent votre sanction professionnelle pour un sevrage hâtif et que beaucoup même préfèrent ne pas nourrir du tout leurs enfants. Ces pratiques, qui ne violent pas impunément les lois de la nature, deviennent, malheureusement, trop fréquentes de nos jours. Dans nos villes grandes et petites, car avec les chemins de fer et les télégraphes nous n'avons presque plus de villages, l'habitude d'élever les enfants de seconde main ou par procuration se répand de plus en plus. Les prétextes les plus futiles sont mis en avant, dans nos classes élevées, pour refuser à l'enfant le sein maternel. Une mère craindra de se déformer la taille et de se fatiguer le visage en nourrissant ce pauvre petit être, tandis que, pour une autre, ce devoir sera chose triviale, et que pour une troisième et une quatrième ce sera la faiblesse de la constitution ou je ne sais quel égoïste amour des plaisirs mondains, des dîners, des toilettes et des soirées qui feront repousser les charges et les soins de la maternité. Il y a, parmi les personnes raffinées de notre société moyenne, une aversion croissante contre les exigences légitimes et naturelles de leur progéniture. Sur les motifs les plus ridicules et même les plus honteux, une masse de petits être sans défense sont privés de l'alimentation qui leur est le mieux appropriée. Aussi, nombre de mères américaines n'éprouvent-elles jamais ces influences réflexes qui auraient pu attendrir et adoucir leurs caractères et, aussi, des milliers d'enfants sont-ils empoisonnés par toutes sortes d'ingrédients ayant la prétention de remplacer l'aliment naturel, le lait de la mère!

D'autres femmes, au contraire, se font une gloire de nourrir leurs enfants et ne se décident qu'à regret à les sevrer. Si votre expérience future concorde avec la mienne, vous penserez que l'accomplissement de ce devoir si naturel constitue pour elles l'une des plus grandes joies du mariage.

Assez souvent, il y a aussi une autre raison pour la prolongation de cette fonction. La menstruation est habituellement suspendue pendant toute la période de lactation, et les femmes connaissent ce fait aussi bien que nous. Elles savent, en outre, que les chances d'une nouvelle grossesse se trouvent par là écartées ou diminuées. Aussi, bien des mères continuent-elles à nourrir au delà du temps voulu, dans l'espoir d'éviter un trop rapide accroissement de famille. Mais cette règle souffre bien des exceptions et l'allaitement ne préserve pas de la conception. Cette pratique cause un préjudice à la santé de l'enfant ainsi qu'à celle de la mère ; il est donc de votre devoir de la combattre.

Mauvais effets d'un allaitement trop prolongé.

Il est de règle que, si la nourrice et son nourrisson se portent bien, le sevrage doit avoir lieu à l'âge d'un an à peu près. A partir de ce temps, le lait de la mère devient moins riche en caséine, motif physiologique contre la prolongation de l'allaitement. Il faut aussi tenir compte des circonstances où l'on se trouve pour enlever l'enfant au sein maternel. S'il a, par exemple, fait ses dents facilement et de bonne heure, s'il manifeste de l'appétit pour une alimentation mixte, s'il mange volontiers de tout ce qu'on lui offre, il n'y a pas de risques à le sevrer. Il y a moins de danger pour lui, dans cette mesure si on y recourt plutôt au temps frais ou froid comme l'hiver, qu'à la fin du printemps ou au commencement de l'été. En cas d'épidémie grave, s'attaquant au tube digestif, et sévissant parmi les enfants en bas âge (choléra infantile, dyssenterie, etc.), vous devez conseiller à la mère d'attendre que tout soit rentré dans le calme. L'impossibilité presque absolue de se procurer, dans nos grandes villes, en certaines saisons, du lait de vache pur et sain est une autre raison sérieuse qui milite en faveur de l'allaitement au delà du douzième mois. La statistique prouve qu'après

Du moment convenable pour le sevrage.

le neuvième mois, le sevrage est plus souvent suivi d'abcès mammaires que dans la période comprise entre le deuxième et le neuvième mois.

Dans le cas pour lequel nous avons été consulté, l'enfant est à un âge favorable, il a fait ses dents, il mange bien et il est en bonne voie. La saison (novembre) est propice et il n'y a pas de maladie régnante s'attaquant spécialement aux enfants et aux nourrissons. Nous sommes donc d'avis que Mrs. Z... sèvre son enfant.

Traitement. — Et maintenant une grande question qui s'impose à nous est celle-ci : que devons-nous faire pour la mère ? Elle a une prédisposition manifeste à une sécrétion lactée profuse et prolongée. Ordinairement, la quantité de liquide sécrété est en raison du nombre des évacuations de la glande : plus l'enfant boit, plus la mamelle donne. Mais, ici, elle fournit à profusion quoique son produit ne soit pas retiré par la succion. Il y a danger que le lait, en s'accumulant, ne provoque de l'inflammation et finalement des abcès mammaires. Il nous faut donc, autant que possible, prendre toutes nos mesures contre une pareille éventualité. Un abcès mammaire simple ou multiple est pour les femmes une calamité, qu'il est de notre devoir de prévenir.

Traitement prophylactique.

Quand, comme dans le cas actuel, le flux laiteux est très-copieux et qu'en même temps l'enfant est déjà âgé de quelques mois, il est plus sage, à mon avis, de procéder graduellement au sevrage en réservant le sein pour la nuit et le nouveau genre d'alimentation pour le jour. On prévient ainsi la trop grande accumulation de liquide dans les mamelles et l'on permet à l'organisme de mieux se faire à son nouvel état ; ces considérations prennent quelquefois une réelle importance. Si la mère cesse brusquement de nourrir, elle court grand risque de voir se développer en elle des troubles locaux et généraux.

Cette règle, qui comporte des exceptions, est aussi applicable aux cas où il faut sevrer l'enfant à une époque très-précoce. On trouve généralement qu'il est cependant plus convenable de se débarrasser en une fois des ennuis de cette mesure. Puis, si les conduits s'obstruent, si la glande se distend, se durcit et s'endolorit, on recourt à quelque évacuation artificielle de ses canaux, afin de prévenir des désordres ultérieurs.

Antigalactiques.

On appelle *antigalactiques* des médicaments auxquels on attribue le pouvoir de diminuer la sécrétion lactée. On les emploie à l'intérieur et à l'extérieur. Les médicaments internes principaux sont la belladone, le carbonate de chaux, la bryone et le phosphore. Il y a en outre d'autres substances qui servent aux mêmes usages et qui exigent des symptômes spéciaux, dont nous ne pouvons que constater l'absence dans le cas de Mrs.

Z... Cette personne n'est, en effet, nullement malade en ce moment, et l'investigation la plus scrupuleuse ne peut déceler un phénomène anormal. Notre traitement se borne donc à des mesures prophylactiques, qui, tout en amoindrissant la sécrétion, doivent garantir les mamelles de désordres locaux et l'organisme d'une affection générale. Le carbonate de chaux me paraît admirablement répondre à ces indications et je l'administre, de préférence, à la troisième trituration décimale. Votre expérience future pourra vous faire adopter plus tard une autre dynamisation de cet agent; mais ce sont là de ces questions que nous ne pouvons traiter ici, dans l'amphithéâtre réservé à nos cours et conférences.

Relation entre l'âge du nourrisson et la production d'abcès mammaires.

En général, plus l'enfant est jeune, plus il y a en le sevrant de risques pour un abcès mammaire. Il y a, cependant, des exceptions à cette règle, et il est parfois presque ou absolument impossible de faire quitter le sein à l'enfant, sans voir se produire un de ces accidents. Quand un médecin vient vous dire qu'il a toujours su les éviter, concluez hardiment qu'il a eu une chance toute particulière ou que le cercle de ses observations n'est pas bien étendu.

Applications locales.

Les adjuvants locaux ne sont pas seulement licites, mais bien nécessaires parfois. Nombre de praticiens préfèrent le camphre et font appliquer des compresses imbibées ou de teinture ordinaire ou d'huile camphrée qu'on trouve dans les officines. On peut aussi recouvrir des langes de flanelle d'une solution saturée de camphre dans de la glycérine, préparation aussi utile et plus agréable.

Plusieurs de mes amis et confrères m'assurent avoir retiré les plus grands bénéfices de l'eau froide, en topique, et à titre préventif contre la mammite et les abcès mammaires dans des cas de ce genre. Je n'ai pas d'expérience personnelle sur ce sujet. Ils recommandent d'appliquer à même sur la glande des compresses humides, qu'on recouvre ensuite d'un linge sec. Ils prétendent éviter par l'emploi consciencieux de ce simple moyen bien des conséquences fâcheuses du sevrage. Un autre procédé consiste dans l'enveloppement des seins avec un ou plusieurs doubles de flanelle, sur lesquels on dispose une vessie à moitié pleine de glace pilée. Des sensations de froid persistantes et des frissons sont une contre-indication aux applications froides de tous genres.

Il y a aussi les lotions stimulantes de poivre noir (*Piper nigrum*). On fait macérer pendant un temps assez long cette substance dans de l'alcool, en ayant soin de ne pas la pulvériser ni de la concasser, car on risquerait ainsi de faire pénétrer dans le tissu aréolaire des particules qui causeraient une vive souffrance. Même mode d'application que pour le glycérolé camphré.

Dans les cas inflammatoires avec élancements douloureux dans la glande, ou souffrances névralgiques, l'emplâtre belladoné est parfois d'une énorme utilité. Il aide à faire avorter le processus purulent et à prévenir une sécrétion ultérieure. Cet expédient est surtout utile dans les cas où, immédiatement après l'accouchement, on veut s'opposer à la libre issue du lait. Le docteur Marley recommande les onctions avec l'onguent de belladone. Il a recouru à ce traitement, avec un égal succès, dans 44 cas, pour prévenir des abcès mammaires ; il y avait nécessité d'arrêter promptement la sécrétion lactée (1).

Appareils pour soutenir les mamelles.

Quand les mamelles sont flasques, pendantes et volumineuses, il faut alléger leur poids à l'aide d'un large mouchoir, d'une bande de tricot ou de bandelettes de diachylon. On se sert quelquefois aussi de ces bandelettes pour exercer une compression uniforme sur la glande et diminuer ainsi sa sécrétion. On a recommandé, dans la même intention, le bandage de Seutin.

Régime.

Notre malade s'abstiendra de soupes, potages et autres aliments liquides pour s'en tenir principalement aux solides. Il faudrait, pour ainsi dire, la priver absolument de toute boisson, principalement d'eau et de bière. Elle prendra une dose de carbonate de chaux chaque soir et fera des applications d'huile camphrée.

(1) *Transactions of the Obst. Society of London*, vol. 1, p. 31.

LEÇON DEUXIÈME

Grossesse môlaire. — Fausse conception.

Messieurs,

Je vous ai dit dans mes conférences sur l'obstétrique qu'on risquait fort de se tromper dans le diagnostic d'une grossesse, en s'appuyant exclusivement sur des présomptions ou sur les signes probables. Je vais ouvrir ma conférence en vous entretenant d'un cas qu'il est assez fréquent de rencontrer dans la pratique.

Observation. — Mrs. W., âgée de 42 ans, s'est mariée il y a huit mois. Elle avait déjà été mariée une fois, mais n'avait jamais eu d'enfant. Pendant ces huit derniers mois, elle vit disparaître ses règles qui, auparavant, étaient tout à fait normales. Elle n'avait ni leucorrhée, ni hémorraghie complémentaire, et, dès que ses règles cessèrent, elle eut des vomissements matutinaux, qui durèrent six semaines. Elle avait l'appétit capricieux, des faiblesses avant le dîner et des faims désordonnées. Il n'y avait ni développement appréciable de l'utérus, ni augmentation de volume de l'abdomen. Les mamelles se gonflèrent et devinrent sensibles.

Il y a six jours, étant allée à l'église, par un temps de verglas, elle commença « à couler. » Cette hémorrhagie qui venait de l'utérus fut passive, irrégulière et légère jusqu'à la troisième nuit. Mais alors Mrs. W. s'endormit, après avoir ressenti de vives douleurs lombaires et dorsales et un peu de céphalalgie et de faiblesse. Elle fut réveillée en sursaut et fort effrayée par l'issue d'une masse charnue qui venait d'être expulsée de l'utérus et du vagin : l'hémorrhagie cessa sur-le-champ et, aujourd'hui, Mrs. W. s'aventure à faire le trajet de la Clinique. Comme détail additionnel, elle nous dit que toutes ces sensations désagréables et qu'elle ne saurait décrire et qu'elle éprouvait dans les régions des hanches et de l'abdomen, étaient grandement soulagées par un bandage fortement serré, appliqué sur ces parties.

Voilà un exemple de fausse grossesse, qu'on a quelquefois appelée fausse conception, pseudo-grossesse, grossesse môlaire, etc., qu'il ne faut pas confondre avec la pseudo-cyésis. Le produit était une môle charnue, que la malade a conservée pour nous la montrer et que nous allons examiner. Elle a eu la

Anatomie pathologique.

précaution de la mettre dans de l'eau, de sorte que l'examen ne sera pas difficile. Vous remarquerez que la masse totale a à peu près la dimension d'un petit citron. En fendant ses parois, nous arrivons jusqu'à l'amnios, qui est intact. En agrandissant cette ouverture, nous donnons issue à une faible quantité de liquide. Voici l'embryon rudimentaire, qui, bien qu'il ait passé huit mois dans l'utérus, n'est pas plus développé qu'à la sixième semaine de la grossesse. Le cordon ombilical existe à peine et est tout effiloqué à son extrémité libre. Entre les membranes extérieures ou plutôt dans les parois épaissies qui enveloppent l'amnios il y a de la suffusion sanguine et quelques petits caillots.

Nous avons affaire ici à un arrêt de développement de l'embryon. La conception a probablement eu lieu en temps voulu, et tout marcha bien pendant une certaine période. Mais, pour une raison restée inconnue, l'apport nutritif que fournissait la surface utérine et qui était destiné à l'ovule fut détourné au profit du chorion, qui prit une extension pathologique. La mort de l'embryon fut la conséquence obligée de cette anomalie. Il périt par suite de la privation des aliments nécessaires à l'entretien et au développement de ses tissus, et le chorion hypertrophié constitua avec la caduque cette masse charnue que nous appelons une môle.

Mort de l'embryon.

Quoique les femmes de tout âge soient sujettes à cette forme de fausse conception, il est cependant à remarquer que, passé la quarantaine, elles sont plus sujettes à cet accident. Il se produit assez souvent aussi, comme dans le cas actuel, chez les personnes qui se remarient à cette époque. La formation de ces môles (qui sont la conséquence et non la cause de la mort de l'œuf) est intimement liée à l'histoire de l'avortement. Rigby dit expressément : « Quand, par une cause quelconque, l'embryon a été détruit, pendant l'une des premières semaines de la gestation, il peut arriver ou qu'il soit expulsé tôt ou tard, ou que ses membranes, éprouvant un changement considérable, continuent à se développer pendant un certain temps et viennent à former une masse fibreuse et charnue que l'on appelle môle. »

Influence de l'âge.

La môle véritable ou légitime est toujours un produit de la conception. Quand elle a été rejetée, il n'est pas difficile, grâce à la présence dans sa cavité d'un rudiment d'embryon, de la reconnaître et de la distinguer de certaines formations adventives qui ont quelque ressemblance avec elle.

Mais, si l'embryon est mort dès le premier mois, ses éléments peuvent s'être dissous et désagrégés et nos recherches anatomiques seront infructueuses. Les môles peuvent être retenues pendant bien des mois dans l'utérus, qui peut

Rétention de l'embryon.

s'en débarrasser à un moment où devraient apparaître les règles, si la femme n'était pas enceinte. Il arrive quelquefois que l'hémorrhagie concomitante d'une pareille délivrance est profuse et dure longtemps; généralement, cependant, elle s'arrête avec l'expulsion de la masse charnue. Ambroise Paré cite un cas d'une môle qui fut gardée dix-sept ans dans l'utérus.

Grossesse môlaire et menstruation.

Parmi les détails d'intérêt clinique que nous offre ce cas, vous trouverez que, jusqu'à son second mariage, notre malade avait une menstruation normale et saine. Ceci est important à noter, car il arrive quelquefois que les désordres menstruels prédisposent au développement morbide des membranes enveloppantes de l'ovule. La dysménorrhée membraneuse peut indirectement provoquer cette forme de fausse grossesse.

Signes probables de grossesse.

Consécutivement à l'arrêt des règles, il ne se produisit pas d'écoulement vicariant. Vomissements matutinaux : on soupçonne une grossesse. Cela dure six semaines ou plus probablement jusqu'à la mort de l'embryon. On observe encore chez notre malade ces phénomènes si fréquents chez les femmes après la conception, des faiblesses, des caprices d'appétit, etc...

Pour la meilleure des raisons il n'y avait pas de changement dans l'abdomen; l'utérus n'ayant pas suivi son développement régulier, il n'y avait pas nécessité pour lui d'opérer son mouvement ascensionnel dans le bassin. La cavité utérine pouvait facilement loger cet embryon mort et n'avait nul besoin de s'accroître ultérieurement. Si nous avions eu affaire à ce qu'on appelle à tort une môle hydatique, le développement abdominal eût été chose possible. Ces productions remplissent quelquefois la matrice et peuvent la distendre absolument comme un fœtus normal. Elles peuvent être gardées même quelques mois au delà du « terme » marqué pour leur expulsion définitive, et il ne faut pas oublier qu'elles sont dues à une désorganisation du placenta, ou, pour mieux dire, à une dégénérescence cystique des villosités du chorion.

Nous ne pouvons pas savoir d'une façon précise les changements qui, dans ce cas, ont eu lieu du côté des mamelles. Leurs aréoles ont pu se colorer et les follicules qui entourent le mamelon ont pu se développer, comme dans la vraie grossesse. Ces glandes deviennent sensibles et se gonflent pour d'autres motifs, et c'est là un symptôme de grossesse auquel il ne faut pas attacher trop de valeur. Il n'y a actuellement rien de particulier dans les seins de cette femme. Ordinairement, dans ces cas, la série de changements propres à ces organes et nécessités par les exigences extra-utérines de l'enfant, s'arrête quand, par une cause quelconque, l'embryon vient à périr. Alors même que la môle ou la masse hydatique sont conservées jusqu'au neuvième mois, ou au delà, il n'y a, en général, que peu ou pas du tout de sécrétion lactée.

Vous conclurez de ces remarques que, malgré la suppression des règles, les vomissements du matin et les caprices de l'appétit ne constituent qu'un signe présomptif de la grossesse et indiquent seulement que l'ovule fécondé a atteint la cavité utérine et a commencé à s'y développer. Mais ces désordres ne nous renseignent nullement sur les phases ultérieures de la gestation. Ils ont signalé son début, mais n'annoncent pas son arrêt ou sa fin. Cette malade a vomi le matin, pendant les six premières semaines; mais, après cela, le seul symptôme de grossesse qui persista fut la non-apparition des règles, qu'on peut attribuer à la présence d'un corps étranger dans la matrice.

Signes n'indiquant pas nécessairement une grossesse.

Les théories ont varié au sujet des causes de la délivrance dans cette forme de fausse grossesse. La plus rationnelle est probablement celle qui se rapporte au cycle menstruel, l'afflux physiologique du sang à la muqueuse utérine facilitant, si même il n'assure pas, la déhiscence complète de la caduque. A ce moment, le col de l'utérus est plus ou moins relâché, comme si les règles allaient venir, et une cause quelconque, une chute, un choc, la fatigue, etc., peuvent précipiter le travail. Les douleurs de la dilatation suivent ou accompagnent l'hémorrhagie et, en temps voulu, les contractions expulsives s'établissent et débarrassent l'utérus de son contenu. Les douleurs sont variables, leur nature et leur intensité étant en rapport avec la laxité des fibres du col utérin, la rapidité du travail, les dimensions de la môle et le tempéramment de la malade. C'est tout exceptionnellement que la masse à expulser s'échappe avec une douleur aussi insignifiante que dans ce cas. Bien qu'il y ait des femmes habituellement et fréquemment sujettes à cette sorte d'accident, il n'en faut pas conclure qu'une fausse grossesse doive nécessairement se renouveler, et, même à son âge, Mrs. W. peut voir se réaliser ses espérances de maternité.

Causes de la délivrance.

Leucorrhée, cause d'une lactation défectueuse.

Observation. — Mrs. ***, 30 ans, diathèse scrofuleuse, n'a qu'un enfant qui a maintenant 2 mois et demi. Elle a depuis plus de deux ans une leucorrhée qui n'a ni arrêté ni diminué pendant sa grossesse et qui a persisté pendant qu'elle était en couches et qu'elle nourrissait. L'enfant pesait, à sa naissance, 10 livres, tandis qu'il n'en pèse plus que 8 maintenant. Il a toujours eu le système digestif en mauvais état et sa chétive existence est sans cesse menacée par les vomissements, les indigestions et la diarrhée. Les seins de la mère n'ont été malades en aucune façon, mais sont restés gros, mous et naturels. La qualité du lait est cependant altérée : il est aqueux, pauvre et a une teinte bleuâtre.

On a depuis une quinzaine, sur mon avis, remplacé le sein par de bon lait de vache coupé avec un tiers d'eau. L'enfant alla mieux tout de suite et il a gagné depuis ; il va maintenant presque bien. Le seul traitement que sa mère ait suivi pour sa leucorrhée consistait en injections fortement astringentes d'alun, de tannin, etc. Ces expédients ont eu pour effet d'arrêter momentanément le flux qui, d'après le dire de la malade, est d'apparence laiteuse et provoque des élancements dans le vagin et des chatouillements dans les parties externes. L'exercice ne fait que l'augmenter et Mrs. *** a, jusqu'à présent, vu ses règles revenir trop abondamment et trop fréquemment.

La leucorrhée est quelquefois très-persistante et peut être la cause ou l'effet d'un affaiblissement ou d'une altération générale de l'organisme. Les pires exemples se rencontrent chez les sujets scrofuleux. Chez ces malades, il y a forte prédisposition aux affections glandulaires, et la leucorrhée devrait, à juste titre, rentrer dans cette catégorie, ce qui vous explique la concomitance si fréquente des écoulements vaginaux et de la dyscrasie scrofuleuse.

Leucorrhée et scrofulose.

Mon excellent confrère, le professeur de physiologie, a, dans la dernière leçon qu'il vous fit sur l'hématopoïèse, appelé votre attention sur l'importante relation des glandes lymphatiques avec ce processus. Il vous a dit que le chyle et la lymphe qui dépendent de l'action de ces organes constituent, après des métamorphoses successives, une des parties les plus essentielles du sang. Les glandes mésentériques sont chargées de travailler le chyle qui va se verser dans la circulation générale et les glandes lymphatiques superficielles et profondes sont désignées pour absorber le sérum qui aurait pu être en excès dans l'économie. Ce sont elles qui sont chargées de l'aménagement dans l'économie de ce liquide, auquel elles impriment un cachet particulier avant de le renvoyer dans le courant circulatoire. Telle est la fonction du système lymphatique ou la lymphose. Vous avez entendu parler dans la leçon que je viens de rappeler, de l'assimilation des matières oléo-albumineuses, qui forme le premier acte du processus histogénique. Tout ne marche-t-il pas là régulièrement, la qualité du sang s'altère et toutes les fonctions sont sur le point de se déranger.

Le cas que nous avons devant nous va nous fournir l'application pratique de ces connaissances physiologiques. La prédisposition maladive du système glandulaire chez les scrofuleux explique leur mauvaise santé. L'inflammation ou n'importe quelle de ses conséquences, peut déterminer dans le fonctionnement des lymphatiques un trouble qui appauvrira le sang, ou même pourra l'altérer au point de le rendre nuisible. En pareilles circonstances, les principes albumineux ne concourent plus au renouvellement des tissus et circulent comme un élément étranger dans l'économie qui doit s'en débarrasser d'une façon ou de l'autre. Les reins peuvent fournir, ainsi que d'autres appareils d'excrétion, une porte de sortie; mais l'élimination, sur ce point, peut facilement développer une inflammation catarrhale de l'une des muqueuses. Les sécrétions de ces membranes sont modifiées dans leur quantité et dans leur qualité. Elles servent à emporter ces éléments que devait utiliser l'économie, mais qu'elle a refusés à cause du dérangement qu'avait subi dès le début la fonction de l'assimilation. Il y a, si j'ose m'exprimer ainsi, un tel respect de la formalité dans notre économie que ses organes et ses tissus refusent d'admettre et d'assimiler les éléments qui n'ont pas reçu l'estampille et passé par les stages réglementaires.

Il en est ainsi de ces glandes auxquelles incombe l'élaboration de ces produits spéciaux qui sont contenus dans les éléments du sang. Il est aussi impossible aux glandes gastriques de puiser, dans un sang vicié, les principes qui serviront à dissoudre les aliments, qu'aux tissus musculaire, séreux ou autres, de réparer leurs pertes à l'aide de ce même liquide. Les glandes mammaires ne font pas exception à cette règle. Le lait de cette femme est trop pauvre pour son enfant, à qui, même, il fait du tort, parce que les seins n'ont pu trouver dans le sang qui leur était fourni les éléments d'une sécrétion saine et normale, éléments qui passaient auparavant dans l'écoulement critique des follicules du vagin et du col de l'utérus.

Maladie de l'enfant causée par la leucorrhée maternelle.

Si donc les mamelles sont à la fois organes d'excrétion et de sécrétion, il n'y a rien d'impossible à ce que ces éléments anormaux viennent se mêler au lait et l'altérer au point de le rendre nuisible et d'empêcher son assimilation. L'affaiblissement et l'empoisonnement de l'enfant n'ont rien d'étonnant, et l'on comprend les vomissements, les indigestions et la diarrhée dont il est atteint. Du reste, l'amélioration qui a succédé au changement de régime est une preuve de ce que nous avançons.

Empoisonnement indirect de l'enfant.

Dans quelques occasions, rares il est vrai, l'enfant est empoisonné par le lait maternel qui a absorbé quelques-unes des substances employées en injections vaginales pour l'arrêt de l'écoulement leucorrhéique. Je suis absolument persuadé que, plus d'une fois, j'ai vu de pauvres petits êtres souffrir de quelque obscure affection, qu'on pouvait, à bon droit, mettre à la charge du tannin, de l'acétate de plomb, de l'alun ou autres substances employées de la façon que nous venons de dire.

Réservant le diagnostic différentiel de la leucorrhée vaginale et de la leucorrhée utérine pour une autre conférence, je veux aujourd'hui vous rendre attentifs à un ou deux symptômes objectifs que nous présente le cas actuel. Si l'écoulement, qui est parfois très-abondant et qui dure depuis deux ans, provenait du col utérin, la malade serait, suivant toutes les probabilités, restée stérile, et j'aurai, sans nul doute, fréquemment l'occasion de vous prouver que cette espèce de leucorrhée s'oppose à la conception. D'autre part, si c'était la matrice et non le vagin qui eût fourni l'écoulement, celui-ci se serait assurément arrêté, totalement ou en partie, pendant la grossesse. Quelquefois, cependant, les deux variétés peuvent exister conjointement ou même alterner chez le même sujet.

Leucorrhée utérine et stérilité.

Traitement. — Dans toutes leucorrhées incidentes à la lactation ou à la gestation, il faut vous souvenir que le sang doit fournir à l'entretien du fœtus ou de l'enfant une partie de ses matériaux assimilables. Il est donc quelquefois absolument impossible de guérir radicalement cette affection avant que ces fonctions soient arrêtées. Dans l'un ou l'autre cas, la leucorrhée peut être un phénomène critique, qu'il serait dangereux pour la mère et son produit de suspendre pendant la période d'activité de ces fonctions. C'est là un argument majeur contre l'usage des astringents qui, en tarissant l'écoulement, ferment une des soupapes de sûreté de l'économie.

Il y a deux raisons qui peuvent justifier et même nécessiter le sevrage pour arriver à guérir une leucorrhée coïncidant avec l'allaitement. L'épuisement des forces de la mère, en persistant, entretient toujours la cause de la maladie et oblige de recourir à cette mesure. Celle-ci est d'autant plus indiquée que l'enfant est né fort et vigoureux et que la leucorrhée a duré pendant toute la grossesse. La santé de l'enfant doit même faire préférer, pour lui, une nourriture artificielle à un lait maternel de mauvaise qualité.

Le sevrage.

La guérison est souvent à moitié obtenue quand vous avez mis fin à cet épuisement qui ruine la mère sans profit pour le nourrisson. Les forces peuvent alors promptement revenir. Une des conditions de l'activité normale des glandes est le bon état du sang dont les qualités nutritives et stimulantes importent aussi bien aux glandes elles-mêmes qu'aux autres organes.

Il n'est pas moins important de choisir un régime convenable pour cette malade que de choisir les remèdes les mieux indiqués par ses symptômes actuels. Le procédé le plus rationnel consiste à rétablir des conditions physiologiques qui permettront à nos agents d'agir avec plus de promptitude et d'ef-

Régime.

ficacité. Nous sommes d'accord que, dans le cas présent, le fonctionnement des glandes mésentériques est défectueux au point de ne pas leur permettre l'assimilation des peptones que leur fournit l'intestin. Il est donc tout indiqué de choisir des aliments qui répondent à ce *desideratum*. Le blanc d'œuf, la viande maigre, la marée, les coquillages, le lait frais et pur sont plus digestibles et plus nourrissants qu'un régime mixte comprenant des substances grasses, des soupes et autres mets de ce genre. Il est tout aussi important de déterminer soigneusement la nature de l'alimentation qui convient à ces malades que de choisir celle que réclame un enfant qui a un dérangement de corps et dont l'appareil gastro-intestinal n'est pas encore très-fort. Quelquefois, les acides végétaux sont non-seulement agréables, mais encore très-utiles. Cette personne pourra manger des raisins, des oranges, des tomates, des pommes cuites, elle pourra boire du vin léger et, à l'occasion, un verre de limonade. On a eu parfois fort à se louer des voyages, qui n'agissent pas seulement par leurs distractions, mais aussi, suivant l'expression vulgaire, par le « changement de cuisine ». Tel aliment, préparé d'une manière différente, sera mieux agréé par un estomac malade et lui sera plus profitable que s'il avait été arrangé suivant le mode ordinaire.

Mais voyons si nous ne pourrions pas stimuler et exciter l'importante fonction de la lymphose. Les sels de potasse, de soude, de chaux, d'alumine, de baryte, de fer, d'iode, d'ammoniaque, de phosphore et des autres terres et métaux sont avec elle en relations plus ou moins intimes. Qu'ils proviennent des officines des pharmaciens ou du grand laboratoire de la Nature, qui fabrique les eaux minérales, ils ont, depuis un temps immémorial, été employés pour la cure de tous les principaux désordres de la nutrition. Les succès que, de toutes parts, on leur attribue, nous montrent que l'observation empirique ne s'est pas égarée en ce sujet. L'expérience clinique a constaté que la majorité des médicaments qui s'appliquent le mieux aux leucorrhées sont d'origine minérale. Chacun de ces remèdes a une action spécifique, pathogénétique et curative en rapport avec les glandes lymphatiques, ce qui les rend si utiles dans le traitement de presque toutes les affections scrofuleuses et catarrhales.

Stimulants du système lymphatique.

Ces généralités cliniques, malgré toute leur importance, ne doivent pas nous faire négliger l'étude préalable du ou des remèdes les mieux appropriés au cas en question. Il nous faut choisir parmi les médicaments que nous avons nommés et d'autres encore celui qui couvre le plus exactement les symptômes les plus saillants. Le carbonate de chaux nous offre un ensemble pathogénétique qui nous dispense d'aller chercher plus loin et qui nous promet une action presque certaine. Nous y trouvons, en effet, la leucorrhée crémeuse, les élancements du vagin, les démangeaisons des parties externes, l'augmentation du flux après l'exercice, la fréquence et la surabondance des règles.

Presque toujours, je prescris, dans ces cas, le carbonate de chaux à la troisième trituration décimale. Nous ne voulons pas ici discuter sur le mérite relatif d'atténuations moyennes ou plus élevées et je me bornerai à vous dire que mon expérience personnelle n'admet pas cette théorie qui ne reconnaît d'action thérapeutique à cette substance qu'à partir de la sixième dilution. Mrs. *** prendra matin et soir un grain et demi de carbonate et reviendra nous voir à la fin de la semaine.

Menstruation trop fréquente au début de la phthisie.

Observation. — Mrs. S., 32 ans, résidant dans un État voisin, nous raconte l'histoire suivante. Elle a trois enfants, dont le plus jeune a 4 ans. Elle l'a nourri pendant vingt mois. Les règles, durant cette période, se sont montrées deux fois seulement. Mais depuis deux ans elles reviennent toutes les trois et, quelquefois, toutes les deux semaines. Sa menstruation était primitivement normale à tous égards. Il y a quatre mois, elle fut exceptionnellement peu abondante. Depuis huit mois, Mrs. S. a perdu la voix et ne peut plus parler haut. Pas de toux, ni de maux de gorge habituels, mais accidents diarrhéiques passagers qui affaiblissent fort la malade et sont parfois très-difficiles à combattre. Il n'y a jamais eu d'aphonie auparavant et la malade n'a pas eu le croup ou d'affections tonsillaires pendant sa première et sa seconde enfance. Son embonpoint diminue rapidement, elle a l'appétit capricieux et des sueurs abondantes pendant le sommeil ; pas de soif, le pouls est à 110. La tuberculose est héréditaire dans cette famille.

Menstruation et tuberculose.

Les relations de la fonction menstruelle et du développement d'une tuberculose héréditaire ont plus d'importance que vous ne le pourriez supposer. C'est depuis la puberté jusqu'à trente ou trente-cinq ans que les femmes sont le plus sujettes à l'envahissement de cette formidable maladie. Après cette période, si la menstruation est normale, ce danger est généralement écarté, jusqu'à ce que l'âge critique soit dépassé. Dans les dix premières années de la vie menstruelle, la phthisie pulmonaire atteint son chiffre maximum et le taux de la mortalité est alors le plus élevé. Il n'est pas rare de voir le début de cette maladie coïncider chez les jeunes filles avec celui des règles. La rétention menstruelle est très-souvent un symptôme prémonitoire, dont nous aurons assurément l'occasion de vérifier fréquemment l'importance clinique.

Mais il arrive quelquefois que l'arrêt ou le retard de l'écoulement fasse place, au commencement de cette maladie, à un flux trop fréquent. Le cas dont nous nous occupons appartient à cette catégorie. Depuis quinze ans, cette pauvre femme, qui a atteint maintenant la trentaine, a toujours été très-bien réglée. L'allaitement fut prolongé jusqu'au vingtième mois et les règles ne se montrèrent que deux fois avant le sevrage de son enfant. Pendant les quatre mois suivants, tout était normal à cet égard. Mais alors les époques se rapprochèrent beaucoup trop, comme nous avons pu le constater.

Ménorrhagie et tuberculose.

A l'état de santé, la menstruation est sous la dépendance de l'ovulation, c'est-à-dire de la déhiscence et de l'émission de l'œuf qui a lieu chaque mois lunaire. Il est possible que, dans des cas exceptionnels, les conditions physiologiques de la menstruation se répètent fréquemment. Mais, particulièrement chez les sujets jeunes, l'expérience clinique nous conduit à rapporter ce type rémittent de menstruation, comme l'appelle le docteur Tilt, à quelque grave maladie constitutionnelle ou locale, ou à une dyscrasie. Quelquefois, il faut accuser une ulcération utérine, qui peut être bénigne ou maligne. Plus souvent, cette forme de menstruation n'est pas d'origine organique, mais bien particulière à des systèmes affaiblis et viciés par une phthisie pulmonaire ou une maladie chronique quelconque. Quand elle se répète si souvent, elle perd son caractère : on n'a plus affaire à des règles, mais à une hémorrhagie passive. Dans ces circonstances, la qualité du sang le prédispose à s'échapper très-promptement de la muqueuse utérine, qui est plus congestionnée qu'à l'ordinaire. Tout ce qui altère la nature de ce liquide provoque directement un retour trop fréquent et trop abondant de l'écoulement cataménial. C'est pourquoi nous nous trouvons, dans les premiers stages de la phthisie, vis-à-vis d'une ménorrhagie fort incommode, parfois dangereuse, et non en présence d'une aménorrhée. Je tends à croire, d'après mon expérience personnelle, que l'hémorrhagie utérine, active ou passive, est plus fréquente chez les femmes au-dessous de trente-cinq ans, prédisposées à la tuberculose, que ne l'admettent généralement les auteurs et les praticiens. Il est cependant plus ordinaire de la rencontrer dans les périodes avancées que dans celles du début de la maladie et chez les femmes qui ont eu des enfants que chez celles qui sont stériles, ou chez les vierges.

Signification de l'aphonie.

Il n'est pas rare de voir la phthisie commencer dans les deux sexes par une laryngite, suivie d'aphonie. Mais les relations de sympathie qui existent entre l'appareil utéro-ovarien et le larynx rendent cette complication plus fréquente chez les femmes. La perte de la voix, dans le cas actuel, est très-significative et très-sérieuse. Eût-elle été d'origine hystérique, elle n'aurait pas duré si longtemps. Dans l'aphonie par irritation spinale (d'origine non traumatique), l'invasion est brusque et l'affection persiste pendant quelques jours ou une semaine au plus et s'en va comme elle est venue. Les émotions, les excitations sexuelles ou menstruelles, la fatigue corporelle peuvent provoquer l'une ou l'autre de ces variétés d'aphonie. La perte de la voix, qui quelquefois précède une attaque d'apoplexie, dépend d'une congestion de la moelle allongée aux environs du ganglion du pneumogastrique et constitue une autre affection. L'aphonie persistante, la diarrhée habituelle, les irrégularités menstruelles et la fréquence du pouls sont, chez cette malade, des signes objectifs, qu'il faut interpréter comme les symptômes prémonitoires d'une tuberculose pulmonaire.

Traitement. — Le remède est ici le phosphate de chaux et vous serez étonnés de son efficacité et de sa promptitude d'action dans des cas analogues à celui de notre patiente. On peut le donner à la troisième, à la sixième atténuation et même on peut aller au delà. Pour mon compte, je préfère la troisième trituration décimale que cette personne prendra à la dose de 2 grains, trois fois par jour.

Très-souvent, le bichromate de potasse, le phosphore, le sodium, l'éponge calcinée soulagent l'enrouement particulier aux débuts de la phthisie. On peut, dans cette intention, les donner incidemment et, si l'indication le comporte, à la place du phosphate de chaux.

Les règles hygiéniques, dans cette affection, ont une importance égale à celle du choix du remède. Il faut tout d'abord, autant que possible, éloigner la malade de notre contrée que le voisinage du Lac rend si humide. Cette indication est surtout très-sérieuse en cette saison. Nous voici en février, à la fin de l'hiver, à l'approche du printemps, l'atmosphère a des caprices trop brusques et est trop humide pour les personnes dont le larynx et les poumons sont atteints.

Saisons et climat.

Une bonne nourriture, l'air pur, le repos sont indispensables. Il faut particulièrement éviter les fatigues et les ennuis de la maison et de la famille qui ont une influence extraordinaire sur ces malades et les forcent sans cesse à recourir au médecin.

Fatigue morale.

Abcès mammaire rongeant et fistuleux.

Observation. — Mrs., 28 ans, a deux enfants dont le plus jeune a 3 mois. Elle se plaint d'un abcès au sein. Le mal date de sept semaines, l'enfant ayant alors 5 semaines. Elle remarqua tout d'abord un petit clou sur le sein droit : il n'y avait que fort peu de douleur et l'allaitement ne fut nullement gêné. Mais ce clou continua à augmenter graduellement de dimensions et à devenir plus sensible. Il y a trois semaines, le médecin de Mrs. prescrivit des cataplasmes, puis voulut faire une large ouverture à la lancette ; elle mit les cataplasmes, mais refusa de laisser pratiquer l'opération. Il en résulta que l'abcès creva à la fin du septénaire suivant, et, malgré sa minime apparence, il rendit une quantité considérable de pus louable. L'ouverture de sortie continua à s'élargir au point d'acquérir les dimensions de l'ongle de mon index, et hier seulement Mrs. découvrit, non sans en être fort effrayée, que toutes les fois que l'enfant tétait ou qu'elle-même avalait quelque chose, et que parfois lorsqu'elle levait le bras droit, le lait coulait à flots par cette issue. Il y a deux jours, un nouveau clou se montrait sur le bord externe et inférieur du même sein, et vous pouvez maintenant apercevoir la peau tendue, lisse, brillante et convexe en ce point. La douleur accusée par la malade indique la marche constante de la suppuration. Mrs. est faible, abattue, elle a une légère fièvre hectique, de l'agitation, de l'anorexie, et elle est, en outre, très-découragée.

L'abcès mammaire qui vient à poindre comme un furoncle est situé très-profondément et peut être dangereux, quand il ne se localise pas dans le tissu cellulaire lâche qui entoure le mamelon. Cette donnée est surtout vraie quand les symptômes locaux et généraux indiquent une inflammation ancienne de la glande. Dans ces circonstances, le pus peut se former et se rassembler à la base de la mamelle ou dans les mailles du tissu aréolaire séparant les lobules, longtemps avant que son issue s'annonce par un signe extérieur. Son apparence ne peut donc nous renseigner sur sa gravité ou sur son étendue. Les clous situés sur le bord externe du sein et principalement à sa base donnent souvent passage au contenu d'un abcès phagédénique qui, depuis quelques semaines, a exercé de grands ravages dans l'intérieur même de la glande. Il peut n'y avoir qu'un abcès, mais, le plus ordinairement, ils sont deux ou même plus qui éclatent successivement.

Nous pouvons avoir l'occasion de rencontrer des abcès superficiels qui ne s'attaquent qu'à l'enveloppe extérieure de l'organe, mais ils ne sont pas liés à l'allaitement et sont, par conséquent, rares chez les nourrices. Ils se montrent chez les jeunes filles; un corset trop serré, un coussinet qui presse trop durement sur la poitrine, un traumatisme quelconque les provoquent et ils ne méritent pas le nom qu'on leur donne.

La forme d'abcès mammaires, dont nous avons ici un excellent spécimen, est liée à une dépravation de l'organisme qui constitue une espèce de cachexie. Ils ont une tendance à former des sinuosités et des conduits superficiels ou profonds, qui traversent la glande dans toutes les directions ou qui courent au-dessous de sa masse. Ils peuvent être multiples et communiquer entre eux. Si l'on n'y porte remède, ils donnent lieu à des fistules. Il est arrivé que la glande a été détruite en totalité et s'est déversée par ces ouvertures.

Dans le cas qui nous occupe, l'extravasation et l'issue du lait sont causées par la rupture de l'un ou de plusieurs des canaux galactophores qui sont comprimés soit par l'enfant pendant qu'il tète, soit par la femme elle-même pendant qu'elle avale quelque chose ou qu'elle fait mouvoir son bras. Il est à peine nécessaire de vous rappeler que ces symptômes réclament un soulagement immédiat, car, en persistant, ils augmenteraient d'intensité et pourraient amener la mort.

Traitement. — J'ai plus de confiance dans la silice et le phosphore pour les abcès sinueux et fistuleux des glandes mammaires qu'en tout autre médicament. Le mieux est de les administrer séparément. Le dernier peut vous offrir plus de chances que le premier. Il faut les donner les deux à la sixième dynamisation ou à une plus élevée encore et les doses doivent être répétées toutes les trois ou quatre heures. On a prétendu que les applications locales de teinture de phosphore mélangée à de l'eau tiède ou à la température de la chambre sont aussi très-utiles. L'huile phosphorée des officines nous fournit parfois un excellent topique.

J'ai, dans maints cas de ce genre, eu recours à l'usage externe du sucre granulé qui est un remède domestique très-simple, contre lequel il n'y a pas d'objections. Appliqué directement sur la surface de l'ulcère, à l'ouverture du clapier, d'où le pus et le lait s'écoulent séparément ou simultanément, il excite la poussée de granulations de bonne nature et détermine l'occlusion de cet opercule anormal. Il agit sans trouble et avec rapidité, il est un bon antiseptique et il est toujours facile à trouver. On peut le faire pénétrer dans le trajet fistuleux sans faire courir aucun risque à la malade, et sans lui causer de douleur.

Expédient domestique.

Si cet expédient si simple ne réussit pas, vous pouvez injecter une légère solution de teinture de *Calendula* dans les sinus, à l'aide d'une seringue de verre, et appliquer cette solution sur l'ulcère, à l'endroit de l'abcès. *Calendula* jouit parfois d'une efficacité merveilleuse, quand il y a perte considérable de substance et formation exagérée de pus.

La vieille méthode d'ouvrir ces trajets avec le bistouri est barbare et injustifiable. Il est indubitable que, dans la majorité des cas, ces abcès profondément situés ne deviendraient pas sinueux et fistuleux ou du moins le deviendraient rarement, si on les ouvrait convenablement et à temps; mais cette éventualité ne peut vous autoriser à hacher et à tailler des organes aussi délicats

Le bistouri.

que les mamelles. Il y a un temps convenable pour toutes choses, y compris la lancette. De même pour les caustiques et les injections astringentes qu'on employait jusqu'à présent.

Comme dans tous les cas d'abcès, nous avons ici un épuisement considérable de la malade, contre lequel il nous faut lutter vigoureusement.

Régime.

Cette femme se mettra donc à un bon régime nutritif. Elle mangera des œufs et des viandes noires. Le bœuf est préférable et sous forme solide. Le gruau d'avoine est la substance végétale la mieux appropriée à des cas de ce genre. Le pain de farine non blutée, qui fournit à l'organisme le phosphore de l'enveloppe du grain, est aussi à recommander. Il faut quelquefois prescrire du poisson, le phosphore, suivant la théorie d'Agassiz se trouvant également en large proportion dans cet aliment : le poisson ne doit pas être gras. L'air pur, les rayons du soleil sont d'excellents toniques ainsi que l'éloignement de tous les soucis de la maison.

Chaque jour, Mrs. prendra quatre fois *Phosphorus* 6, et renouvellera deux fois son pansement au sucre granulé. Son régime comprendra du pain bis et du beurre, du roastbeef saignant, des pommes de terre farineuses et sèches.

Elle nourrira son enfant avec le sein gauche exclusivement ; le droit sera vidé, matin et soir, à l'aide d'une pompe *ad hoc* et tenu très-propre et chaud. Cette personne reviendra nous voir dans huit jours.

Avortement. — Déplacement des douleurs.

Observation. — A la suite d'un excès de fatigue, Mrs. G., âgée de 30 ans, fit une fausse couche à la fin du troisième mois de sa grossesse. Cet accident se renouvelait pour la troisième fois et à la même époque. Immédiatement après un nettoyage à fond de sa maison, Mrs. G... se sentit prise d'un léger écoulement et de douleurs vives et passagères, siégeant dans l'hypochondre gauche. Elle eut une nuit agitée et se réveilla le matin, à six heures, avec un mal de tête aigu et lancinant. Cette douleur céphalique était accompagnée d'une extrême sensibilité de la nuque. Les pupilles étaient dilatées et remplissaient presque tout l'iris. La malade avait de la photophobie et voyait briller des étincelles ; elle délirait à moitié et disait qu'elle assistait à un violent incendie. Ces derniers symptômes disparaissaient dans l'intervalle des paroxysmes du mal de tête. Quand celui-ci revenait, Mrs. G. poussait des cris perçants et suppliait qu'on la maintînt solidement de peur qu'un terrible accident ne lui arrivât. Ces paroxysmes revenaient toutes les dix minutes. Cela dura ainsi pendant deux heures jusqu'à ce que je fusse arrivé et que j'eusse apaisé ces symptômes avec quelques doses de *belladona* 3. Je fis mon examen et trouvai l'orifice utérin à peine dilaté. La douleur céda, puis disparut complètement.

Tout cet appareil symptomatique reparut le second jour, à six heures du matin. Il y eut, néanmoins, moins d'intensité dans la souffrance qui ne dura pas plus d'une heure. L'orifice était un peu plus étalé. L'écoulement passif continuait, mais il n'y avait pas la moindre douleur utérine.

Le troisième matin, six accès de douleur céphalique, qui revenaient toutes les cinq ou six minutes et égalaient ceux du premier jour par leur violence. Dans les intervalles, Mrs G. perdait du sang en plus grande abondance.

L'estomac était devenu excessivement irritable et Mrs G. avait de fréquents vomissements qui, selon sa remarque, augmentaient l'hémorrhagie d'une façon évidente. Le mal de tête s'en alla, mais, pendant le jour, Mrs G. eut deux douleurs utérines assez vives et devint réellement malade. Le lendemain matin, de bonne heure, les douleurs régulières du travail se montrèrent et, une heure et demie après, tout était terminé. La céphalalgie et les symptômes nerveux s'évanouirent aussitôt que les contractions utérines s'établirent. Le cinquième jour, le mal de tête n'était pas revenu et Mrs G. se rétablit complétement.

Avortement par excès de fatigue.

La plupart des avortements accidentels sont dus à un exercice musculaire exagéré ou insolite. On a souvent vu l'utérus se vider prématurément à la suite d'efforts pour lever un poids ou suspendre un tableau, d'une longue course pressée avec un enfant dans les bras, pour ne pas manquer le train ou pour regagner la maison, d'un travail de plusieurs jours à la machine à coudre, d'une ascension dans un monument public, etc.

Remarquable tolérance pour le travail et l'exercice.

Vous ne voudrez pas cependant conclure de ceci que de pareilles imprudences amènent toujours ces funestes conséquences. Bien au contraire, l'on constate chez la plupart des femmes grosses une remarquable tolérance pour la fatigue et même pour des efforts musculaires considérables, pour peu qu'elles aient l'habitude d'un travail modéré. Il y a des femmes à qui, malgré tous ces excès, il n'est pas donné d'avorter. Mais le plus souvent ce triste résultat est facilement atteint, surtout chez les personnes d'habitudes sédentaires, qui prennent peu d'exercice, à la maison ou au dehors, et qui, sous l'empire d'une tentation particulière ou d'une provocation, dépassent les bornes de la prudence et se font elles-mêmes du tort. Elles agissent dans leurs exercices, aussi bien que dans toute autre chose, par caprices et boutades, et un effort brusque ou inhabituel, combiné avec une excitation, un entraînement nerveux extraordinaire, fait éclater un danger qui aurait pu être écarté.

Habitude d'avorter.

Si, en outre, la femme a fait une ou deux fausses couches, cette prédisposition ne fait qu'aggraver les circonstances que nous avons passées en revue, et ainsi se trouve expliquée l'étiologie des cas que nous étudions. Cette habitude d'avorter à un moment précis de la grossesse augmente le danger des causes accidentelles : il y a des femmes qui avortent, à une certaine époque, avec presque autant de régularité qu'elles voient survenir leurs menstrues, à l'état normal. Bien que cette éventualité se montre à toutes les périodes de la gestation, elle est surtout à redouter à la fin du troisième mois. Ce fait clinique reçoit une confirmation nouvelle de l'observation que nous analysons. Notre malade avait déjà avorté, à deux reprises, à la douzième semaine, et aujourd'hui, à la même période, la fatigue qu'elle a éprouvée, en nettoyant sa maison, a provoqué un léger écoulement de l'utérus et des douleurs qui ont abouti à la mort du fœtus. Remarquez bien que ce travail a été pour elle, en ce moment, beaucoup plus nuisible qu'il n'aurait pu l'être à toute autre époque de sa grossesse.

Un simple suintement sanguinolent de l'utérus gravide, surtout quand il s'accompagne de douleurs hypogastriques ou lombaires, peut présager une fausse couche. Dans ces circonstances, les symptômes d'un avortement imminent ne diffèrent pas essentiellement de ceux de l'écoulement menstruel. Leur signification et leurs conséquences éveillent, à juste titre, nos soupçons, car leur persistance indique l'arrêt du développement intra-utérin et la perte probable de l'œuf.

Mais la particularité à noter dans ce cas fut le retour périodique et régulier de la céphalalgie. C'est là un bon exemple d'avortement *intermittent* (1). Le mal de tête qui avait pris la place des douleurs utérines, revint chaque matin, pendant trois jours consécutifs, dura un certain temps et cessa. Les paroxysmes qui étaient nets et prononcés vinrent et s'en allèrent avec la régularité des douleurs du travail et augmentèrent de fréquence chaque jour. Il n'y avait pas, pendant ce temps, de la part de l'utérus, d'efforts expulsifs qui, du moins, fussent d'un caractère positif ou douloureux. Peu à peu, l'écoulement augmenta et l'utérus fut entrepris à son tour. De là, les vomissements. C'était un signe certain que la dilatation de l'orifice utérin marchait plus rapidement. L'obstacle principal à la délivrance ainsi que la cause indirecte de la céphalalgie furent écartés aussitôt que le col fut assez relâché pour permettre l'issue de l'embryon. Les vraies contractions utérines s'établirent alors et le travail fut court et décisif. La céphalalgie s'évanouit, l'hémorrhagie s'arrêta et la malade se rétablit entièrement.

Avortement intermittent.

Traitement. — Nous avions différents procédés pour mener ce cas à bonne fin, et la question se réduisait au choix du meilleur et du plus expéditif. J'aurais pu donner à cette femme une forte dose de seigle ergoté et terminer ainsi promptement son travail, en forçant l'utérus à se

(1) Voyez *United States Medical and Surgical Journal*, vol. IV, p. 75.

débarrasser de son contenu à travers son orifice qui se dilatait lentement. Un puissant cathartique pouvait produire un résultat analogue, ou un émétique aurait pu ouvrir la porte avec la clef mystérieuse de l'action réflexe. Il y avait aussi les bains de siége, le colpeurynter. Une prise de morphine suivant la vieille mode, ou peut-être de quinine, aurait pu faire taire la céphalalgie jusqu'à ce que l'expansion graduelle du segment inférieur de la matrice eût permis aux vraies douleurs de venir spontanément provoquer la délivrance.

Mais la belladone était le remède le mieux approprié, le plus spécifique et le plus satisfaisant. Non-seulement, elle soulagea le mal de tête qui, comme je l'ai dit, était indirectement dû à la rigidité du col utérin, mais elle relâcha aussi les fibres de cet organe, qui ne cèdent pas volontiers avant le quatrième mois. Elle servit ainsi à éloigner la cause de la maladie et celle du retard. Elle était appropriée à la céphalalgie parce qu'elle convenait spécifiquement à la condition du col dont elle dépendait. Elle rétablit l'harmonie des sympathies nerveuses entre le corps de l'utérus et son orifice rigide. Elle enleva, comme par magie, le danger cérébral et permit à la nature d'achever son œuvre avec le moins de danger possible pour la santé et le bien-être de la malade.

LEÇON TROISIÈME

Aménorrhée avec spasmes hystériques simulant la chorée.

Messieurs,

Nulle classe des maladies auxquelles sont sujettes les femmes n'est plus intéressante et plus importante que celle des désordres menstruels. Ils se recommandent à vous par leur extrême fréquence, leurs complications et leur obscurité; ils sont particulièrement plus difficiles à guérir que les autres affections. Voici un cas de cette espèce qui certainement attirera votre attention par l'étrangeté de quelques-uns de ses symptômes incidents.

Observation. — Miss X., 19 ans, grasse et d'une santé généralement bonne, n'est presque jamais malade. Sa mère dit que dimanche dernier, c'est-à-dire il y a quatre jours, elle prit froid à l'École du dimanche de la Mission. Ses règles se trouvèrent ainsi arrêtées et, le même soir, elle fut prise d'un fort mal de tête qui continua avec violence et sans interruption jour et nuit jusqu'au présent moment. La douleur est décrite comme offrant des accès d'acuité, s'étendant sur toute la tête et s'aggravant au bruit et à la lumière. Les pupilles sont légèrement dilatées et la face occasionnellement congestionnée. Miss X... distingue nettement les objets et son intelligence n'est pas altérée. Depuis le début de l'attaque, elle n'a pas pu dormir plus de quelques minutes de suite. Il y a deux heures, une nouvelle série de symptômes faisait son apparition et effrayait fort les parents et les amis qui venaient requérir mes soins et mon avis. L'entourage de notre malade redoute une paralysie.

La main et le bras droits ont présenté d'abord des secousses spasmodiques qu'il était parfois impossible de modérer. Le bras et l'avant-bras étaient aussi projetés violemment au dehors et se livraient à de furieux et rapides mouvements de flexion et d'extension. Puis, les muscles de l'épaule se convulsaient au point de faire craindre l'expulsion de la tête humérale de la cavité glénoïde. Quelquefois, pendant les paroxysmes, l'épaule est soulevée droite et d'une pièce le long de la tête. Ces mouvements sont involontaires et il est complétement impossible à la patiente de les diriger ou de les arrêter; quand ils cessent momentanément, elle se plaint d'une grande fatigue dans l'épaule et dans le bras entrepris. Les accès reviennent toutes les cinq minutes à peu près et prêtent à la fois, comme vous le pouvez remarquer, au rire et à la pitié. Sauf le bras gauche qui a été légèrement affecté, les autres parties du corps sont indemnes. Le pouls est à 80 seulement, et d'allure normale. La mixtion est libre et fréquente, mais les règles ont entièrement cessé depuis dimanche. La malade croit que le mal de tête a diminué d'intensité au moment de l'apparition de ces contorsions et du spasme du bras et de l'épaule.

Il arrive souvent que le flux menstruel est brusquement arrêté par un refroidissement. Des chaussures humides, un vêtement trop léger, un courant d'air peuvent faire cesser complétement l'écoulement. Dans le cas qui nous occupe nous avons probablement affaire à l'une de ces causes banales.

Différence entre la suppression et la rétention.

Dans la pratique, il ne faut jamais oublier la distinction entre la suppression et la rétention des règles. La *suppression* implique l'arrêt complet de la fonction : les ovaires et la muqueuse utérine ne fournissent pas les produits qui constituent une réelle sécrétion menstruelle. Dans la *rétention*, quoique cette sécrétion ait été produite dans la cavité utérine, elle ne peut trouver une issue à cause d'un obstacle simple ou multiple. Dans un cas, la sécrétion n'est pas formée dans l'utérus; dans l'autre, elle n'est pas amenée au dehors du vagin. Cette différence correspond à celle qui existe entre la suppression et la rétention de l'urine. L'urine n'est pas sécrétée, car les reins n'ont pas accompli leur œuvre de sélection sur les éléments que leur apportait le sang : c'est la suppression. Au contraire, les reins ont fonctionné ; mais les uretères, la vessie ou bien l'urèthre s'opposent à l'émission du liquide : c'est la rétention.

Maladies par arrêt des règles.

Un soudain arrêt des règles alors « qu'elles sont en train » réagit soit sur le système circulatoire, soit sur le système nerveux, soit sur les deux. C'est là l'origine de bien des santés mauvaises. On comprend aisément comment au cours de cette fonction, l'injection physiologique des ovaires et de la muqueuse utérine peut passer à un état pathologique de congestion et d'inflammation. Il n'y a là qu'un tour de vis à donner. Il en résulte des accidents très-sérieux et très-difficiles à combattre. D'autres organes éloignés qui sont en relation avec les viscères du bassin peuvent aussi être entrepris. Ici, nous avons un transport évident du sang à l'encéphale, phénomène remontant directement à cette cause. Quelquefois les conséquences sont d'un caractère encore plus alarmant et plus prononcé. Ainsi, l'on voit des arrêts temporaires provoquer des lésions cérébrales qui menacent de détruire la raison et la vie. Notre malade a extrêmement souffert de symptômes de cette espèce : heureusement, elle a évité le délire qui se montre habituellement dans ces cas et qui, ici, a été remplacé par une insomnie décelant une grande perturbation nerveuse.

Phénomènes nerveux symptomatiques.

Les phénomènes spasmodiques sont survenus indirectement et sont symptomatiques. Ils relèvent probablement du cervelet qui a dû être spécialement frappé, car, suivant Flourens, Dalton et d'autres, cet organe préside à la coordination et à l'harmonie des mouvements musculaires volontaires. Dans ces secousses choréiques, nous avons la preuve du trouble de ce fonctionnement. Cette jeune personne est atteinte de ce que l'on a, à tort, appelé « l'insanité musculaire. » Les muscles de l'épaule et du bras droits sont rebelles à la volonté. L'action que Miss X... voudrait exercer sur eux est inefficace. L'irrégularité et la violence de leurs mouvements l'épuisent et il n'est pas étonnant de voir les arrêts momentanés des spasmes accompagnés d'une sensation de lassitude dans les parties affectées. Il n'y a point de paralysie à redouter, à moins que l'épuisement ne soit poussé à l'extrême.

Si à la place du cervelet, les lobes cérébraux avaient été attaqués, il y aurait eu un délire très-marqué et peut-être une manie de forme légère et déterminée. Les troubles cérébraux dépendant d'une interruption subite ou d'un arrêt des règles, sont caractérisés par l'état de veille des malades, état de veille allant souvent jusqu'à l'impossibilité absolue de dormir. Les particularités hystériques que nous relevons dans ce cas sont aussi dues au désordre apporté à la fonction menstruelle.

Traitement. — Les symptômes nous indiquent, quand on les passe en revue et quand on les analyse, *Belladona* et *Gelseminum*. Je préfère *Belladona*, car ce médicament correspond d'une façon plus exacte à la complexion et au tempérament de la malade, à la cause probable de la suppression de ses règles, aux symptômes cérébraux qui en dépendent dans tous leurs détails, ainsi qu'aux spasmes réflexes des muscles de l'épaule et du bras. Cette substance est mieux adaptée que toute autre à la tendance congestive qui succède à l'arrêt du flux cataménial. Si les spasmes s'étaient de suite montrés, si les phénomènes choréiques avaient coïncidé avec la cessation des règles, nous aurions prescrit *Gelseminum*. Car alors la suppression eût été le fait d'une soudaine contraction du col utérin, analogue à celle qui se produit quelquefois dans le travail de l'accouchement. *Gelseminum* est plus apte que *Belladona* à faire cesser cette contraction. Mais, ici, les symptômes nerveux ont été précédés par un afflux indéniable du sang vers l'encéphale. C'est là la lésion primitive et l'ordre d'apparition est un facteur significatif dans le choix d'un remède pour n'importe quel genre de symptômes. *Belladona* ne répond pas seulement à la lésion cérébrale, mais s'applique aussi aux symptômes musculaires qui en proviennent.

Faut-il nécessairement rappeler l'écoulement ?

Déterminer le degré d'importance qu'il faut attacher au rappel des règles est souvent difficile ; suivant l'ancienne méthode, on voulait forcer ce résultat par l'emploi des emménagogues, des cathartiques, des bains et des breuvages chauds. On agissait ainsi sous l'impression que les symptômes dont l'origine remontait à l'arrêt de l'écoulement ne pouvaient être amendés d'une façon prompte et efficace que par le rétablissement de cet écoulement. Dans nombre de cas, quand on y recourait immédiatement et avec modération, ces moyens étaient, sans nul doute, efficaces. Les malades étaient guéries d'une façon que le vulgaire trouvait rationnelle. Mais, quand il y avait un intervalle notable entre la cessation du flux menstruel et l'arrivée du médecin, comme dans le cas présent, c'était causer un préjudice certain à la santé et au bien-être des malades, et cela au mépris des lois physiologiques, que d'essayer de rappeler les règles. Soulagez les symptômes qui dérivent de ce fait primordial par des remèdes appropriés et aussi promptement que possible et attendez des efforts de la nature qu'elle se charge à la prochaine époque ou vers ce temps, de restaurer la fonction troublée. Quand il y a un transport manifeste du sang à la tête, je ne vois pas de sérieuses objections contre les pédiluves et les bains de siége employés à titre auxiliaire concurremment avec nos remèdes.

Désordres consécutifs à la suppression.

Il est une chose qu'il faut graver dans votre esprit relativement à cette forme d'aménorrhée. Quand, à la suite d'une excitation quelconque, l'écoulement a été brusquement supprimé et s'il n'a pas repris son cours au bout de quelques heures ou de quelques jours au plus tard, *les chances de désordre, à la prochaine époque, sont en rapport direct avec le degré de congestion et d'inflammation de l'utérus et des ovaires, résultant de cette suppression*. Si l'accident a exclusivement porté sur ces organes, il peut continuer ses méfaits sous forme de dysménorrhée, ménorrhagie, rétention permanente, stérilité, etc. Mais si, en outre, le trouble a aussi porté sur l'encéphale, il y a moins de présomption en faveur de ces irrégularités menstruelles consécutives. Les désordres symptomatiques du système nerveux dépendant de cet arrêt cataménial particulier sont déterminés et opposent rarement une sérieuse résistance à la reprise de l'écoulement aux époques subséquentes. Cette considération acquiert une réelle importance quand il s'agit d'établir le traitement approprié à ces circonstances variées. Dans le premier cas, il y a nécessité évidente de traiter la malade pendant l'intervalle des époques de façon à pouvoir éviter de plus sérieuses conséquences et de rétablir l'intégrité de la fonction. Dans l'autre cas, les symptômes présents doivent être améliorés et le système général remis en ordre grâce à un scrupuleux régime et à l'exercice en plein air : après cela, nous devons pour le reste nous en remettre à la nature.

J'emploierais tout le temps de notre conférence, et d'une façon très-profitable peut-être, à vous entretenir de la nécessité absolue du repos pour cette catégorie d'affections. Quand vous serez appelés auprès d'une malade de cette espèce, vous la trouverez sans doute dans une chambre mal ventilée et encombrée d'une foule de parents ou d'amis, au milieu desquels se démèneront quelques chevaliers servants. L'anxiété de ces gens, leurs bavardages, suffisent pour abattre la patiente ou la rendre presque folle en même temps qu'ils consommeront tout l'oxygène auquel seule elle a droit. Votre premier devoir est de faire déguerpir au plus vite cette cohue d'importuns. Si ces « amis » insistent d'une façon trop vive pour rester, déclarez que les symptômes présentent certain caractère étrange, alarmant, qui vous fait redouter une maladie contagieuse, comme la petite vérole, par exemple. Par ce stratagème vous vous débarrassez de ces consolateurs à rebours et vous pouvez ainsi éviter leur présence. Dans de pareils états nerveux, les causes les plus insignifiantes peuvent entretenir la difficulté. Une sonnette trop bruyante, une garde trop expansive, la lumière, le bruit, une personne qui remue dans la chambre ou dans la maison, votre chaussure qui craque, que sais-je? tout cela peut suffire à annihiler l'effet des médicaments les mieux appropriés. Il vous faut avoir l'œil à toutes ces petites choses pour ne pas être dérangés dans l'exercice de votre ministère.

Calme et repos.

La malade prendra *Belladona* 3, toutes les trois heures, pendant la journée et vous la verrez sous peu recouvrer complétement la santé (1).

Crampes abdominales et douleurs de la grossesse.

Observation. — Mrs S., est au sixième mois et demi de sa seconde grossesse. Les trois dernières semaines, elle s'est plainte de douleurs passagères et de crampes dans l'abdomen. Ces souffrances augmentent avec l'exercice, la pression même légère, les émotions et surtout avec les mouvements du fœtus. A l'examen, je trouve les parois abdominales quelque peu amincies et l'utérus obliquant sur la droite. A part cela, je n'ai rien découvert d'anormal.

(1) Au bout de vingt-quatre heures, le mal de tête avait cessé; à la fin du second jour, qui était le sixième à partir du début de la maladie, les spasmes avaient aussi disparu. Trois semaines après, les règles étaient revenues naturellement comme en temps ordinaire.

A moins que l'utérus ne soit positivement déplacé, les douleurs de l'abdomen et du sacrum, les crampes des extrémités inférieures et autres symptômes semblables ne sont pas de nature à fatiguer la malade avant que les premiers mouvements de l'enfant n'aient été perçus.

Crampes, etc., après le quatrième mois.

Après le quatrième mois, néanmoins, et, dans des cas exceptionnels, au troisième, ils peuvent être la cause de nombreuses souffrances. Ils sont liés aux changements qui s'opèrent nécessairement dans l'appareil utérin par l'action du développement fœtal. Comme vous pouvez naturellement le penser, ces symptômes sont surtout fréquents chez les primipares. Occasionnellement, nous rencontrons une femme qui présente ces troubles à chacune de ses grossesses.

L'élargissement de l'utérus s'accompagne d'une distension graduelle des parois abdominales, qui provoque des douleurs névralgiques et musculaires. Celles-ci sont quelquefois générales ou locales, comme dans certaines formes d'hystérie, d'autres fois fulgurantes et crampoïdes, ou bien persistantes et pouvant alors se rapporter aux insertions musculaires de la paroi abdominale. Elles sont perçues dans les deux hypocondres, dans la région iliaque ou dans le voisinage de l'ombilic, ou bien peuvent se fixer à demeure dans la masse lombaire et être ainsi souvent un avant-coureur de la fausse couche. Il n'est pas rare de voir la peau, en raison de sa tension et de son extrême amincissement, quand le ventre grossit et se remplit, devenir le siége de la douleur. Dans ces cas, nous avons affaire à une affection névralgique des nerfs cutanés, maintes fois confondue avec une inflammation de la matrice et de ses annexes.

Dans bien des cas analogues à celui qui se présente à notre observation, les souffrances, quels que soient leur siége et leur caractère, sont aggravées par le mouvement. Tout exercice qui force la malade à respirer plus profondément et plus souvent, une quinte de toux, une garde-robe difficile, la promenade à pied ou à cheval, un lit à retourner, le passage de la position horizontale à la station verticale, les mouvements des gaz de l'intestin, ceux du fœtus sont autant de causes efficientes ou aggravantes. La malade souffre ordinairement plus quand elle est debout que lorsqu'elle est assise et plus quand elle est assise que lorsqu'elle est couchée. Il y a cependant bien des exceptions à cette règle. Excepté à la fin de la grossesse, c'est-à-dire vers le septième mois, la douleur généralement pire dans la journée s'améliore pendant la nuit. Les émotions psychiques, telles que la frayeur et l'anxiété, l'aggravent, et elle est plus accablante et persistante chez les personnes d'habitudes sédentaires que chez celles qui mènent une vie active; elle s'adresse

Aggravation de la douleur par le mouvement.

aux femmes maigres et semble négliger celles qui sont robustes. Chez les rhumatisantes et les névralgiques, les vicissitudes atmosphériques jouent le rôle d'excitant. Les enfants chétifs, nerveux et délicats sont plus remuants et sont, pour cette raison, mieux à même de provoquer ces douleurs que ceux qui sont forts et vigoureux.

Diagnostic. — Il importe beaucoup pour le pronostic et le traitement de différencier entre elles les diverses variétés de douleurs des femmes enceintes. Il nous faut bien distinguer les souffrances péritonéales des névralgiques, et voir si les douleurs portent sur les muscles ou sur l'utérus, sur les ovaires ou sur les intestins.

Fausse péritonite.

Il y a une pseudo-péritonite ou fausse péritonite qui ne se montre guère en dehors de l'époque menstruelle ou du temps pendant lequel les règles arriveraient si la malade n'était pas enceinte. Elle débute ordinairement par un frisson et par une douleur locale aiguë et lancinante, siégeant dans un ovaire ou dans les deux à la fois. Le membre correspondant est fléchi et ne peut être étendu sans provoquer une aggravation de souffrance. La partie affectée est excessivement sensible au toucher, et la pression, forte ou légère, est insupportable. Cette douleur devient de plus en plus diffuse et ses symptômes s'accompagnent d'une fièvre plus ou moins forte et d'un désordre général.

Névralgie cutanée.

La névralgie cutanée, d'un diagnostic peu difficile cependant, expose aux plus grandes erreurs. Les remarques de Tarnier (1) sur ce sujet sont très-justes et je me permets de vous les citer :

« Depuis quelque temps nous avons dirigé notre attention sur l'étude des douleurs abdominales, inguinales et lombaires et nous sommes resté convaincu que, très-souvent, elles dépendent d'une névralgie des rameaux cutanés émanés des branches collatérales du plexus lombaire. Pour s'en convaincre, il suffit d'explorer attentivement la sensibilité de la peau de ces régions, soit en la frottant rudement avec le bout d'un crayon, soit en la soulevant en forme de pli que l'on serre graduellement entre les doigts ; on exercera aussi une pression sur le pourtour de la crête iliaque, en suivant le trajet de la branche abdomino-génitale supérieure. Quand on se borne, au contraire, à interroger les malades, ou à palper le ventre en le déprimant avec les mains, on risque fort d'être mal renseigné, et l'on est exposé à croire à une douleur viscérale profonde, alors que la peau seule est malade ; c'est une erreur que nous voyons commettre chaque jour et que l'on évitera

(1) Cazeau, *Traité théorique et pratique des accouchements*, revu par S. Tarnier, 6e édition.

si l'on veut se donner la peine de faire l'exploration que nous avons indiquée, et que nous ne saurions trop recommander.

« Les zones principales où siège cette névralgie sont les points lombaires, iliaques, hypogastriques et inguinaux; mais la douleur peut exister sur un point quelconque de la peau des parois de l'abdomen, et occuper une place plus ou moins étendue ; tantôt limitée à un point circonscrit, elle envahit quelquefois toute une moitié de la paroi abdominale; il est rare qu'on l'observe des deux côtés en même temps au même degré d'intensité. »

Quand une crampe se fixe dans les muscles abdominaux les fibres offrent des « nœuds de douleurs » qui s'aggravent à la pression et au mouvement. Pendant les paroxysmes les plus violents il est facile aux malades de rapporter distinctement ces douleurs à des insertions musculaires. Chez les femmes rhumatisantes, cette forme est fréquente et il peut y avoir transport subit de l'affection sur l'une des grandes articulations. Cette affection résulte parfois d'un traumatisme, un coup ou une chute sur l'abdomen, par exemple.

Symptômes caractéristiques.

La métrite est rare pendant la grossesse, mais on rencontre souvent alors des variétés de coliques utérines qui prêtent à la confusion. Les hystériques avec leurs émotions et, disons-le aussi, avec leurs impulsions et leurs imprudences sont sujettes, à la suite d'une inconséquence quelconque, à des attaques de ce genre, principalement vers le quatrième mois. Il en est de même pour les femmes qui ont longtemps souffert de dysménorrhée. La douleur est indiquée comme siégeant dans l'utérus et s'y localise. Elle peut être intermittente, mais n'est pas erratique comme celle d'origine musculaire. Elle revêt rapidement le caractère des douleurs de l'enfantement et peut, en réalité, si elle persiste trop longtemps ou s'aggrave, provoquer une fausse couche.

Colique utérine.

Si nous exceptons leur enveloppe péritonéale, les ovaires offrent peu de prise aux maladies pendant la période de gestation. En effet, à partir de la conception, leur fonction physiologique est suspendue et les risques que leur faisait courir l'élaboration des règles se trouvent écartés. Pour des raisons variées, cependant, leur enveloppe peut s'enflammer et il faut fixer ces symptômes dans votre esprit. La douleur qui se rapporte à la région ovarique est courte, quelquefois intense, ou pressante, vibrante, brûlante et paroxystique. Elle peut rayonner sur tout l'abdomen, ou s'étendre dans le dos ou dans le membre inférieur correspondant à l'ovaire atteint. Ce membre est ordinairement fléchi et si la malade essaie de s'en servir, il lui paraît engourdi. Dans des cas exceptionnels, les

Immunité des ovaires.

femmes enceintes sont cependant atteintes de névralgie ovarique.

Les désordres gastro-intestinaux incidents à la grossesse sont plus marqués et plus fréquents avant le quatrième mois et après le septième que dans l'intervalle de ces deux époques. Leur présence s'accompagne de tels dérangements dans la digestion qu'il n'y a nulle difficulté pour le diagnostic.

Désordres gastro-intestinaux incidents à la grossesse.

Pronostic. — Je vous recommande de ne jamais traiter un de ces cas à la légère, car pas un n'est exempt des dangers de l'avortement et de ses redoutables conséquences. Pendant tout son cours, la grossesse est tributaire d'accidents qu'il est de votre devoir de prévenir et dont quelques-uns, assez graves, peuvent souvent résulter de symptômes analogues à ceux que nous étudions.

Traitement. — Ce cas est l'un de ceux qu'on rencontre le plus dans la pratique privée et qui se distinguent par cette particularité, — *que les simples expédients domestiques leur conviennent mieux que les prescriptions les plus scientifiques.* Maintenant, ainsi que je vous l'ai dit, il vous faut faire vos distinctions. Par exemple :

Si les douleurs sont musculaires, la partie peut souvent être baignée avec *Hamamelis.* Il est possible que nombre de femmes enceintes, la moitié peut-être de celles qui souffrent de ces symptômes, soient soulagées par ce seul moyen. Il est également approprié à l'irritation et à l'inflammation ovariques. Dans quelques cas, *Rhus toxicodendron* est fort bien indiqué. Je fais, en général, mettre une cuiller à potage de forte teinture dans une tasse à thé remplie d'eau tiède ou froide et je fais tremper dans le mélange une ou plusieurs compresses de flanelle qu'on applique ensuite sur la place malade.

Si la souffrance est d'origine mécanique ou traumatique, la teinture d'*Arnica* pourra être utilisée de la même manière.

Si elle est due à une pression exagérée des parois amincies de l'abdomen, combattez cet effet en les soutenant à l'aide d'un bandage élastique de caoutchouc. Les bandages d'étoffe ne prêtent pas aussi facilement et peuvent indirectement provoquer l'avortement.

Vers la dernière période de la grossesse, la sensation d'extrême distension et de malaise dans l'abdomen cédera souvent au vieil et simple expédient des frictions à l'huile d'amandes douces. J'ai vu les symptômes les plus alarmants d'un travail prématuré soulagés par ce moyen. Si les douleurs sont crampoïdes, l'huile camphrée est excellente.

Si elles sont de nature névralgique, vous les dissiperez en recouvrant la partie affectée de simple coton sec et non cardé, ou d'ouate. D'autres fois, vous vous trouverez également bien de la flanelle. La belladone ou l'atropine à l'intérieur peuvent hâter la guérison.

Dans les névralgies ovariques qui parfois compliquent les symptômes et augmentent les souffrances de la malade, je ne sais rien à comparer au valérianate de zinc. J'aurai sous peu à vous parler plus longuement de ces accidents de la grossesse.

Il est toujours très-important de régler l'exercice de la malade et d'éviter autant que possible les secousses morales et les appréhensions, car bien que les anatomistes n'aient pu démontrer une connexion nerveuse entre la mère et le fœtus, les émotions morales de la première peuvent fortement réagir sur le second. C'est une mauvaise habitude pour les personnes qui sont dans cette position que de prendre soin des autres enfants de la famille, de les porter et de les promener. Le préjugé populaire qui consiste à croire que le travail de l'accouchement est rendu plus facile et moins chanceux par le port d'un corset étroitement lacé est souvent préjudiciable aux femmes enceintes en provoquant des douleurs abdominales et des crampes dont un avortement peut être la conséquence.

A l'intérieur, il y a une variété de remèdes à indiquer. Si, comme dans ce cas, la souffrance est aggravée par le mouvement si léger qu'il soit, *Bryonia* apportera quelquefois un soulagement immédiat. *Nux vomica*, *Pulsatilla*, *Rhus tox.*, *Ignatia* et *Chamomilla* ont aussi leurs indications bien appropriées. Notre malade prendra *Bryonia* 3, trois fois par jour.

Développement abdominal excessif dans la grossesse.

Il arrive parfois que les symptômes analogues à ceux de la malade qui vient de se retirer dépendent de causes différentes de celles dont nous avons fait l'énumération. J'ai précisément été consulté hier par lettre au sujet d'un cas de ce genre. Voici ce que m'écrit ma cliente :

« Je pensais n'en être qu'au septième mois de ma grossesse, mais bien des choses tendent maintenant à me faire croire que je dois pour le moins toucher au huitième mois. Je suis *excessivement* grosse et mes volumineuses dimensions me plongent dans un profond abattement. J'ai, en effet, depuis une quinzaine enduré dans mon côté gauche de vives douleurs que rien ne peut soulager, et qui s'aggravent quand je me mets sur mon séant. Cela devient tout à fait insupportable, m'affaiblit, m'épuise et me prive de repos jour et nuit.

« Mes précédents enfants ont tous été très-forts et pesaient de dix à onze livres; vous savez aussi que je ne suis qu'un bout de femme. Mon médecin croit qu'il y a probablement deux jumeaux, peu gros, mais remarquablement vigoureux et actifs et nageant dans un liquide des plus abondants. L'enfant serait dans une position qui expliquerait mes douleurs et mes désordres, car, à ce qu'il paraît, il est placé en travers du bassin. Le docteur m'a donné de la pulsatille et une semaine plus tard, que celle-ci ait ou non produit son effet, il me déclara que tout était en bonne place.

« Voulez-vous avoir l'obligeance de me faire savoir s'il y a quelque soulagement pour ma douleur de côté? Si elle devait persister, ne vaudrait-il pas mieux hâter ma délivrance avant que je n'aie été complétement abîmée? J'ai de fréquentes et vraiment insupportables contractions qui me font croire que mon ventre est devenu une pierre. »

Ce cas présente plusieurs points d'intérêt pratique. Comme vous le remarquerez, et par ses détails additionnels au cas précédent, il lui fournit un excellent pendant. La gestation est plus avancée et les symptômes sont différents.

Développement abdominal signe et conséquence de la grossesse.

Pendant la grossesse, la dimension de l'abdomen est relative. Il n'y a pas pour la mensuration ou le développement de règle applicable à toutes les femmes en général, ou même en particulier à celles qui ont accouché à diverses reprises. De là, l'impossibilité absolue de reconnaître par ce signe si une personne est à son septième ou à son huitième mois. L'abdomen est proportionnellement plus large chez les petites que chez les grandes femmes, chez les multipares que chez les primipares, chez celles qui portent des jumeaux que chez celles qui n'ont qu'un fœtus. La procidence varie avec la laxité des parois abdominales, la position de l'utérus, la dimension du fœtus et peut-être avec sa position, ainsi qu'avec la quantité d'amnios qui entoure le produit simple ou multiple de la conception. Il y a aussi à tenir compte des troubles intestinaux, de la tympanite, de l'hydropisie abdominale, des tumeurs ovariques ou utérines, de la malconformation et de l'infiltration du fœtus.

Quelle que soit leur cause, ces symptômes sont douloureux et alarment les malades. Ils font d'un processus naturel une espèce de martyre dont heureusement on prévoit la terminaison.

Diagnostic. — Il vous sera souvent fort difficile et même tout à fait impossible de déterminer la cause unique ou multiple de ces lésions et symptômes fonctionnels et organiques, par lesquels elle se manifeste. Un ventre pendant avec développement anormal est observé plus souvent chez les personnes maigres et placées dans de mauvaises conditions que chez celles qui sont courtes, potelées et bien nourries. Les muscles sont minces et flasques et la malade est plus ou moins anémique.

Si l'exagération du développement dépend de la position de l'utérus, on trouvera cet organe penché en avant, incliné sur le pubis ou rejeté dans l'un des deux hypochondres, — dans le droit habituellement. Si ce fait provient de la taille de l'enfant, on peut s'en assurer par le palper abdominal. On devrait aussi prendre en considération les dimensions et le poids des enfants qui auraient pu se présenter auparavant. Il y a beaucoup de chances pour que ma cliente, qui a toujours eu des enfants très-forts, se trouve actuellement dans le même cas et que ce soit là l'origine de ses symptômes. Les femmes qui ont eu des enfants de neuf livres et plus (1) mettent ensuite rarement au monde des jumeaux.

La position du fœtus aurait plus d'influence sur la forme que sur les dimensions de la protubérance abdominale. En effet, elle change si souvent, même au moment où le travail commence, que l'on peut à peine la faire intervenir comme un coefficient constant et uniforme de la mensuration abdominale.

Les symptômes caractéristiques d'un développement extraordinaire de l'abdomen, dépendant d'une hydropisie amniotique, sont les suivants. C'est une affection aiguë, la tumeur est circonscrite, disproportionnée, elle s'est développée rapidement et se montre de préférence chez les femmes qui ont eu auparavant, au moment de leurs règles ou bien en d'autres temps, de l'œdème dans d'autres régions. Les femmes qui n'ont pas de « diathèse hydropique » sont presque toujours indemnes; à la main, quand on la place sur l'abdomen, les mouvements paraissent éloignés et obscurs. Le fœtus est presque toujours petit, faible, chétif et ne survit que peu à sa naissance. La tumeur peut à l'occasion acquérir une telle extension qu'il en résulte les symptômes les plus alarmants de syncope et de dyspnée, qu'explique la pression sur le diaphragme et les viscères adjacents.

Les désordres intestinaux, en provoquant soit un épanchement du péritoine, soit un gonflement gazeux, forcent aussi à l'exagération du développement abdominal chez les femmes enceintes. Dans le premier cas, la fonction hépatique est presque toujours attaquée; dans le second, c'est l'appareil glandulaire intestinal. Les symptômes sont différents et vous ne pouvez manquer de les reconnaître.

Les tumeurs de l'utérus ou des ovaires ont une histoire antérieure à la grossesse. Ni la malformation, ni l'hydrocéphale, ni l'anasarque général du fœtus ne peuvent être diagnostiqués avec certitude avant la délivrance. Une grossesse gémellaire peut être révélée par les bruits cardiaques des fœtus.

Pronostic. — Les femmes n'arrivent au terme de leur grossesse, si ce n'est dans des cas exceptionnels, qu'après avoir eu à se plaindre de

(1) L'enfant, à sa naissance, pesait onze livres.

ces symptômes ou d'autres analogues. Et, chose étrange, la règle paraît être que, sauf certaines réserves, celles qui ont le plus souffert de cette façon ont un travail plus facile, et une convalescence plus rapide et moins dangereuse. Le danger principal que peuvent faire redouter ces symptômes, à toutes les périodes de la gestation, est l'avortement. Si vous parez à cette grave éventualité, votre malade ira probablement bien ; mais vous devez vous y attendre d'autant plus sûrement que les perturbations nerveuses seront plus profondes et que les désordres urinaires et hépatiques seront plus accentués. L'hydropisie de l'amnios menace plus l'enfant que la mère. Dans toutes ces circonstances, il faut remonter le moral de votre cliente et lui donner la ferme confiance que l'événement tournera à bien. Un médecin morose, à mine allongée, impressionne désagréablement une malade, surtout quand elle est en pareille position.

Traitement. — L'indication générale est de mettre la femme autant que possible à son aise, d'écarter les chances de fausse couche, et de la conduire de votre mieux, tranquillement et sûrement, au terme de sa grossesse. Les remarques que j'ai développées au sujet du cas précédent s'appliquent également à celui-ci.

Les remèdes indiqués varieront avec la pathologie spéciale à chaque cas, ou, pour me servir de la phrase habituelle, avec les symptômes particuliers. Si l'augmentation de l'abdomen est due à une hydropisie de cette partie ou de l'amnios, on se servira des remèdes qui répondent à la diathèse hydropique, et parmi ceux-ci on fera choix de ceux qui sont le mieux appropriés aux symptômes de chaque cas particulier.

Je dois vous tenir en garde contre *Apis mellifica* en basse atténuation pour les hydropisies de l'amnios, car ce médicament peut alors amener une fausse couche.

Les désordres incidents du tube intestinal relèvent d'une autre série médicamenteuse, dans laquelle nous signalerons *Arsenicum*, *Chamomilla*, *Nux vomica*, *Mercurius*, *China*, *Colocynthis*, *Belladona* et *Veratrum*.

La pression est le fait d'un utérus gravide mal placé : la malade, en changeant de position, pourra se procurer maints soulagements. Une ceinture, un bandage, convenablement ajustés, en permettant à la femme le mouvement et l'exercice, lui rendent l'existence moins intolérable. Ces moyens sont également utiles pour fortifier les parois abdominales distendues par un enfant trop volumineux ou par des jumeaux.

Je ne vois pas d'indication positive d'accouchement prématuré dans un cas de ce genre, à moins d'un danger imminent de suffocation par hydropisie de l'amnios. Quoique le cas ne se soit jamais présenté dans ma pratique, j'admettrai que cet expédient peut bien être nécessaire une

Indication d'accouchement prématuré.

fois sur mille. Mais croyez-moi, Messieurs, en y recourant, n'obéissez qu'à votre inspiration et non à celle de la malade.

Relativement à la faculté qu'on prête à *Pulsatilla* de corriger les positions du fœtus, durant tout le cours de la gestation, ou bien au moment du travail arrivé à son terme normal, je suis complétement sceptique. Jusqu'à la date actuelle (février 1869), il n'y a pas un seul cas duquel on puisse nettement et positivement conclure à l'existence de telles propriétés chez ce médicament. Dans tous ceux qui ont été publiés, les arguments sont aussi nuls et aussi faux que dans celui dont nous venons de faire ensemble l'analyse. Le médecin de notre malade n'était pas sûr de son diagnostic. D'abord, il a trouvé des jumeaux, puis une hydropisie de l'amnios et finalement l'enfant, l'unique enfant était placé de travers. *Pulsatilla* fut donnée et l'enfant changea spontanément de position, — comme probablement cela s'est toujours passé depuis la création jusqu'à nos jours, avec tous les fœtus, — et voilà qu'on attribue cette merveille au médicament absorbé. Je ne vois pas d'impossibilité à cela, mais beaucoup d'improbabilité.

Pulsatilla dans les présentations vicieuses.

Suppression brusque de ménorrhagie par l'emploi des astringents. Maladies consécutives.

Observation. — Mrs R. demande à être soulagée d'attaques qu'on a diagnostiquées comme étant des coliques bilieuses et qui l'ont fait souffrir à différentes périodes, pendant huit mois. Les paroxysmes arrivent ordinairement la nuit, au moment du coucher. La semaine dernière, ils revenaient chaque soir. La douleur siège à la région épigastrique et est brève, sécante et colliquative. Elle procède aussi par intermittences et, quand elle est très-vive, il y a une légère tendance au vomissement. Le paroxysme dure généralement une heure ; pendant ce temps, la malade ne peut se coucher et force lui est de se mettre sur son séant, dans son lit. Après l'accès, elle dort profondément, et, sauf l'inappétence au déjeuner et un mal de tête à l'occasion, elle se trouve très-bien le jour suivant. Il arrive parfois qu'une excitation ou qu'une fatigue qui la sortent de ses habitudes, lui procurent un paroxysme pendant la journée. Le désordre s'aggrave beaucoup à chaque époque menstruelle. Les règles reviennent à présent régulièrement toutes les quatre semaines.

Notre malade avait, avant l'apparition de ces attaques, été sujette à une menstruation trop fréquente et trop abondante. L'écoulement revenait toutes les deux ou trois semaines et quelquefois la perte sanguine était énorme. Son médecin lui ordonna, pour arrêter l'hémorrhagie, des injections d'eau fortement alunée. Cet expédient réussit, mais amena une sérieuse attaque de métrite pour laquelle elle consulta un autre médecin et dont elle se tira à grand'peine. L'intervalle entre deux époques comprit alors près de quatre semaines, mais l'écoulement était encore trop abondant. Ce fut en vain qu'on recourut, pour le diminuer, aux expédients les plus variés, et la malade ennuyée et dégoûtée prit sous sa responsabilité de revenir aux injections alunées. Aussitôt les règles profuses cessèrent, mais à leur place commencèrent à se montrer ces accès de douleurs atroces. Pendant les huit mois suivants, Mrs R. a eu jusqu'à présent trois autres médecins dont aucun n'a réussi à élucider le diagnostic ou à procurer la guérison.

Astringents intra-utérins.

La tentation de recourir aux astringents en topique ou à l'intérieur, en cas d'hémorrhagie, est très-forte. Cela est surtout vrai quand on a affaire à ces formes d'hémorrhagies utérines concomitantes de la menstruation. Les raisons contre leur emploi, en toutes circonstances, sont simples et peu nombreuses. D'abord, à moins qu'il ne soit lié à l'accouchement ou à la fausse couche, le flux excessif est purement symptomatique. Dans ce cas, combattre et arrêter ce phénomène à l'aide des styptiques ne guérit pas la malade et ne fait que compliquer son état, sans l'améliorer. La méthode la plus rationnelle consiste à diriger le traitement externe ou interne, ou s'il est interne et local à la fois, contre l'éloignement de la lésion ou de la condition qui tient ce flux sous sa dépendance. Otez la cause et l'effet cesse. Vouloir annihiler cet unique symptôme, c'est perdre son temps et faire courir des dangers à ses malades.

Ménorrhagie critique.

En outre, des règles copieuses peuvent être un phénomène critique et salutaire, en un sens, comme une mixtion ou une diaphorèse abondantes. Elles jouent le rôle de soupapes de sûreté, qui, pour le bien général de l'organisme, ne doivent pas être closes à l'improviste. Il est très-probable que la sécrétion menstruelle est en partie éliminative et a pour attribut l'expulsion de certaines matières, dont la rétention pourrait être nuisible. En arrêtant, de son autorité personnelle, le cours des règles, on peut donner naissance à une rétention pathologique, qu'il est de votre devoir d'éviter.

Argument physiologique contre les astringents intra-utérins.

Vous comprendrez aisément que l'application d'une solution d'alun sur la muqueuse vasculaire de la partie supérieure du vagin et du col utérin, dans le but d'arrêter une hémorrhagie, sera aussi très-propre à déranger la circulation capillaire et à provoquer l'inflammation. Si vous tenez beaucoup à produire une attaque de métrite, vous n'avez pas de moyen plus sûr et plus expéditif à votre disposition. Il n'y a rien d'étonnant aux affreuses tortures de cette pauvre femme et aux dangers de mort que lui a fait courir cette pratique illégitime. Des milliers d'existences ont été sacrifiées de cette manière; souvent, on a projeté les astringents dans le vagin et même parfois jusque dans l'intérieur de la matrice; dans des cas analogues, sans tenir aucun compte de la délicatesse de structure des organes impliqués, du danger de l'inflammation et de ses conséquences, du risque de faire pénétrer directement le liquide dans la cavité péritonéale par la trompe de Fallope, d'appeler le sang sur les ovaires, d'amener une hématocèle ou autres accidents cent fois plus graves que l'hémorrhagie elle-même, les médecins s'en tiennent quotidiennement à cette pratique. J'ai soumis ce cas à vos réflexions afin de vous bien pénétrer du péril de pareils expédients et de vous apprendre à en utiliser de meilleurs.

Nous aurons sans aucun doute, à revenir fréquemment sur les relations sympathiques existant entre le col utérin et l'estomac. Dans l'observation actuelle il y a maint fait curieux et intéressant. Un grand nombre de cas, dans lesquels des injections astringentes variées ont été portées dans le vagin et mises ainsi en contact avec le col utérin, sont caractérisés par des désordres spéciaux et invétérés de l'estomac et des intestins. Les plus graves indigestions gastriques que j'ai eu à traiter étaient dues à des injections vaginales employées contre des leucorrhées. D'autres fois, le mal se montrait sous forme de coliques intestinales, de dyspepsie et de constipation.

Troubles de la digestion par suite d'injections vaginales et utérines.

Ici, l'irritant est porté dans le fond du vagin et près du col. Grâce à la sympathie nerveuse, l'estomac et les intestins sont pris à leur tour. Leurs fonctions sont troublées et il en résulte plus ou moins de souffrances réelles. De telles conséquences sont d'autant plus certaines et caractéristiques lorsque le médicament qui entre dans la composition de l'injection a des relations spécifiques avec une partie du tube intestinal. Et, en réfléchissant, vous trouverez que la plupart de ces drogues exercent précisément une action sur le système alimentaire. Tels sont le tannin, l'alun, l'acétate de plomb, les sels d'argent, de cuivre et de fer, l'essence de térébenthine et bien d'autres encore qu'on emploie à cet usage. Ceci nous explique comment il se fait que notre malade ait d'abord ressenti ses attaques de prétendue « colique bilieuse » à la suite des injections alunées qu'elle s'était administrées pour arrêter ses hémorrhagies utérines.

Mais il est encore un autre ordre de faits qu'il ne faut pas passer sous silence. Je veux ici parler des ménorrhagies dépendant de polypes utérins, qui, très-vasculaires de leur nature, augmentent et prolongent l'écoulement sanguin à chaque époque cataméniale. Et ce n'est pas tout, car ces productions sont quelquefois la cause d'une variété de coliques menstruelles qui tourmentent beaucoup les malades. J'ai eu maintes occa-

Ménorrhagie à la suite de polypes, etc.

sions de constater des souffrances vraiment extrêmes, siégeant à l'estomac, ou dans les intestins, mais plus particulièrement dans l'utérus et uniquement dues à la présence et à la pression d'une excroissance polypeuse dans l'intérieur du col ou sur son pourtour. Aussi, je soupçonne chez les malades accusant de pareils symptômes et nullement coutumières des injections vaginales, l'existence de quelque végétation intra-utérine qui suffit à expliquer la ménorrhagie et la colique spasmodique. Je vous recommande donc bien, Messieurs, d'être toujours sur vos gardes dans des cas de ce genre. Ne vous en rapportez pas trop exclusivement aux symptômes subjectifs qui peuvent vous égarer et jeter la défaveur sur votre habileté et sur notre École. Examinez le cas à fond et n'oubliez pas les conseils pratiques que je viens de vous donner.

Traitement. — Nous avons ici une névralgie du plexus cœliaque causée par les injections alunées. Comment faut-il la traiter? Est-ce la peine qu'on essaie de combattre une substance toxique qui depuis si longtemps a été absorbée? Ou bien devons-nous nous attacher aux symptômes et en tirer nos indications? C'est là un point de litige à débattre entre les docteurs. Mon opinion est que si l'affection était d'origine plus récente et si nous avions à notre disposition un antidote sûr contre l'alun, le « traitement chimique », ainsi qu'on l'appelle, pourrait avoir quelque bon effet. Mais dans les circonstances actuelles, notre traitement doit être basé sur les indications présentes.

Le caractère de la douleur, l'époque de ses retours, les causes qui la rappellent incidemment et ses aggravations à la période cataméniale sont les symptômes principaux et les plus significatifs. *Pulsatilla* est le remède. Je la fais prendre toutes les trois heures dans la journée. Si le paroxysme revient le soir, il faudra rapprocher les doses toutes les vingt ou trente minutes, jusqu'à ce que l'attaque soit passée. Quand les symptômes seront soulagés, il faudra revenir à de plus longs intervalles. J'ai parfois guéri cette espèce de colique névralgique, dépendante d'affections utérines mal traitées, à l'aide de quelques doses d'*Atropine* 3[x] ou de *Colocynthis* à la même puissance.

Intolérance pour les injections vaginales.

Il y a des cas avec désordres réflexes dans d'autres organes, comme l'estomac et les intestins par exemple, ou la tête, le cœur et le système nerveux général, mais plus particulièrement dans les ovaires, qui ne céderont pas aux remèdes les mieux choisis tant qu'on ne coupera pas court à l'habitude de prendre des injections vaginales. Cette remarque ne s'applique pas seulement aux liquides âpres et réellement irritants, mais aussi à ceux qui sont le plus inoffensifs ordinairement. Ces cas sont exceptionnels et vous auriez tort de rejeter sans jugement des moyens dont l'efficacité n'est pas douteuse quand ils sont appropriés aux circonstances. Il sera très-bon pour cette malade de ne prendre aucune espèce d'injections vaginales jusqu'à son entière guérison, et elle les prendra seulement alors dans un but de propreté.

Si ces moyens ne réussissaient pas, il faudrait vous rappeler ce que je vous ai dit de la présence possible d'un corps étranger, d'un polype dans l'intérieur de l'utérus. Le col doit être dilaté avec de l'éponge préparée ou autres substances analogues, de façon à permettre l'exploration complète. Il faut procéder avec soin et lenteur, et je vous exposerai le manuel opératoire quand nous en serons au traitement des polypes utérins.

LEÇON QUATRIÈME

Hémorrhagie utérine après un accouchement gémellaire.

MESSIEURS,

Je profiterai de votre réunion pour vous entretenir d'un cas intéressant :

OBSERVATION. — Mrs, à son quatrième accouchement, a donné le jour à des jumeaux qui pesaient ensemble dix-huit livres. Le travail ne dura que trois heures et les deux enfants se présentèrent par le sommet. Le placenta qui formait une large masse unique avec deux cordons séparés, fut soigneusement extrait vingt minutes après l'arrivée du second enfant. Eu égard à ses larges proportions, la matrice semblait se contracter normalement pendant cette opération. Mais deux minutes après, la malade était prise d'un vomissement, suivi immédiatement d'un accès de faiblesse. Les éructations et les syncopes continuèrent en alternant pendant quelques secondes et la malade devint pâle et sans pouls. Je plaçai ma main sur l'utérus et le trouvai flasque et relâché au lieu d'être ferme et contracté comme il l'était tout à l'heure. Il me semblait que mon doigt aurait pu passer au travers sans beaucoup d'effort. Le sang s'échappait d'une façon effrayante du vagin et ma malade était insensible. Les douleurs avaient entièrement cessé.

Je retirai l'oreiller de dessous la tête et le plaçai en travers sous les hanches, puis aussitôt je me mis à frictionner et à pétrir l'abdomen avec ma main gauche pendant que, de la droite, j'introduisais de forts morceaux de glace dans le haut du vagin et même, par le col béant, jusque dans la matrice. Je fis bien passer ainsi un bloc de glace aussi gros que la tête de la garde-malade, chignon compris. Mrs ne résistait ni ne se plaignait et paraissait plus morte que vive. A mesure que la matrice se contractait, l'écoulement diminuait. Après une bonne demi-heure d'anxiété pour le mari et la famille, et de danger pour la malade, celle-ci ouvrit les yeux. Elle était dans un état semi-inconscient et demanda pourquoi ce qui s'écoulait en dessous d'elle était si froid. Aussitôt qu'il fut possible sans danger de mouvoir la patiente, le bandage de corps fut solidement appliqué par dessus une compresse sèche, et grâce aux soins minutieux consécutifs, Mrs se rétablit.

Rien dans la pratique de la médecine ou de la chirurgie ne peut exciter d'aussi sérieuses alarmes qu'un mauvais cas d'hémorrhagie puerpérale. C'est surtout dans une de ces situations que le sang-froid du médecin, son habileté, sa confiance en lui-même et son talent sont d'absolue nécessité pour sa malade. Malgré leur rareté, vous pouvez néanmoins, au début de votre pratique, être appelé pour un de ces accidents et il est ainsi de votre devoir d'étudier ce sujet avec soin; car le médecin doit être tout de suite prêt, au moment voulu, à agir promptement et efficacement.

Caractère alarmant de l'hémorrhagie utérine.

En général, les hémorrhagies utérines succèdent surtout aux délivrances rapides. La même observation s'applique aux tranchées utérines, ou arrière-douleurs des auteurs anglais, qui s'aggravent et se prolongent d'autant plus que le travail a été plus bref et *vice versa*. La cause est probablement la même dans les cas d'hémorrhagie et de coliques. Quand le travail s'est terminé promptement et quand l'utérus s'est rapidement débarrassé de son contenu, ses fibres musculaires se sont contractées avec moins de fermeté que dans des circonstances opposées. Alors, les orifices des vaisseaux qui ont été rompus par l'expulsion du placenta, ne sont pas clos et bouchés aussi hermétiquement qu'ils devraient l'être. Cette unique cause peut provoquer d'effrayantes et soudaines hémorrhagies.

Fréquence de l'hémorrhagie dans les délivrances rapides.

Cet accident peut aussi provenir d'une adhérence du placenta dans la presque totalité de son étendue. S'il ne commence à se détacher que par ses bords et demeure adhérent par places, il y a alors une hémorrhagie alarmante. Mais s'il s'est d'abord détaché par sa partie centrale de la paroi utérine, un caillot peut se former en ce point et arrêter l'écoulement par compression directe. C'est là le mode habituel d'expulsion de l'arrière-faix. Si le placenta est très-large, comme dans cet accouchement gémellaire, et s'il couvre presque toute la surface de la matrice, — ainsi qu'on le voit dans certaines espèces animales inférieures, — la prédisposition aux hémorrhagies, quand il vient de lui-même ou quand on l'arrache, est de beaucoup augmentée. Plus est large la surface utérine dépouillée, surtout si la matrice a été fortement distendue et si ses parois sont flasques, plus est grand le danger d'une hémorrhagie et de ses conséquences. Aussi cet accident est-il plus redoutable dans les cas de jumeaux ou d'enfants très-volumineux. Si une petite portion de l'arrière-faix reste à demeure, cela peut aussi suffire pour amener les plus dangereuses hémorrhagies.

Placenta adhérent.

Cet accident est parfois la conséquence de l'inertie de l'utérus. Ici, toutes les forces expulsives de l'organe ont été employées à l'accouchement proprement dit. Le retour de la matrice sur elle-même, la constriction et la compression des vaisseaux béants exigent un supplément d'activité. Mais celle-ci peut manquer et l'écoulement est le résultat indirect d'un travail prolongé, fatigant et difficile. Ces cas se rencontrent, mais sont, à vrai dire, exceptionnels.

Inertie de l'utérus.

La présence de caillots dans l'utérus ou d'un caillot dans le col peut aussi provoquer l'épanchement sanguin. C'est un obstacle à l'entière contraction de l'organe. Parmi les autres causes à citer nous trouvons la toux, la distension de la vessie, l'inversion partielle de la matrice, la rupture du placenta, le cancer et les polypes utérins, l'albuminurie.

Les hémophiles sont des sujets tout indiqués pour ces complications de la délivrance. On doit avoir, afin de les éviter, les plus grands soins pendant et après l'accouchement pour les personnes qui ont eu des hématémèses ou des hémoptysies. Il en est de même pour celles dont les règles sont très-abondantes et qui ont déjà eu des ménorrhagies. J'ai l'habitude, quand la malade m'est inconnue, de toujours m'informer avant l'extraction du placenta, si elle a été sujette à ces formes d'hémorrhagie ou si, dans ses accouchements antérieurs, elle a perdu beaucoup de sang. Car une hémorrhagie puerpérale crée, pour l'avenir, une prédisposition à des accidents identiques.

Diathèse hémorrhagique.

Pronostic.—Toutes les fois que la perte de sang n'est pas promptement reconnue et combattue par les moyens efficaces, il y a grand danger. Toutes choses égales d'ailleurs, le péril augmente avec la rapidité du travail et avec l'exagération des dimensions de l'utérus. Les vomissements sont utiles et d'un pronostic nullement fâcheux quand ils *suivent* l'hémorrhagie, car ils peuvent alors exciter les contractions utérines et aider ainsi au salut des malades. Mais ils sont d'un moins heureux augure, quand ils *précèdent;* car alors ils dépendent de la vacuité de la matrice et de la disparition de la pression due à d'autres organes. Les patientes parfois peuvent «s'en aller» et mourir à la première syncope. Si elles reviennent après un ou plusieurs de ces accès, le cas offre plus de ressources. C'est un mauvais signe que la succession continue des faiblesses et de l'écoulement.

En tout cas, le danger est proportionné à l'atonie des fibres musculaires de l'utérus, à l'irrégularité de ses contractions, aux douleurs qu'éprouve la malade (si elle n'est pas insensible), à l'expulsion plus ou moins complète du placenta et de ses annexes et au temps écoulé depuis la cessation du travail. Il diminue quand la matrice plus dure et se formant en boule

Signes alarmants.

se prête moins au palper abdominal. Si, d'autre part, le fond de l'utérus est perçu près ou au-dessus de l'ombilic, sans qu'il y ait un autre fœtus, il y a grand risque d'une hémorrhagie interne dépendant soit d'une forte distension de l'organe, soit d'une rétention partielle des membranes ou de l'arrière-faix. Sauf quelques réserves, plus les douleurs qui rappellent celles du travail sont grandes, moins l'hémorrhagie offre de dangers. Le péril est aussi amoindri par la longueur de l'intervalle qui sépare le moment actuel de la fin du travail. Les convulsions, dues à une hémorrhagie de cette espèce, sont presque toujours fatales.

La malade n'est pas encore en sûreté alors même qu'on a pu maîtriser l'écoulement. Elle pourra passer des mois et même des années avant d'être bien remise de la perte sanguine qu'elle a éprouvée. Il y a aussi à craindre la phlébite puerpérale, la cellulite, l'hématocèle pelvienne, la pyémie et, en outre, la formation d'abcès sur divers points du corps. Ajoutez à ceci les funestes éventualités connexes de la suppression des lochies et du lait, et l'appauvrissement du système nutritif de la mère dérivant du développement du fœtus.

Suites.

Vous ne pouvez donc, en bonne justice, assurer à l'avance la guérison de tout cas de ce genre, quels qu'aient été votre talent et votre succès à vous rendre maître de l'écoulement. Il vaut toujours mieux réserver votre pronostic, faire du rétablissement de votre malade une affaire de temps et veiller à ce qu'elle aille réellement bien.

Pronostic réservé.

Traitement. — Rappelez-vous que je vous parle ici d'un cas vraiment grave d'hémorrhagie puerpérale et non d'un cas de *placenta prævia* ou d'une de ces formes d'écoulement beaucoup plus fréquentes et faciles à traiter. Les professeurs et les écrivains confondent ordinairement ces faits; de là, ces idées confuses qui ont cours dans la théorie et dans la pratique.

Les auteurs ne s'accordent pas sur la valeur relative des moyens internes et externes, généraux et mécaniques, propres à combattre un épanchement analogue à celui dont nous parlons. Quelques-uns insistent sur les mesures locales qui suffisent amplement et uniquement, les remèdes administrés à l'intérieur n'ayant, d'après eux, qu'une influence faible ou même nulle. D'autres, professant une opinion opposée, vont jusqu'à soutenir que ces accidents ressortissent seulement et exclusivement aux médicaments internes (1). Comme il faut s'y attendre, la

Traitement interne et local.

(1) Voyez le Mémoire du Dr Guernsey et la discussion qui s'y rapporte dans les *Transactions de l'Institut Homœopathique Américain de* 1869.

vérité se trouve entre ces deux contradictions. Chacune de ces catégories de mesures a ses indications et l'une ne doit pas être prônée aux dépens de l'autre. Une hémorrhagie *passive* de la matrice est l'expression d'un état pathologique qui peut s'être développé au cours ou à la suite d'une dyscrasie et tombe ainsi directement dans le domaine d'une thérapeutique constitutionnelle. Mais un brusque épanchement, dépendant directement de la délivrance et de la rupture du faisceau vasculaire qui attache le placenta à l'utérus, épanchement qui fait couler le sang de la vulve comme l'eau d'une fontaine et qui compromet la vie de la malade et la tient suspendue à un fil, fournit des indications bien différentes. Nous allons, si vous le voulez, les passer en revue.

Indications manifestes.

Soit que la matrice ait été brusquement débarrassée de son contenu, soit que la malade ait été épuisée par un travail difficile et prolongé, l'inertie utérine implique toujours une imparfaite contraction des fibres musculaires. Le travail proprement dit étant terminé, il y a un moment de relâche dans l'activité de la matrice. Les veines ou sinus veineux ont été mécaniquement rompus au lieu d'implantation du placenta. A moins que les vaisseaux déchirés ne soient comprimés ou liés, comme cela arrive par l'effet des contractions utérines, il n'y a rien pour prévenir ou arrêter l'écoulement sanguin, et la mort peut promptement arriver. De là, l'indication primordiale d'exciter ces contractions aussi promptement que possible. « Une pinte de sang épargnée à la malade, une pinte de sang perdue pour elle, peuvent faire toute la différence entre une convalescence rapide ou longue, entre une issue heureuse ou fatale. »

La première chose à faire est d'abaisser la tête de la malade et de la mettre sur le même plan que le bassin ou même au-dessous.

Exciter les contractions utérines.

Puis saisissez l'utérus à travers les parois abdominales à l'aide d'une main ou des deux. Tenez-le solidement. Exercez une pression constante et égale, notant avec soin s'il se contracte régulièrement, s'il commence à diminuer de volume, s'il devient moins flasque et moins relâché. Dans ce cas, les choses vont bien, sinon il faut être sur vos gardes.

Si l'écoulement continue, laissez une main (la gauche ordinairement) sur l'abdomen et explorez l'utérus à l'intérieur avec la main

Enlever le placenta.

devenue libre. Si le placenta n'a pas été retiré et n'est qu'en partie détaché, faites boire à la malade un grand verre d'eau-de-vie coupée d'eau, introduisez votre main dans l'utérus et enlevez le délivre. Insinuez vos doigts pour ceci entre la surface interne de l'utérus et le gâteau placentaire et ne sortez pas votre main sans ramener celui-ci en entier. Prenez garde alors de ne pas retourner la matrice. Dans ces cas, le placenta est souvent retenu par la paralysie des fibres musculaires de l'utérus et non par une adhérence pathologique. Enlevez aussi les caillots du corps et du col de la matrice.

Ce n'est pas d'une bonne pratique que d'appliquer le bandage de corps pendant que le sang s'épanche à profusion. La main, au moment de la compression abdominale, peut avoir préalablement été trempée dans l'eau froide. Ou bien des linges mouillés peuvent être mis sur la vulve. Des morceaux de glace, quand on en a à sa disposition, peuvent être introduits dans le vagin et, même dans les cas exceptionnels, portés jusqu'au fond de l'utérus. On peut aussi injecter de l'eau glacée dans l'utérus, dans le vagin ou dans le rectum. De l'eau froide qu'on fait tomber d'une certaine hauteur sur l'abdomen agit efficacement, mais cause un dommage indirect en mouillant le linge de la malade et en l'exposant ainsi à prendre un refroidissement. Le colpeurynter introduit dans le vagin et rempli d'eau glacée est aussi un excellent appareil. Il fournit la commotion du froid, qui est si utile, et il stimule les contractions réflexes de l'utérus, mieux que ne pourrait le faire la tête de l'enfant, si elle était encore dans le vagin, et il arrête ainsi l'écoulement.

Expédients.

Nombre de médecins éprouvent une grande aversion pour l'introduction de la main dans l'utérus ; mais le danger est plus imaginaire que réel. Il est vrai que les hémorrhagies auxquelles convient ce moyen sont rares, mais elles se rencontrent encore. Earle, qui s'est vivement prononcé sur ce sujet, dit : « J'ai remarqué, comme du reste on devait s'y attendre, que ce procédé est généralement décrié par les individus qui ont de fortes mains (1). » La main dans l'intérieur de l'utérus excite immédiatement les contractions. Celui-ci, en effet, se referme sur la main, comme il le fit sur le fœtus et cet enveloppement par contraction ou fermeture est l'hémostatique par excellence.

La main dans l'utérus.

L'orifice utérin se ferme très-rapidement après l'expulsion du délivre ; plus vous attendrez, plus vous aurez de difficultés à introduire votre main et comme le danger de l'hémorrhagie interne ne fait qu'augmenter, il vaut mieux, si les symptômes n'ont pas cédé promptement aux autres moyens, recourir au plus vite à cet expédient. Si une portion du placenta reste à demeure, enlevez-la ; si la matrice contient un ou plusieurs caillots, videz-la. Si vous pouvez découvrir la place par laquelle s'échappe le sang, essayez de la comprimer entre la main que vous avez à l'intérieur de l'utérus et celle qui s'appuie sur les parois ab-

(1) *On Flooding after Delivery*, par Lumley Earle. Londres, 1865.

dominales. Une forte pression sur le fond de l'utérus et aux environs du pubis aident cet organe à se débarrasser des caillots qu'il peut contenir.

Gooch, qui fait autorité en la matière, donne le témoignage suivant en faveur de l'efficacité de la pression manuelle directement exercée sur la partie dénudée de l'utérus (1) : « Je suis persuadé maintenant que lorsqu'une hémorrhagie se déclare après l'issue du placenta, le moyen le plus prompt pour l'arrêter consiste à introduire la main gauche fermée dans l'utérus, d'appliquer la droite à plat sur l'abdomen et de comprimer entre les deux la partie sur laquelle s'implantait le délivre et qui donne surtout passage au sang. Si l'on ne demande à la main qu'une action stimulante, il y a un intervalle entre son arrivée dans l'intérieur de l'utérus et la contraction positive de cet organe, intervalle pendant lequel beaucoup de sang est souvent perdu. Mais, en dirigeant la main sur les vaisseaux qui laissent écouler le sang et en les comprimant de la façon que j'ai dite, on épargne précisément cette quantité de liquide. Si j'en juge par mes remarques personnelles, le sang s'arrête en forte proportion, même avant que l'utérus se soit contracté ; la main agit d'abord à la façon d'un tourniquet, puis après seulement comme stimulant. Nous ne pouvons déterminer avec précision ni le point d'attache du placenta, ni la place sur laquelle la compression doit porter ; mais, en général, comme l'insertion a lieu près du fond, si l'on comprime en cet endroit, on agira correctement. En outre, après la naissance de l'enfant, il y a souvent quelques minutes d'intervalle avant la séparation et la descente du délivre. Si alors nous passons le doigt le long du cordon et si nous observons, à son entrée dans l'utérus, la direction qu'il affecte en avant ou en arrière, à droite ou à gauche, ou directement dans le fond, nous pourrons, dans chaque cas individuel, nous former une notion assez exacte du point d'insertion du placenta. »

Quand l'atonie utérine est très-marquée et qu'on a quelque raison de craindre le retour probable de l'hémorrhagie, l'ergot de seigle est un excellent médicament. Vous pouvez l'administrer à votre gré, en substance ou à basse atténuation. L'extrait fluide, la teinture et le vin ne sont pas des préparations sûres. Si vous recherchez un effet rapide et tonique et une contraction franche et certaine, donnez dans un peu d'eau chaude de dix à vingt grains de poudre fraîchement préparée. Il est probable qu'en dix ou vingt ans vous n'aurez qu'une seule occasion de recourir à cet expédient, mais je vous engage néanmoins à ne pas l'oublier.

(1) *An account of some of the most important diseases peculiar to women*, par le Dr Robert Gooch. Philadelphie. 1848. 2me édition, p. 300.

Dans ces cas extrêmes d'hémorrhagie *post-partum*, les stimulants doivent être administrés à dose large et répétée, surtout quand l'accouchée a été anesthésiée par le chloroforme ou l'éther. Le cognac vient en première ligne, puis le wisky, l'ammoniaque et le camphre. Il n'y a pas à craindre de réaction consécutive. L'air frais est également nécessaire.

Stimulants.

Sous aucun prétexte ne permettez à votre malade de se mettre sur son séant, car du coup elle pourrait tomber dans une pâmoison mortelle. Tenez-la aussi tranquille que possible et, si elle se prend de faiblesse, mettez-lui la tête tout en bas. Si elle vomit, retournez-la avec ménagement, mais ne soulevez pas ses épaules. Examinez-la de temps en temps et voyez par *vous-même* si l'écoulement s'arrête.

Maintenir la tête basse.

Si la malade n'a pas uriné depuis quelque temps, ou s'il y a quelque raison de croire que la vessie contient une grande quantité de liquide, videz cet organe à l'aide du cathéter. Il faut se souvenir que la vessie trop pleine s'oppose à ce que l'utérus se contracte en boule et juste au-dessus du pubis; elle le porte en haut vers l'ombilic en lui faisant prendre une forme allongée.

Evacuation de la vessie.

Depuis plus de trente ans, des praticiens éminents ont entrepris une croisade contre le bandage abdominal qui cependant jouit encore de la faveur générale et n'est point délaissé. Il n'y a pas de sérieuses objections à son emploi, quand il est appliqué avec méthode et avec soin, et ce n'est qu'entre des mains négligentes et malhabiles qu'il fournit des arguments à ses adversaires. Dans des cas, comme celui que nous venons d'étudier, il augmente à la fois la sécurité et soulage la malade; rien ne peut le remplacer et il n'entrave nullement le traitement interne. Comme je l'ai déjà marqué, le bandage ne doit pas ordinairement être appliqué avant que l'on ne se soit bien assuré que l'utérus a repris sa forme globulaire, et que l'hémorrhagie a diminué d'intensité. Jusqu'à ce moment, dans les cas graves, la main ne doit pas quitter l'hypogastre.

Bandage abdominal. Sa valeur.

Les reproches qu'on peut faire au bandage abdominal s'adressent mieux à la compresse qu'on place au-dessous de lui et qui, lorsqu'elle est mal mise, peut causer un réel dommage en interrompant la circulation dans les organes du bassin et de l'abdomen qu'elle risque même de déplacer. N'appliquez jamais la compresse avant d'avoir soigneusement vérifié la position de l'utérus; si vous constatez un changement, principalement dans le sens d'une version latérale, il faut absolument la mettre vis-à-vis de la face antérieure du viscère, quel que soit le siége actuel de ce dernier;

La compresse.

il est évident qu'elle doit se prêter quelque peu et n'être pas juste au point de blesser les parties molles. Dans bien des cas, une serviette de toilette pliée sur elle-même suffit. Dans les accouchements ordinaires, je la laisse de côté et ne me sers que du bandage; mais, après un fort écoulement, j'emploie concurremment les deux pièces de l'appareil.

Un rare expédient.

Pour mieux vous faire saisir la portée de ces différents moyens, je vous citerai le cas suivant qui me revient à la mémoire. Un médecin de mes amis, passant un jour à cheval près d'une ferme dans la Prairie, fut appelé en hâte auprès d'une femme qui venait de donner à l'instant le jour à un vigoureux gaillard. Elle était presque morte, tant elle avait perdu de sang; le lit était inondé et il y avait une vraie mare sur le parquet. Elle était exsangue, pâle, froide et faisait des efforts pour respirer. S'élevant à la hauteur des circonstances, mon ami saisit la bible de famille et l'appliqua solidement sur la matrice à l'aide d'une serviette de grosse toile. Cette compression énergique arrêta l'hémorrhagie presque instantanément, et sauva la vie de la malade. Je ne vous recommande pas, Messieurs, les livres à titre d'hémostatiques utérins, mais je vous recommande cet esprit de décision qui, s'appropriant les ressources qu'on a sous la main, essaie de les utiliser pour le mieux.

Pseudo-prolapsus de l'utérus.

Observation. — Le 4 juin 1866, je fus, à cinq heures du soir, appelé en toute hâte auprès de Mrs dont le mari m'écrivait « qu'elle était presque morte d'une chute de la matrice. » Il me mandait dans son billet d'apporter les instruments nécessaires pour remettre l'organe en place. Mrs, âgée de 52 ans, était malade depuis une semaine. Deux médecins qui la soignaient avaient diagnostiqué un prolapsus de l'utérus et avaient, à ce que l'on me rapporta, remis plusieurs fois l'utérus en position. Ces opérations étaient si douloureuses que la malade avait une frayeur mortelle de me les voir recommencer. La veille, un des médecins avait réussi à introduire un levier-pessaire de Hodge, qui tomba de lui-même peu après. Malgré de fortes et fréquentes doses d'opium, Mrs n'avait pas dormi depuis deux jours et deux nuits. Elle avait des renvois et des vomissements bilieux et elle était constipée depuis quatre jours, quoiqu'elle eut eu recours aux purgatifs cathartiques. Elle avait de nombreuses épreintes de ténesme et, à chacun de ses vains efforts, elle croyait sentir l'utérus et les parties avoisinantes s'échapper de son corps. Elle était excessivement nerveuse et, par intervalles de cinq à quinze minutes, elle éprouvait des souffrances aiguës à travers la portion inférieure de l'abdomen. Celles-ci étaient aggravées par le mouvement et par toute excitation mentale un peu forte. Elles étaient, disait la malade, brèves, aiguës, spasmodiques, sécantes et colliquatives. Son moral était grandement déprimé et elle réclamait « la mort ou un soulagement quelconque. »

Je recommandai tout d'abord le repos qui était d'une grande importance en pareille affaire. Puis, je fis prendre chaque heure et en alternant *Belladona* 3 et *Nux vomica* 3 jusqu'à amélioration des symptômes; après quoi, les doses devaient être éloignées de deux en deux heures. Si la malade venait à s'endormir, il ne fallait ni la déranger, ni la réveiller. S'il n'y avait pas de selle avant le matin, il fallait administrer un lavement d'eau tiède. Je ne procédai pas à l'examen vaginal.

5 juin, à cinq heures et demie du soir. — La malade est mieux. Après la première dose de belladone, elle a dormi quelques minutes et n'a plus eu qu'un seul spasme douloureux. Les remèdes n'ont été pris qu'à de longs intervalles, car elle dormit tranquillement la plus grande partie de la nuit. Au jour, comme il n'y avait pas eu de garde-robe, on donna le lavement qui eut un bon effet. Le passage, à la vérité, fut très-douloureux et par suite très-fatigant. Le ténesme et les vomissements furent soulagés et la malade elle-même déclara qu'elle allait mieux. Continuer les mêmes remèdes, toutes les quatre heures seulement. Le toucher révèle que l'utérus est en place. Le mari et la famille sont enchantés de la promptitude du soulagement apporté.

Deux jours plus tard Mrs pouvait reprendre ses occupations.

Fréquence des prolapsus utérins.

Rien n'est plus commun qu'un prolapsus passager de la matrice. Quelques femmes y sont sujettes à chaque période cataméniale; d'autres après une fatigue extraordinaire ou une promenade à cheval. Chez les unes, c'est le résultat d'une anxiété morale, ou d'une quinte de toux; tandis que chez d'autres, le coït ou une garde-robe difficile sont la cause déterminante. Quand le prolapsus n'est que l'effet de phénomènes de ce genre, il est une affection limitée et qui cède au repos et à la position horizontale; mais la scène change quand la chute est permanente et ancienne : d'autres traitements sont alors nécessaires. Si les médecins qui m'avaient précédé s'étaient rendu compte de ce fait, la malade aurait été soulagée avant mon arrivée, car ils se seraient gardés de toute intervention intempestive. Une connaissance approfondie de la pathologie spéciale constitue parfois une excellente sauvegarde pour les malades.

Conséquences d'une erreur de diagnostic.

Deux fâcheuses éventualités peuvent résulter d'une erreur de diagnostic dans des cas de ce genre : ou bien, le déplacement léger et passager peut devenir permanent et des douleurs et des désordres seront la conséquence d'un traitement barbare et irrationnel; ou bien il adviendra qu'on attribuera à des traitements inoffensifs, mais inefficaces, une spécificité d'action curative pour toute espèce de déviation utérine.

Rien n'est plus cruel, plus dangereux et moins nécessaire qu'un traitement mécanique ou manuel pour un cas comme celui-ci, arrivé à la période où nous le voyons. Pourquoi explorer et tourmenter avec la sonde un utérus aussi délicat que celui-là ? La manœuvre de cet instrument n'apaise point l'acuité des symptômes et un pessaire est aussi utile pour cela qu'un appareil à fractures pour un rhumatisme inflammatoire.

Inutilité des manipulations.

Si les opiacés peuvent amortir la sensibilité, ils n'ont aucun rapport curatif avec les symptômes que nous avons détaillés et ne peuvent que détraquer de plus en plus le système nerveux. Si les cathartiques donnaient leur effet, ils aggraveraient et fixeraient davantage le déplacement utérin en augmentant le mouvement péristaltique des intestins. Il n'y a pas de doute, pour moi du moins, que des prolapsus authentiques et confirmés ont été nombre de fois chez nos malades causés par les traitements irrationnels et injustifiables des médecins qui nous ont précédés.

Médication intempestive.

D'autre part, le fait de la cure spontanée, qui se produit en dehors de toute intervention, est trop souvent perdu de vue par les médecins de notre École. Tous les remèdes ont été essayés et prônés dans le traitement des déviations utérines. Vous trouverez dans nos livres et dans nos journaux les histoires les plus incroyables de guérisons obtenues avec telle ou telle dilution. Peut-être, une seule et unique dose a suffi pour faire merveille, car, suivant le récit, la matrice s'est replacée aussitôt après que la médecine avait été avalée. Et l'on ne tient nul compte de la tendance naturelle à la réduction, des limites mêmes de l'affection et de l'effet favorable du repos dans une position convenable.

Cures spontanées et prétentions des empiriques.

Il y a lieu de croire que nos remèdes, quand ils sont bien choisis, sont, dans bien des circonstances, capables de guérir et d'empêcher le développement d'un prolapsus embarrassant. Nous sommes parfois à même de prévenir les suites d'une négligence ou d'un mauvais traitement aussi bien que nous pouvons empêcher une congestion pulmonaire de devenir une pneumonie. Il nous est ainsi possible, grâce à ces moyens, d'épargner à nos clientes maintes souffrances et d'éviter souvent un malheur réel et positif. Je ne puis réclamer en faveur de *Belladona* une spécificité s'adressant à toutes les formes de déplacements utérins, mais je ne puis pas ne pas parler de son adaptation au soulagement des symptômes particuliers dont se plaignait notre malade. *Nux vomica* n'agit certes pas comme un agent intelligent pour remettre l'u-

Quels remèdes agissent dans les cas de prolapsus ?

térus dans sa position normale, mais elle jouit d'une relation spécifique et pathogénétique avec les symptômes accessoires de bien des cas de cette espèce. Et il en est ainsi de *Podophyllin*, *Sepia*, *Calcarea carb.* et autres substances. Nous devons choisir les remèdes d'après les signes actuels, absolument comme au début d'une pneumonie ou d'une pleurésie. A cette période, le traitement relève de la médecine et non de la chirurgie.

Alternance des médicaments.

S'il vous faut alterner les médicaments, comme cela me paraît excellent en cette occasion, décidez-vous d'après votre observation personnelle. On prétendrait à tort qu'il n'y a pas eu de guérisons obtenues par ce mode de médication; ce serait aussi à tort qu'on se refuserait à croire à la sincérité d'un grand nombre de médecins amenés par une étude attentive et une sérieuse observation à l'usage de plus en plus exclusif du système opposé.

Hystérie chez une sexagénaire.

Observation. — Dans la nuit du 20 août 1857, je fus appelé chez Mrs, personne âgée de 60 ans. Elle était dans un état de demi-connaissance. A des intervalles de deux à cinq minutes, elle avait des spasmes qui affectaient principalement la nuque et les extrémités supérieures. Pendant ces spasmes, les doigts et les poignets étaient considérablement fléchis. Les mains et les bras étaient dans un tremblement constant. Le pouls continuait à battre régulièrement pendant les paroxysmes et les périodes de repos. Légère suffusion des yeux qui n'offraient du reste rien d'anormal, la pupille n'étant ni dilatée, ni contractée. Pendant que les paroxysmes faisaient relâche, la malade s'agitait, geignait et pleurait abondamment. Je remarquai qu'en changeant le sujet de la conversation et en détournant son attention d'elle-même et des personnes de son entourage pour lui parler de choses étrangères, l'intervalle entre les attaques pouvait être considérablement prolongé. Elle avait été vivement excitée et travaillée par un projet de mariage de sa fille, projet auquel elle s'opposait, et, pendant trois jours, elle n'avait pris ni repos ni nourriture.

Je lui fis préparer une tasse de fort café noir, car je savais, qu'à l'état de santé, elle ne pouvait prendre cette boisson sans être excessivement énervée et agitée. Elle en prit deux petites cuillerées en dix minutes. Elle n'eut plus qu'un léger spasme après la première et, au bout d'une demi-heure, elle reposait paisiblement.

Le lendemain matin, elle se sentit apaisée par son sommeil, mais elle était encore faible et épuisée. Elle avait un vague souvenir de ma présence dans sa chambre, mais ne se rappelait pas qu'elle eût pris du café. Je remplaçai son café par du thé, je lui prescrivis un régime réconfortant et je lui recommandai de moins se fatiguer et s'exciter à l'avenir. Elle guérit promptement sans remède.

L'hystérie, régulièrement, ne se montre que chez les femmes qui n'ont pas cessé d'avoir leurs époques. Occasionnellement, nous la rencontrons néanmoins très-marquée, soit avant la puberté, soit après l'âge critique. Il est rare de trouver un exemple de cette étrange affection chez une femme ayant dépassé la cinquantaine. Je ne veux pas aujourd'hui vous faire l'histoire détaillée et clinique de l'hystérie, mais vous rendre attentifs à un ou deux points d'intérêt pratique que suggère cette observation.

Hystérie connexe de la vie menstruelle.

Il y a entre les spasmes et les convulsions une distinction qu'il sera bon pour vous de ne pas oublier. Les premiers ne sont pas nécessairement, ou même généralement, accompagnés d'une perte entière de la connaissance. Leur manifestation est locale et temporaire. Ils cessent presque complétement, à certains moments, d'agiter la malade qui recouvre entièrement ou presque entièrement la plénitude de ses facultés pendant les périodes de relâche. Les convulsions, au contraire, sont dès le début, ou bientôt après, caractérisées par une complète oblitération ou suspension de la perception. La patiente ignore ce qui se passe autour d'elle. Elle peut aussi perdre la mémoire pendant l'accès et pendant le repos. Les convulsions sont accompagnées d'un dérangement plus général de l'action musculaire. Les spasmes ont un caractère plus local et le plus souvent ils affectent les différents groupes musculaires à tour de rôle, commençant avec ceux de la tête pour passer ensuite à ceux du cou et des extrémités supérieures.

Spasmes ou convulsions.

Chez une hystérique, l'œil n'a pas changé d'apparence : la pupille n'est ni dilatée, ni contractée. Il y a parfois une légère suffusion et les yeux montrent le blanc tourné en haut. D'un moment à l'autre, il peut y avoir un changement marqué dans les dimensions des pupilles ; mais ceci peut être ou ne pas être pathognomonique. Je n'ignore pas que des auteurs ont voulu faire de ce symptôme un signe de l'hystérie, mais j'incline à penser qu'il est de faible valeur pour le diagnostic.

La pupille dans l'hystérie.

Ajoutez à cela que vous pouvez parfois surprendre votre malade vous guignant du coin de l'œil ou prêtant une oreille furtive à vos discours. Elle peut aussi respirer plus franchement et plus régulièrement, avoir des spasmes plus éloignés quand elle s'aperçoit que son médecin est engagé dans une conversation qui ne la concerne pas. Un peu de tact vous suffira quelquefois pour trancher les difficultés du diagnostic dans les cas les plus compliqués.

Attitude de la malade.

Si le pouls, que vous suivrez attentivement pendant les attaques et les relâches, ne se trouble pas, vous avez un signe positif d'hystérie.

Le pouls.

Si l'accès relève d'une émotion agissant sur un organisme trop susceptible, les symptômes nerveux subséquents seront presque certainement marqués d'un cachet spécial. La perte du sommeil prédispose grandement à cette maladie.

Traitement. — Le tact est aussi nécessaire dans le traitement que dans le diagnostic différentiel de l'hystérie. Pour cette maladie surtout, il est très-utile au médecin d'avoir une connaissance personnelle de son sujet. Si vous êtes au courant de ses particularités, vous pouvez, dès le début, dire que la moitié des chances est pour vous. Il y a mille petits riens dont un médecin observateur fait son profit et qui lui servent à un moment donné. Et souvent il arrive que telle chose qui n'avait aucune valeur prend à la fin une réelle et sérieuse importance. Car, par là le praticien se rend compte de certains symptômes extraordinaires et alarmants qui se présentent, et il peut du même coup faire un choix thérapeutique judicieux.

Tact médical ; sa valeur.

Si fiers que nous soyons de nos avantages scientifiques, je vous assure que nos malades priseront d'autant plus notre habileté et notre talent professionnels que nous saurons découvrir dans le plus bref délai le meilleur expédient à employer. Si vous opérez votre cure à l'aide de quelque simple et inoffensif remède domestique, qu'elles auront laissé passer inaperçu, comme le café dans ce cas, vos clientes auront meilleure opinion de vous que si vous allez vous fatiguer longuement à découvrir le vrai *simillimum.* Ayez plus d'une corde à votre arc et soyez prêts pour toutes les éventualités.

Je ne connais pas de remède aussi bien adapté que le café au soulagement des phénomènes nerveux causés par un froissement ou une agitation de l'esprit, et accompagnés d'insomnie. Une indication caractéristique nous est fournie par la malade quand l'afflux de ses nausées l'empêche de dormir. L'esprit ne veut pas se reposer; ses facultés sont, plus que d'habitude, en perpétuelle action. La répugnance qu'éprouve une personne bien portante pour le café vous offrira un renseignement à utiliser quand elle sera malade. Cette substance peut être administrée en décoction ou en dilutions basses, moyennes et même élevées, avec d'aussi bons résultats que dans le cas que nous avons cité. Dans quelques espèces de névralgies hystériques, vous pouvez obtenir un prompt effet curatif avec la caféine, à la troisième trituration décimale. Sous une forme ou sous une autre, *Coffea* m'a paru être fort bien adaptée à maintes affections nerveuses des vieilles gens et des vieilles femmes en particulier.

Coffea.

Procidence de l'utérus consécutive à la coqueluche.

Observation. — Mrs, 32 ans, fut prise au huitième mois de sa grossesse, d'une violente attaque de coqueluche. Les quintes étaient si vives et si répétées qu'on pouvait craindre un accouchement prématuré ; mais, grâce aux soins et aux ménagements dont on entoura la malade, elle arriva à bon terme sans trop de dommages. Après l'accouchement, elle se porta bien, la violence de la toux s'abattant graduellement. Au bout de deux mois, ce symptôme avait presque entièrement disparu. Mrs se trouvait bien elle-même, à part une légère toux et une constipation à laquelle elle est habituellement sujette pendant qu'elle nourrit. A la fin du troisième mois, elle prit froid pendant sa promenade ordinaire de l'après-midi, et il en résulta un retour de la coqueluche. Les accès reparurent avec leur sévérité primitive et il semblait à la malade « que sa toux la mettait en pièces. » Deux jours après la reprise de ces pénibles symptômes, elle sentit, pendant qu'elle était à la garde-robe, quelque chose qui, au moment d'une quinte, lui échappait de la vulve. On m'appela et j'arrivai rapidement. La matrice avait été complétement expulsée du bassin et reposait entre les cuisses. Elle fut aisément réduite grâce à un taxis convenable et j'instituai un traitement. Mrs se remit très-bien.

La coqueluche est une contingence rare dans la grossesse. Ce cas est extraordinaire en quelque sorte. Je l'ai cité afin de vous éclairer sur quelques particularités cliniques. Il vous fera bien saisir l'antagonisme qui existe entre le diaphragme et le périnée, c'est-à-dire entre le plancher musculaire du thorax et celui de l'abdomen, ou, à mieux parler, du bassin. Par suite de la grossesse, et après l'accouchement, les supports latéraux et inférieurs de l'utérus ne sont pas toujours en état de le maintenir à sa place. Les ligaments ont été étirés et laissés inactifs pendant un si long temps qu'ils manquent de force et de tonicité. La colonne musculaire du vagin qui repose sur le périnée a été si relâchée et si distendue qu'elle n'offre plus à la matrice qu'un faible support par en bas.

Antagonisme du diaphragme et du périnée.

Cet état de choses prédispose après l'accouchement aux chutes de cet organe. Si la malade se lève trop tôt et ne se ménage pas, si la matrice ne revient que lentement sur elle-même, si elle accomplit imparfaitement son mouvement d'*involution*, pareils accidents sont à craindre. La constipation chez quelques accouchées et la diarrhée chez d'autres prédisposent aux prolapsus et aux procidences.

Parmi les causes excitantes de ces déplacements propres aux accouchées et aux femmes qui ont eu des enfants depuis peu, une toux violente est peut-être l'une des plus sérieuses. De là, la possibilité d'un prolapsus léger ou prononcé, concomitant d'une pneumonie, d'une pleurésie, d'une bronchite ou d'une coqueluche. La lésion pulmonaire n'a nul rapport avec l'origine du déplacement; celui-ci relève exclusivement de la toux, qui agit par la violence spasmodique des contractions diaphragmatiques. Plus la quinte est forte, plus grand est le danger de ce fâcheux résultat.

La toux, cause de déplacements utérins.

Le jeu convulsif du diaphragme est quelquefois, pendant les accès de coqueluche, prolongé et douloureux. Chez les enfants il amène facilement les éructations et le vomissement et parfois un ténesme intestinal intense et rebelle. Dans le cas de ma malade, qui faisait des efforts en allant à la garde-robe, il eut pour effet d'annihiler la légère résistance qu'offraient le sphincter vaginal et les muscles du périnée, et de débarrasser le bassin de la matrice elle-même. A vrai dire, cet accident est plus fréquent au second ou au troisième mois qui suivent l'accouchement qu'alors que le vagin, le périnée et les ligaments utérins ont repris leur tonicité et sont mieux à même de soutenir l'utérus et de le maintenir en place.

Prédisposition résultant de l'accouchement.

Traitement. — Le traitement propre à un cas de ce genre comprend la position à faire prendre à la malade, ses médicaments ; il doit aussi être préventif.

L'apparition d'une toux violente pendant la grossesse, et principalement à sa fin, doit vous faire prendre les précautions nécessaires pour éviter après la délivrance une conséquence aussi fâcheuse que celle dont nous nous occupons. Après l'accouchement, la patiente doit être maintenue dans une position horizontale pendant un temps plus long qu à l'ordinaire. Le bandage doit être appliqué de façon à ne pas être dérangé, et on ne permettra pas à la femme de se lever avant trois ou quatre semaines. On la mettra en garde contre les conséquences des efforts qu'elle pourrait faire pour uriner ou pour obtenir une selle, et on lui recommandera de réprimer autant que possible ses envies de tousser.

Repos.

Quand la matrice a été réellement expulsée, la première chose à faire est évidemment de la remettre en place. Cela est aisé dans les cas récents. Mettez la malade sur le dos, soulevez-lui les cuisses et abaissez-lui la tête. Puis, de votre main préalablement graissée, saisissez solidement la tumeur et insinuez-la délicatement dans le vagin, en suivant d'abord la direction de l'axe vaginal, puis ensuite celle de l'axe pelvien. Quand l'utérus sera en

Taxis et réduction.

place, appliquez un bandage périnéal et un coussinet que la malade portera pendant quelques semaines, même après qu'elle aura quitté le lit. Dans un cas de procidence, je ne vois pas de support plus simple et plus efficace que celui-là et il a, en outre, l'avantage de pouvoir être fabriqué sur place sans grands frais matériels.

On doit, en outre, bien choisir ses remèdes contre la toux et prendre toutes les précautions pour éviter une rechute. Cela est surtout important dans la coqueluche, dont les paroxysmes ont des effets si désastreux et si opposés à un entier rétablissement. Guérissez la toux et ses conséquences indirectes disparaîtront. Arrêtez l'action convulsive du diaphragme et le déplacement utérin ne se reproduira pas.

LEÇON CINQUIÈME

Chlorose.

MESSIEURS,

Nous ouvrirons cette leçon par quelques considérations sur le cas suivant :

OBSERVATION. — Miss, 18 ans, se plaint d'une perte absolue de l'appétit et de mal de tête. Elle ne prête attention à rien, souffre beaucoup de palpitations de cœur, surtout après l'exercice. Par moments, elle a des pesanteurs et des tiraillements à la région cardiaque. Le souffle anémique (bruit de diable) se perçoit facilement. Il y a un an, Miss se portait encore très-bien ; mais depuis, les symptômes ont rapidement augmenté d'intensité. La peau est pâle, d'un jaune verdâtre et presque transparente. Les lèvres, la langue et les ailes du nez sont presque décolorées. Les paupières et la face sont légèrement bouffies, surtout après le sommeil. Les dents sont cariées, et les ongles cassants. Miss n'est pas encore réglée et elle dit que sa mère et sa sœur aînée n'ont commencé à l'être qu'après leur dix-neuvième année.

Les exemples de chlorose congénitale sont rares. Cette affection se montre en large proportion chez les jeunes filles. L'absence ou la suppression des règles accompagne fréquemment et même presque invariablement la chlorose: aussi quelques auteurs l'ont-ils confondue avec l'aménorrhée. D'autres discutent sur les rapports de cause à effet et demandent si la chlorose est l'origine ou le résultat du dérangement menstruel.

Chlorose et aménorrhée.

Nous remarquons dans la chlorose une détérioration marquée de la vie végétative. Il y a toujours plus ou moins de céphalalgie, d'anorexie, de dérangement gastrique, de dyspnée, d'agitation, de palpitations, de timidité, de malaise général, de constipation et d'hypochondrie. Les symptômes peuvent parfois durer des années sans qu'on les reconnaisse ni qu'on les traite convenablement. Ils sont très-fréquents chez les jeunes filles délicates, surtout chez les demoiselles de magasin et les ouvrières dont les habitudes sont sédentaires, ainsi que chez les couturières et les maîtresses d'école. La persistance de ces désordres et le trouble qu'ils jettent dans

Symptômes gastriques.

l'économie font souvent croire au médecin à la présence d'une inflammation cérébrale, d'une ulcération de l'estomac, d'une phthisie pulmonaire, d'une maladie organique du cœur, du foie ou d'un organe quelconque.

Symptômes cérébraux.

Le mal de tête revêt aisément la forme de la migraine et il n'est pas rare de le voir confondu avec une névralgie. Il a parfois des accès périodiques et réguliers. Il présente toujours des paroxysmes et est considérablement aggravé par les émotions, les inquiétudes vives, les excès de travail mental et les tracasseries. Ce n'est qu'exceptionnellement qu'il produit par son exagération le délire, les spasmes et même la manie. Il peut alors arriver qu'une malade éprouve une perte temporaire de la mémoire, ou qu'elle tombe dans un état de torpeur intellectuelle et d'indifférence générale. La chorée, l'hystérie, les paralysies partielles et l'épilepsie font partie des coïncidences et des suites possibles de ce mal de tête chez les chlorotiques.

Symptômes cardiaques.

Les symptômes cardiaques, qui sont en réalité les moins sérieux, sont ceux qui alarment le plus la malade et son entourage. La palpitation chlorotique, ainsi qu'on la nomme, est due à un changement fonctionnel de l'action rhythmique du cœur, changement d'origine purement nerveuse et sans relation nécessaire avec une affection organique du viscère. Ce phénomène peut persister pendant des années sans altérer la structure du cœur, ou bien le désordre fonctionnel, en se prolongeant, peut insidieusement amener une altération de structure.

Sympathies entre le cœur et les organes de la génération.

Il y a, chez les femmes, une étrange relation ou sympathie entre l'appareil de la génération et le cœur. L'une voit ses règles suspendues par suite d'une dysménorrhée et rapporte toute ses souffrances à la région cardiaque. Il en est de même pour une autre qui est atteinte de ménorrhagie. Histoire analogue pour une troisième porteuse d'une ulcération chronique du col utérin. Chez une quatrième, un excès de rapports sexuels se révélera par des symptômes identiques. Tout cela peut être vrai dans l'aménorrhée, le prolapsus, l'ovarite et la chlorose. L'exploration physique ne fait percevoir aucune différence dans les conditions accidentelles du cœur. Tout le désordre précordial est symptomatique et les symptômes cardiaques objectifs ne nous permettent pas de distinguer ces affections les unes des autres.

Le pouls.

Le pouls dans la chlorose est ordinairement, mais non pas toujours, plus lent et plus faible. Il peut ne pas dépasser de cinquante à cinquante-cinq pulsations par minute et tombe parfois à quarante-huit ou même quarante-cinq battements. Ce qui n'empêche pas que vous ne puissiez rencontrer un cas avec accélération. Comme règle, la fréquence du pouls est en rapport direct avec la gravité de l'anémie, à moins toutefois que l'appauvrissement sanguin ne résulte d'une hémorrhagie soudaine et excessive. Dans la chlorose, comme dans l'hystérie, le pouls présente cette particularité que son allure habituelle n'est pas sérieusement influencée par les conditions propres à la malade, ni par les circonstances dans lesquelles elle peut se trouver.

Le murmure anémique.

Le souffle anémique ou bruit de diable, qui, dans maints cas de chlorose, peut être perçu à la hauteur de la région précordiale, mais plus distinctement le long des gros vaisseaux, comme les carotides et les fémorales, est un symptôme curieux et utile à consulter. D'après certaines autorités, la cause en serait due à un appauvrissement du sang, auquel les globules rouges feraient défaut. Pour d'autres, elle résulterait de la diminution de la quantité même du sang circulant dans les vaisseaux. Ce signe appartient à l'anémie aussi bien qu'à la chlorose.

L'appétit.

La perte absolue de l'appétit n'est pas rare du tout. Le malade peut se soutenir pendant des mois avec une quantité de nourriture réduite jusqu'à l'invraisemblance. Dans d'autres cas, ce sont des extravagances incroyables : la malade avale de la chaux, du plâtre, de la terre glaise, du charbon, des crayons d'ardoise, des cendres, du sable, de la magnésie, des grains de café, du vinaigre, etc. Particularité fréquente, il y a un éloignement et même un dégoût profond pour toute variété de nourriture animale. L'une de mes clientes, chlorotique, n'avait pas avalé depuis plus de dix ans une seule bouchée de viande. L'appétit est d'autres fois capricieux. Les malades qui auront jeûné depuis longtemps se prennent tout à coup à dévorer. Généralement elles n'ont nul désir pour leurs repas et n'en retirent aucune satisfaction. Elles se mettent à table et mangent pour plaire à leurs familles et remplir leurs devoirs de société.

Symptômes incidents.

Ce dérangement des fonctions digestives amène nécessairement sa suite de symptômes. Les intestins se resserrent d'une façon opiniâtre, ou la constipation alterne avec la diarrhée. L'haleine prend une odeur désagréable et même fétide ; Marshal Hall cite quelques cas dans lesquels elle rappelait le lait frais. Dans des cas extrêmes et très-rares, il y a des hématémèses ou du mélæna. Quelquefois, il y a une ulcération opiniâtre et persistante de l'estomac avec vomissement rebelle des matières ingérées. Les tissus cellulaire et musculaire deviennent flasques, et il y a une émaciation générale et progressive. La malade garde alors le lit et elle semble atteinte d'un affaiblissement sans espoir. Il peut survenir une espèce d'hydropisie soit locale, soit générale. La gastralgie inflige d'atroces tortures à certaines chlorotiques; d'autres ont des attaques successives de gastro-entérite. Les lésions organiques de la rate et du foie accompagnent fréquemment cette affection dans l'ouest et dans le sud-ouest des États-Unis et dans tous les pays à malaria.

Irrégularités menstruelles de la chlorose.

Les troubles menstruels sont pour ainsi dire les compagnons obligés de la chlorose, et c'est sous forme d'aménorrhée qu'ils se présentent le plus ordinairement. La chlorose peut, à la puberté, précéder l'établissement des règles, qui alors font absolument défaut. Ou bien, chez les femmes qui ont été précédemment réglées, l'écoulement peut s'arrêter. Dans les deux cas, les règles n'apparaissent pas pendant des mois et peut-être pendant des années. La suppression débute avec la maladie elle-même ou, le plus souvent, elle n'apparaît qu'après d'autres symptômes. La chlorose affectionne une allure furtive et insidieuse qui ne permet à la malade et à son entourage de la constater qu'après son entier développement. On s'est plaint depuis longtemps des symptômes que nous venons d'énumérer et on a bien noté une diminution anormale des règles; mais généralement on ne commence à s'alarmer et on ne demande conseil qu'après l'arrêt absolu de l'écoulement. L'aménorrhée concomitante de troubles gastriques a maintes fois donné lieu à des soupçons de grossesse, tandis que, connexe de dérangements du côté de la poitrine, elle a fait songer à une phthisie commençante.

Aménorrhée héréditaire.

Bien qu'elle soit dans sa dix-huitième année, Miss n'a jamais été réglée; mais il y a chez elle une idiosyncrasie héréditaire ou familiale qui explique le fait. Sa mère et sa sœur n'ont pas eu leurs époques avant leur dix-neuvième année. Nous ne pouvons donc mettre ce retard au compte de la chlorose, ou *vice versa*, accuser ce retard d'avoir amené la chlorose. De la fréquente coïncidence de ces deux espèces de désordres on ne peut pas conclure à la nécessité de leur relation.

Chlorose et dysménorrhée.

Vous trouverez quelquefois de la chlorose chez une personne sujette à la dysménorrhée, et alors les symptômes hystériques accidentels sont beaucoup plus fixes et persistants. Ils causent beaucoup d'embarras et sont d'un traitement difficile. L'écoulement cataménial s'appauvrit parfois au point de compliquer la situation par une rétention et de nous fournir ainsi ces cas de menstruation douloureuse qui se résolvent de plus en plus en absolue suppression; ou la dysménorrhée se transforme en ménorrhagie qui nous fournira une nouvelle complication.

La chlorose est aussi incidente à ces états dans lesquels la fonction cataméniale est physiologiquement suspendue : la grossesse, les couches, la lactation ou la ménopause.

Chlorose dans la grossesse.

La décoloration de la peau, qui est très-marquée dans ce cas, est pathognomonique. Dans les cas bénins et récents, la peau est vert pâle; de là la désignation populaire de « maladie verte ». Les lèvres, les ailes du nez, les gencives et la langue perdent leur coloration vermillon. La peau peut aussi prendre une teinte jaunâtre, et l'on sait que Sauvage appelait la chlorose la « jaunisse blanche ». Dans le dernier stage de la maladie et dans les cas graves la décoloration est plus prononcée. La peau prend une teinte cireuse, plombée, ardoisée, terreuse ou blanchâtre ; le dessous des yeux et les coins de la bouche se bistrent; le blanc de l'œil devient singulièrement diaphane et opalin ; la face se gonfle et les paupières, les supérieures principalement, se bouffissent et s'œdématisent ; la surface du corps se montre sèche, exsangue et opaque; les mains sont recoquillées; les ongles s'écaillent, se fendent et se brisent.

Décoloration de la peau.

Les chlorotiques ont la société et l'exercice en aversion; elles ne prêtent l'oreille à rien et sont quelquefois plongées dans une espèce de narcotisme; ou bien elles sont abattues et considèrent la vie et l'avenir sous le jour le plus triste. Elles ne s'intéressent plus à leurs études, ne se soucient plus de se perfectionner dans les arts d'agrément, et sont, en un mot, tout à fait misérables.

État mental.

Étiologie. — Les causes de la chlorose se divisent en prédisposantes et en excitantes. Parmi les premières, la principale est le tempérament lymphatique. Il est excessivement rare de rencontrer cette affection en dehors des sujets lymphatiques. Cette prédisposition est augmentée par une tendance à la scrofule. Chez ces malades, les troubles de l'hématopoièse se révèlent surtout par des altérations qualitatives. De là, la diminution relative des globules rouges et l'augmentation proportionnelle de la partie aqueuse du sang qui sont presque toujours constantes dans la chlorose. Cette prédisposition est entretenue par toute négligence hygiénique qui abaisse le niveau de la santé, et qui altère la fabrication du sang. On classe ordinairement ces dernières causes parmi les excitantes, mais elles n'ont qu'un titre éloigné à cette qualification et comprennent un régime nutritif indigeste, malsain et nullement convenable, une habitation humide, sombre et mal ventilée, le défaut d'exercice, l'insuffisance du vêtement, les affections troublées, la nostalgie, l'ennui, le chagrin, la jalousie, la frayeur, l'excitation sexuelle et les désordres utérins et ovariques.

Chlorose et scrofule.

Bien des auteurs font de la chlorose « une maladie du sang », dénomination qui est complétement dépourvue de sens. Il est vrai que souvent la proportion des globules rouges est en défaut ; mais, à moins qu'elle ne provienne d'une perte sanguine par hémorrhagie, elle n'est qu'un pur symptôme. Dans l'anémie dérivant d'une hémorrhagie quelconque, l'appauvrissement du sang est accidentel et dû à un déficit momentané des globules. Dans la chlorose, les altérations sanguines ont été progressives et sont l'œuvre d'une maladie qui s'adresse à l'hématopoièse pour altérer son fonctionnement. Dans un cas, nous avons un effet dû au hasard ; dans le second, une conséquence naturelle et nécessaire de l'action morbide.

Altérations du sang dans la chlorose.

Je vous ai déjà expliqué la genèse physiologique du liquide sanguin (1). Vous êtes au courant des fonctions des glandes lymphatiques et du rôle qu'elles jouent dans l'élaboration de ce fluide, pour laquelle elles sont indispensables. C'est une de leurs prédispositions morbides toute particulière qui constitue la diathèse chlorotique. Mais leurs opérations, aussi bien que celles du foie et du pancréas, sont sous le contrôle de l'action nerveuse, à laquelle il nous faut remonter pour découvrir la cause première de la maladie.

Hématogenèse.

C'est supposer ce qui est en question que de rapporter l'essence de la chlorose à un appauvrissement du fluide nourricier. Le sang des chlorotiques peut contenir de 70 à 90 p. 100 de sérum, ainsi que le prouvent les analyses de Jolly ; mais nous n'en sommes pas autorisés pour cela à conclure que tous les symptômes sont dus à cette unique condition et en dépendent. La diminution relative des globules ne représente pas non plus à elle seule la maladie dont la pathologie spéciale et l'étiologie ne se trouvent ni dans l'hydrémie, ni dans la spanémie, ni dans la chloro-anémie qui l'accompagnent si souvent. Car, dans des cas très-nets de chlorose et qu'on observe de temps en temps, on ne rencontre positivement aucun changement manifeste dans la composition du sang.

Spanémie incidente à la chlorose.

L'origine nerveuse de la chlorose a été établie sur de nombreux arguments. Ainsi Eisenmann signale les suivants : « *a*) dans certains cas, Becquerel et Rodier n'ont pu découvrir d'altérations du sang ; *b*) la chlorose est bien plus fréquente chez les femmes que chez les hommes, et l'on sait fort bien que e système nerveux est plus développé chez les premières ; *c*) les symp-

Théorie nerveuse.

(1) Voyez leçon II, p. 23 de ce volume.

tômes initiaux de la chlorose, qui précèdent toute altération du sang, sont nerveux et persistent pendant tout le cours de la maladie ; *d*) la chlorose cède aux remèdes connus par leur action favorable sur la moelle épinière comme la morphine, la strychnine, etc... »

Nous pourrions ajouter que maintes fois la prédisposition à la chlorose pour entrer en action ne demande qu'une occasion, comme une frayeur, un excès de travail de tête, une émotion morale, une excitation sexuelle, la masturbation et la tension nerveuse qu'engendrent dans les classes élevées, les habitudes des villes et de la société. Le Dr Clotar Müller base ses présomptions en faveur de l'origine nerveuse de la chlorose sur : « *a*) la grande influence que les émotions morales et certaines dépressions du système nerveux exercent sur l'origine et le développement de la chlorose ; et *b*) sur la puissance curative de certains remèdes qui agissent directement sur le système nerveux et qui manifestent une relation homœopathique avec la dépression et la prostration générale de la force vitale qui sont particulières à cette maladie. »

Le même auteur dit : « Si je me hasardais à tirer une conclusion de mes propres observations, j'avancerais qu'il est très-probable que la chlorose est originairement une affection des nerfs spinaux et ganglionnaires, caractérisée par un mélange de faiblesse et d'épuisement avec de l'éréthisme et une exaltation de la sensibilité (1). » Becquerel et Rodier abondent dans le même sens : « La chlorose est pour nous, comme pour certains auteurs, une maladie ayant primitivement son siége et son point de départ dans le système nerveux, et déterminant consécutivement des troubles de la digestion, de la menstruation et de la circulation.

« Si cette définition est exacte, l'altération du sang n'est pas, dans la chlorose, un fait capital et constant, mais un phénomène consécutif, secondaire, et qui n'est pas absolument indispensable pour la constitution de la maladie (2). »

Gabalda dit catégoriquement : « Nous regardons cette maladie comme une névrose parfaitement distincte. » M. Jolly et le Dr Tilt affirment que la chlorose est une affection névralgique du système ganglionnaire. Le Dr H. Jones a observé de nombreux cas, dans les plus pauvres classes de la population de Londres. Pour lui, « les influences morbides qui agissent sur le système ganglionnaire forment le premier chaînon étiologique de cette maladie. »

Grâce à cette théorie, qui s'appuie sur les faits et sur les témoignages des autorités médicales, nous sommes à même d'expliquer le

(1) Voyez *North Amer. Hom. Quarterly*, vol. VII, p. 158.

(2) *Traité de chimie pathologique appliquée à la médecine pratique*, 1864, p. 155.

caractère insidieux et particulier de cette affection. Son siége est dans le système nerveux et, derrière tous les symptômes que révèle l'état des fluides et des solides, la même cause poursuit son travail ténébreux et mine peu à peu la santé générale. C'est ainsi qu'il se fait que dans la chlorose confirmée « il n'y a pas un système, pas un organe, pas un tissu et pas même un liquide qui ne soient atteints ».

J'ai déjà dit que les désordres cataméniaux qui se montrent au cours de la chlorose, sont généralement regardés comme la cause et non comme la conséquence de cette affection. La réponse à cette hypothèse sera simple et brève. Bien souvent, les signes positifs de la chlorose se montrent avant tout dérangement de la fonction menstruelle. Dans quelques cas, celle-ci même échappe à toute atteinte et l'on voit des malades qui n'éprouvent pas une irrégularité de ce côté.

La chlorose précède l'aménorrhée.

Maintenant, si la non-apparition de l'écoulement, ou sa suppression ou même son exagération étaient la cause de la maladie, l'une ou l'autre de ces éventualités devrait toujours précéder la décoloration de la peau et les symptômes nerveux, circulatoires et digestifs. La chlorose serait, à ce compte, impossible chez les femmes bien réglées et, à plus forte raison, dans le sexe masculin, qui cependant lui paie aussi tribut. Nous devons donc conclure que les complications menstruelles sont symptomatiques et non idiopathiques. La vraie maladie est la chlorose et non l'aménorrhée, la dysménorrhée ou la ménorrhagie. On a récemment observé aux Antilles une maladie qui frappa et fit mourir nombre de nègres mâles et qui, par ses traits principaux, était identique à la chlorose.

Complications menstruelles symptomatiques.

Le professeur Meigs a émis cette idée originale que la chlorose était « une maladie de l'endangium » ou tunique interne des vaisseaux. Il rapporte tous les symptômes, mais plus spécialement les altérations du sang, à un état pathologique de cette membrane.

Le Dr Von Maack (1) prétend que, dans la chlorose, le fer contenu dans les aliments ne peut passer à l'état d'hématine et se fixer dans l'économie. Et tout cela parce que la fonction glycogène du foie est suspendue ou troublée.

Mais nous en avons assez dit au sujet de l'étiologie de la chlorose.

Diagnostic. — Vous ne confondrez probablement jamais la chlorose avec l'ictère. Le blanc perlé de l'œil dans la première affection et la teinte jaune de cet organe dans la seconde suffisent pour les distinguer l'une de l'autre.

Chlorose et ictère.

(1) *L'Union médicale*, fév. 1859.

J'ai réuni dans le tableau ci-dessous les caractéristiques différentielles de la chlorose et de l'anémie :

CHLOROSE.	ANÉMIE.
1. C'est une affection essentielle.	1. N'est qu'un accident, ou la suite d'une autre maladie.
2. N'est pas provoquée par la perte du sang ou par d'autres flux débilitants.	2. Est souvent causée par une hémorrhagie, la suppuration, la leucorrhée, la diarrhée, les sueurs colliquatives, etc.
3. Peut se montrer subitement et exclusivement à la suite de causes psychiques.	3. Cela n'arrive jamais pour l'anémie.
4. Les symptômes nerveux et intellectuels sont les plus proéminents.	4. Même observation que ci-dessus.
5. Les symptômes nerveux marquent le début.	5. C'est le contraire dans l'anémie.
6. Des douleurs fugitives dans la tête, la colonne vertébrale, l'estomac, la poitrine et principalement dans le côté, sont presque invariablement présentes.	6. Ces douleurs font défaut dans l'anémie.
7. Les douleurs peuvent être accompagnées ou suivies de spasmes hystériques, de chorée, de paralysie ou d'épilepsie.	7. Ces complications et conséquences ne sont pas incidentes à l'anémie.
8. La peau a une teinte verdâtre ou jaune verdâtre.	8. La peau est blanche, pâle, bouffie et empâtée.
9. Les hémorrhagies ne sont pas très-fréquentes.	9. Les hémorrhagies sont très-fréquentes.
10. Très-rare dans le sexe masculin.	10. Affecte indistinctement les deux sexes.
11. Se manifeste rarement au-dessous de douze ou au-dessus de trente ans.	11. Apparaît à tout âge.
12. S'attaque presque exclusivement aux femmes de tempérament lymphatique.	12. Ne tient nul compte du sexe ni du tempérament.
13. Est fréquemment accompagnée de la suppression ou de la rétention des règles.	13. Entraîne plus souvent l'exagération et la fréquence des règles.
14. Peut exister et suivre son cours sans altération perceptible de la composition du sang.	14. Est toujours caractérisée par un appauvrissement du sang.
15. Le degré d'altération du sang n'emporte pas de relation nécessaire avec l'intensité de la maladie.	15. L'appauvrissement du sang est en raison directe du désordre fonctionnel.
16. Très-commune dans les classes élevées de la société.	16. Très-commune dans les classes pauvres.

Quoique ces symptômes soient suffisamment distincts, il arrive souvent que le diagnostic entre ces affections est extrêmement difficile, sinon même impossible. Il y a, sans aucun doute, des cas exceptionnels, dans lesquels ils peuvent coexister chez le même sujet.

Pronostic.—Dans les formes bénignes et avec un traitement convenable, la chlorose est curable. Le principal danger résulte d'affections organiques incidentes, dont les plus importantes sont celles des poumons et du cœur, la myélite, la tuberculose, l'hydropisie, la paralysie, l'épilepsie et les hémorrhagies répétées. La chlorose a une allure paresseuse, traî-

Danger resultant d'une maladie intercurrente.

nante, et les malades ne se relèvent ou ne s'affaissent que très-lentement. Et cependant, l'on voit mourir subitement, sans symptômes prémonitoires, des personnes qui depuis longtemps souffraient de cette maladie. Pour cette raison, votre pronostic doit être réservé.

Lorsqu'à la suite du traitement, l'appétit et le moral reprennent le dessus et aussi lorsque les irrégularités menstruelles cèdent sans mesure violente, le pronostic est favorable. Les rechutes sont fréquentes.

Traitement. — L'exposé que nous venons de faire a déjà dû vous avertir des difficultés auxquelles se heurte le traitement pour être mené à bonne fin. Ces métamorphoses, ces complications si variées embarrassent excessivement le praticien. Néanmoins la règle est que, plus le médicament est approprié au cas donné, tout en tenant évidemment compte des autres conditions indispensables, plus certain et satisfaisant sera le résultat.

Médicaments constitutionnels.

En général, vous devez accorder une grande attention aux remèdes que vous désirez employer contre les désordres du système nerveux, ou de la circulation, ou de la digestion, ou de la menstruation. C'est là la base de la thérapeutique de la chlorose et c'est là qu'on trouve bien souvent les indications caractéristiques. Chez une malade prédominent les symptômes du système nerveux; chez une autre, ceux de la digestion; chez une troisième, ceux des organes sexuels, et ainsi de suite. Si ces différents ordres de symptômes se combinent entre eux, essayez de découvrir leur ordre de séquence, leur cause unique ou multiple et la cause occasionnelle ou constitutionnelle qui entretient la maladie.

Vous pourrez souvent trouver le médicament approprié en choisissant parmi ceux se rapportant aux conditions mentales ou aux émotions qui ont présidé à l'établissement de la maladie. Nos ouvrages de matière médicale vous renseigneront à ce sujet. En première ligne, vient la fève de saint Ignace, puis la belladone, la jusquiame, le café, l'opium, l'aconit, etc. En parcourant cette liste ou une autre plus étendue encore, on rencontrera beaucoup de remèdes qui trouvent aussi leur emploi dans l'hystérie.

Médicaments de la cachexie chlorotique.

Calcarea carbonica, *Sepia*, *Sulphur*, *Natrum muriaticum*, *Graphites*, *Ferrum*, *Phosphorus*, *Plumbum* et autres remèdes similaires, sont souvent appropriés à la cachexie chlorotique et peuvent parfois, dans les cas chroniques, être temporairement employés avec de bons résultats pour les malades, à la place des médicaments précédents. *Calcarea carbonica* et *Sepia* sont particulièrement utiles dans les irrégularités menstruelles inhérentes à la chlorose. Même remarque au sujet de *Cyclamen* et de

Pulsatilla. Les autres substances auxquelles on peut aussi recourir sont : *Kali carb.*, *Arsenicum*, *Lycopodium*, *Conium*, *Nux vomica*, *China*, *Chamomilla*, *Helonin* et *Senecin*. A vrai dire, comme pour l'hystérie, on peut, pour la chlorose, passer en revue la matière médicale tout entière. Mais ce serait une œuvre surérogatoire et futile que de donner tout au long les symptômes avec leurs indications correspondantes (1).

Le fer dans la chlorose.

Nombre de médecins qui identifient la chlorose et l'anémie et qui attribuent les deux affections à un déficit dans les proportions du fer contenu dans le sang, font de cette substance le spécifique de la chlorose. C'est une règle presque aussi universelle d'administrer ce métal contre la chlorose que de recourir à la quinine et au mercure contre les fièvres intermittentes et la syphilis. Mais, pour d'excellentes raisons, il manque son effet la plupart du temps. Quand l'organisme ne contient dans toute sa masse que trente grains au plus de fer, il est certainement irrationnel d'essayer de parer au déficit en bourrant l'estomac de fer à l'état pur ou salin. Le fer ne répond nullement aux cas d'origine nerveuse ou dans lesquels les phénomènes nerveux ont prédominé dès le début. Dans l'anémie proprement dite, il est généralement mieux approprié.

Citrate de fer et de strychnine.

Il est néanmoins une préparation martiale qui m'inspire confiance dans de nombreux cas de chlorose : c'est le citrate de fer et de strychnine, sel entré depuis quelques années dans la pratique médicale. Je le donne empiriquement à la troisième trituration décimale. D'après mon expérience personnelle, rien n'est aussi bien adapté, dans de nombreuses occasions, à l'ensemble général des symptômes, quoiqu'il ne soit, bien entendu, nullement un spécifique infaillible. Il semble réunir les bons effets du fer et des médicaments strychnés. Il agit mieux que le fer métallique, la fève de Saint-Ignace, la noix vomique, la strychnine, donnés séparément. Je pourrais vous citer avec détails plusieurs observations de guérisons obtenues avec ce seul médicament, qui vaut, assurément, la peine d'être expérimenté physiologiquement.

Dans un intéressant travail sur les chloroses provoquées par commotion morale, vous trouvez différents cas cités par le docteur Hammond et guéris avec l'arsenic et la strychnine (2).

Danger d'un retour forcé des règles.

On cause souvent de grands dommages en essayant de forcer le retour des règles. Ayez soin de ne jamais tomber dans cette pratique, vous souvenant que cette fonction reprendra son cours aussitôt que le retour de la santé générale le lui permettra. Pour cela soulagez les autres symp-

(1) Pour plus de détails, voir le *N. Americ. Hom, quarterly*, vol. II, p. 152 et suiv.

(2) *Quarterly Journal of Psychological Medicine*, etc., vol. III, p. 417.

tômes qui sont plus urgents, et rétablissez l'équilibre physiologique. Il y a souvent lieu de présumer, dans la chlorose, que la non-apparition des menstrues est une mesure économique et naturelle pour épargner les forces des malades.

Une exception vraiment justifiable et que comporte cette règle a trait aux dysménorrhées spasmodiques qui peuvent compliquer la chlorose.

Dysménorrhée spasmodique.

Ici le mode de traitement le plus rationnel et le plus favorable consiste à faire disparaître la constriction du col utérin, cause locale sur laquelle sont entés les désordres nerveux. Vous pouvez, dans ce but, donner *Belladona*, *Gelseminum*, *Caulophyllin* ou autres remèdes de ce genre. Les bains de siége chauds, les injections vaginales chaudes peuvent faciliter l'écoulement et soulager du même coup la douleur et les symptômes nerveux éloignés. Mais, si le spasme du col offre une résistance opiniâtre, je ne sais rien à comparer à l'emploi judicieux de l'éponge préparée.

Il est des pratiques domestiques qui procurent quelquefois un grand soulagement. Dans les cas de sensibilité et d'irritation spinales, on

Moyens accessoires.

peut baigner le dos une fois par jour avec de l'eau salée. Les frictions le long de la colonne vertébrale sont aussi très-utiles. Pour le soulagement des douleurs névralgiques locales, qui affectent surtout la poitrine et les côtés, on recouvre la partie d'une feuille d'ouate, de taffetas ciré ou de flanelle. Si la douleur est très-aiguë, la chaleur sèche sera bonne; si elle est rhumatoïde, il faut employer *Hamamelis* à l'extérieur.

Le régime doit être soigneusement choisi. Il comprendra des substances animales et végétales, mais de bonne et facile nutrition. Si la

Régime.

malade a un dégoût pour la viande, elle doit faire l'éducation de son appétit en mangeant des salaisons (morue, maquereau ou hareng salés, bœuf séché et jambon maigre, etc.). La marée, les huîtres et autres coquillages sont utiles. Les œufs ou les laitages peuvent encourager l'appétit. Il faut ordonner du pain de farine non blutée, des gelées de viande, du chocolat, de l'extrait de malt, et l'on ne permettra pas à la malade de prendre de l'exercice ou de monter à cheval, ayant l'estomac vide.

L'exercice modéré, en plein air, est indispensable. La promenade à cheval ou en voiture est préférable à la marche ou à un

Exercice; voyages.

travail manuel. Quand vos chlorotiques veulent prendre l'air en voiture, assurez-vous qu'elles n'éviteront pas trop l'air et la lumière. Ces produits de serre-chaude ont aussi bien besoin de ces agents que les plantes qu'on a laissé s'étioler dans les caves. Le canotage, le billard, le crocket et la gymnastique peuvent leur être très-utiles. Mais ce qu'il y a de mieux, c'est de les dépayser et de changer leurs habitudes, et surtout de leur procurer une joyeuse société. Ces moyens hygiéniques feront souvent plus que nos remèdes les mieux choisis. Les bains de mer ont leurs fidèles et d'autres recommandent les eaux minérales, les ferrugineuses principalement.

Quelle que soit la cause de la maladie, il faut l'éloigner et, à tout prix, soustraire la malade à toute influence perturbatrice. Le mariage peut être un salutaire expédient; mais son utilité est contestable, quand l'affection n'est pas le résultat d'un désappointement amoureux.

Miss prendra un petit paquet de citrate de fer et de strychnine, 3 trit. décimale, deux fois par jour. Elle sortira et sera mise à un régime réconfortant (1).

Aménorrhée avec névralgie sus-orbitaire.

Observation. — Mrs R., âgée de trente-six ans, cheveux clairs, yeux bleus, caractère doux, se plaint d'une forme particulière de névralgie, associée au retour des règles. Celles-ci retardent quelquefois d'un, de deux et même de trois jours. Elles sont invariablement précédées d'une violente douleur névralgique, localisée au-dessus de l'œil gauche, dans la région sourcilière. Cette douleur commence ordinairement au moment où la menstruation devrait jouer son rôle, et continue avec une intensité croissante jusqu'à ce que cette fonction fasse son apparition; après quoi, elle diminue graduellement. Dans les intervalles, la santé est excellente, et la malade n'a jamais souffert d'aucune autre espèce de névralgie. Mais celle dont elle se plaint date de dix ans et n'a jamais affecté l'œil droit ou d'autres points du corps que celui où elle est confinée. Mrs R. attend ses règles d'ici à trois ou quatre jours.

Voici un cas anormal. Il n'est pas rare du tout d'entendre des femmes se plaindre d'une névralgie qui les tourmente fort à chaque époque. Quelquefois cette névralgie affecte la tête, la face, les dents ou les oreilles. Chez d'autres femmes, il y a, au moment des règles, des attaques occasionnelles d'angine de poitrine. Les névralgies des ovaires et des seins vont souvent de pair avec la menstruation. Ces douleurs passagères et erratiques tourmentent fort les femmes dont les règles sont habituellement en retard. Mais une pareille névralgie circonscrite dans

Variétés de névralgies menstruelles.

(1) A la fin du mois, les règles faisaient leur première apparition. La malade souffrit beaucoup et perdit peu. A l'époque suivante, l'écoulement était assez abondant, et les douleurs relativement modérées. Le mal de tête et les symptômes cardiaques avaient entièrement disparu, la peau revint à son état naturel, les lèvres et les joues reprirent leurs couleurs. La malade s'en tint exclusivement au remède susdit.

cet endroit particulier, revenant avec la régularité d'un accès de fièvre, en relation immédiate avec les règles et disparaissant à l'arrivée de celles-ci, constitue un cas vraiment rare.

Particularité locale.

Particularité bizarre à noter dans tous ces cas de névralgie menstruelle, la douleur affecte le côté gauche du corps de préférence au côté droit.

Traitement local.

Traitement. — Les douleurs sont des douleurs réflexes, et tiennent à une rétention cataméniale temporaire. Faites disparaître la cause et le mal s'en ira. L'indication peut être remplie, temporairement du moins, par des expédients domestiques variés. Un verre d'eau-de-vie, un bain de siége chaud, l'application d'un sac de sel chaud sur l'hypogastre, un purgatif cathartique ou un lavement, le chloroforme ou l'opium, peuvent exciter l'écoulement des menstrues et calmer la douleur. Mais ce ne sont là que des palliatifs d'un effet fugace et non des préventifs contre le retour de l'affection à l'époque consécutive : la névralgie reviendra annoncer le retour des règles.

Traitement spécifique.

Quand on veut traiter radicalement une affection de ce genre, il faut s'occuper de son siége, de son caractère, de ses relations avec l'élaboration des règles. Il faut voir si elle les accompagne, si elle s'aggrave avant, pendant ou après l'écoulement; ces indications sont utiles pour le choix du remède. Je n'ai jamais vu auparavant qu'un seul cas bien net de cette espèce et dont celui-ci est l'exacte reproduction. Je donnai à la malade *Pulsatilla* 3, et l'écoulement commença presque aussitôt, la névralgie s'évanouit et n'a plus reparu depuis cinq ans. Mrs R... prendra le même médicament trois fois par jour, jusqu'à l'arrivée des règles, et je vous prédis qu'elle sera débarrassée de son importune névralgie.

Hystérie à l'âge critique.

Observation. — Mrs S., forte femme, d'aspect bien portant, cinquante ans. Elle nous fait le récit suivant. Elle tomba malade pendant sa sixième et dernière grossesse, qui eut lieu il y a quatorze ans. Elle attribue sa maladie à la négligence et à la dureté de son mari. En dépit de ses souffrances et de ses tourments, elle accoucha néanmoins à terme d'un enfant qui vit encore. Les symptômes principaux dont elle eut à se plaindre étaient une sensation d'abandon qui lui faisait croire qu'elle allait mourir, une grande prostration, des étouffements à la poitrine et une perte partielle de la connaissance. Elle pouvait pleurer et sangloter pendant des heures et rien ne parvenait à dissiper ses idées noires. Les attaques arrivaient irrégulièrement, mais augmentèrent d'intensité vers la fin de la grossesse.

Deux ans plus tard une éruption eczémateuse se montra sur le bras droit, au-dessus du coude, et sur le même côté du cou. L'apparition de cette éruption, qui empire avec les temps froids, était suivie d'un soulagement manifeste des symptômes nerveux. La malade remarqua de bonne heure qu'elle était plus tranquille sous les autres rapports, quand la poussée était franche, et *vice versâ*. Cet équilibre se maintint pendant douze années. Quand l'éruption s'efface, les symptômes nerveux sont très-violents.

La menstruation suivit un cours régulier jusqu'à la quarante-sixième année de la malade, c'est-à-dire il y a quatre ans. Elle commença alors à devenir irrégulière, manquant pendant deux, trois ou même quatre mois et se rattrapant par sa durée et son abondance à chacune de ses réapparitions. A deux reprises, l'écoulement reparut à deux semaines d'intervalle. Une fois comme il avait manqué depuis le mois d'octobre jusqu'au mois de juillet suivant, Mrs S. supposa que la fonction avait entièrement cessé.

Je vous ai présenté cette malade afin de vous faire saisir la possibilité des relations entre les éruptions cutanées et les symptômes hystériques. Depuis douze ans, cette éruption a alterné avec des symptômes nerveux rebelles, plus alarmants que sérieux. On a poussé l'interrogatoire à fond, mais nous n'avons pu découvrir aucune répercussion exanthémateuse antérieure à la maladie actuelle. Ce qui n'empêche pas que le rapport de la maladie cutanée et des autres symptômes ne soit indéniable.

Maladies cutanées et hystérie.

Les éruptions rentrées provoquent, en général, plutôt un désordre dans la texture des muqueuses qu'une lésion organique ou fonctionnelle du système nerveux. Mais on a des exemples de névroses graves comme la folie, l'épilepsie, la paralysie, les névralgies, etc., dues à des causes de ce genre. Ceci est aussi vrai de l'hystérie. J'ai vu, dans des cas excessivement rebelles, les remèdes les mieux appropriés rester sans effet, le mal tirant son origine d'une éruption répercutée et d'apparence insignifiante. Ce renseignement clinique mérite d'être noté et, un jour ou l'autre, il peut vous être utile. Ces cas sont exceptionnels, à la vérité, mais peuvent aussi être parmi les premiers que vous rencontrerez dans votre pratique.

L'irrégularité cataméniale est, ici, sous la dépendance de la ménopause qui tourmente notre malade depuis quatre ans.

Traitement. — Nous devons, dans la mesure de nos forces, déterminer la nature spéciale de l'éruption qui a provoqué le désordre que nous sommes appelé à traiter ou qui est en rapport si intime avec lui. Est-elle vésiculeuse, papuleuse, pustuleuse, ou squammeuse? A-t-elle toujours conservé le même caractère? Quelle sensation particulière provoque-t-elle? Est-ce de la brûlure ou de la démangeai-

Le caractère de l'éruption peut indiquer le remède.

son? Par quelles circonstances accidentelles reparaît-elle ou s'aggrave-t-elle? Ces recherches et d'autres analogues peuvent, surtout dans les cas chroniques, fixer le choix du remède et ouvrir le chemin à la guérison.

Chez cette personne, l'éruption était originairement vésiculeuse, et s'accompagnait d'une nouvelle poussée à chaque réapparition. Ces vésicules s'ouvrent bientôt après et laissent écouler une sérosité qui forme une croûte jaunâtre en séchant. Puis, survient une légère démangeaison, surtout quand la partie est exposée à l'air.

Ces symptômes indiquent *Rhus tox.*, qui suffira peut-être à guérir l'éruption et l'affection incidente. Dans les cas chroniques, je préfère la trentième atténuation. Dans des cas exceptionnels, il est très-bon d'employer deux puissances de ce médicament, en les alternant, la troisième et la trentième, par exemple. Si *Rhus* échouait, nous pourrions donner *Sulfur* de la même manière.

Mrs. S... prendra *Rhus tox.* 30, matin et soir, et reviendra dans deux semaines. Elle aura soin d'éviter les mets épicés, trop gras et indigestes, les pâtisseries, etc., et de n'employer aucun onguent ou lotion qui pourrait faire rentrer l'éruption et compliquer la situation.

LEÇON SIXIÈME

Ovarite.

MESSIEURS,

L'inflammation des ovaires a été désignée sous le nom d'ovarite, oöphorite, oarite, folliculite ovarique. Deux raisons doivent vous engager surtout à apporter le plus grand soin à l'étude de cette maladie : sa fréquence plus commune qu'on ne le suppose généralement et la pénurie déplorable de renseignements pathologiques et thérapeutiques que nous offre la littérature médicale sur ce sujet.

Fréquence de la forme subaiguë.

L'ovarite peut être aiguë ou subaiguë. Quelques auteurs parlent d'une variété chronique, mais celle-ci est comprise dans la variété subaiguë qui est la plus habituelle. Une description unique avec quelques traits relatifs à la durée et à la gravité suffira pour toutes les formes. D'après nombre d'autorités, l'ovaire gauche est celui qui est le plus sujet à l'inflammation. D'après quarante observations recueillies par M. Chereau, l'affection était double quatre fois, située à droite onze fois et à gauche vingt-cinq fois. Tilt n'a trouvé l'ovaire droit enflammé que dans cinq cas sur dix-sept. M. Tanchou suggère cette idée que le voisinage du rectum et la pression mécanique des matières fécales peuvent expliquer la plus grande tendance de l'ovaire gauche à s'enflammer.

L'ovarite est généralement symptomatique.

Causes. — L'ovarite est rarement une affection idiopathique. Elle peut précéder immédiatement ou accompagner l'apparition des règles, ou bien en être la conséquence immédiate. Dans bien des cas, chaque époque menstruelle est caractérisée par des symptômes marqués d'irritation ou d'inflammation ovariques. Les relations de l'utérus avec les ovaires sont plus intimes que celles des glomérules de Malpighi avec les tubes de Ferrein et de Bellini. Le souvenir de cette connexion vous fera rapidement comprendre comment l'aménorrhée ou la rétention des règles par occlusion du vagin, ou par un hymen imperforé, par une occlusion du museau de tanche, ou par une atrésie soit vaginale, soit cervicale, provoqueront la congestion des ovaires ainsi que celle de l'utérus et des trompes de Fallope. La réplétion due à l'accumulation des règles peut occasionner des désordres variés, mais le symptôme le plus douloureux qu'on ait à observer est celui de l'inflammation ovarique.

Une suppression inopinée du flux cataménial à la suite d'un froid ou d'un rapprochement sexuel a souvent amené une grave attaque d'ovarite. Elle peut être due à une dysménorrhée spasmodique, obstructive ou mécanique provenant elle-même d'une oblitération partielle du col utérin.

Ovarite par dysménorrhée.

L'ovarite, souvent, s'ajoute ou succède à la dysménorrhée membraneuse, et les docteurs Rigby, Simpson, ainsi que quelques autres, désignent cette variété de menstruation douloureuse sous le nom de dysménorrhée ovarique. Si les règles sont accompagnées d'une grande souffrance, de céphalalgie névralgique, de douleurs fugitives et erratiques, de symptômes hystériques, il faut chercher le point de départ de ces désordres dans l'ovaire.

Il y a, je pense, très-peu d'exemples de ménorrhagies de longue date, qui ne dépendent pas d'une ovarite ou qui n'y soient pas associées.

Une cause fréquente de la maladie que nous étudions en ce moment est l'usage intempestif et dangereux des emménagogues administrés pour soulager les suppressions menstruelles ou provoquer l'avortement. Les manœuvres mécaniques employées dans ce dernier but provoquent aussi des résultats analogues. Ces expédients criminels irritent toujours ces organes de structure si délicate, en troublent l'innervation, la circulation et la nutrition, et en déterminent directement ou indirectement l'inflammation. Il faut aussi citer parmi les causes de l'ovarite la satisfaction immodérée de l'appétit génital, principalement après une abstinence prolongée ou inhabituelle. J'ai recueilli maintes observations de ce genre dans lesquelles le retour d'un mari après un long voyage est à incriminer. D'autres fois, ce sont des désirs, chez les femmes, d'un tempérament passionné, qui ne sont pas assouvis. Quelques-unes des attaques les plus douloureuses, dues à ces causes, se présentent chez les jeunes veuves ainsi que chez les prostituées détenues. L'onanisme, la nymphomanie, la blennorrhagie virulente ou inflammatoire, un rapprochement sexuel opéré brutalement, comme dans le viol, une chute ou des coups sur la région iliaque, des injections vaginales astringentes amenant la suppression immédiate d'un écoulement leucorrhéique ou hémorrhagique, des applications escarrotiques sur un col utérin ulcéré, l'extension d'une endométrite à l'ovaire par l'intermé-

Agents médicinaux et mécaniques.

diaire de l'oviducte, la rétroversion de la matrice, la constipation, surtout au moment des règles, l'impression subite du froid et l'arrêt de la transpiration, les influences produites sur l'imagination des jeunes filles d'habitudes sédentaires par la lecture des romans, une affection contrariée, l'abus des boissons aphrodisiaques ou alcooliques, doivent être rangés parmi les causes les plus fréquentes et les plus ordinaires de l'ovarite. Scanzoni rapporte qu'il a observé plusieurs cas dans lesquels la maladie se développa à la suite d'une inflammation partielle du tube intestinal et principalement du rectum. J'ai vu cette affection apparaître chez une femme qui avait supprimé volontairement son lait pour sevrer son enfant.

L'intimité des relations existant entre les glandes mammaires et les ovaires permet de découvrir les lésions de ces derniers organes incidentes à l'état puerpéral. Si la sécrétion lactée n'apparaît pas à son temps voulu, l'ovaire est très-enclin à s'irriter et même à s'enflammer. Cette inflammation s'étend par continuité de surface jusqu'au péritoine.

Ovarite épidémique.

On peut alors voir apparaître des péritonites puerpérales sporadiques de forme commune et insidieuse. En 1746, une épidémie de fièvre puerpérale de cette espèce s'abattit sur l'Hôtel-Dieu de Paris, et une autre sur Vienne, en 1819. Sur cinquante-six femmes mortes de fièvre puerpérale, le docteur Robert Lee trouva trente-deux fois les ovaires rouges, gonflés et ramollis; et dans deux cent vingt-deux autopsies de même nature, M. Tonellé constata les lésions de l'ovarite dans cinquante-huit cas. Kiwisch a fait la remarque que lorsqu'elle s'adresse aux accouchées, l'ovarite se présente en général par séries, remarque qui correspond à l'opinion de certains auteurs pour qui cette affection est parfois épidémique. Kiwisch a souvent « fait de dix à vingt autopsies consécutives sans rencontrer d'inflammation considérable des ovaires; après quoi, la maladie était observée, avec plus ou moins de développement, dans six, huit ou dix cas se succédant l'un à l'autre. »

Ovarite traumatique.

Les traumatismes contingents à l'accouchement peuvent aussi provoquer l'ovarite. La métrite peut compliquer la délivrance et son inflammation s'étendre jusqu'à l'ovaire par l'intermédiaire des organes internes de la génération, de même que celle du duodénum s'étend indirectement jusqu'au foie.

D'autres fois, comprimés contre les os du bassin, les ovaires peuvent être lésés pendant le travail; mais, comme l'utérus gravide occupe le détroit supérieur, cet accident est tout exceptionnel. Dans l'état puerpéral, l'absorption des déchets organiques provenant de la cavité utérine est quelquefois l'origine d'une douloureuse et dangereuse forme d'ovarite. Le pus et les autres produits délétères peuvent être charriés par l'oviducte jusqu'à l'ovaire ou lancés dans le péritoine et exciter ainsi le processus inflammatoire.

Dans des cas rares, la diathèse rhumatismale prédispose à l'ovarite. C'est là une des formes invétérées de la maladie. J'ai précisément en traitement une personne qui, depuis six ans, est martyrisée par le rhumatisme. Il y a six mois, elle fut atteinte d'aménorrhée avec prolapsus de l'ovaire gauche et ovarite. Particularité à noter : une sœur aînée de ma cliente est morte d'un rhumatisme avec suppression menstruelle qui avait duré plus d'un an.

Le « tempéramment hystérique », comme dit Roberton, favorise beaucoup le développement de l'ovarite. Les femmes nerveuses, irritables, vives, légères, fournissent le plus large contingent à cette maladie.

Symptômes. — Dans l'ovarite puerpérale aiguë les symptômes généraux sont très-nettement marqués. Comme dans l'inflammation des séreuses en général, l'attaque débute par un frisson, suivi de fièvre, d'accélération du pouls et de douleur locale. Celle-ci est parfois, au dire des malades, aiguë et intense; ou bien elle consiste en élancements et en pulsations; elle peut aussi être sourde, accablante avec paroxysmes. Elle peut se loger dans la portion supérieure et postérieure du vagin, dans l'une des fosses iliaques ou dans les deux, dans les aines, dans la région lombaire, dans le sacrum, dans les hanches, ou dans les cuisses et s'étendre dans certains cas jusqu'au bout des orteils D'autres fois, au lieu d'une douleur caractérisée, il y a une impression désagréable et poignante de pesanteur dans la région de l'ovaire, et, fort souvent, les patientes accusent une sensation de brûlure au même endroit. En appliquant la main sur la région hypogastrique, il est facile de constater une réelle augmentation de température dans la partie affectée.

Douleurs spéciales.

Les paroxysmes, en s'accusant nettement, prennent la forme rémittente ou intermittente. Les régions iliaque et hypogastrique deviennent excessivement sensibles au toucher, au point que la pression, la palpation et la percussion sont insupportables. Le plus faible mouvement, le simple effort pour se mettre sur son séant, au lit, augmentent la souffrance et peuvent amener la syncope. Dans les cas plus bénins, la voiture, le cheval, la marche, ont des effets analogues. Une de mes patientes s'en plaignait lorsqu'elle était en wagon. La cuisse correspondant au côté affecté est parfois fléchie, elle ne peut être étendue sans grande douleur et ne peut presque plus ainsi rendre de service. La malade ne peut s'asseoir ni se tenir debout, tant la souffrance est vive. Dans la position horizontale,

Exercice. Position.

elle préfère maintenir sa cuisse fléchie sur l'abdomen et la jambe fléchie sur la cuisse, afin de relâcher les muscles du bassin et de la paroi abdominale et de diminuer la pression qui pèse sur l'ovaire hyperesthésié par l'inflammation.

Si la lésion comprend une portion considérable du péritoine, vous pouvez vous attendre à une sensibilité générale de l'abdomen avec tympanite et autres symptômes d'une péritonite franchement inflammatoire. Dans l'ovarite puerpérale, suite d'un accouchement à terme ou d'un avortement, la maladie a pour point de départ cette portion de membrane qui se réfléchit sur l'ovaire, d'où elle s'étend au loin avec rapidité.

Ovarite péritonéale.

Par suite de l'augmentation de son poids, produite par une espèce d'étranglement et d'inflammation, l'ovaire est sujet à une hernie ou descente qui peut se faire en arrière, dans le cul-de-sac recto-vaginal, sur les côtés, le long des parois du vagin, en avant, entre l'utérus et la vessie, et même, à l'occasion, dans les grandes lèvres. Dans des cas rares, cette hernie de l'ovaire est congénitale.

Voici un exemple intéressant de cette affection cité par Billard (*Traité des maladies des enfants nouveau-nés*. Paris, 1833, p. 474) :

« Joséphine Romer, âgée de dix-sept jours, entre le 12 septembre à l'infirmerie. Elle est forte, et paraît douée d'une bonne constitution ; son ventre est légèrement tendu ; il existe à la région inguinale gauche une tumeur arrondie, grosse comme une aveline, un peu dure au toucher, ne pouvant rentrer dans l'abdomen par le taxis, ne diminuant pas par la pression, et n'augmentant pas pendant les cris de l'enfant. Elle se dirigeait obliquement vers la grande lèvre du même côté, mais n'arrivait pas encore jusqu'à elle. En considérant la situation de cette tumeur, on pouvait être porté à croire qu'elle était formée par une hernie inguinale congénitale, mais le sexe de l'enfant ne nous permettait pas d'admettre cette supposition. Nous laissâmes donc notre jugement dans la suspension que commande le doute, lorsqu'au bout de vingt-six jours, la mort de l'enfant, causée par une pneumonie, nous permit de nous éclairer, par la dissection, sur la nature et la cause de cette tumeur.......

« La tumeur herniaire était formée par l'ovaire gauche descendu par le canal et l'anneau inguinal, qui étaient beaucoup plus larges qu'ils n'ont coutume de l'être chez les petites filles. La matrice, attirée par son ligament rond et par l'ovaire qui faisait hernie, était déviée de sa position naturelle, et s'inclinait vers le côté gauche de la vessie. Le rein gauche, au lieu de se trouver sur le même plan que celui du côté opposé, était tiré en bas par le tissu cellulaire qui l'enveloppe et par un repli du péritoine, qui avait des connexions intimes avec l'orifice du sac ; l'artère et la veine rénales avaient cédé à ce tiraillement, et s'étaient allongées et rétrécies en même temps ; enfin, l'ovaire et le pavillon de la trompe, un peu rouges et un peu tuméfiés, étaient logés librement au fond du sac formé par un prolongement du péritoine avec la cavité duquel il communiquait. Il n'y avait point de circonvolutions intestinales adhérentes aux parties voisines, et l'ovaire du côté opposé était dans sa situation habituelle.

« En examinant avec soin le ligament rond de l'utérus, du côté où existait la hernie, j'ai vu qu'il était beaucoup plus court que celui du côté opposé, et qu'il se terminait dans l'épaisseur de la grande lèvre par une expansion aponévrotique, au lieu de s'y perdre en filaments déliés, comme cela s'observe le plus ordinairement ; de sorte qu'il paraîtrait que ce ligament, plus court et plus solidement fixé aux grandes lèvres que cela ne s'observe toujours, aurait d'abord causé la déviation de la matrice, et par suite l'entraînement de l'ovaire à travers l'anneau inguinal. Il est donc résulté de cette adhérence vicieuse, que toutes les parties extensibles et mobiles du côté gauche de l'abdomen, qui avaient des connexions de continuité ou de contiguïté avec les parties herniées, ont elles-mêmes été tiraillées du côté de la hernie, parce qu'elles n'ont pu s'écarter les unes des autres, ni suivre le mouvement d'ampliation de l'abdomen pendant le développement de l'enfant dans l'utérus. »

La tumeur bénigne provoquée par le déplacement dans l'ovarite est de dimensions variables : elle peut avoir le volume d'une amande ou celui d'un œuf de poule et même être encore plus grosse. Elle est plus gonflée et plus sensible à l'époque cataméniale. Le dessin qui est tracé sur le tableau noir vous donnera une idée assez correcte du déplacement en arrière, qui est le plus fréquent. Vous remarquerez que l'ovaire a glissé dans l'espace qui sépare le rectum du vagin, de façon à être compris entre la paroi antérieure du premier et la paroi postérieure du second.

L'ovaire gonflé a l'apparence d'une glande hypertrophiée, il est convexe et sous le doigt on sent des frémissements et des pulsations. Les symptômes anaux et vésicaux sont en rapport avec l'espèce et l'étendue du déplacement ovarique. Il est de règle que les douleurs augmentent avec l'abaissement de l'organe. En pressant sur le ligament large la tumeur peut causer des déviations utérines ; porte-t-elle sur les veines et les nerfs du bassin, elle peut amener de grandes douleurs, de la paralysie, et selon Carus, des convulsions des extrémités inférieures.

Mais, ainsi que le fait remarquer Becquerel, ces symptômes étant communs à l'inflammation de tous les organes contenus dans le petit bassin, comment, dans un cas donné, décider s'ils sont sous la dépendance d'une inflammation ou d'un déplacement de l'ovaire? Dans les cas très-aigus et surtout chez les femmes maigres, il est parfois possible de découvrir l'organe tuméfié à travers les parois abdominales. Le gonflement est alors circonscrit et extrêmement douloureux au toucher. C'est là la forme la plus grave de la maladie, ou forme péritonéale que Scanzoni prétend dans son enseignement être la « seule accessible à la palpation ».

Pour le diagnostic des variétés subaiguës et chroniques, il est nécessaire de recourir au toucher. En explorant le vagin, nous trouvons que le point sensible et douloureux correspond précisément à la place occupée par l'ovaire descendu. Nous pouvons découvrir la tumeur près d'une des deux symphyses sacro-iliaques ou dans l'une des échancrures sacro-sciatiques. Si le déplacement est latéral, nous pourrons corroborer nos prévisions en examinant l'aine correspondante et la région iliaque, en palpant d'une main les parois abdominales et en explorant de l'autre la cavité vaginale.

Le toucher vaginal.

Il arrive souvent que la malade tressaille ou se plaint quand le doigt vient à toucher le col utérin ou le museau de tanche, — circonstance qui, si l'on n'y prend bien garde, peut égarer le diagnostic. En pressant sur la portion vaginale du col, en arrière et latéralement, on provoque une douleur aiguë dans l'ovaire affecté. La malade déclare « qu'elle ne peut supporter d'être touchée à cet endroit » et peut alors vous avouer que le membre viril en touchant, cette même place, produit quelquefois le même effet. L'une de mes clientes se plaignait d'une douleur de ce genre parce qu'elle avait, du bout de son irrigateur, touché la paroi vaginale postérieure à son tiers supérieur, les injections devant, selon la prescription, être portées tout en haut.

Douleurs caractéristiques.

L'ovaire déplacé et enflammé est plus aisément perçu par le vagin quand ce conduit est court et quand l'utérus et ses annexes sont à faible distance de la vulve. Mais quand le vagin est allongé et quand la matrice est très-élevée, il est aussi nécessaire de recourir à l'examen par le rectum. On place la malade sur le côté gauche, les cuisses convenablement fléchies, et l'on introduit le doigt dans l'anus. Comme il pénètre plus loin, on se rend mieux compte du degré d'inflammation et de chute de l'ovaire que par tout autre moyen d'investigation. La minceur et l'élasticité des parois rectales, la possibilité d'explorer la face postérieure de la matrice et même des ovaires, à leur état normal, sont autant de nouveaux avantages. Dans certains cas, on facilite encore l'examen en palpant l'abdomen avec la main restée libre et l'on arrive quelquefois ainsi à percevoir en même temps la tumeur par ses faces antérieure et postérieure.

Le toucher rectal.

Dans les pires cas de chute ovarique, dans l'espace recto-vaginal, on arrive au même but en recourant au « double toucher », préconisé par Récamier et qui consiste dans l'introduction simultanée de l'index et du pouce de la même main dans le rectum et dans le vagin. En forçant sur le plancher périnéal,

Le double toucher.

on réussit ainsi à comprimer la tumeur morbide entre ces deux doigts. Le caractère de la douleur qu'on provoque, la dimension, la situation et la mobilité de la tumeur, sont regardés comme des caractères pathognomoniques de l'affection dont nous nous occupons.

L'un des symptômes des plus douloureux et des plus persistants qui résultent d'un prolapsus ovarique postérieur est une intolérable sensation d'étranglement et d'obstruction des intestins se renouvelant à chaque effort de défécation. Rigby compare le caractère et la nature de cette douleur au caractère et à la nature de la douleur de l'orchite, qui, vous le savez, est presque insupportable. Elle est évidemment due à la pression des matières fécales et à l'action des mouvements péristaltiques du rectum sur un ovaire rendu sensible à l'excès par son gonflement et son changement de place. Elle peut persister pendant des heures, après l'accomplissement des selles. Les symptômes dépendant d'un pareil état sont parfois confondus avec ceux d'une rétroversion utérine ou d'une stricture anale. La constipation est presque une conséquence nécessaire et il est possible, ainsi qu'on l'a avancé, qu'elle ait pu, dans certains cas, contribuer à faire quitter à l'ovaire sa situation normale. Tout l'appareil de la nutrition est alors sujet à se déranger : la langue se salit, la malade se plaint de soif, d'anorexie et, dans des cas rares, d'un pyrosis tenace et même de vomissements, comme aux premiers temps de la grossesse. Les symptômes fébriles correspondent à la soudaineté et à l'intensité de l'attaque.

Sensation d'étranglement.

Les symptômes vésicaux sont parfois si prononcés qu'ils peuvent faire croire à une affection idiopathique de la vessie et même aussi des reins. Quand il y a de la strangurie, de la dysurie, ainsi que de la chaleur et de la pression du côté de la vessie, quand ces symptômes se trouvent fortement aggravés pendant la période menstruelle ou se montrent seulement alors, il peut y avoir sous jeu une inflammation subaiguë d'un ou des deux ovaires. Vous ne devez pas nécessairement conclure de tout ceci à une antéversion utérine, qui, je vous le répète, existe plus souvent dans l'imagination que dans la réalité.

Symptômes vésicaux.

Les irrégularités menstruelles incidentes à l'ovarite ne doivent pas manquer d'attirer votre attention. La théorie physiologique qui fait consister cette fonction dans la rupture et l'échappement de l'œuf non fécondé ou dans la « parturition de l'œuf » selon la juste appellation de Tyler Smith, est celle qui est le plus généralement admise de nos jours.

L'ovaire est par excellence l'organe de la menstruation, dont la maturation et la déhiscence de l'œuf sont les premiers actes. Cet organe, le plus exigu par ses dimensions et le plus important néanmoins de tous ceux contenus dans le bassin, joue le rôle de cloche d'alarme. Il introduit la notion du temps dans la physiologie de la génération par le contrôle qu'il exerce sur le retour et la régularité des époques menstruelles. Ses relations avec les autres parties du corps sont merveilleuses et presque illimitées par leur étendue et leur portée. Les médecins ont l'habitude de parler de « l'utérus et de ses annexes » ; il serait d'une meilleure terminologie de dire « les ovaires et leurs annexes. »

La rétention des règles est l'un des symptômes les plus communs et les plus sérieux de l'ovarite subaiguë et chronique. Les jeunes femmes sont spécialement sujettes à cette forme d'aménorrhée décrite par les anciens auteurs sous le nom de « *emansio mensium* », état dans lequel l'écoulement menstruel n'a jamais été établi. Quand une simple suppression de ce flux, « *suppressio mensium* », se présente pendant le cours d'autres maladies, comme la phthisie pulmonaire, par exemple, les fièvres prolongées ou à la suite de causes incidentes, elle peut signifier que l'un ou que les deux ovaires sont enflammés. La cause a opéré indirectement; la lésion est secondaire ou symptomatique; la rétention des règles, ou l'effet n'en est pas moins évident pour cela, et également préjudiciable à un complet rétablissement.

Désordres menstruels incidents à l'ovarite.

Il est impossible de traiter convenablement de tels cas d'irrégularité menstruelle, sans connaissance de leur pathologie spéciale. Un léger obstacle s'oppose à l'issue des règles du vagin ou de l'utérus et cette nouvelle impulsion morbide retentit sur l'ovaire. L'inflammation est la conséquence nécessaire, et la régularité aussi bien que l'intégrité de la fonction sont dérangées pour des mois et peut-être pour des années. Nous ne voulons nous étendre ici ni sur les redoutables conséquences qu'on attribue à la non-élimination de certaines matières contenues dans le sang des règles, ni sur le caractère suspect des hémorrhagies vicariantes qui se montrent quelquefois, ni sur la prédisposition fréquente aux troubles de poitrine qu'on a aussi à craindre. Mais nous dirons que dans la grande majorité des cas, l'aménorrhée est en rapport intime de dépendance avec l'ovarite.

Les variétés de dysménorrhée, connues sous le nom de dysménorrhée spasmodique, mécanique et obstructive, exercent une action analogue sur les ovaires, et sont regardées comme des accidents et non comme des conséquences de la maladie en question. La dysménorrhée de forme ovarique est toujours accompagnée d'ovarite. L'injection physiologique de l'organe, si nécessaire à son activité fonctionnelle, devient

Dysménorrhée et ovarite.

excessive et exagérée. Le processus inflammatoire entre dans son premier stage et le viscère congestionné est sensible et douloureux. C'est à lui qu'on peut rapporter toute la souffrance qui est paroxystique, tourmentante et de caractère névralgique. La partie inférieure de l'abdomen devient excessivement sensible, et la patiente a devant elle la perspective de voir se renouveler à chaque mois son martyre avec accompagnement de céphalalgie qui la plonge dans la détresse, de névralgies et de symptômes hystériques de toutes formes et de toutes variétés.

Ménorrhagie et ovarite.

Dans ma leçon sur la ménorrhagie, j'ai, si vous vous en souvenez, appelé votre attention sur ce fait clinique que les cas les plus invétérés de cette affection tirent leur origine de l'ovarite subaiguë et chronique. Pour les partisans de notre doctrine médicale, ce fait a une signification spéciale : la supériorité incontestable de nos remèdes pour l'arrêt d'un flux trop abondant ne peut s'expliquer que par leur pouvoir de régulariser, d'équilibrer et de rétablir les délicates sympathies vasculaires existant entre les ovaires et la muqueuse utérine. Permettez-moi de vous lire, à titre de démonstration, l'observation suivante que m'avait envoyée, pour me demander mon avis, l'un de vos condisciples, le Dr B., du Wisconsin.

Observation. — Mrs, âgée de dix-huit ans, mariée depuis un an, fut confiée à mes soins il y a près de trois ans. Elle est sujette à des attaques de ménorrhagie qui se sont reproduites pendant deux ans et pour lesquelles elle a eu recours à toutes sortes de moyens empiriques ou allopathiques. Elle était forte et robuste autrefois, mais un froid qu'elle prit pendant ses époques supprima ses règles pendant près d'une année. Les hémorrhagies duraient d'une à deux semaines et l'affaiblissaient au point de lui interdire l'usage de ses bras. Les intervalles qui les séparaient variaient de trois à quatre semaines et pouvaient même aller de huit à dix semaines. L'écoulement était toujours très-long et très-abondant. Cette personne a complétement oublié l'époque à laquelle doit apparaître le flux cataménial.

L'écoulement est quelquefois d'une teinte foncée et en caillots, mais le plus souvent il est fluide et peu épais. Quelquefois, — surtout lors du passage des caillots, — il est accompagné de grandes souffrances ; mais généralement, si ce n'est dans la région des ovaires, il n'y a pas de douleur. Les deux ovaires sont sensibles et excessivement douloureux, mais seulement *pendant l'écoulement*.

Mrs a pris à l'intérieur et en injections utérines la plupart des astringents mentionnés dans les ouvrages de matière médicale. En trois mois, par l'usage de *Pulsatilla*, *Sulphur*, *Nux vomica* et *Sabina*, j'ai réussi à rétablir le cours normal des règles. J'ai donné la pulsatille et le soufre matin et soir pendant une quinzaine ; puis je prescrivis la sabine et la noix vomique pour un égal laps de temps et terminai le traitement en revenant aux deux premiers médicaments. La menstruation semblait revenue à son état naturel et l'écoulement durait trois ou quatre jours; mais alors, au lieu de décroître, il augmentait et consistait en caillots nageant dans du sang artériel. Cette reprise continuait pendant dix à quinze jours, en dépit de mes tentatives pour la combattre. Pendant un temps, *Hamamelis*, à la dose d'une goutte, semblait répondre à mes efforts, mais son effet s'éteignit bientôt.

Cette personne n'a jamais eu d'enfant, et n'a jamais été enceinte, à sa connaissance du moins. A certains moments, elle a de la leucorrhée qui est promptement soulagée par les remèdes appropriés. Quand je la vis pour la première fois, l'appétit était morbide et sa nourriture était forte, épicée et relevée. Elle avait une passion pour les piments confits au vinaigre. »

Dans ce cas, la nature de la cause excitante, l'aménorrhée et la sensibilité ovarique nous affirment que l'hémorrhagie n'est sous la dépendance ni d'un prolapsus utérin, ni d'hydatides, ni d'une affection cancéreuse de la matrice. Le succès de notre confrère qui a ramené les règles à leurs époques périodiques confirme cette idée qu'il fallait chercher dans les ovaires l'essence de la maladie. L'emploi des injections utérines par son prédécesseur démontre l'ignorance de celui-ci et constituait presque une « faute lourde » et un danger pour la malade.

L'ovarite blennorrhagique est, j'en suis persuadé, plus fréquente qu'on ne le suppose généralement. Selon M. de Méric (*London Lancet*, sept 1862), elle est très-apte à paraître dans le stage aigu de la blennorrhagie. En ceci, elle diffère de l'orchite qui, pour se montrer, attend la fin de l'écoulement virulent. Cette règle offre plusieurs exceptions. Le même auteur constate qu'on ne peut observer dans l'ovaire, à la suite d'une blennorrhagie, une effusion et une induration analogues à celles qui se localisent dans l'épididyme, quand le testicule est enflammé. Néanmoins, le caractère de la souffrance offre de grandes analogies. Quoique la patiente puisse simultanément se plaindre de vaginite et de symptômes uréthraux, c'est la douleur de l'un ou des deux ovaires, quand ils sont entrepris par l'inflammation spécifique, qui l'emporte par son intensité et son acuité : elle se rapproche alors intimement de celle de l'orchite.

Ovarite blennorrhagique.

L'ovarite blennorrhagique peut évidemment résulter, comme l'avance le Dr Tilt, « de l'application immédiate sur les ovaires du pus blennorrhagique qui a été entraîné par la même attraction capillaire que le fluide séminal » ; de l'extension de la maladie qui s'était primitivement fixée dans le vagin ; ou peut-être de l'inoculation de tout le système glandulaire, ovaires compris, par le poison spécifique. L'exagération de la sensibilité du vagin dans les cas de cette espèce s'oppose à l'emploi du toucher et par suite à l'achèvement du diagnostic : aussi cette affection est-elle souvent négligée par les écrivains et les praticiens. Je ne puis vous donner une meilleure idée de cette forme d'ovarite qu'en vous lisant le passage suivant de l'excellent article de M. de Méric :

« Le 27 octobre 1858, je fus appelé auprès de la femme d'un riche négociant de l'un de nos faubourgs métropolitains. Elle était, me dit-on, très-mal et je la trouvai au lit. C'était une femme d'à peu près trente-deux ans. Elle avait noté, depuis trois semaines au moins, un écoulement abondant qui avait largement taché son linge en jaune. L'écoulement avait augmenté dernièrement et elle avait été obligée, le jour de ma visite, de se mettre au lit, à cause d'une vive douleur de la région iliaque gauche. Il y avait eu certaine difficulté dans la miction, mais cela avait passé. Les dernières règles s'étaient montrées trois semaines auparavant.

« En examinant la malade, je lui trouvai un peu de fièvre. Les linges qu'on me montra étaient marqués de larges taches jaunes. La pression sur l'ovaire gauche était très-douloureuse. Le diagnostic d'un cas de ce genre me paraissait assez facile. Je suspectai une métrite subaiguë, dont l'inflammation avait brusquement envahi l'ovaire par l'intermédiaire de la trompe de Fallope. Cette dernière circonstance était expliquée par une imprudence, la malade ayant pris froid en revenant du théâtre dans un équipage découvert. La douleur était si aiguë que je ne proposai pas l'examen vaginal, et me contentai de prescrire des fomentations sur la région iliaque gauche, un léger purgatif et une mixture antimoniale; j'ordonnai une diète légère et le repos.

« Il faut remarquer que cette dame nourrissait son enfant qui avait près de sept mois.

« Le mari m'accompagna à la sortie et s'enquérant de l'état de sa femme, il m'exprima l'espoir que la maladie n'était pas sérieuse. Comme je l'avais quelques années auparavant soigné pour une blennorrhagie, je crus devoir lui demander s'il n'y avait rien de neuf de ce côté chez lui. Il m'apprit qu'il souffrait d'un léger écoulement qui tirait à sa fin.

« Le cas prit alors un nouvel aspect et après avoir pesé toutes les circonstances, j'arrivai à cette conclusion que ma malade avait été infectée et qu'elle souffrait d'une blennorrhagie, l'inflammation ayant voyagé de la matrice à l'ovaire.

« Le 29, deux jours après ma première visite, je revis ma malade. L'écoulement avait diminué, la douleur de la région ovarique gauche était encore vive, quoique le pouls eût quelque peu baissé. Je proposai des sangsues, mais devant la répugnance obstinée de la malade, je passai à la méthode révulsive et prescrivis des sinapismes. Je continuai à faire observer le même régime. La maladie marcha très-favorablement. On fit quelques injections astringentes aussitôt que l'inflammation eut perdu de son acuité et, en moins de trois semaines, ma cliente était si bien rétablie qu'elle reprenait ses devoirs de maîtresse de maison. Je ne crus pas devoir faire sevrer l'enfant. Le père aussi recouvra la santé en peu de temps. »

Quelques-unes des ovarites blennorrhagiques, les plus douloureuses, proviennent de l'usage de fortes injections vaginales astringentes destinées à arrêter l'écoulement. J'ai eu récemment à soigner un cas de ce genre : le mari avait pris sur lui d'administrer à sa femme la même injection que lui avait prescrite un empirique. Quelques heures après, la femme expiait l'infidélité et les prétentions scientifiques de son époux par une double ovarite des plus aiguës. Les femmes recourent quelquefois à ces dangereux expédients en ne consultant qu'elles-mêmes et les ennuis que leur cause leur situation. Je me tromperais fort si, dans l'avenir, votre expérience professionnelle ne vous démontrait pas la fréquence et la gravité de l'ovarite consécutive à la blennorrhagie, malgré l'assertion contraire du docteur Simpson et de quelques autres.

Dans ma prochaine leçon, je parlerai de l'anatomie pathologique, du diagnostic différentiel, du pronostic, des suites et du traitement de l'ovarite.

LEÇON SEPTIÈME

Ovarite (*suite*).

Messieurs,

Dans ma dernière leçon, j'ai appelé votre attention sur les causes et les symptômes de l'ovarite. L'histoire de cette maladie n'est pas terminée, et avant de passer à son traitement, nous allons nous occuper de ses lésions.

Anatomie pathologique. — Vous ne serez pas surpris d'apprendre que, récemment encore, l'anatomie normale des ovaires était si peu comprise que des médecins éminents ont pris, dans des autopsies, des organes sains pour des organes malades, et réciproquement. On rapporte que le célèbre Vésale attribuait les symptômes d'étranglement utérin, d'aménorrhée et de chlorose à la présence de taches jaunes (les corps jaunes des modernes) qu'il avait remarquées sur les ovaires de quatre femmes non mariées qu'il avait disséquées.

Variété des lésions.

Les changements de structure incidents à l'ovarite varient avec l'acuité de l'attaque, la brièveté de son cours, le siége de la lésion dans tel ou tel tissu des ovaires ; il sont aussi en relation avec les phénomènes de la dernière époque menstruelle, les circonstances dans lesquelles se trouve la malade (accouchement prématuré ou à terme, ménopause, etc.). Il en est de l'ovarite comme des inflammations des autres organes : si la maladie suit une marche rapide et arrive brusquement à une terminaison fatale, les signes nécroscopiques de la congestion et de ses conséquences immédiates seront plus évidents.

La ligne de démarcation qui sépare d'un engorgement plus marqué et de la fluxion propre aux attaques aiguës d'ovarite, le changement physiologique propre à la maturation de l'œuf et à la déhiscence de l'ovisac à chaque période menstruelle, est très-indistincte et mal définie. En effet, l'échappement d'une petite quantité de sang dans la cavité de la vésicule de Graaf, la rétraction de ses parois, la formation d'un caillot et sa décoloration, et la cicatrice terminale, peuvent prêter à la confusion. A ce point de vue, le diagnostic différentiel des ovisacs sains et morbides, donné d'abord par le docteur Farr, puis arrangé par le docteur Clay, dans ses notes additionnelles à Kiwisch, est d'un intérêt pratique (1).

OVISAC NORMAL.	OVISAC PATHOLOGIQUE.
1. Toujours près de la surface, attendant le moment de la déhiscence et formant souvent une saillie considérable à la surface de l'ovaire.	1. Souvent ne siége pas à la périphérie de l'ovaire, mais pénètre plus ou moins dans sa masse. Il peut atteindre comme dimension le tiers ou la moitié de l'ovaire, sans pour cela former nécessairement une éminence superficielle.
2. Parois inégalement épaisses, le point le plus mince correspondant à la plus forte saillie de la vésicule de Graaf.	2. Parois également épaisses, ne montrant nulle part une trace d'amincissement ou d'absorption.
3. Vascularité considérable au-dessus de la saillie, facilement visible à l'extérieur.	3. Il n'y a pas extérieurement de préparatifs indiquant la rupture soit par un arrangement particulier des vaisseaux, soit par une augmentation marquée de la vascularité.
4. Les parois de l'ovisac sont, à cette période, d'une brillante couleur jaune.	4. Les parois ne présentent pas cette remarquable teinte jaune, ni les circonvolutions rappelant celles du cerveau, qui caractérisent l'ovisac se développant normalement ; la masse est formée par des vésicules de Graaf arrêtées dans leur développement.
5. Le liquide de l'ovisac est, soit clair et limpide, soit mélangé de sang. La partie centrale du sac est remplie d'un coagulum qui, d'abord d'un rouge éclatant, pâlit peu à peu, pour devenir complétement blanc à la fin. Le coagulum peut adhérer aux parois, se transformer en fibrine et se convertir en une masse solide ou en une membrane dense et blanche ; — ou bien il peut être rapidement absorbé.	5. Le contenu du sac n'est ni un liquide clair, ni un caillot brillant, ni une masse fibrineuse organisée. C'est généralement une collection d'une matière analogue à du marc de café foncé, résultant du mélange d'un grand nombre de corpuscules sanguins décomposés, de fragments de la couche granuleuse et d'un liquide louche.

Coloration et caillot.

Un engorgement sanguin considérable de l'ovaire augmente toujours le poids et les dimensions de cet organe. La tuméfaction est accompagnée d'un amincissement des tissus, d'une hyperhémie et d'un changement de couleur qui va jusqu'au rouge brun de la rouille, au bleu et même jusqu'aux tons foncés de l'acajou. Dans les cas essentiels, qui sont rarement l'objet de recherches nécroscopiques, il peut y avoir extravasation apoplectique du sang dans les follicules et formation consécutive d'un caillot. Comme dans l'apoplexie cérébrale, les dimensions, l'aspect et le caractère du caillot varient suivant les cas et le stage de la maladie. Sa

(1) Kiwisch, *On the diseases of the Ovaries by Clay*. London, 1860, p. 63.

masse est irrégulière ou arrondie et quelquefois de la grosseur d'une cerise. Plus le caillot est mou, plus la couleur en est claire, et plus le processus inflammatoire « tire en longueur » et tend à la chronicité. Une extravasation récente peut s'ajouter à une autre de date plus ancienne et l'on peut voir alors différents follicules occupés par des caillots de teinte et de consistance variables. Parfois, la paroi du follicule est hypertrophiée et d'une texture plus solide qu'à l'état normal. Dans des cas rares, elle est friable, et cette espèce de kyste hématique peut se rompre et son contenu s'extravaser soit dans le stroma et la membrane d'enveloppe (tunique albuginée) de l'ovaire, soit dans la cavité péritonéale. Scanzoni cite le cas d'une jeune fille de dix-huit ans, qui mourut subitement pendant ses règles, avec tous les signes d'une hémorrhagie interne. A l'autopsie, on trouva « dans l'ovaire droit, légèrement amplifié, une poche du volume d'un œuf de poulette, remplie de sang coagulé et qui, à la partie postérieure présentait une ouverture de neuf dixièmes de pouce, par laquelle près de sept livres de sang avaient pénétré dans la cavité abdominale. » Lorsqu'il y a, comme chez les accouchées atteintes d'ovarite, septicémie causée par l'absorption de déchets organiques provenant de l'utérus, l'ovaire peut être engorgé d'un sang extravasé et provenant d'hémorrhagies passives ; ces faits, et d'autres analogues qu'on découvre à l'autopsie, font quelquefois négliger la lésion ovarique, et le médecin, sans approfondir son diagnostic, conclut à une hématocèle pelvienne.

Hémorrhagie dans l'ovaire.

Les différents modes de terminaison de l'inflammation peuvent se rencontrer dans l'ovarite. Une très-large effusion de sérum dans le revêtement péritonéal de l'organe, ou la collection de ce même liquide dans les vésicules distendues, révèle un état hydropique qui était resté ignoré pendant la vie de la malade. Dans le premier cas, la tumeur est uniloculaire ; multiloculaire dans le second. Il est plus que probable que ce sérum, comme dans la pleurésie et dans la péricardite, n'est qu'une exsudation critique qui dégorge les tissus enflammés et qui ne disparaît pas par une résorption subséquente.

Hydropisie consécutive.

Quand la résolution arrive, la structure de l'ovaire est modifiée. Les cicatrices rétractées prennent une consistance plus solide et leur surface devient irrégulière et bosselée. Les appareils glandulaires disparaissent et peuvent être remplacés par des productions hétéroplastiques de nature variable (cartilagineuse par exemple, ou crétacée, ou cancéreuse, ou même peut-être tuberculeuse). L'approche de la ménopause augmente la tendance à l'atrophie de tout l'organe.

L'ovarite puerpérale, soit péritonéale, parenchymateuse ou folliculaire, qui succède à un avortement ou à un accouchement à terme, tourne très-facilement à la suppuration. Les abcès des ovaires ne sont nullement rares et leur histoire est du plus grand intérêt clinique. Après la mort par fièvre puerpérale, on trouve quelquefois l'exsudation purulente déposée dans le follicule qui peut alors atteindre le volume d'une noisette. Kiwisch (*op. cit.*, p. 90) donne une description de ces abcès : « Les abcès folliculaires, après une longue durée, peuvent atteindre des dimensions très-considérables et nous en avons observés qui avaient contenu jusqu'à seize livres de pus. La paroi kystique peut résister à la perforation pendant quelque temps, et même dans des cas isolés, pendant une longue période d'années. Les abcès parenchymateux ne sont pas généralement aussi forts, quoique nous en ayons vus qui atteignaient la grosseur d'une tête d'enfant : nous avons remarqué pour ces derniers que leur croissance est beaucoup plus rapide que celle des abcès mentionnés antérieurement. Au début, il y a plusieurs petits foyers qui finissent par se réunir ; le stroma est alors détruit en très-grande partie, ou il se forme dans son intérieur une cavité sinueuse. Après une durée prolongée de la maladie, ces collections purulentes s'entourent d'une membrane très-difficile à séparer des parties adhérentes et qui, jusqu'à un certain point, ne peut pas être anatomiquement démontrée. La prédisposition à la perforation est un trait caractéristique de ces abcès qui, dans la forme aiguë de la maladie, s'ouvrent au bout de quelques jours ou de quelques semaines. Les abcès non enkystés, dans le voisinage des ovaires, ont les mêmes tendances. Les collections purulentes consécutives, qui se forment dans des follicules primitivement dégénérés, s'ouvrent rarement, à l'exception de celles qui contiennent un liquide ichoreux. »

Tendance à la suppuration.

Le pus contenu dans les abcès ovariques est, dans bien des cas, louable ; mais, occasionnellement, il devient ichoreux et corrosif. Le danger de la rupture de ces abcès et de l'extravasation de leur contenu est proportionné aux qualités délétères de la matière purulente : les complications des perforations sont plus fréquentes quand le pus est ichoreux et corrosif.

Caractères du pus.

Les abcès peuvent se déverser directement dans l'abdomen et provoquer ainsi des accidents mortels. Le docteur Seymour cite un exemple de ce genre d'après les rapports de Guy's Hospital (1) :

« La malade était une jeune femme appartenant à la plus basse classe des malheureux. Elle était profondément émaciée ; son pouls était faible et rapide, sa langue rouge et brillante. Coma vigil constant. Elle souffrait d'une diarrhée continue et opiniâtre et, depuis plusieurs

(1) Seymour, *On Diseases of the Ovaries*, p. 38.

jours consécutifs, elle vomissait nourriture et médicaments. Les règles étaient absentes..... Après un séjour de deux mois environ à l'hôpital, elle se plaignit d'une douleur des plus aiguës à la surface de l'abdomen et mourut en quelques heures.

« En ouvrant l'abdomen, on vit que la mort était due à l'effusion dans la cavité péritonéale d'une large quantité de pus qui provenait d'un abcès de l'ovaire droit, dû lui-même à la suppuration de la substance de l'organe et semblable, sous tous les rapports, aux abcès phlegmoneux des autres parties du corps. Cet abcès ne provenait ni d'un kyste, ni d'une lésion ni d'un accroissement morbide des tissus. »

Les collections de pus louable dans les ovaires peuvent trouver une issue à travers les intestins, la vessie, l'utérus, le vagin ou les parois abdominales. Elles perforent rarement l'intestin grêle, mais plus souvent elles communiquent à gauche avec le rectum, à droite avec le côlon. Les conséquences graves dues à l'issue du pus sont prévenues par le développement d'adhérences avec les parties voisines. Bien des cas obscurs de maladies rénales, utérines ou rectales, tirent leur origine de cet effort que fait la nature pour créer un déversoir au contenu d'abcès ovariques. Un abcès fistuleux de cette espèce est quelquefois salutaire ; d'autres fois, il est rebelle, chronique et nécessairement fatal. Dans des cas rares, ces collections peuvent se vider à plusieurs reprises par leur ouverture anormale. Il ne faut pas oublier, quoique le fait puisse se produire chez les femmes non fécondées, que la suppuration ovarique est une des conséquences les plus fréquentes d'une inflammation ou d'une lésion *post-partum*.

Issue spontanée du pus.

La quantité de pus contenu dans les abcès ovariques est éminemment variable. Dans bien des cas, elle n'est pas importante. Mais il y a des exemples où on l'a vue atteindre des proportions incroyables. Le docteur Taylor, de Philadelphie, rapporte un cas d'ovarite chronique, du côté droit, dans lequel le sac pesait dix-sept livres et contenait seize quartes de pus. Il arrive quelquefois que la matière purulente qui infiltre le stroma de l'ovaire et les tissus des organes adjacents est elle-même décomposée. Les symptômes manifestes d'une péritonite fatale viennent alors s'ajouter aux désordres précédents. Kiwisch dit (*op. cit.*, p. 92) :

Formation d'une quantité énorme de pus.

« Si les abcès ovariques ont une marche très-aiguë, si leurs parois sont très-minces, l'action de leur pus sera inoffensive. Mais il arrive beaucoup plus souvent qu'après l'évacuation au dehors de son contenu, la cavité purulente, en se contractant, s'oblitère complétement. On observe particulièrement ceci après les inflammations parenchymateuses et les suppurations intra-péritonéales entourant les ovaires. Néanmoins, ces abcès dont les parois fortement organisées n'ont pas été rongées pendant des mois et des années, surtout quand leur point de rupture n'a pas une favorable direction, épuisent généralement les malades à cause du renouvellement fréquent du pus qui se décompose et entraînent la mort par complication pyohémique. »

Les observations nécroscopiques qu'on peut faire sur le revêtement péritonéal des ovaires sont analogues à celles de tous les tissus séreux en général. Quelquefois il se forme des adhérences très-étendues. « C'est ainsi que l'ovaire peut s'agglutiner avec les ligaments larges, les parois du bassin, l'utérus, la vessie, le rectum, l'S du côlon, le cœcum, l'appendice vermiculaire et l'intestin grêle; et généralement il s'attache simultanément à plusieurs de ces viscères. » Les bandes fibreuses qui relient entre eux ces organes et ces surfaces, appartiennent à cette variété de pseudo-membranes désignées par Laboulbème sous le nom de « permanentes » et qui elles-mêmes sont sujettes à des altérations morbides. Dans quelques cas, l'augmentation considérable du poids et des dimensions de l'ovaire peut être due au développement excessif d'une exsudation fibrineuse.

Ces lésions variées que nous venons d'énumérer se compliquent presque toujours de l'inflammation des tissus et des organes adjacents. Cela est surtout vrai de l'ovarite puerpérale qui, comme nous l'avons dit, peut être accompagnée dans sa marche de métrite, d'endométrite ou de péritonite.

Trousseau, Béraud et d'autres s'occupent d'une forme d'ovarite contingente à la variole (l'ovarite varioleuse), et qui peut s'attaquer soit au parenchyme, soit à l'enveloppe péritonéale.

Ovarite varioleuse.

Diagnostic. — Le diagnostic des affections ovariques est quelquefois très-difficile. Cela est surtout vrai dans les variétés subaiguës et chroniques, indépendantes d'un état puerpéral. Quand la malade est extrêmement sensible, et quand il est absolument nécessaire d'explorer le rectum, on peut avantageusement recourir aux anesthésiques. Je vous ai déjà donné une complète description des symptômes de l'ovarite. Le caractère de la souffrance, la périodicité de ses aggravations à chaque retour des règles qui se dérangent forcément, les symptômes d'étranglement et d'inflammation d'une hernie de l'ovaire ou autres déplacements de cet organe flottant, le gonflement circonscrit, les effets constitutionnels et les suites suffisent pour nous mettre à même de distinguer l'ovarite des autres maladies de l'appareil génital de la femme. En poursuivant le diagnostic différentiel de l'ovarite, dans

Symptômes caractéristiques.

ses formes variées, il est bon de suivre le principe clinique d'exclusion. Ayant examiné s'il n'y a pas de maladie de l'un des organes voisins, et les recherches dans ce sens n'ayant rien donné, nous sommes en droit de conclure que l'ovaire est affecté. Comme je vous l'expliquais dans ma dernière leçon, le toucher est un aide précieux dans les cas douteux.

Pronostic. — Quand l'ovarite ne se complique pas de maladie organique d'une autre partie de l'appareil de la génération, le cas est bénin et le pronostic est favorable. Des altérations de structure, très-considérables, peuvent disparaître et la santé générale reprendra vigoureusement. Les cas les plus rebelles se compliquent de désordres menstruels et particulièrement de ménorrhagie. Dans la forme blennorrhagique, quand l'affection ne se termine pas par suppuration, les symptômes ne cèdent pour ainsi dire pas au traitement et deviennent obscurs, quoique la guérison ait presque toujours lieu tôt ou tard. Il faut réserver son pronostic, quand il y a ulcération de l'utérus et quand antérieurement le col et le museau de tanche ont été fréquemment et vigoureusement cautérisés.

Danger de l'ovarite par avortement.

Dans l'ovarite aiguë, consécutive à un avortement, le danger est en relation directe avec le moment de la grossesse qui coïncide avec la fausse-couche : plus la gestation est avancée, plus le péril est sérieux. Il faut aussi tenir compte de la cause unique ou multiple de l'avortement. Comme le stimulus normal des contractions musculaires de l'utérus dérive des ovaires, il est juste de supposer que tout agent, médicinal ou mécanique, physiologique ou criminel, qui produit cet effet, doit agir par les mêmes intermédiaires et par conséquent affecter plus ou moins les mêmes organes. Le pronostic variera en conséquence.

Influence de la puerpéralité.

Pour l'ovarite des femmes en couches, le danger variera avec les divers incidents de la délivrance, la vigueur et la constitution des malades, le milieu dans lequel elles se trouvent, les soins qu'elles reçoivent et les influences épidémiques de péritonite puerpérale qui pourrait régner aux environs. L'apparition de frissons alternant avec une fièvre d'un type irrégulier, une douleur ovarique locale et de l'angoisse, un pouls fréquent, des sueurs colliquatives ou de la diarrhée, la suppression du lait ou des lochies avec tympanite, dyspnée et grande prostration, des dépôts abondants dans les urines sont des symptômes fâcheux. La rupture du kyste hématique et des abcès ovariques, l'épanchement de leur contenu peuvent tuer sur-le-champ. Dans ces circonstances, la malade meurt d'une façon aussi soudaine et inattendue que dans les cas de rupture d'un sac anévrysmal ou de perforation intestinale dans la fièvre typhoïde.

La suppuration de l'ovaire n'est pas nécessairement fatale; il n'en faut pas moins être très-réservé dans notre pronostic. Si l'accumulation du pus se produit rapidement, principalement pendant les couches, s'il y a adynamie et altération du pus, il faut redouter une infection et une infiltration purulentes. Toutes choses égales d'ailleurs, plus le sang est décomposé, plus les abcès des ovaires sont dangereux. Si la cavité pyogénique met du temps à se former, si sa sécrétion est d'un caractère bénin, si surtout des inflammations adhésives permettent de protéger les viscères adjacents contre toute contamination et de préparer une sortie à l'écoulement final, le cas peut se terminer favorablement. Quelquefois ce travail critique dure des mois et même des années. Dans les cas chroniques, il faut craindre l'épuisement de l'énergie nerveuse et des ressources nutritives de la malade. Cela est surtout vrai pour les scrofuleuses, d'apparence cachectique, qui succombent à la fin à dès pertes vitales de ce genre. Becquerel (1) rapporte le cas d'une jeune femme, de vingt-trois ans, chez qui la mort succéda à la rupture d'un abcès de l'ovaire dans le rectum. Kiwisch dit (*op. cit.*, p. 86):

Danger de la suppuration.

« La marche de ces tumeurs pelviennes est variable. Dans les cas favorables, la tumeur, avec tout son inquiétant cortége symptomatique, disparaît complétement après quelques semaines ou quelques mois de durée. Nous avons vu des tumeurs de la dimension d'une tête d'adulte, excessivement dures et paraissant être en contact direct avec le tégument abdominal externe, s'en aller de cette façon. Dans d'autres cas, la suppuration s'étend, la perforation a lieu en divers points des parties voisines et la terminaison est également favorable. Au contraire, quand la marche est néfaste, quand les accès sont continus ou rémittents, la suppuration profuse ou la résorption de ces tumeurs épuise la malade. Dans un cas non commun et qui se termina fatalement, il y eut étranglement par adhérence de l'intestin grêle, dont deux circonvolutions fortement distendues par les gaz se rompirent spontanément, pendant une violente contraction. »

On a quelquefois constaté la disparition spontanée de tumeurs ovariques de différents genres à la suite d'un processus inflammatoire. Ce fait peut même se produire alors que les tumeurs viennent à sortir du petit bassin devenu trop étroit pour leur accroissement de volume, et rappelle les déplacements de l'utérus au quatrième mois de la gestation. Le

Disparition spontanée des tumeurs ovariques.

(1) *Traité clinique des maladies de l'utérus et de ses annexes*, Paris, 1859, tome II, p. 476.

Dr Meigs (1) rapporte à ce sujet plusieurs observations, dont nous détachons la suivante :

« Le 23 mai 1852, j'examinai la région hypogastrique de Miss M., personne atteinte d'une courbure très-prononcée de la colonne vertébrale et que j'avais déjà visitée dix-neuf ou vingt mois auparavant. J'avais alors trouvé une tumeur très-solide, incompressible et fixe, aussi forte qu'une tête de fœtus à terme, occupant la région hypogastrique et qui *n'était pas la matrice*. Elle semblait sortir du bassin. Je jugeai que c'était une tumeur ovarique, de nature incurable, qui, par la suite, devait entraîner la mort. Aujourd'hui, il n'est plus possible de découvrir la moindre trace de cette tumeur, et il n'y a rien qui permette de croire encore à son existence. Cet exemple, l'un des plus extraordinaires que j'aie jamais rencontrés, m'inspira quelque espoir pour tous les cas analogues qui pourraient m'être soumis. Je ne puis nullement me rendre compte de cette disparition, étant positivement certain que ce *n'était ni une matrice hypertrophiée* que j'avais découverte dix-neuf mois auparavant, ni une tumeur glandulaire, ni un hygroma. Février 1859, Miss M. est bien portante. »

Une tumeur d'un poids très-considérable peut se rompre par le fait même de sa pression, déverser son contenu dans la cavité abdominale et l'entretien d'une pareille masse épuise les forces de la malade. Il y a, en outre, à se tenir en garde contre la possibilité du retour d'attaques de péritonite qui mettent l'existence en danger ainsi que contre les lésions concomitantes des organes adjacents.

Épuisement par un écoulement excessif.

Les adhérences, résultant de la formation de membranes adventives, ne sont pas plus dangereuses que celles qui se produisent au cours de l'inflammation d'une séreuse quelconque, comme la tunique vaginale, par exemple, ou la plèvre. Elles peuvent prendre leur point de départ dans une de ces légères attaques d'ovarite, habituellement appelées « coliques menstruelles » par les jeunes mariées, ou dans une métastase des oreillons sur l'ovaire, analogue à celle qui se passe dans les testicules, chez l'homme. Ces conséquences ne sont point fâcheuses. Cette remarque s'applique aussi à la simple hypertrophie, à l'atrophie et à l'induration des ovaires.

Conséquences des altérations de tissus.

Les dégénérescences cancéreuse, crétacée, cartilagineuse et tuberculeuse de l'ovaire rendent nécessairement le pronostic défavorable, — à moins que l'expédient chirurgical de l'excision ne modifie quelque peu la situation.

Suites. — Outre les lésions dont nous avons déjà parlé comme inci-

(1) *Woman, Her Diseases and Remedies*. Philad., 1859, p. 357.

dentes à l'ovarite, il y en a d'autres qu'il ne faut pas passer sous silence.

Ce sont principalement celles qui se rapportent aux fonctions de la menstruation et de la génération. Les dérangements cataméniaux succèdent facilement à l'ovarite, soit folliculaire, soit périphérique. Bien des aménorrhées, des dysménorrhées et des ménorrhagies doivent être regardées comme les suites d'une ovarite, dont les symptômes ont depuis longtemps disparu. Les altérations des tissus, dont nous avons parlé au chapitre de l'anatomie pathologique, suffisent pour vous expliquer ces faits. On ne peut s'attendre à voir s'accomplir d'une façon continue et normale la délicate fonction de l'ovulation, après que les vésicules de Graaf ont été transformées en kystes hématiques, séreux ou purulents et que leurs parois se seront hypertrophiées, rompues ou cicatrisées. Si le sang ou le pus se sont infiltrés dans le stroma, si des pseudomembranes rattachent l'organe aux viscères environnants, si l'extrémité frangée de la trompe de Fallope s'applique au-dessous de l'ovaire, s'il y a occlusion de cette partie de l'appareil générateur, les règles seront entièrement supprimées, ou elles seront douloureuses, rares, insuffisantes, irrégulières, ou bien encore trop fréquentes et trop copieuses.

Désordres menstruels subséquents.

Ces conséquences des lésions des ovaires ne portent pas seulement sur ces organes. L'étroite sympathie qui les relie à la muqueuse utérine assure à cette dernière une part dans tout processus pathologique qui peut les affecter. Au retour des époques, — que le phénomène se présente dans son intégrité ou non, — la muqueuse utérine s'injecte fortement et devient très-vasculaire. Si l'écoulement apparaît en quantité et à date normales, l'afflux sanguin physiologique s'apaisera tout doucement, ainsi qu'un engorgement d'une muqueuse qui se détend après l'établissement de la sécrétion. Au contraire, si le stimulus normal, qui prend naissance dans les ovaires, est altéré dans son essence ou gêné dans son action, les dérangements utérins sont une conséquence naturelle. De là, la nature rebelle de bien des métrites chroniques et subaiguës. On peut en outre mettre au même compte un long chapitre de désordres réflexes.

Extension de la maladie à la muqueuse utérine.

J'incline à penser que la stérilité est une conséquence de l'ovarite, beaucoup plus fréquente qu'on ne le suppose généralement. L'histoire des désordres cataméniaux que nous venons de citer, confirme cette idée. Effectivement, tout ce qui porte atteinte à l'intégrité fonctionnelle de l'ovaire doit aussi porter atteinte à sa fécondité. Quand les lésions organiques sont suffisantes pour entraver l'accomplissement de l'ovulation, elles font nécessaire-

Stérilité par ovarite.

ment obstacle à la conception. Si l'inflammation portait aussi fréquemment sur les deux ovaires, qu'elle atteint un seul de ces viscères, la stérilité serait une affection des plus communes. Un des ovaires vient-il à manquer, l'autre, grâce à un équilibre compensateur, maintient la faculté procréatrice, comme cela se voit pour les testicules dont l'un est malade ou enlevé. L'induration des deux ovaires, consécutive à une maladie, entraîne nécessairement la stérilité aussi bien que l'atrophie qui se produit dans la vieillesse. Les ovaires sont quelquefois tellement déplacés que l'extrémité libre des trompes de Fallope ne peut plus venir s'y accoler et ils voient se fermer ainsi toute communication avec la cavité utérine qui ne peut, en conséquence, plus recevoir l'œuf sécrété par le follicule. Quelquefois, à la suite de désordres ovariques, des œufs malades et imparfaits sont produits et imprégnés de liquide séminal. Mais ne pouvant suivre leur développement normal, ils provoquent nécessairement et naturellement un avortement. Les formations hyperplastiques et les adhérences aux environs de l'ovaire peuvent mécaniquement s'opposer à la conception; d'autres fois, chez les femmes obèses, l'obstacle consiste en un dépôt considérable de graisse dans l'omentum.

Stérilité à la suite d'ovarite blennorrhagique.

La stérilité est une suite assez ordinaire de l'ovarite blennorrhagique. Un peu d'attention vous convaincra que la blennorrhagie est plus apte que toute autre maladie et même que la fièvre puerpérale à affecter simultanément les deux ovaires. La lésion qu'elle produit peut entraîner les plus sérieuses conséquences pour la fonction génératrice. La stérilité, nous le répétons, est une suite fréquente de la blennorrhagie et surtout chez les femmes qui ont eu cette maladie à différentes reprises. Sans aucun doute, ce résultat est imputable aux effets destructeurs sur les ovules du virus spécifique, qui annihile de même l'influence vivifiante des spermatozoaires. Mais je crois et je crains que la modification du processus inflammatoire suffit, dans la majorité des cas, à produire des lésions qui rendent parfaitement compte de la stérilité subséquente.

Bernutz (1) appelle l'ovarite « l'orchite féminine ». Chez l'homme, l'inflammation du testicule, qui accompagne ou suit une vive attaque de blennorrhagie, peut être souvent, à mon avis, une cause de stérilité. La même remarque s'applique aux femmes qui, sous forme d'ovarite, ont aussi payé tribut à cette maladie.

Mon expérience professionnelle confirme cette opinion ; le médecin est souvent consulté pour guérir la stérilité chez des femmes dont les maris ont eu une jeunesse orageuse et qui ont conservé leurs mau-

(1) *A practical Treatise on the Diseases peculiar to Women.* Philad., 1855, p. 445.

vaises habitudes. Un examen minutieux de l'histoire de la malade pourra vous apprendre qu'elle a déjà eu une ou plusieurs attaques d'ovarite blennorrhagique et que précisément elle souffre de cette affection au moment de la consultation. Il est plus que probable que, dans ces cas, l'ovarite a été modifiée par l'infection spécifique, malgré la légèreté de l'atteinte et sa date lointaine. Vous avez là de quoi vous rendre compte de l'origine des difficultés que soulève dans les familles les plus élevées de la société l'absence de progéniture.

Nymphomanie résultant d'une ovarite.

S'il est positif que, dans des cas exceptionnels, la nymphomanie soit le résultat de l'ovarite, l'observation apprend que le plus commun effet de cette maladie est une diminution et non une augmentation de l'appétit sexuel. Le Dr Ashwell dit : « Dans deux cas, j'ai acquis l'intime conviction que l'aversion pour les rapports conjugaux était le résultat de la maladie, et l'on admet maintenant que la nymphomanie appartient plus généralement aux parties génitales externes, quand des causes physiques entrent seules en jeu. »

Traitement général.

Traitement. — Le traitement est général ou local. Vu l'imperfection de la matière médicale, les indications pathogénétiques pour les remèdes à employer dans l'ovarite ne sont ni très-claires ni très-nombreuses. La thérapeutique spéciale doit donc se baser sur la connaissance que nous avons de sa pathologie, l'usage convenable des pathogénésies que nous avons à notre disposition, l'analogie de structure que cette affection peut offrir avec d'autres bien connues et les résultats de l'expérience cliniques.

Traitement de l'ovarite puerpérale.

Dans la forme puerpérale, quand l'ovarite se déclare peu de jours après la délivrance, et qu'il y a des signes de fièvre traumatique avec douleur dans l'un ou dans les deux ovaires, trouble profond de la constitution, on peut alterner *Aconit* et *Arnica* pendant quelques heures. Si l'origine n'est pas traumatique, on peut substituer *Belladona* à *Arnica.*

Belladona.

Les symptômes et les conditions qui indiquent *Belladona* méritent une mention spéciale. Elle est particulièrement adaptée au premier stage de l'inflammation péritonéale, quand les douleurs sont circonscrites et perçantes ou aiguës, lancinantes, rappelant celles qui caractérisent le stage d'acuité de l'inflammation d'autres séreuses, comme l'arachnoïde par exemple. La péritonite diffuse qui survient quelquefois peut aussi exiger le même remède. Si l'ovarite est la conséquence d'un refroidissement, ou si elle est d'un caractère érysipélateux, la belladone est spécialement indiquée, aussi bien que lorsqu'il y a grand trouble cérébral, délire, insomnie, pupilles dilatées, ou bien complications hystériques, névralgie et spasmes.

Si les symptômes de congestion locale prédominent, ce médicament est particulièrement approprié dans les cas essentiels aussi bien que dans ceux consécutifs à l'accouchement. Dans des cas subaigus, qui s'aggravent à chaque époque menstruelle, la belladone peut être donnée pendant quelques heures avec avantage marqué. Elle est aussi utile si la douleur est quelque peu névralgique.

Colocynthis.

Après *Belladona*, dans le traitement de l'ovarite puerpérale, *Colocynthis* est, j'en suis convaincu, le meilleur de nos médicaments. Son action est très-marquée dans l'ovarite par avortement, et je vous conjure de ne pas oublier ce détail, qui malheureusement est trop souvent négligé. Vous trouverez les indications de *Colocynthis* détaillées dans la matière médicale. Elle est spécialement appropriée à ces cas dans lesquels les intestins et les viscères abdominaux sont également entrepris : il y a des piqûres d'aiguille dans l'ovaire, de la diarrhée, des coliques, de la tension abdominale, du ténesme et les lochies sont supprimées. De même dans la fièvre puerpérale après une contrariété morale, *Colocynthis* est recommandé par quelques auteurs contre l'ovarite chronique.

Veratrum viride.

La bonne réputation dont jouit *Veratrum viride* dans la métrite puerpérale, le pouvoir qu'on lui prête de rétablir la sécrétion lactée et les lochies supprimées par l'inflammation, tendent à faire accorder à cette substance quelque relation spécifique avec les ovaires. Dans l'ovarite, il faut le donner tout au début, quand l'organisme est profondément atteint dans ses systèmes nerveux et circulatoire.

Mercurius vivus.

Mercurius vivus est plus utile dans une période plus avancée, principalement quand on a quelque raison de redouter la suppuration. Nombre de praticiens aiment beaucoup à alterner ce remède avec *Belladona*. Les symptômes purement abdominaux et symptomatiques, qui indiquent *Mercurius vivus* n'ont pas besoin d'être détaillés ici.

Hamamelis virginica.

J'ai, pendant l'été de 1864, appelé dans mes conférences, l'attention sur l'efficacité d'*Hamamelis virginica* dans l'ovarite. Les remarquables effets obtenus par l'emploi interne et externe de ce médicament contre l'orchite me donnèrent à penser qu'il pouvait être utile aussi dans quelques formes d'ovarite. Je l'ai souvent prescrit avec un remarquable succès. Il paraît surtout convenir aux cas subaigus, incidents à la grossesse ou à la menstruation. Dans les premiers, je ne mets pas en doute son pouvoir de prévenir quelquefois l'avortement, quand cet accident est à craindre à cause de l'inflammation et de l'irritation de l'ovaire. Si la femme est au moment de ses règles, *Hamamelis* soulage la douleur et écarte les désordres cataméniaux qui sont alors si fréquents. Dans l'ovarite blennorrhagique, dont les souffrances sont parfois extrêmes, *Hamamelis* est aussi utile que dans l'orchite blennorrhagique. Les deux affections, nous le savons, offrent une intime analogie. Je préfère la seconde ou la troisième atténuation pour l'usage interne (1).

Les vertus tant prônées de *Gelseminum* dans la blennorrhagie et la spermatorrhée m'ont aussi fait penser à lui pour l'ovarite. Son pouvoir est incontestable pour exciter la contractilité musculaire de la matrice et apaiser les spasmes hystériques.

Gelseminum.

Lachesis est indiqué dans l'ovarite avec règles rares, tardives et irrégulières, leucorrhée vicariante et désordres menstruels incidents à la ménopause. Il est très-utile dans les cas subaigus et chroniques, compliqués de métrite. Hering le recommande dans l'hypertrophie chronique avec induration ou abcès des ovaires. Mon ami, le docteur A. H. Botsford, de Grand-Rapids, Michigan, a eu l'obligeance de me communiquer les cas suivants :

Lachesis.

« Miss M... a été atteinte pendant plusieurs mois de dysménorrhée caractérisée par des règles rares. Elle se plaignait d'une grande sensibilité, tantôt dans l'une, tantôt dans les deux régions iliaques. Je constatais une certaine plénitude de la région ovarique quand je pressais sur les parois abdominales. La malade était lasse et affectée au point de ne pouvoir se promener. Les attaques se terminaient par une diarrhée qui avait bien l'aspect purulent. Grâce à *Lachesis* la malade alla graduellement mieux. Le médicament ne manqua jamais de la soulager efficacement et, employé à temps, il prévenait invariablement le retour des symptômes aigus et des déjections purulentes. Miss M... cessa d'avoir ses époques entre vingt-sept et vingt-huit ans et ne ressentit plus aucun trouble de cette espèce. Elle mourut de congestion pulmonaire à l'âge de trente-cinq ans. »

« Mrs B..., âgée d'environ trente-cinq ans, me consulta il y a cinq ans. Il y a dix ans, elle souffrit pendant tout l'été de douleur, sensibilité et gonflement dans la région ovarique. Elle prétend guérir en dépit de la médecine. Elle a eu une diarrhée chronique, avec des selles « ressemblant à la matière venant d'un clou. » Elle a aussi eu à l'un des cartilages intercostaux gauches un abcès qui s'est ouvert. Je lui donnai *Lachesis* et *Hamamelis*. Elle fut bientôt soulagée et a toujours ces médicaments sous la main. Elle n'a pas d'enfants. La menstruation est

(1) Voy. *Medical Investigator*, vol III, p. 62.

régulière, sauf des accès aigus d'ovarite qui l'accompagnent, surtout quand Mrs B... s'est trop fatiguée. »

Chez les femmes frêles, scrofuleuses, prédisposées aux flux purulents excessifs, ces abcès ovariques sécrètent parfois pendant très-longtemps des quantités énormes de pus. Cet écoulement amène une espèce de cachexie pour laquelle d'autres remèdes peuvent être utilisés, tels que *Hepar sulfuris*, *Calcarea carbonica*, *China* et *Phosphori acidum*.

Bryonia.

Bryonia ne paraît pas aussi bien convenir aux inflammations du péritoine qu'à celles d'autres séreuses, comme la plèvre et les synoviales par exemple ; autant que nous pouvons le savoir, elle n'a pas de relation spécifique avec l'ovaire. Dans la forme puerpérale de l'ovarite, quand l'attaque débute par du froid et des frissons, surtout quand il y a menace d'abcès mammaire, quand le sein est gros, dur, tendu et douloureux, elle peut néanmoins rendre service comme remède intercurrent. Nous l'avons quelquefois employée avec grand avantage dans l'ovarite rhumatismale. Les mêmes remarques s'appliquent à *Rhus toxicodendron*, et à *Cimicifugin* ou *Macrotin*.

Indication tirée du désordre menstruel.

L'expérience clinique confirme la théorie ovulaire de la menstruation. A l'exception des remèdes déjà nommés et de quelques autres encore, qui sont donnés pour des raisons spécifiques, tous ceux qui jouissent d'un grand renom dans le traitement de l'ovarite subaiguë et chronique ont été prescrits pour le soulagement des irrégularités menstruelles. Bien plus, n'est-il pas très-significatif que chacun de ces médicaments ait pu provoquer l'avortement? Ce fait confirme les idées avancées par Tyler Smith que le stimulus spécial des contractions utérines part des ovaires ou agit par leur intermédiaire. Il découle de ces observations des déductions thérapeutiques évidentes. Il n'y a pas de doute que de nombreux cas d'ovarite compliqués de désordres menstruels ont été guéris sans qu'on le sût, par *Secale cornutum*, *Sabina*, *Apis mellifica*, *Pulsatilla*, *Sepia*, *Platina*, *Cantharis* et *Caulophyllum*. Le meilleur critérium pour l'emploi de ces remèdes dans l'ovarite se trouve dans leur adaptation aux troubles cataméniaux (aménorrhée, dysménorrhée, ménorrhagie) et aussi, dans certains cas, à la leucorrhée.

L'ovarite compliquée d'ulcération du col requiert beaucoup de soins. Des médecins plus amateurs de prompts succès que soucieux des conséquences, recourent trop souvent aux injections astringentes et à la cautérisation. Je reviendrai dans une de nos prochaines conférences sur les traitements constitutionnel et local de l'ulcération utérine.

Iodum, *Plumbum*, *Conium* et *Baryta muriatica* ont bon renom dans les indurations et atrophies ovariques, presque toujours associées à la stéri-

Traitement de l'atrophie et de l'induration de l'ovaire.

lité. Le changement d'air et de régime, le voyage et ses distractions, sont parfois d'un excellent secours. J'ai réussi à guérir un cas de stérilité dans lequel il y avait induration et insensibilité chroniques des deux ovaires avec une atrésie presque complète du col utérin. Ce conduit fut dilaté artificiellement et je donnai à l'intérieur des médicaments propres à ramener le flux cataménial. La conception suivit et la lésion ovarique disparut (1).

Traitement de l'ovarite blennorrhagique ou syphilitique.

Quand on a lieu de soupçonner la blennorrhagie ou la syphilis, *Mercurius solubilis* ou *iodatus*, *Nitri acidum*, *Thuya*, *Kali iodatum* ou *Aurum metallicum* peuvent être indiqués.

Calendula.

L'effet curatif de *Calendula* se montrera dans les ouvertures fistuleuses et les sécrétions des abcès ovariques à travers les parois abdominales ou dans les intestins, la vessie, l'utérus ou le vagin.

Traitement local.

Dans l'ovarite puerpérale, quand l'inflammation et la sensibilité deviennent diffuses et très-aiguës, je ne connais pas d'expédient topique aussi agréable et aussi utile, dans la majorité des cas, que l'application sur le ventre de son sec et brûlant. On le met dans un sac qu'on chauffe autant que la malade peut le supporter et qu'on renouvelle fréquemment. C'est un moyen très-utile qui ne soulève aucune objection médicale et qui ne gêne pas par son poids ou son odeur.

Après que les symptômes aigus ont quelque peu cédé et que la malade peut se mettre sur le côté, on peut encore se servir de la chaleur sèche : on enveloppe dans de la flanelle des assiettes chaudes qu'on maintient constamment sur le ventre. Les linges trempés dans l'eau chaude perdent trop vite leur température et la malade peut prendre froid. On se sert de houblon dans les cas extrêmes, quand le sommeil est absent et quand les symptômes nerveux prédominent. On a souvent eu à se louer des cataplasmes émollients.

Hamamelis virginica.

Dans l'ovarite aiguë, quand la douleur est plus circonscrite et très-vive, provenant probablement, comme Velpeau le suggère pour l'orchite, de l'étranglement de l'organe par son enveloppe, on peut soulager grandement par l'usage externe d'*Hamamelis virginica.* Je préfère l'extrait fluide de Halsey qu'on peut mélanger avec de l'eau chaude dans la proportion d'une partie sur trois et dont on imbibe des linges. Si l'organe gonflé et sensible descend contre la paroi vaginale, une solution, en moins

(1) Le docteur Kallembach pense que *Kali bromatum* est un spécifique de l'ovarite chronique des jeunes femmes qui n'ont pas eu d'enfants.

forte proportion, d'*Hamamelis* et de glycérine peut être employée en injection vaginale ou à l'aide d'un tampon de coton ou de charpie qu'on introduit dans le vagin. Ce moyen est quelquefois d'une efficacité remarquable. On peut aussi faire les injections par le rectum.

Arnica et Aconit.

On emploie *Arnica* de la même manière dans les cas d'origine traumatique. *Aconit* est réservé pour ceux d'un caractère rhumatismal et fort douloureux.

Le temps et la température avec leurs variations exercent parfois une influence défavorable sur cette maladie. Aussi est-il bon d'isoler en quelque sorte les ovaires et de les protéger; on fait pour ceci porter aux patientes une ceinture de flanelle ou de soie sur la peau. On se trouvera très-bien de ce moyen chez les femmes très-susceptibles de prendre froid et de voir leur ovarite récidiver à chaque époque cataméniale.

Précautions contre le froid et l'humidité.

Les bains chauds sont meilleurs que les bains froids et le bain de siége est préférable à tout autre. Le bain de siége froid est quelquefois très-utile, mais il faut le prendre rapidement de façon à amener la réaction. Il ne faut pas s'en servir sans discernement. Le docteur Aran, pour soulager les douleurs pelviennes incidentes aux attaques graves d'ovarite et de névralgie ovarique, recommande d'introduire dans le vagin un spéculum rempli de glace grossièrement pulvérisée. C'est là une mesure extrême qui ne peut presque jamais être justifiée.

Bains, etc.

Il ne faut pas trop s'occuper du déplacement de l'ovaire. Éloignez l'inflammation avec ses altérations anatomiques et l'ovaire reprendra sa place de lui-même. Toute tentative de redressement, autre que le choix judicieux d'une position à garder pour la malade, est plus dangereuse qu'utile.

L'un des obstacles les plus difficiles à éviter pour arriver à la guérison est le retour de la congestion menstruelle. Ne vous étonnez donc pas de ne pouvoir souvent guérir l'ovarite chez des femmes qui entretiennent des rapports conjugaux. L'abstinence est ordonnée dans ces cas. J'ai vu des malades qui venaient en ville pour se faire soigner et qui se trouvaient ainsi sevrées de certaines causes d'excitation. Leur guérison était plus facile et plus durable que celle de personnes qui suivaient leur traitement dans leur famille. Il y a cependant quelques exceptions à cette règle.

Prohibition des rapports sexuels.

LEÇON HUITIÈME

Colique hépatique pendant la grosessse.

Messieurs,

Nous consacrerons la première partie de cette conférence à l'étude d'un cas de colique bilieuse chez une femme enceinte :

Observation. — Mrs D., âgée de trente ans, femme d'apparence saine, tempérament bilieux, yeux et cheveux noirs, est au sixième mois de sa troisième grossesse. Elle se plaint d'attaques répétées de colique bilieuse, qui s'accompagnent des symptômes propres à cette affection. Quelquefois le paroxysme est très-aigu et de courte durée, venant inopinément et s'en allant de même. D'autres fois la douleur est plus sourde, fixe et persistante ; elle peut alors durer douze heures et même davantage. Ces paroxysmes ne peuvent être imputés à des écarts de régime, ou à l'intempérie de la saison, à l'excès de travail ou d'inquiétude, comme dans les cas ordinaires de colique hépatique ; mais ils reviennent sans cause tangible et réveillent quelquefois la malade au milieu d'un profond sommeil. Elle a été sujette à cette affection pendant chacune de ses grossesses antérieures, mais jamais à aucun autre moment. Ses deux enfants sont venus à terme. A moins que l'accès n'ait au moins duré six heures, il n'y a jamais d'ictère subséquent. Le père de Mrs D. et deux de ses oncles ont été sujets à de violentes attaques de colique hépatique.

Ce cas vous démontrera les relations particulières qui existent entre l'utérus et le foie, et vous fournira un sujet d'étude plus important que vous ne le pourriez supposer. Car ces viscères ne sont pas seulement organiquement reliés par les systèmes nerveux, spinal et sympathique ; mais leurs connections vasculaires ont encore leur signification spéciale.

Relations vasculaires entre l'utérus et le foie.

La veine porte reçoit du sang de chacun des organes qui fabriquent du chyle. Sans l'apport sanguin fourni par l'estomac, les intestins, la rate, le pancréas et le mésentère, le foie ne pourrait, à vrai dire, accomplir son travail curieux et compliqué. Mais ce n'est pas tout. Les sinus veineux, vaginal, hémorrhoïdaire, utérin et ovarique communiquent aussi par des anastomoses avec le système de la veine porte, aussi bien qu'avec la veine cave inférieure. Une portion du sang « de retour » est donc charriée directement des organes du bassin au foie, *en route* pour la circulation générale.

Nous ne voulons pas ici, à la suite de Stahl et d'autres encore, rechercher si ces combinaisons vasculaires établissent réellement une balance entre les fonctions hépatique et utérine. Le seul fait de cette communication suggère l'idée d'états morbides dépendant d'un dérangement quelconque de la circulation de ces vaisseaux.

L'un des changements anatomiques les plus prononcés, consécutifs à la conception, est celui qui atteint la structure des veines utérines.

Modifications de la circulation dans l'utérus gravide.

Celles-ci s'élargissent, forment des canaux et des sinus et augmentent de capacité en raison des demandes du fœtus. Comme elles sont privées de valvules, leurs replis tortueux offrent seuls une barrière à la régurgitation ou à la stase sanguine, si l'on ne tient compte des fibres musculaires temporaires que Kölliker a signalées dans leur tunique moyenne.

Une femme devient enceinte. Jusque-là, elle a pu très-bien se porter. Elle peut être ou ne pas être d'un tempérament bilieux. Mais dans le

Symptômes bilieux, au début de la grossesse.

courant du premier mois, ou quelquefois immédiatement après la conception, les fonctions intestinales et hépatiques sont dérangées. La femme a des nausées et des vomissements, qui sont pires le matin, ainsi que cela se passe dans les affections bilieuses non compliquées de grossesse. La langue est chargée, l'haleine forte. La femme n'a pas d'appétit au déjeuner, éprouve du dégoût pour l'eau et est presque invariablement constipée; ajoutez du mal de tête, une urine fortement chargée et de l'hypochondrie. Les matières vomies sont surtout muqueuses, et le paroxysme ne cesse que lorsqu'il y a eu plus ou moins de bile de rejetée. Quelquefois même tout se borne à trois ou quatre gouttes de liquide.

Ces symptômes sont ordinairement appelés « symptômes bilieux ». L'observation quotidienne signale leur liaison à la grossesse. Mais

L'utérus agissant comme un diverticule.

le développement extraordinaire du système vasculaire de l'utérus contingent à la conception qui les provoque indirectement est généralement méconnu. Le désordre fonctionnel du foie peut provenir de la torpeur de la circulation veineuse dans les organes du bassin. L'utérus devient un *diverticulum* qui reçoit et retient une quantité anormale de sang. Son poids qui augmente tend à le faire descendre pour un temps, et la pression arrête de plus en plus la circulation locale dans les organes les plus proches, puis dans d'autres plus éloignés que relie entre eux un appareil vasculaire commun.

Un résultat analogue peut se produire dans les différents cas de déviation utérine, mais principalement dans ceux de prolapsus, procidence et rétroversion, de squirrhe, de fibrômes et de polypes; dans la métrite chronique, la dysménorrhée, l'aménorrhée et les ulcérations. Il en est de ces différentes lésions de la matrice comme des hémorrhoïdes, de la dyssenterie et autres affections analogues de la région anale qui sont fort sujettes aux complications hépatiques. L'absolue nécessité de la bile pour la digestion intestinale nous révèle d'emblée la gravité de l'atteinte portée à la nutrition, quand les fonctions du foie sont dérangées. Parmi les maladies que nous venons d'énumérer, il n'y en a pas une qui habituellement ne s'accompagne plus ou moins d'indigestion ou de mauvaise nutrition.

Engorgement veineux dans les affections utérines.

Le rôle principal du foie, en tant qu'organe *excréteur*, consiste à éliminer la cholestérine qui est le déchet de la fabrication de la substance nerveuse ou neurine. Cette matière empoisonnerait le sang en y séjournant; elle est donc éliminée par les voies biliaires et intestinales comme l'urée l'est par l'appareil urinaire. Si d'une part, nous remarquons dans le tissu musculaire, dont l'urée formait naguère partie intégrante, une susceptibilité particulière aux effets toxiques de cette substance quand elle se trouve en excès dans le sang, de l'autre, nous remarquons avec la cholestérine des faits analogues pour les centres nerveux et le cerveau en particulier. De là, l'hypochondrie de la grossesse et de maintes affections utérines chroniques, qui tirent leur origine de l'engourdissement du foie et de l'imperfection de ses fonctions excrétoires. Ceci peut nous expliquer les douleurs accusées par notre malade, car les calculs biliaires, qui sont ordinairement formés de cholestérine, nous fournissent, dans un cas donné, la preuve du désordre hépatique.

Cholestrémie incidente a la gestation et aux maladies utérines.

La colique hépatique est donc une contingence de la grossesse. Il y a des femmes qui, comme Mrs. D..., ne souffrent de cette affection que lorsqu'elles sont en cet état, tandis que d'autres en sont atteintes à chaque époque menstruelle. D'autres fois il faut accuser une excitation sexuelle trop prononcée ou des rapports trop fréquents et j'ai vu, pour ma part, des pessaires mal mis être l'origine de tout le désordre.

Traitement. — Nous savons pertinemment que la connaissance des relations organiques de l'utérus et du foie est d'une importance pratique et pour l'histoire clinique de cas analogues à celui que nous étudions, et pour l'étude des phénomènes communs des différents remèdes qui agissent sur ces organes. Prenez, par exemple, la noix vomique, la podophylline, la camomille et l'aloès, qui sont très-sou-

Double influence des médicaments sur l'utérus et sur le foie.

vent prescrits dans les affections utérines et intra-pelviennes. Les symptômes qui nous guident dans le choix d'un de ces remèdes se rapportent ordinairement au foie ou à quelque portion du tube intestinal, plutôt qu'à l'utérus et à ses annexes.

Il y a certainement bien des exceptions à cette règle, mais ce fait clinique a ses enseignements. Dans les lésions utérines principalement, les symptômes caractéristiques qu'il faut consulter pour un traitement intelligent et heureux se trouvent souvent localisés là où nous ne pensons guère à les chercher, dans le foie ou quelque autre portion du tube gastro-intestinal, ou bien dans le cœur, le cerveau, le système nerveux général ou même dans l'œil. De là, la grande variété des remèdes à employer dans les affections utérines et la nécessité d'une étude soigneuse de cette thérapeutique spéciale.

Localisation éloignée et symptomatique d'affections utérines.

Dans un cas de ce genre, il ne nous faut pas promettre une cure radicale avant la fin de la grossesse, c'est-à-dire avant que la cause ait cessé d'agir. La maladie étant limitée, ses symptômes peuvent ne pas complétement cesser avant l'accouchement. Dans des cas exceptionnels, il peut cependant n'y avoir qu'une ou deux attaques de colique.

Limitation de ce désordre biliaire.

Pendant le paroxysme, l'indication est d'apporter un prompt soulagement aux douleurs. Parmi les remèdes les plus fréquemment employés dans ce but se trouvent *Nux vomica*, *Podophylline*, *Chamomilla*, *Atropine* et *Chelidonium*. *Dioscorea* jouit d'une excellente réputation auprès de quelques praticiens. Les inhalations de chloroforme et d'éther sont justifiables dans les cas extrêmes. Chez les hystériques, quand il y a menace de spasmes, on doit songer à *Ignatia*, *Belladona* ou *Hyosciamus*. La chaleur sèche, (assiettes chaudes enveloppées de flanelle, boules d'eau chaude, linges trempés dans l'eau chaude et essorés, appliqués directement sur l'endroit douloureux) peut être parfois très-utile et très-agréable à la malade. Le bain chaud est contre-indiqué dans la colique bilieuse coïncidant à la grossesse.

Medicaments de l'accès.

Palliatifs locaux.

China est peut-être le meilleur prophylactique contre cette affection. Il semble avoir avec la formation et l'excrétion de la cholestérine quelque relation spécifique qui nous est encore inconnue. Arrête-t-il la métamorphose régressive de la neurine et limite-t-il ainsi la production de la cholestérine ou bien aide-t-il le foie à se débarrasser de ce produit de rebut? A tout événement, il nous faut tenir note de cette donnée clinique qu'il nous permet de diminuer l'intensité des attaques, et de prévenir leur retour. Il faut le donner dans ce but deux fois par jour. Dans un cas,

Prophylaxie.

comme celui qui nous occupe, il ne trouble en rien la gestation. Mrs D. prendra ce remède matin et soir.

Son alimentation comprendra des substances albumineuses et des fruits. Les graisses, la pâtisserie, seraient de vrais poisons ainsi que le café et les bières de différentes espèces. La malade prendra chaque jour l'exercice en plein air, et aura soin d'éviter les agitations et les angoisses morales.

Regime. Exercice intellectuel et physique.

Prolapsus utérin avec ulcération superficielle du col.

Observation. — Mrs..., vingt-quatre ans, a été réglée à douze ans et est malade depuis ce temps. Les menstrues sont irrégulières, se montrent tantôt toutes les trois, tantôt toutes les quatre semaines et exceptionnellement au bout de cinq semaines seulement. Pendant les époques, Mrs... ressent particulièrement une douleur sourde et tensive aux environs et en avant de la cuisse gauche, et des tiraillements en travers des lombes. L'écoulement dure habituellement trois jours et est normal en quantité et en qualité.

Pendant l'intervalle des règles, Mrs... se plaint d'une sensation de pesanteur dans le bassin. Il y a grande faiblesse en arrière, dans les régions lombaire et sacrée. La station verticale prolongée et la promenade, même courte, fatiguent excessivement et très-rapidement la malade. Dans ses moments de lassitude, elle éprouve une sensation particulière dans la région lombaire « comme si une portion considérable de la colonne vertébrale, de six pouces de long à peu près, lui avait été enlevée. » A cela succède une faiblesse et quelquefois une réelle syncope. D'autres fois, quand elle se trouve au milieu d'une nombreuse assemblée, au concert ou à l'église, par exemple, Mrs. croit qu'elle va suffoquer. Les sensations anormales le long du dos peuvent quelquefois revenir sans cause apparente ou prémonitoire. Elle se sent alors pour ainsi dire entraînée « à tomber sur ses genoux ». A ce moment, les membres inférieurs sont engourdis, insensibles, à moitié paralysés ; mais les genoux sont surtout faibles et sans forces.

Autre symptôme noté par la malade : c'est une sensation de fraîcheur siégeant sur le sommet de la tête, qui, lorsqu'elle avale une boisson chaude ou froide, est, chose curieuse, remplacée par un fourmillement sous-cutané. Ce symptôme est si marqué que Mrs... a insensiblement pris l'habitude pour l'amoindrir de poser sa main sur la tête toutes les fois qu'elle porte un liquide à sa bouche.

Depuis un certain nombre d'années, qu'elle ne peut préciser, elle a de la leucorrhée. L'écoulement est habituellement plus abondant avant les règles, mais s'arrête pendant leur cours. Elle nous dit qu'il est « catarrhal », crémeux, onctueux et nullement irritant.

Au toucher, on trouve l'utérus en prolapsus avec un col sensible et tuméfié. Dans la station verticale, la lèvre antérieure repose sur la paroi vaginale postérieure, directement au-dessus du périnée. Le spéculum fait voir un ulcère large, suppurant, irrégulier qui du museau de tanche s'étend sur une portion considérable de la lèvre antérieure du col.

Il n'est pas rare que les déviations utérines datent de la puberté. Elles accompagnent de préférence les menstruations trop précoces ou trop tardives. Nous savons que notre malade a été réglée à douze ans. En pareille occurrence, les ovaires et l'appareil de la génération sont obligés à de plus considérables efforts pour l'établissement de cette importante fonction. La déhiscence, le transport et la parturition de l'ovule, chez quelques sujets, constituent presque un accouchement et quelles que soient les parties affectées, les conséquences qui en résultent pour l'utérus sont analogues à celles de la parturition chez les femmes plus âgées. Dans le cas qui nous occupe, l'afflux du sang aux organes internes de la génération, l'augmentation du poids de la matrice, la dilatation et le relâchement indispensables du col et du vagin, les efforts de contraction de l'utérus pour expulser son contenu sont précisément les conditions qui prédisposent aux déplacements et aux chutes après un avortement ou un travail à terme.

Déviations utérines coïncidant avec la puberté.

Les irrégularités de la menstruation peuvent être une cause ou une conséquence des déviations utérines et, dans une forme ou dans une autre, on les rencontre fort souvent de compagnie. Il est rare de trouver un cas chronique de prolapsus ou de rétroversion, dans lequel les règles ne soient pas plus ou moins irrégulières au point de vue de leur nature et de leur périodicité. Cet état de choses est évidemment dû à un dérangement de la circulation locale intra-pelvienne. L'utérus est devenu le siége d'un engorgement veineux. L'augmentation de son poids l'a fait descendre et presser sur les appareils destinés à le soutenir, au point de les faire fléchir et de permettre son déplacement. Les ligaments utérins n'offrent en effet pas de résistance sérieuse à une matrice trop pesante. Un apport indû ou inusuel de sang à cet organe, ou la torpeur de la circulation, affaiblissent ces supports et les rendent plus faciles à céder.

Irrégularités menstruelles cause de prolapsus utérin.

De là, aussi, les fréquentes complications des déplacements utérins par des désordres chroniques de la digestion. La connexion entre les systèmes veineux de l'utérus et du foie, que je vous ai exposée à propos de l'observation précédente, est significative. Il y a peu d'exemples de prolapsus qui ne soient pas accompagnés d'hémorrhoïdes, de chute du rectum ou d'une constipation plus ou moins invétérée.

Déviations utérines et désordres gastriques.

Les douleurs lombaires et sacrées sont incidentes à la plupart des cas de prolapsus et d'ulcérations de la matrice. Mais la nature et le degré de ces douleurs varient suivant les circonstances. Comme règle, elles sont plus aiguës et plus gênantes chez les femmes hystériques et délicates.

Douleurs sacro-lombaires.

Chez celles qui présentent une organisation et un tempérament différents, qui sont plus robustes et énergiques, il y a quelquefois une remarquable tolérance à l'endroit des déplacements, qui peuvent persister pendant des années sans provoquer ni grande souffrance dans les lombes ni d'autre douleur d'une espèce particulière. Mais ces cas sont exceptionnels.

Dans le prolapsus les douleurs sacrées et lombaires sont provoquées et aggravées par la station verticale, l'équitation, la marche et quelquefois par le brusque passage de la position couchée à la station verticale. Le dos est très-faible et semble parfois brisé en deux. Plus le cas est chronique, plus la souffrance est grande, surtout si la malade a en même temps de la leucorrhée, une menstruation irrégulière ou une ulcération du col utérin. Car, indépendamment de la chute de la matrice, ces différentes maladies sont presque toujours accompagnées de symptômes similaires. Cette pauvre femme les présente tous et il n'est nullement étrange de voir se développer ce cortége symptomatique.

Prolapsus et paralysie.

La matrice en se portant en bas, et en pressant directement sur les nerfs sacrés antérieurs et aussi sur les ganglions utéro-cervicaux du sympathique, nous fait comprendre la paraplégie soudaine, partielle et temporaire ou l'engourdissement des membres inférieurs. La malade tombe irrésistiblement sur ses genoux; mais cette faiblesse ou semi-paralysie est limitée. Le courant nerveux entre les parties affectées et le centre nerveux est interrompu, et vous saisissez les conséquences de ce fait. Le repos, dans le décubitus horizontal, en permettant à l'utérus de se redresser et de se relever, laissera de nouveau circuler le courant nerveux.

Complications hystériques.

Les mêmes raisons physiologiques expliquent cette sensation étrange « d'enlèvement d'une portion de la colonne vertébrale », les faiblesses, les syncopes et les symptômes excentriques qui sont rapportés au sommet de la tête. Grâce au fréquent retour de ce déplacement, le système nerveux a acquis une prédisposition aux complications hystériques. L'aggravation de souffrance par les boissons chaudes ou froides, avec un fourmillement sous le cuir chevelu, aussi bien que les sensations d'étouffement au milieu d'assemblées un peu nombreuses, perdent ainsi leur apparence mystérieuse. Le soulagement que procure la pression sur le sommet de la tête prouve que la sensation particulière, perçue en cette région, est purement nerveuse.

Réalité des symptômes nerveux.

Laissez-moi néanmoins vous rappeler que ces symptômes, bien que nous les appelions « nerveux », n'en sont pas moins réels, et que nous les qualifions ainsi parce qu'à l'aide de notre connaissance des phénomènes réflexes nous sommes à même de nous rendre compte de leur existence. A la vérité, cette pauvre femme a plus souffert de ces sensations étranges de la tête que de ses douleurs lombaires et iliaques, ou de sa paralysie passagère ou de tout autre symptôme. Car, bien que l'élément exagération entre pour une forte part dans les constitutions hystériques, nous ne pouvons mettre en doute que ces personnes, avec un pareil tempérament, ne soient douées d'une réceptivité excessive pour les douleurs et les maladies et qu'en réalité, elles souffrent plus que d'autres placées dans des conditions extérieures identiques.

Symptômes et maladies.

Mais ce cas offre encore d'autres complications. Quelques auteurs vous diront que le prolapsus, la leucorrhée et les ulcérations utérines, ainsi que la toux ou la diarrhée, sont plutôt des symptômes que des désordres essentiels. En général, cette assertion est correcte ; mais si symptômes il y a, il faut autant que possible remonter à leur origine, afin d'en découvrir la signification et le traitement. Ils peuvent avoir suivi un ordre d'évolution, qu'il importe beaucoup au médecin de connaître.

Leucorrhée et ulcération consécutives à un prolapsus.

Notre malade est atteinte d'un prolapsus chronique qui, selon toutes les probabilités, tire son origine des causes déjà nommées. A la suite et en raison de ce déplacement, elle a aussi eu de la leucorrhée et de l'ulcération utérines. Laquelle de ces deux affections contingentes a précédé l'autre? Nous l'ignorons. Rien n'est plus commun qu'un écoulement leucorrhéique de nature catarrhale accompagnant la forme la plus légère et la plus passagère de prolapsus utérin. L'écoulement dépend ici d'un désordre glandulaire, sans altération anatomique. Il n'y a pas nécessairement dans ces cas, en général, d'ulcération.

Ulcération par abrasion.

Mais, avec une déviation permanente, surtout si l'utérus, en appuyant sur le périnée, vient à frotter contre la paroi vaginale postérieure, il est certain que tôt ou tard l'épithélium de la surface se dénudera. Cette cause mécanique peut produire et entretenir une ulcération superficielle du col utérin, ou du vagin, ou de ces deux parties simultanément. Comme les tissus profonds sont entrepris par la lésion, il se produit un écoulement plus ou moins abondant et, pour l'avenir, la leucorrhée sera sous l'entière dépendance de l'ulcération.

Ulcération sans inflammation.

On croit généralement, mais à tort, selon moi, que toutes les ulcérations utérines proviennent d'un processus inflammatoire. L'inflammation met toujours en danger la nutrition propre de l'organe ou du tissu auquel elle s'attaque et devient surtout redoutable par ce seul fait. Mais il y a bien des troubles nutritifs et quelques-uns des plus sérieux, qui ne sont, en aucune manière, liés à un processns inflammatoire.

Il est probable qu'un grand nombre d'ulcérations utérines débutent par une simple abrasion de la muqueuse et, parmi les causes efficientes, nous citerons : les pessaires mal mis et de mauvaise confection, le manque de soin dans l'emploi de l'irrigateur, l'abus du coït et de l'équitation, le traumatisme du col utérin, pendant l'accouchement, l'usage l'injections intempestives après un rapport sexuel ou pendant les règles, le contact d'un écoulement corrosif provenant du col ou d'un sperme altéré, les frottements de l'utérus déplacé.

Causes d'abrasion utérine.

L'ulcération superficielle du museau de tanche, consécutive à l'abrasion de son épithélium, diffère des autres ulcérations utérines, parce qu'elle consiste essentiellement en une réparation défectueuse de l'épiderme, et non en une métamorphose régressive des tissus sous-jacents.

Nature de l'ulcération par abrasion.

Traitement. — Le traitement médical d'un cas comme celui qui nous occupe est loin d'être aisé à déterminer, et il faut bien débuter ou sinon nous échouerons. C'est une folie que de tenter la cure d'une leucorrhée sans avoir au préalable reconnu ou traité l'ulcération du museau de tanche, aussi bien que c'en est une autre que de vouloir guérir cette lésion, sans s'occuper du déplacement de l'utérus. Ce serait aussi une folie que de vouloir élever à la dignité de symptômes caractéristiques, qu'ils ne méritent nullement, quelques-uns des symptômes incidents, étranges, hystériques accusés par notre malade et de perdre notre temps à chercher leur guérison.

Réflexions therapeutiques.

C'est une règle de thérapeutique que les symptômes d'une affection chronique et compliquée doivent disparaître dans un ordre inverse à celui de leur manifestation. Mais cette règle comporte bien des exceptions dans le traitement des affections utérines, et, par ignorance de ce fait, on a souvent commis les plus colossales bévues.

Règle à déduire de l'ordre de succession des symptômes.

La première indication est de tenir cette femme aussi tranquille que possible. Elle n'a pas besoin de rester couchée tout le temps, mais elle doit s'étendre sur le côté ou sur le dos. Si cela est nécessaire, elle doit garder cette position pendant des semaines et même pendant des mois ; car vous ne guérirez pas ces cas aussi promptement que veulent bien le dire certains enthousiastes. La marche, la station verticale ou assise, aggravent les souffrances de notre malade qui doit en conséquence garder le repos.

Traitement par la position.

Elle doit laisser de côté les courses dans les magasins ou à l'église, le travail de la machine à coudre, et, si elle était tout à fait sous mes ordres, je lui interdirais de se coiffer elle-même afin de lui éviter l'un des exercices les plus pénibles et les plus nuisibles pour les femmes atteintes d'affections utérines. Elle devra aussi porter des vêtements très-larges de ceinture.

Contre-indication des pessaires.

Quels que soient la nature et le degré du déplacement utérin, si le museau de tanche est dénudé ou ulcéré, il est mauvais d'appliquer n'importe quel pessaire ; car, par la pression qu'ils exercent sur la surface abrasée, par le simple contact même, ces instruments provoquent de sérieux dommages et on a vu, sous leur influence, les douleurs s'aggraver, la lésion du col s'étendre, les phénomènes réflexes se multiplier et le flux leucorrhéique augmenter. Le maintien de la patiente dans une position convenable remplace avantageusement et sans danger tous les expédients de cette catégorie. (*La malade quitte la salle.*)

Prohibition des rapports sexuels.

Maintenant que cette femme s'est retirée, je vais parler d'une autre nécessité du traitement, c'est-à-dire de la suppression des rapports conjugaux, qui quelquefois s'opposent presque absolument à la guérison. L'éloignement du mari empêchera un afflux absolument inutile du sang aux organes génitaux internes, afflux qui résulte de tout rapprochement sexuel et qui ne sert qu'à maintenir la matrice dans ses condition et situation anormales. Si, par ignorance ou négligence, nous permettons à cette cause d'agir, nous nous épuiserons en vains efforts.

Mode d'action des caustiques, etc., dans certains cas.

Je ne doute nullement que la merveilleuse efficacité des escarrotiques dans le traitement des ulcérations utérines tient surtout à l'interruption des rapports conjugaux qu'ils imposent. Je crois que souvent les caustiques sont moins dangereux que le coït. On peut dire la même chose de cures analogues qu'on attribue au traitement par l'eau froide, suivi dans des établissements d'hydrothérapie. Sans vouloir discuter ici la valeur de ce mode de traitement, on peut cependant penser que l'absence obligatoire du mari a plus d'effet utile que les bains et autres remèdes concurremment prescrits.

Applications locales de *Calendula.*

Le meilleur topique pour un ulcère simple et suppurant du museau de tanche est, à mon avis, un mélange de teinture-mère de *Calendula* (un drachme) avec de la glycérine et de l'eau distillée (de chaque, deux onces). On met une cuillerée à café de la solution, par injection vaginale, dans la quantité voulue d'eau tiède. L'injection doit être gardée aussi longtemps que possible et peut être répétée une ou deux fois par jour. *Calendula* non-seulement sèche d'une façon très-douce la surface dénudée, mais elle diminue aussi le gonflement et la sensibilité du col, qui sont si prononcés dans le cas en discussion. Il n'est pas rare, du reste, de la voir à elle seule arrêter la leucorrhée.

On peut aussi appliquer, à l'aide d'un tampon de coton, un mélange à parties égales de glycérine et d'eau pure. Si vous le jugez bon, il n'y a pas d'objection à l'addition de quelques gouttes d'*Hydrastis*. J'ai quelquefois fait fondre du cérat simple que je portais directement au bout d'un pinceau sur le col dénudé, au travers d'un spéculum. Je me suis aussi très-bien trouvé, dans ma pratique privée, des applications sur le museau de tanche, faites de la même façon, avec le collodion riciné préconisé par M. Latour pour le traitement des maladies par l'isolement.

Autres topiques.

Les remèdes internes, les mieux appropriés au cas présent, sont la noix vomique et le carbonate de chaux. Inutile de vous donner le détail de leurs indications respectives. Si vous voulez étudier attentivement leurs symptômes, sans tenir compte de ceux purement subjectifs et incidents, vous approuverez ma prescription. Je fais prendre, pour une période limitée, *Nux vom.* le soir et *Calcar. carb.* le matin. Nous reverrons cette femme et nous entendrons son rapport à la fin de cette semaine.

Prurit de la vulve.

Observation. — Mrs..., femme d'une belle apparence, mère de trois enfants dont le dernier a trois mois. Elle fut prise, il y a deux mois, d'une démangeaison siégeant aux parties génitales externes, et qui, à certains moments, s'exaspère au point de mettre sa raison en danger. Cette démangeaison est pire la nuit et quand la journée a été très-fatigante. Il y a une sécrétion muqueuse vaginale parfois très-abondante, mais plutôt rare, et qui se sèche rapidement à l'air sous forme d'écailles, se détachant facilement par le frottement. La miction est quelquefois suivie d'une sensation chaude et brûlante qui semble plutôt venir de la vulve que de l'urèthre. Le coït est douloureux et amène un écoulement vulvo-vaginal un peu rougeâtre. Cette personne a déjà souffert de cette façon en nourrissant ses deux premiers enfants, et, même, avec le second, le prurit a duré plus d'un an. Mrs... a la peau nette et, à sa connaissance, elle n'a jamais eu d'éruptions. Son dernier baby est bien portant et exclusivement nourri au sein.

Cette forme de prurigo dépend habituellement d'une inflammation de quelque portion de la muqueuse vaginale. Elle est incidente à la forme purulente et à la forme folliculaire de la vulvite, dont le prurit est le plus désolant symptôme. Parmi ses causes excitantes, il faut citer la malpropreté, des sécrétions vaginales corrosives (leucorrhée, cancer utérin, etc.), la masturbation, la gonorrhée, la syphilis, les excroissances et végéta-

Causes variées.

tions, les ascarides et les indigestions, le diabète et l'usage de boissons alcooliques et d'une nourriture fortement épicée. Ou bien, ce prurit se développe pendant la lactation, et ne cesse qu'avec le sevrage. Chez les petites filles, il peut accompagner les exanthèmes et disparaître avec eux. Chez les femmes, il alterne quelquefois avec une éruption chronique, à laquelle elles ont été sujettes. Chez les personnes très-nerveuses, il peut provenir d'une simple hyperesthésie de la membrane muqueuse. Il peut y avoir une ulcération aphtheuse, ou une éruption, soit eczémateuse, soit herpétique, ou encore un simple éraillement de la muqueuse au niveau de sa jonction avec la peau. Il n'est pas rare que la surface s'enflamme au point que le mucus qu'elle sécrète se sèche sur les parties et cause une démangeaison si intolérable que, sans tenir compte de l'endroit où elle se trouve ni des personnes qui l'entourent, la malade ne peut s'empêcher de se frotter et de se gratter. Une autre cause de cette pénible affection peut, en certains cas, se trouver dans une maladie du col utérin. Quelques attaques de prurit des parties sexuelles ont été attribuées à l'état variqueux des veines du vagin. D'autres relèvent de la présence d'un parasite particulier (*pediculus pubis*) ou de l'acarus de la gale (*acarus scabiei*) se développant dans la région poilue du mont de Vénus.

Le docteur Meigs rapporte le cas suivant (1) :

Trichiasis cause de prurit. Observation.

« Je fus consulté pour une demoiselle d'une vingtaine d'années qui souffrait d'un intolérable prurit et d'un malaise vulvaire. Son médecin lui avait, en vain, prescrit nombre de remèdes. Il avait examiné les parties génitales et n'avait pu découvrir la cause de la maladie qui ne céda, ni aux applications de nitrate d'argent, ni à d'autres traitements. Ayant été appelé à donner mon avis, je fus très-étonné de voir que nous avions affaire à un trichiasis vulvaire authentique. Les poils qui couvrent la peau et sont en général éloignés de l'épithélium vulvaire, avaient envahi cette région et s'étaient implantés sur les bords même de la muqueuse des deux grandes lèvres. Ils étaient raides comme des cils et dirigés en dedans. C'était le chatouillement et la piqûre des pointes de ces poils qui causaient la maladie. Il suffit, pour la faire disparaître, d'épiler les parties avec une pince. »

Histoire clinique.

Cette sensation de démangeaison, de brûlure, de piqûre, quelle qu'elle puisse être, n'est pas toujours constante et peut offrir des intermittences. Elle peut être aggravée par l'exercice, la fatigue, l'élévation de la température, le voisinage d'un feu vif, la chaleur du lit, les émotions morales, l'exci-

(1) *Woman, Her Diseases and Remedies*, etc. Philad., 1859, p. 96.

tation de la passion, la mixtion, etc. Elle peut empirer le soir ou pendant la nuit et troubler ainsi le repos et le sommeil. Quelquefois, la patiente est obligée de quitter le lit et de se promener dans sa chambre, afin de se procurer un peu de calme. Cette affection la rend nerveuse, malheureuse, acariâtre et réellement malade. Il y a des paroxysmes qui la rendent tout à fait folle, qui peuvent parfois provoquer un spasme local sous forme de vaginisme, ou, en se généralisant, une crise hystérique. Dans la forme la plus bénigne, la surface cutanée des grandes lèvres est le siége de fourmillements, de frétillements qui mettent la femme à la torture. Dans ce cas, elle soutiendra que des multitudes d'insectes se promènent sur ses parties sexuelles. Quand la muqueuse qui recouvre le clitoris devient le siége de la démangeaison, on voit se développer de la nymphomanie.

Écorchures et lésions provoquées par la malade.

Le soulagement que se procurent les pauvres victimes de cette affection en frottant et en grattant leurs parties, n'est en réalité que passager, et il leur est cependant impossible de résister à la tentation. Elles peuvent ainsi endommager sérieusement à la fois la surface et les parties molles subjacentes. S'il y a une éruption, les vésicules sont rompues et les ongles peuvent alors provoquer une dénudation et des ulcérations. Quelquefois la sensation de chaleur dans les parties affectées est même pire que la démangeaison.

Accès précédant les règles.

Chez quelques femmes, l'attaque précède les règles. L'afflux physiologique du sang aux viscères pelviens et l'état d'irritation des glandes et nerfs vagino-vulvaires, qui se montrent alors, semblent suffire à expliquer le fait. Ces personnes deviennent excessivement nerveuses et souffrent considérablement à chaque époque. Elles sont, pendant des heures, sur le point d'avoir des accès d'hystérie; elles sont quinteuses, capricieuses, découragées et même complétement démoralisées. Quand l'écoulement s'établit, la crise passe vite et le prurit peut ne plus se montrer de tout le mois. Dans de pareils cas, une leucorrhée abondante vient souvent s'ajouter au flux menstruel. Les formes les plus rebelles de dysménorrhée spasmodique et névralgique peuvent être attribuées à cette espèce de prurit. Quelquefois, le prurit se fait sentir pendant quelques nuits, après la fin de l'écoulement, à chaque période; ou bien il peut être dû à la suppression des règles et constitue alors le prurigo latent d'Alibert. La prédisposition à cette désolante maladie semble accroître avec l'âge. Elle n'est pas rare à l'âge critique et nombre de femmes en souffrent plus ou moins vers le temps de la disparition de leurs règles.

Prurit accompagné de dysménorrhée et d'aménorrhée.

Prurit à la ménopause.

La démangeaison des parties génitales est aussi une des contingences de la grossesse. Elle apparaît plus communément après qu'avant le troisième mois, et peut ou provoquer l'avortement ou persister jusqu'à la délivrance. Quelques femmes en sont atteintes à toutes leurs grossesses. Voici une observation remarquable de prurit local et général, chez une femme enceinte, publiée par M. Maslieurat-Lagémard (1) :

Prurit pendant la grossesse.

Observation. — « Madame D., âgée de trente-deux ans, est petite, mince, d'un tempérament nerveux. Elle est habituellement bien portante et bien réglée ; elle est blonde, elle a la peau blanche et très-belle, et sur aucune de ses parties, elle n'a jamais remarqué la plus légère éruption.

Elle est devenue enceinte pour la première fois à l'âge de vingt et un ans. Cette grossesse, comme toutes celles qui ont suivi, s'annonça par la cessation des menstrues, par du malaise, du dégoût, des envies de vomir, des vomissements rares. Tous ces légers accidents, qui le plus souvent sont inhérents à la grossesse, se dissipèrent promptement, et au bout de six semaines à deux mois, madame D. mangea et se porta aussi bien qu'elle l'avait fait jusqu'alors.

Elle ne s'apercevait pour ainsi dire pas de sa grossesse, lorsqu'au sixième mois, et sans aucune cause appréciable, elle commença à éprouver des démangeaisons assez vives qui se manifestèrent presque instantanément sur toute l'étendue de la peau : les jambes, les cuisses, les parties génitales, tout le tronc, le cou, la face, le cuir chevelu, les membres supérieurs, rien n'y fut soustrait, si ce n'est toutefois la paume des mains ; peu à peu ces démangeaisons devinrent de plus en plus vives et sur toutes les parties en même temps. Vers le huitième mois, elles duraient alors depuis six ou sept semaines, elles se manifestèrent dans la paume des mains et en même temps sur les parois abdominales, mais avec une intensité telle que madame D. exerçait des frottements assez forts pour se déchirer la peau. Ces frottements involontaires des mains sur le ventre, parties les plus douloureuses, furent poussées au point qu'ils déterminèrent un accouchement prématuré qui eut lieu à huit mois, huit jours environ après que les démangeaisons eussent envahi la paume des mains.

L'enfant était mort. »

L'auteur ajoute que le même fait se reproduisit à chacune des six grossesses de cette femme.

Les maladies qui siégent aux environs et à l'intérieur du col utérin s'accompagnent quelquefois d'un prurit invétéré, qui peut durer des années et défie toutes les ressources ordinaires de la thérapeutique. Il peut être dû à une simple induration ou ulcération du col, à de l'endo-métrite, à des hydatides ou à des productions polypeuses ou fibreuses. Une

Coïncidence de maladies utérines.

(1) *Gazette médicale*, 15 mars 1848, p. 204.

forme très-pénible est due au contact de matières irritantes fournies par des excroissances végétatives ; et quelques auteurs croient que le prurit de la vulve est, dans des circonstances particulières, un signe précurseur du cancer utérin à son premier stage (?). Dans d'autres cas, la maladie utérine est causée par une extension de l'inflammation, concomitante du prurit, de la vulve à la cavité utérine.

Comme dans ce cas, cette affection peut tourmenter la femme, seulement pendant le temps qu'elle nourrira. En pareille occurrence, le sevrage est un remède aussi prompt que certain et agit comme l'avortement dans l'exemple cité plus haut.

Terminaison par le sevrage.

Le vrai danger du prurit vulvaire est sa permanence qui, à la fin, épuise tellement l'énergie nerveuse de la patiente que celle-ci devient une proie facile pour les maladies organiques. Les cas invétérés ont une tendance à s'accompagner de désordres digestifs de la plus sérieuse nature. Le pronostic varie en conséquence avec l'histoire clinique, l'étiologie, les complications et la durée de l'affection aussi bien qu'avec le tempérament, l'âge de la malade, les désordres constitutionnels, s'il en existe chez elle, et sa vigueur primitive.

Pronostic.

Traitement. — Il est local et général. Il serait cruel de refuser à notre malade des palliatifs qui pourront tempérer ses souffrances, sans arrêter la marche du traitement. Et, comme ces moyens topiques doivent varier suivant les cas, il faut en faire ample provision.

Et d'abord citons la propreté, qu'on assurera à l'aide de fréquents lavages au savon de Castille, ou aux savons de miel ou de goudron. La malade s'appliquera fréquemment des compresses de vieille toile douce, trempées, à son gré, dans de l'eau froide ou chaude. On peut employer de même l'eau de son, qui sert aussi en injections. S'il y a une éruption vésiculaire, avec une surface dénudée, ou si la brûlure de l'urèthre et la dysurie sont prononcées, la teinture de cantharides, mélangée à l'eau ou à la glycérine, sera appliquée en compresses sur la vulve. *Urtica urens* est appropriée aux formes érythémateuses avec teinte écarlate de la muqueuse et aux brûlures et aux piqûres d'aiguilles qu'accuse la malade.

Applications locales.

Si l'ulcération est aphtheuse, n'oubliez pas le borax ordinaire et *Hydrastis*, qui sont, dans ces cas, d'excellents palliatifs. Il y a aussi les émulsions d'huile d'olive et d'eau de soude. Ou bien on introduit dans le vagin de la charpie trempée dans de l'huile d'amandes douces. Colombat recommande une lotion composée d'une cuillerée à café d'eau de Cologne pour une tasse d'eau chaude. Lisfranc préfère un mélange d'amidon, cinq parties, et camphre, une partie, qu'on applique une fois par jour sur la partie enflammée, préalablement lavée. Scanzon vante un liniment composé de chloroforme, deux parties, et huile d'amandes, trente; Hewitt préfère une partie de l'un contre six de l'autre. Dans des cas extrêmes, d'autres prescrivent un mélange de cérat et de chloroforme. On peut, exceptionnellement, recourir aux pulvérisations de rhigolène, d'éther ou de chloroforme.

Si l'inflammation locale est considérable, je prescris des cataplasmes d'écorce d'ormeau moulue ou de farine de graine de lin. Si le cas est chronique et rebelle, surtout s'il y a de la syphilis, on peut badigeonner les parties avec une solution de nitrate d'argent (un grain par once d'eau distillée). Si la maladie est invétérée, les acides chromique et cyanhydrique sont recommandés et utiles.

Vulvites syphilitiques ou autres.

Si le prurit est dû à des poux, on oindra les parties génitales externes avec un onguent au nitrate jaune de mercure. Une infusion de tabac détruit aussi le parasite. S'il y a trichiasis de la vulve, rappelez-vous le traitement du Dr Meigs. Contre les ascarides qui se logent dans le rectum ou le vagin, ou dans ces deux conduits, il y a les injections d'eau salée, d'huile d'olive, les décoctions d'ail, etc.

Poux du pubis. Ascarides.

Le calme et l'air pur ont une heureuse influence. Les rapports conjugaux doivent être généralement, mais non pas toujours, défendus. On doit prescrire un régime convenable, nullement excitant et interdire toute boisson alcoolique.

Repos, régime, etc.

Je ne veux pas vous retenir plus longtemps sur les indications spéciales des remèdes internes. Qu'il vous suffise de savoir que la plus grande importance s'attache à la cause spéciale et à l'histoire individuelle de chaque cas que vous aurez à soigner. Il n'y a pas plus de spécifique pour cette affection qu'il n'y en a pour l'hystérie. *Natrum muriaticum*, *Sepia*, *Silicea*, *Camphor.*, *Arsenic.*, *Calcar. carbon.*, *Conium*, *Mercurius* et les différents acides sont le plus fréquemment prescrits.

Médication interne.

LEÇON NEUVIÈME

Névralgie ovarique.

MESSIEURS,

Un auteur de renom a voulu, à tout prix, faire du stroma ovarique le centre sexuel de l'organisme féminin. Que cette théorie soit vraie ou fausse, il n'en est pas moins certain que ce tissu spongieux est érectile et par conséquent sujet aux révolutions les plus extrêmes, grâce à sa circulation et à son innervation. Les ovaires sont, en effet, amplement fournis de nerfs et de vaisseaux. C'est là une condition indispensable de leur activité fonctionnelle qui, comme cela se passe dans tous les organes délicats, est passible de nombreux troubles dépendant d'un dérangement dans son stimulus nerveux ou dans son apport nutritif.

A l'état de santé, les ovaires sont insensibles. Enveloppés de leur capsule fibreuse (tunique albuginée) ils flottent à l'abri de tout dommage. Mais, sous l'empire d'une excitation particulière ou périodique du système de la génération, comme le coït, la menstruation, la grossesse ou l'accouchement, ils sont sujets à s'irriter, à se congestionner, à s'enflammer et à devenir le siége de vives douleurs névralgiques. Et comme « les femmes sont toujours en train d'attendre, d'avoir, ou d'avoir eu leurs règles, comme l'utérus est rempli, ou va se remplir, ou vient de se vider, ces organes n'ont pour ainsi dire pas un instant de repos. » De là, la fréquence des maladies ovariques, dont l'une des plus intéressantes et des plus pénibles va nous fournir le sujet de notre conférence.

Irritation de l'ovaire. Prédispositions particulières.

Étiologie. — La diathèse névralgique prédispose le plus activement à l'ovaralgie. Les femmes sujettes aux névralgies de la face, des dents, de la tête ou de n'importe quelle partie, souffrent quelquefois beaucoup de cette affection. Chez ces personnes, si quelque chose cloche dans la région pelvienne, la douleur revêt aisément le caractère d'une névralgie et, alors, le rectum, l'utérus, le col de la vessie ou les ovaires offrent un terrain tout préparé.

Diathèse névralgique.

Chez ces personnes aussi, les désordres douloureux peuvent tenir à une faiblesse congénitale, ou résulter des habitudes qu'elles ont prises, ou du milieu qui les entoure. Nous trouvons des exemples de ce genre parmi les couturières, dont l'existence est si pénible et qui, ne vivant que de thé, ont une nourriture insuffisamment réparatrice aussi bien que chez les femmes qui se minent à force d'excitation, aux dépens de leur bonheur et de leur santé générale. Presque invariablement ces personnes sont anémiques ou chlorotiques.

Diathèse rhumatismale.

La prédisposition névralgique peut se compliquer de diathèse rhumatismale. J'ai traité différentes malades pour des névralgies des organes pelviens, chez qui la douleur était directement imputable à une métastase. Mon observation personnelle me conduit à conclure que les filles de pères rhumatisants, surtout si ceux-ci ont été d'habitudes peu régulières, sont des sujets tout indiqués pour cette complication. L'élément rhumatismal peut être masqué, mais certainement il modifie la nature de l'attaque et ne doit jamais être négligé.

Diathèse hystérique.

Il en est de même de l'hystérie. Peu d'hystériques sont exemptes de névralgies. C'est, à la vérité, une des nombreuses particularités de l'hystérie, que les causes les plus légères atteignent les filaments nerveux et développent la souffrance. Une congestion locale, temporaire, incidente et limitée, insignifiante chez d'autres femmes, provoque quelquefois chez les hystériques d'extrêmes douleurs d'un caractère névralgique. Il est positif que ces malades sont portées à exagérer leurs souffrances, mais néanmoins il est constant que, chez elles, les filaments nerveux périphériques subissent particulièrement l'influence des agents douloureux.

Excitation sexuelle.

L'excitation de l'appareil génital à laquelle est sujette cette catégorie de malades est une source féconde de névralgies ovariques. Des rapports trop fréquents ou frauduleux, des désirs non assouvis, un trouble menstruel, les émotions du bal, du théâtre, du roman à la mode, de la société et de ses obligations, trop de négligence ou trop de préoccupation dans la conduite de la vie, l'abandon des soins du ménage peuvent déterminer sur les organes pelviens et les ovaires en particulier un afflux sanguin, qui donnera naissance à cette forme de névralgie.

Maladies organiques de l'utérus et des ovaires.

On peut dire la même chose des déplacements utérins, des maladies organiques de la matrice et des ovaires, de la grossesse et de l'accouchement. Ou bien il faut rechercher l'origine dans une commotion nerveuse, une contusion ou une chûte, les longues courses à pied ou à cheval, dans les efforts pour sauter ou chanter ou faire marcher une machine à coudre ou encore dans l'habitude, la plus dangereuse que puisse avoir une femme atteinte d'une maladie quelconque des organes intrapelviens, de se coiffer elle-même.

Histoire clinique. — Le début est brusque et sans cause prémonitoire ou apparente. La femme peut être prise en se promenant ou en se mettant au lit, en montant en voiture, en éternuant ou en riant, ou bien encore après un rapport sexuel.

Début.

La douleur est aiguë, paroxystique et, au rebours des autres névralgies, s'aggrave à la pression et au toucher légers ou forts. D'après Churchill, elle serait généralement plus intense que celle de l'ovarite. Elle s'attaque rarement aux deux ovaires à la fois, mais alterne souvent. Elle est soudaine, violente, déchirante, perçante, crampoïde et peut forcer la malade à ployer le corps du côté affecté; elle peut s'accompagner de faiblesses, chutes, vomissements, spasmes hystériques, délire et diurèse. Quelquefois, elle est irradiante et, dans les cas chroniques, ceux coïncidant avec une grossesse par exemple, elle peut s'étendre le long de la cuisse correspondante. Ordinairement, elle est circonscrite et limitée au siége de l'ovaire qui varie, comme vous le savez, suivant les individus et les moments.

Nature et degré de la douleur.

Il n'est pas rare que la malade vous dise qu'il lui semble que quelque chose éclate dans cette région. D'autres fois, elle y ressent une compression, un serrement, un étranglement et, quand elle y appuie le bout de ses doigts, elle croit y trouver un corps solidement attaché. Dans quelques cas, elle ne peut se coucher ou bien il lui est impossible de se tenir debout. La douleur est rémittente, mais ce n'est pas de règle qu'elle disparaisse subitement. Le paroxysme a de la tendance à se reproduire.

Sensations particulières.

Quand l'affection se complique de dysménorrhée, la douleur s'accompagne de nausées et est particulièrement déprimante et épuisante. Rigby dit que, dans ces cas, la douleur est surtout confinée sur un point placé à peu près un pouce au-dessus du ligament de Poupart d'où elle s'étend fréquemment au dos et quelquefois le long de la cuisse. La névralgie ovarique a plus de propension à se manifester avant le début des règles que pendant leur durée. Elle peut revenir si les règles coulent goutte à goutte pour quelques heures ou un jour et, après s'être un peu arrêtées, reprennent alors de plus belle. Cette intermittence de la menstruation est connexe et dépendante d'une névralgie ovarique plus ou moins forte, simple ou double. La névralgie peut provoquer l'irrégularité menstruelle, et *vice versa.*

Complications menstruelles.

Un engorgement de l'ovaire est, sans aucun doute, la source de la souffrance dans cette maladie. L'afflux sanguin gonfle la substance de l'organe, et l'enveloppe fibreuse limitant par sa résistance l'expansion du tissu érectile, ploie celui-ci, le comprime, l'étrangle et provoque inévitablement une intense douleur. Tout ce qui diminuera la congestion abrégera la durée du paroxysme.

Cause de la douleur.

D'anciennes adhérences inflammatoires de l'ovaire et des autres viscères du bassin peuvent, par le déplacement permanent qu'elles entretiennent, être la cause de cette névralgie spasmodique ou congestive. Elles peuvent passer inaperçues et rester inoffensives jusqu'à ce qu'une grossesse vienne à s'établir, et nécessite l'ascension de l'ovaire à côté de la matrice et au-dessus du détroit supérieur. « Si les attaches péritonéales sont peu fortes, elles risquent de se rompre pendant que l'utérus s'élargit; la patiente ressentira de vives douleurs hypogastriques, principalement pendant les second et troisième mois et éprouvera alors des malaises réellement pénibles (1). » Mais si ces adhérences qui, quelquefois, sont renforcées par des bandes fibreuses et des produits d'exsudation qui maintiennent solidement l'ovaire, ne sont pas rompues, les douleurs peuvent ou persister jusqu'au terme ou se résoudre en un avortement.

Adhérences péritonéales.

Diagnostic. — Vous distinguerez l'ovaralgie de l'ovarite à l'absence de frissons, fièvre ou autre symptôme général au début, par la soudaineté de l'attaque, l'intensité de la douleur, qui ne comprend qu'une faible étendue de la surface, par l'acuité et la brièveté des paroxysmes, l'absence de brûlure dans les parties affectées, par la prédisposition que présentent les femmes hystériques et nerveuses, par la nature limitée de la maladie et ses différents modes de terminaison.

Ovarite.

La localisation de la tumeur (dans les cas où l'ovaire est très-gonflé), le genre particulier de la douleur, l'immobilité de la tumeur quand la malade tousse, le tempérament nerveux de celle-ci, et l'impossibilité matérielle du taxis serviront à distinguer les pires cas d'ovaralgie de toutes les formes d'entérocèle.

Hernie.

Dans la névralgie utérine, la douleur couvre une plus large surface, se montre plus dans la région hypogastrique que dans les régions iliaques, ne passe jamais d'un côté à l'autre de l'abdomen, a un début moins brusque, n'atteint pas un degré aussi élevé d'intensité, suit quelquefois le trajet des

Névralgie utérine.

(1) Tanner, *On the Signs and Diseases of Pregnancy*, Philad., 1868, p. 239.

sciatiques et a moins de tendance à une soudaine disparition que celle de l'ovaralgie.

Pronostic. — Il est généralement favorable. On ne meurt pas plus de névralgie ovarique que d'une autre névralgie. Mais cette affection peut, par sa persistance et sa gravité, produire des maladies de l'utérus ou des ovaires, dont, en fin de compte, les conséquences seront redoutables. Ou bien, par un chemin détourné, elle peut engendrer et perpétuer des désordres dans le cœur, les poumons ou même l'encéphale (grâce aux relations de ces organes et des ovaires) et préparer ainsi les éventualités les plus désastreuses.

Conséquences indirectes.

Il n'est pas toujours prudent de promettre une cure radicale. Les complications rhumatismales et hystériques sont longues et rebelles, aussi bien que celles dues à des irrégularités cataméniales. Dans bien des cas, en somme, il est si difficile de contrôler les habitudes de la malade, de s'occuper de son milieu, des émotions morales ou génitales auxquelles elle est soumise, que nous pouvons espérer seulement lui procurer un soulagement momentané.

Si l'affection se montre pendant la grossesse, elle a un terme fixe et disparaît généralement après la délivrance. Mais si des adhérences ont prévenu l'ascension et le développement de l'utérus gravide, il y a danger d'avortement, qui alors s'ajoute au risque d'une névralgie.

Traitement. — Le traitement préventif est très-important. Il consiste à écarter toute cause d'irritation ou de trouble sexuel, à régler la nature et le degré d'exercice, à changer, au besoin, tout le genre de vie et les habitudes de la malade et à guérir les états morbides qui ont fourni un terrain favorable à cette douloureuse affection. A ce dernier propos, rien n'est plus pratique et plus important qu'un régime et des pratiques hygiéniques propres à améliorer l'état du sang. Dans la névralgie, la nutrition se dérange aisément. Il peut y avoir chlorose ou anémie et l'on comprend qu'avec cela la guérison est impossible. Si nous voulons ramener nos malades à la santé, rétablissons d'abord les conditions indispensables à cet état.

Prophylaxie.

Le lait, sous n'importe quelle forme, est le meilleur restaurateur sanguin propre à cette catégorie de malades. Le blanc d'œuf, la viande maigre, le gibier, la marée, les légumes frais offrent un large choix pour satisfaire à la fois le goût et relever les forces. Le régime doit changer de temps en temps. Si l'appétit manque, il faut le rappeler par l'usage temporaire de la pepsine, qu'on trouve dans toutes les officines, par l'extrait de malt, ou par des boissons faites avec cet extrait et prises en petite quantité.

Régime.

Si la maladie se complique de rhumatisme, il faut éviter les variations atmosphériques et surtout le refroidissement. Une bonne mesure préventive consiste à porter sur le tégument de la flanelle qui fasse plusieurs fois le tour de la région abdominale. Ou bien on peut faire coudre dans les vêtements une feuille d'ouate qu'on portera de la même façon. Les pieds seront toujours chauds et secs, surtout au moment des règles. L'allure erratique du rhumatisme, la facilité de ses métastases sur l'ovaire, doivent vous faire souvenir que les applications révulsives sur le siége d'une inflammation due à cette affection et située en un point éloigné du corps, sont particulièrement hasardeuses chez des femmes dont l'appareil génital se dérange aisément. La même remarque s'adresse à ces onguents qu'on prescrit quelquefois contre une affection cutanée.

Complications rhumatismales.

Pendant le paroxysme, il faut nous occuper de soulager la souffrance aussi promptement et aussi sûrement que possible. Dans toutes les variétés de douleurs aiguës localisées dans les régions utérine ou ovarique, les applications chaudes sont bien plus agréables et adoucissantes que les applications fraîches ou froides. Cela est surtout vrai pour les névralgies intra-pelviennes, sur lesquelles la chaleur semble agir comme un narcotique. L'expédient d'Aran qui consiste, pour soulager l'ovaralgie, à introduire dans le vagin un spéculum rempli de glace pulvérisée, est trop douloureux et peut indirectement être dangereux.

Palliatifs.

Topiques chauds.

Partant de cette donnée clinique que la chaleur est préférable au froid, nous ordonnons sur le siége même de la douleur l'application de flanelles ou de serviettes préalablement trempées dans de l'eau chaude, ou de linges chauffés. Si les souffrances sont d'origine traumatique, on mélangera une partie d'arnica à dix d'eau chaude, pour l'usage externe. S'il y a rhumatisme, on emploiera de la même façon l'aconit ou l'extrait ou la teinture d'*Hamamelis*. On peut aussi injecter dans le rectum ou dans le vagin ces substances unies à de l'eau ou à de la glycérine. Si l'affection est incidente à une dysménorrhée, le bain de siége rendra service.

Expédients locaux.

Quelquefois la douleur se dissipera par l'application d'une forte teinture de racine d'aconit. Ou bien on peut dissoudre un peu de vératrine dans de la glycérine ou la mêler avec du cérat simple et en frotter doucement la partie. Une mixture de chloroforme (une drachme) et d'huile d'olives et de glycérine (une once de chaque) peut être étendue sur le tégument de l'ovaire atteint, ou, bien mieux encore, introduite dans le vagin à l'aide d'un tampon de coton qu'on aura bien soin de munir d'un fil pour pouvoir le retirer aisément et qu'on laissera en place pendant quelques heures. Ce mélange peut aussi servir pour une injection rectale. Vous vous rappellerez qu'en vertu même de la topographie des parties, les lavements soulagent plus facilement et plus promptement les douleurs de l'ovaire gauche.

La douleur dépend exceptionnellement de matières fécales durcies et desséchées qui sont logées dans le rectum et est alors soulagée aussitôt qu'on a vidé ce conduit. Dans les cas très-aigus d'ovaralgie, si l'on a un pulvérisateur sous la main, l'éther appliqué sur la région iliaque est d'un excellent effet. A moins qu'il n'y ait complication de spasmes hystériques, l'anesthésie générale n'est pas nécessaire.

Évacuation des matières fécales.

Je sais que ces expédients et d'autres analogues sont proscrits par quelques médecins, qui prétendent qu'ils sont inutiles et dangereux. Mais c'est mon devoir de vous enseigner et de vous rendre familiers les moyens auxquels vous pouvez avantageusement recourir en cas d'urgence et qui vous sont quelquefois recommandés par des motifs d'humanité. C'est à vous et non à d'autres qu'il appartient de dire quand et combien de fois vous devez les employer.

Le valérianate de zinc est peut-être, de tous les remèdes de l'ovaralgie, celui qui est le plus souvent prescrit. Il semble spécialement adapté au soulagement des différentes formes de névralgies greffées sur une constitution hystérique. Il a en effet quelques rapports directs et curatifs avec les ovaires et, par leur intermédiaire, avec l'ensemble du système nerveux de la femme. Il arrêtera quelquefois net le paroxysme, mais son meilleur effet consiste à en prévenir le retour. On peut le donner à la troisième trituration décimale, de deux à quatre fois par jour. Si la névralgie précède la menstruation, on peut devancer son retour et éloigner ses souffrances par quelques doses de ce remède prises un jour ou deux avant la période.

Valérianate de zinc.

L'atropine est utile au même titre et dans les mêmes cas que la belladone. Dans les accès très-aigus, elle arrête la douleur, calme la perturbation nerveuse et procure le sommeil et le repos. Les cas où elle est le plus fortement indiquée sont ceux où il y a une tendance énergique à la congestion ovarique, aggravation par le bruit et la lumière, dilatation des pupilles et délire; le vaginisme, qui complique quelquefois l'ovaralgie, est aussi un bon signe. Quand le retour des règles est caractérisé par une pression par en bas de l'utérus, comme s'il voulait franchir la sortie de la vulve, et oblige la malade à se coucher pendant quelques jours, quand il y a des paroxysmes incidents de douleur aiguë dans les deux ovaires, ce re-

Atropine.

mède est presque spécifique. On fait dissoudre deux grains de la troisième trituration dans un demi-verre d'eau et la malade prend la solution par cuillerée à café toutes les heures, à trois reprises ou davantage. On peut aussi faire prendre ce remède à sec sur la langue. Chez quelques malades, cependant, il y a une telle susceptibilité qu'il faut remplacer l'atropine par la belladone en hautes ou moyennes atténuations.

Colocynthis s'applique à la névralgie de la région inguinale avec douleurs perforantes, tensives, piquantes dans l'ovaire. Les symptômes rappellent ceux des hernies, il y a contraction de l'estomac, éructations, nausées, pâleur, refroidissement des extrémités et sueur froide. Il y a aussi des coliques qui forcent la malade à se plier en deux.

Colocynthis.

D'autres remèdes à utiliser sont : *Cantharis*, *Coffea*, *Chamomilla*, *Cocculus*, *Cuprum metallicum*, *Ignatia*, *Platina* et *Sepia* dont vous trouverez les indications spéciales dans vos ouvrages de matière médicale.

Le docteur W. H. Holcombe (1) rapporte qu'ayant donné *Naja* pour une maladie organique du cœur, à une malade très-intelligente, femme d'un médecin, cette personne « se plaignit que ce remède renfermait un symptôme complétement nouveau pour elle — une crampe violente dans la région ovarique gauche. » Il ajoute : « J'eus, une semaine plus tard, un cas analogue à soigner et je donnai *Naja* 3. Il y eut soulagement immédiat et depuis j'ai vérifié plusieurs fois la valeur de cet agent. Il n'y a pas un mois que j'avais affaire à une névralgie ovarique congestive — c'est là, pour moi, la meilleure appellation à employer — des plus aiguës et qui avait résisté à *Chamomilla* et *Hyosciamus* 6, que je prescris généralement au début. J'allais donner *Cuprum metallicum* 6, qui est excellent dans ces cas, quand la malade me relata le fait curieux qu'elle avait de violentes palpitations cardiaques, chaque fois qu'éclatait la douleur ovarique. Je donnai *Naja* 3 et les symptômes cardiaques et ovariques disparurent comme par enchantement. »

Muriate d'ammoniaque.

Un médecin de cette ville loue beaucoup le muriate d'ammoniaque, à la troisième trituration décimale.

Ceux d'entre vous qui ont assisté à la dernière réunion de l'Académie de médecine de Chicago, se rappelleront le rapport du Dr Ballard sur un cas très-intéressant de cette maladie. Le sujet était une femme enceinte qui, à sa première grossesse, avait éprouvé des douleurs analogues, dont les vieux moyens

Ignatia.

(1) *United States Medical and Surgical Journal*, v. 1, p. 234.

à la mode n'avaient pu se rendre maîtres. Elle arriva néanmoins à terme, sans sérieux accident. Dans sa seconde grossesse, les mêmes symptômes revinrent et la firent énormément souffrir. Les paroxysmes étaient presque quotidiens et la douleur sautait quelquefois de l'un à l'autre ovaire. La malade était extrêmement nerveuse, avait mal à la tête et tressaillait au plus léger bruit. Le médecin lui prescrivit trois poudres d'*Ignatia* 200, une à prendre chaque nuit. Les accès diminuèrent immédiatement d'intensité et de fréquence. Il y eut entre eux des semaines d'intervalle et la malade arriva à terme sans encombre et avec beaucoup moins de souffrances qu'auparavant.

Cimicifuga racemosa.

Si j'en puis juger par mes observations personnelles, *Cimicifuga* est un bon remède de l'ovaralgie des rhumatisantes. Elle paraît aussi convenir aux femmes de teint, de cheveux et d'yeux foncés et dont les parents ont eu une existence peu sobre. Chez ces dernières elle soulage les attaques concomitantes d'hystérie, la dysménorrhée, les douleurs réflexes intenses, comme l'angine de poitrine, par exemple, ou la douleur caractéristique sous-mammaire du côté gauche.

Excoriations des mamelons.

Observation. — Le troisième enfant de Mrs G's n'est qu'à son quatrième mois. C'est un gros et vigoureux garçon, tandis que sa mère est délicate, quoique généralement bien portante. Elle dit avoir fait ses couches sans troubles sérieux. Elle a, cependant, extrêmement souffert de l'état de ses mamelons qui étaient douloureux et excoriés. Ce dérangement débuta avec l'arrivée du lait, trois jours après la délivrance, et persista jusqu'au moment actuel. Elle nous dit « qu'elle irait très-bien, sans ses bouts de seins qui sont mis à nu et en sang après que l'enfant a bu » et « que lorsque son petit tyran prend son dû, il lui arrache presque la vie. » Le même fait s'était déjà produit avec chacun de ses précédents enfants, et, en dépit de tous les moyens employés, elle ne put guérir qu'après les avoir sevrés à l'âge de trois mois.

C'est un cas à étudier et très-fréquent dans la pratique privée, car vous en rencontrerez quarante de ce genre pour un analogue à celui-qui vient de nécessiter de la part de mon excellent confrère, le professeur de chirurgie, une opération des plus importantes. Et, à moins que vous ne sachiez les traiter, vous pouvez avoir avec chacun d'eux quarante fois autant d'ennui qu'avec une amputation. Quoique le bout du sein ait pu être accidentellement déchiré par le nourrisson, vous ne devez pas vous débarrasser par l'ablation des importunités qui en résultent.

Les mamelons sont plus souvent affectés chez les primipares que chez les multipares. Mais il est des femmes qui, comme notre malade, souffrent à chaque grossesse. L'affection commence quelquefois dans les derniers mois de la gestation, mais attend ordinairement que l'enfant ait été mis au sein à plusieurs reprises. Si la peau qui recouvre le mamelon est très-sensible, mince et délicate, les premiers efforts de succion augmenteront sa sensibilité et arracheront l'épiderme par place. Le danger est en raison directe de la vigueur et de l'appétit de l'enfant. Chez les personnes à peau blanche, qui ont les cheveux clairs ou rouges, la peau est si délicate qu'elle s'enlève aisément. Le public croit que les garçons sont plus vifs et plus forts et par conséquent plus aptes à commettre le méfait que les fillettes. Il n'y a pas doute que quelquefois cette douloureuse affection soit due à l'enlèvement par la bouche de l'enfant de la matière sébacée, qui entoure le mamelon. Ou bien, le mamelon est mâchuré par les gencives. Il y a encore le défaut de propreté, la négligence à se sécher soigneusement après que l'enfant a tété. Chez telle autre femme, il faut considérer l'état de son système général, voir si l'affection tient à une cachexie ou à un épuisement provoqué par la gestation. Pour une autre, l'enfant a la bouche rempli d'aphthes, qui ont inoculé au mamelon un principe malfaisant. Dans des cas exceptionnels, l'enfant peut être syphilitique et l'érosion mamelonnaire présente alors des particularités spécifiques.

Fréquence de l'affection chez les primipares.

Causes locales et générales.

Les premiers symptômes dont on se plaint sont une brûlure ou une chaleur au mamelon pendant que l'enfant est au sein, ou après qu'on l'en a retiré. Cette sensation peut s'accompagner ou être suivie d'une douleur plus ou moins aiguë. La malade ressent une meurtrissure dans le mamelon et même dans tout le sein. Ou bien ce sont des piqûres et des élancements, etc. Il y a des femmes qui ont toutes les peines du monde à croire que leur enfant ne leur a pas emporté le mamelon. L'allaitement devient une torture. Une crevasse, une gerçure, à peine visibles à l'œil nu, peuvent être le point de départ des souffrances les plus extrêmes et les plus raffinées. Il n'est pas rare de voir alors fondre en larmes les femmes les plus courageuses, et celles qui sont faibles et irrésolues, ainsi que celles qui cherchent une excuse pour le sevrage, profiter de l'occasion pour se débarrasser de leurs fonctions de nourrices.

Symptômes.

Vous pouvez peut-être, par un examen attentif, trouver qu'une portion considérable du mamelon a été réellement mise à vif. L'excoriation est plus nette à la pointe de l'organe. Il semble que la chaleur humide de la bouche de l'enfant gonfle l'épithélium et lui permette ainsi de se détacher de son derme sous-jacent, si délicat. Ces abrasions sont superficielles ou profondes,

Excoriation.

selon le temps qui s'est écoulé depuis le commencement et le manque de soins hygiéniques ou médicaux convenables. Elles peuvent donner lieu à de larges ulcères excessivement vasculaires et irritables, lents à guérir, parce que les matériaux de réparation sont sans cesse enlevés par l'enfant, avant qu'ils ne soient solidement organisés.

On trouve assez souvent des gerçures qui forment de longs ulcères étroits et linéaires, situés profondément, tenaces et saignant facilement. Ces ulcères peuvent s'enfoncer dans le mamelon, perpendiculairement à son sommet, ou suivant une direction transversale et enlever, en définitive, un tiers, la moitié ou la totalité de l'organe. Ils sont excessivement douloureux, surtout au contact de l'air et quand il y a des fissures, fines comme des cheveux qui viennent à se séparer. Ils peuvent même devenir fistuleux et les symptômes s'aggravent à chaque tentative d'allaitement. L'écoulement de la surface abrasée ou de la fissure sèche rapidement sur le mamelon et forme une écaille, sous laquelle le pus s'amasse parfois en quantité considérable. La lésion du mamelon peut, sous les efforts de succion, amener une hémorrhagie assez forte pour donner des nausées au nourrisson et même le faire vomir.

Ulcération.

Exceptionnellement, un herpès du mamelon sert de point de départ. Les petites vésicules se brisent et l'irritation quasi-permanente de l'allaitement aide à les transformer en ulcères qui finalement se réunissent et produisent les phénomènes que nous venons d'exposer. D'autres fois, ce sont des productions tenant à une cachexie scorbutique spéciale et qui vont de pair avec les aphthes buccaux de l'allaitement.

La conséquence la plus sérieuse de l'excoriation des mamelons consiste dans la production d'abcès mammaires qui ne tardent pas à se montrer, quand on ne prend aucune mesure, ou quand la femme ou sa garde néglige de vider souvent et complétement le sein. Le lait s'accumule, la glande devient douloureuse, indurée et enflammée par la distension exagérée de ses conduits. Le processus inflammatoire s'établit rapidement et alors se montrent des symptômes graves, locaux et généraux. C'est de cette façon que les pires exemples de mammite et d'abcès mammaire sont indirectement imputables à une érosion ou à une ulcération du mamelon. Si la malade aime à être serrée dans ses vêtements, ces pénibles résultats sont d'autant plus certains.

Abcès mammaires par excoriation du mamelon.

Traitement. — Mieux vaut prévenir qu'avoir à guérir ; mettons-nous donc en quête de trouver les meilleurs expédients contre ces affections. On fortifiera les mamelons avec une légère lotion de teinture d'arnica, ou d'eau alcoolisée, avec une compresse de batiste trempée dans du rhum, avec un lavage

Prophylaxie.

à la teinture de myrrhe et à l'eau de roses, ou avec des bains locaux de vin rouge, de thé vert ou d'un mélange de trois parties de thé pour une d'eau-de-vie. On peut aussi appliquer une graisse composée de cérat, de cire blanche et de beurre en égales proportions. Ces simples moyens prophylactiques sont extrêmement utiles chez les primipares, dans les derniers mois de la grossesse. Il faut veiller à ce que les vêtements qui couvrent les seins ne soient ni trop chauds, ni trop serrés, et soient particulièrement minces et lâches pendant le dernier mois de la gestation. Ces précautions sont bonnes aussi pour les femmes qui ont souffert à leurs couches précédentes et qui, autant que possible, désirent éviter de pareils désagréments.

Circonspection.

Il faut ici, comme du reste dans tout le cours de votre pratique, être très-circonspects. Les expédients, inoffensifs et bienfaisants lorsqu'on s'en sert à propos, deviennent nuisibles dans le cas contraire. Et quoiqu'on ait trop souvent l'habitude de faire retomber tout le mal sur le dos des gardes-malades, il faut cependant reconnaître qu'elles causent fréquemment de sérieux dommages avec les spécifiques que leur a appris la tradition et qu'elles appliquent sans en connaître les propriétés physiologiques. Un auteur de renom dit : « Beaucoup de gardes-malades ont à leur disposition une kyrielle de spécifiques infaillibles pour les crevasses et les ulcérations des mamelons. Je pense que beaucoup de nos plus mauvais cas sont provoqués par ces touche-à-tout qui prennent sur elles-mêmes la direction du traitement et qui, suivant l'habitude des ignorants, ayant une confiance aveugle dans la vertu de leur unique *spécifique*, négligent, en conséquence, de vider le sein et de protéger le mamelon. »

Surveillance des gardes-malades.

Abrasion simple.

S'il n'y a qu'une simple abrasion du mamelon, il suffira de le nettoyer et de le sécher soigneusement avec un vieux linge ou de la charpie, aussitôt après que l'enfant aura tété. Puis on applique un mucilage froid d'écorce d'orme ou, s'il y a beaucoup de chaleur, de petites compresses trempées dans l'eau froide. On peut aussi saupoudrer la partie avec de l'arrow-root, de l'amidon, de la gomme arabique, du borax, du sucre blanc finement pulvérisé. L'huile d'amandes douces pure ou mélangée d'arnica, le cérat simple, l'onguent spermaceti, peuvent guérir en empêchant le contact de l'air et de l'humidité.

Ulcération aphtheuse.

Y a-t-il ulcération aphtheuse, le borax, *Hydrastis*, *Baptisia* ou un acide minéral dilué dans de l'eau froide ou fraîche, peuvent servir de topiques. Dans quelques cas simples, l'eau de roses suffit.

Les acides nitrique, phosphorique et muriatique sont également bons pour les fissures, fentes et ulcères linéaires du mamelon. On lave et on sèche la partie après chaque prise de sein, et on y applique, à l'aide d'un pinceau, une faible solution d'un de ces acides dans de l'eau ou dans de la glycérine. Des médecins vantent beaucoup une solution alcoolique de glycérine et de benjoin mêlés en parties égales. Un remède de bonne femme, qui n'est pas à dédaigner, c'est l'huile qu'on obtient par expression d'un jaune d'œuf complétement durci. On peut fabriquer un vernis extemporané et flexible, en mélangeant dans un mortier du jaune d'œuf (4 parties) avec de la glycérine (5 parties) ; on en badigeonne tout le mamelon.

Ulcération linéaire.

Le docteur Simpson a recommandé le collodion ; mais ce topique est douloureux et réussit rarement. Peut-être le collodion riciné, préconisé par Robert Latour, est-il moins pénible à supporter et plus efficace? D'autres praticiens préfèrent le collodion arniqué, ou le cérat mélangé à du graphite ou à de la teinture de souci. Un remède populaire, qui peut aussi réussir, c'est la moëlle de mouton. Dans des cas rebelles et chroniques, le nitrate d'argent solide ou en solution et soigneusement appliqué excitera les granulations et la cicatrisation de la plaie. Vous pouvez aussi rapprocher les bords des ulcères linéaires et les maintenir à l'aide d'un emplâtre adhésif ; celui connu en France sous le nom de taffetas anglais, est le meilleur.

Si l'enfant tète à même au mamelon, ou, en d'autres termes, si l'on n'emploie pas de bout de sein artificiel, le mamelon doit toujours être détergé après chacune des applications précitées, et avant que l'enfant ne le reprenne. La principale objection contre les cérats et onguents est la difficulté de s'en débarrasser en pareilles circonstances.

Vous trouverez sur la table une demi-douzaine de bouts de sein artificiels. Je ne vous en recommande aucun d'une façon générale. J'ai l'habitude de les essayer l'un après l'autre, si cela est nécessaire, jusqu'à ce que j'en trouve un qui convienne à ma cliente. Le plus simple est le meilleur. Si la partie que prend l'enfant dans sa bouche est trop longue, elle peut très-bien lui blesser et lui enflammer la voûte du palais. Il faut tenir ce petit instrument très-propre et l'empêcher d'aigrir. Si le sein est par trop sensible et ne supporte pas d'être touché, il faut choisir un de ces appareils muni d'un tube flexible qui met en communication le mamelon maternel et la bouche du nourrisson. Si le lait ne coule pas facilement à travers le bout de sein, il faut d'abord le faire tirer par un enfant plus âgé ou par une femme qui sera très-mesurée dans ses succions. Si l'enfant refuse de téter, on modifiera ses idées avec un peu de tact et de jeûne. Il faut user du bout de sein pour les deux mamelles, et non pour une exclusive-

Bouts de sein.

Précautions.

ment, car, sans cela, l'une se videra, tandis que l'autre restera à moitié remplie et pourra s'abcéder. Si la peau est très-délicate, il faut tout de suite recourir au bout artificiel et ne pas permettre à l'enfant de téter jamais directement au mamelon.

Utilité des bouts de sein.

Les avantages de cet instrument sont, tout en assurant, s'il est convenablement et soigneusement employé, la complète évacuation des seins, et tout en prévenant l'inflammation et la suppuration, qui, dans bien des cas, seraient inévitables sans lui, de soulager et de faire disparaître aussi les douleurs. Grâce à lui, le travail de réparation peut s'effectuer sans être incessamment interrompu ; les lotions et les onguents qu'on applique ont le temps d'agir ; le mamelon est protégé contre le contact direct de la bouche du nourrisson, et contre l'irritation que provoqueraient sa succion et ses frottements, et la guérison prend une allure rapide. L'enfant doit être nourri à des intervalles réguliers, une fois au moins toutes les trois heures.

Inflammation locale.

S'il y a une inflammation locale intense, il faut appliquer, pour la calmer, de l'eau froide, de l'eau de roses, ou mieux encore un cataplasme froid d'écorce d'orme. Il est, dans quelques cas, impossible de guérir un mamelon excorié ou une ulcération tant que dure l'inflammation du tissu aréolaire, qui se trouve autour du mamelon et à sa base. Le sevrage est un expédient final.

Médicaments internes.

Les principaux médicaments internes sont : *Calcar carb.*, *Sepia*, *Sulfur*, *Graphites*, *Rhus tox.*, *Chamomil.*, *Silic.*, *Mercurius*, *Alumina*, *Hepar Sulfuris*, *Nux Vomica* et *Causticum*. Il faut, pour le choix approprié du remède, tenir grand compte des antécédents de la malade, de son état particulier pendant sa grossesse, de ses dispositions acquises, aussi bien que des symptômes dont elle se plaint.

LEÇON DIXIÈME

Uréthrite.

MESSIEURS,

Voici un exemple d'une maladie avec laquelle il faut vous familiariser :

OBSERVATION. — Mrs ***, âgée de vingt-huit ans, est malade depuis quatorze semaines. Elle est mère de deux enfants, dont le cadet a un an, et fut sevré à l'âge de six mois. Depuis, les règles ont reparu régulièrement, et la veille de leur retour, Mrs fut prise d'une forte envie d'uriner ; mais elle ne put la satisfaire, se trouvant dans le bas de la ville, occupée à faire des emplettes. Malgré les vives souffrances qu'elle éprouvait, elle fut plus d'une heure avant de pouvoir se soulager et resta en tramway pendant ce temps, pour revenir à la maison. Mais la simple évacuation de la vessie ne fit pas cesser ses souffrances; car elle sentit encore un besoin d'uriner presque irrésistible qui, depuis cette époque, revient à des intervalles de dix à soixante minutes.

L'émission n'a jamais été involontaire. Si la malade s'étend tranquillement sur le dos, l'irritation se calme; mais, vient-elle à se tourner sur l'un ou sur l'autre côté, la dysurie reparaît. La position verticale ou assise produit le même résultat, d'une façon moins marquée, il est vrai. Mrs ne peut se tenir cinq minutes sur une chaise sans ressentir la plus désagréable sensation et des élancements au méat et le long de l'urèthre. Cette douleur est, dit-elle, plus aiguë et plus brûlante pendant l'écoulement, et elle a, du reste, toujours ce caractère de chaleur. L'urine est quelquefois chargée, avec un sédiment glaireux, mais d'ordinaire tout à fait normale. Elle n'a jamais été sanguinolente, et sa couleur n'est pas notablement altérée. La quantité émise quotidiennement n'est ni au-dessus ni au-dessous de la moyenne.

Deux ans auparavant, Mrs avait éprouvé le même dérangement qui, au bout de trois semaines, s'était arrêté spontanément. De prime abord, elle n'avait pas accordé grande attention à l'événement, mais en rassemblant ses souvenirs, elle retrouve la même imprudence à l'origine. Elle est positivement certaine que la première attaque n'avait aucun rapport avec la naissance de son premier enfant. Elle a passé entre les mains de plusieurs médecins qui lui ont prescrit du buchu, du copahu, de l'huile de térébenthine, et les médicaments employés en pareil cas, y compris l'extrait de belladone à larges doses. Elle a aussi usé des bains de siége, des suppositoires, des infusions d'herbes, etc.; mais n'en a jamais obtenu qu'un soulagement passager.

L'utérus tombe aussitôt qu'elle se redresse, soit en se levant, soit en s'asseyant. A part cela, la matrice est normale à tous égards. Le vagin n'est pas enflammé, ni spécialement sensible, excepté le long de l'urèthre. La pression de haut en bas sur ce canal provoque les mêmes douleurs que la miction et détermine l'issue d'un fluide muco-purulent par le méat urinaire. L'orifice du canal est plus tuméfié et plus vivement coloré que la muqueuse environnante.

Il est singulier que la plupart des auteurs qui ont écrit sur les maladies des femmes ne s'occupent que peu ou pas du tout de cette pénible affection. Nous ne pouvons attribuer leur silence à la rareté de l'uréthrite, car, chez les femmes, elle est plus commune que la cystite ou les calculs de la vessie, affections qui ont souvent fourni matière aux travaux des gynécologistes. Ce ne sont cependant pas des souffrances insignifiantes que celles éprouvées par notre malade, et, toutes les fois que nous en rencontrerons d'analogues, nous devrons nous efforcer de les soulager.

L'uréthrite peut être aiguë, subaiguë ou chronique. Ces deux dernières formes sont les plus fréquentes. Elle peut provenir d'un refroidissement, principalement au moment des règles, ou de l'humidité des vêtements ou de la chaussure, qu'on garde un peu trop longtemps parce qu'on est à l'église ou au concert. Ou bien, c'est une vaginite dont l'inflammation gagne la muqueuse de l'urèthre, ou un prurit irritant de ce conduit, ou ce sont des tumeurs vasculaires du méat ou des polypes de l'urèthre. Citons aussi l'acridité de l'urine, le contact d'une leucorrhée, ou d'un sperme altéré, la pression produite par un déplacement utérin ou par des tumeurs utérines, ovariques, herniaires ou pelviennes, le cancer, les pessaires mis de travers, l'équitation, le traumatisme de l'accouchement, des manœuvres abortives exécutées par des ignorants, un coït trop violent ou trop fréquent à l'époque des règles, la masturbation, la blennorrhagie, les ulcérations syphilitiques, les calculs urinaires et indirectement la négligence à satisfaire ses besoins naturels, quand l'envie s'en manifeste. Il y a une fausse uréthrite qui se montre quelquefois chez les hystériques. Dans la variété subaiguë, l'accès tend à revenir à chaque période menstruelle.

Causes.

Les symptômes principaux sont une sensation de brûlure, de cuisson ou de chaleur dans le canal de l'urèthre, avec un fréquent désir d'uriner. Dans bien des cas, cette sensation de brûlure est continue, et s'aggrave pendant l'émission de l'urine. Ou bien elle apparaît, la malade ayant accompli à moitié ou entièrement l'acte de la miction, et persiste quelque temps après. La brûlure et l'envie d'uriner augmentent avec le mouvement. Il y a aggravation, si la malade persiste à marcher ou à se tenir debout ; c'est pour cela qu'elle se trouve généralement mieux la nuit.

Symptômes.

Elle finit par découvrir une position particulière, qui seule lui procure un soulagement relatif. Ainsi Mrs... est à son aise quand elle s'étend sur le dos, et ne peut se retourner d'aucun côté sans aggraver ses souffrances. Parfois la station verticale est intolérable, principalement s'il y a une chute de matrice, ou des tumeurs de cet organe ou de ceux qui l'avoisinent. Le ténesme vésical augmente par les mêmes raisons.

Ordinairement, il n'y a de modifié dans la composition de l'urine que son mélange avec du mucus. L'écoulement catarrhal peut être très-abondant ou rare, suivant la durée et la gravité de l'affection. Il varie aussi avec la constitution individuelle, les personnes scrofuleuses ayant des flux plus abondants que les autres. Le mucus est mélangé à l'urine quand celle-ci est émise, mais après il se détache et forme un dépôt nuageux et filant. Il n'est jamais sanguinolent. Chez les femmes très-nerveuses, après un paroxysme de strangurie, il y a, occasionnellement, une émission copieuse d'urine pâle et limpide, comme après une crise hystérique.

Caractères de l'urine.

Les patientes de cette catégorie répondent fort souvent au médecin qu'elles ont les reins malades. Des femmes, du reste très-intelligentes, supposent presque toujours que ces organes et non la vessie ou l'urèthre ou les deux à la fois sont le point de départ des troubles qu'elles observent dans leur miction. Un examen attentif des phénomènes spéciaux vous fera distinguer l'uréthrite de la néphrite, et vous ne vous contenterez pas pour le choix de votre traitement du diagnostic de votre cliente.

Préjugé populaire.

On a pu quelquefois confondre une uréthrite avec des calculs de la vessie. La douleur siégeant au méat et consécutive à la miction, l'augmentation de la souffrance et de la strangurie par les va-et-vient de la journée, la fréquence, l'intermittence et la pauvreté du flux urinaire sont communes aux deux affections. Mais lorsqu'il y a calculs, ces symptômes sont modifiés par d'autres supplémentaires qui manquent dans l'uréthrite. La douleur que cause la contraction de la vessie sur la pierre est quelquefois aiguë; mais, en général, elle est sourde et persistante. Quoiqu'elle puisse s'étendre le long de l'urèthre, elle ne s'accompagne pas de cette sensation brûlante accusée par Mrs... Dans la pierre, l'urine est plus ou moins sanguinolente et ses réactions chimiques varient avec la nature de son dépôt; le microscope révèle un excès de quelques-unes de ses parties solides et la sonde découvre le corps étranger lui-même dans la vessie.

Diagnostic différentiel. La pierre.

La cystite s'accompagne de symptômes généraux plus ou moins

marqués, tels que le frisson, la fièvre, l'anorexie, un épuisement rapide. La douleur, qui siége à la région pubienne, est aiguë et lancinante dans le premier stage, et devient extrêmement intense quand la vessie commence à se contracter. Elle augmente par la pression, le mouvement, et empire la nuit pendant l'excitation fébrile. Elle peut être d'un caractère brûlant, mais a plus de propension à affecter le rectum que l'urèthre. Il y a aussi une sensation de distension dans la vessie. Dans une période plus avancée, l'abdomen devient sensible et tuméfié et, par son développement ultérieur, cette affection diffère entièrement de l'uréthrite.

La cystite.

Il est extrêmement difficile, sinon même impossible, de déterminer si un cas donné est simple ou compliqué de blennorrhagie. Si l'inflammation est spécifique, l'affection présentera des symptômes constitutionnels plus ou moins marqués, une douleur plus intense après le passage de l'urine, un écoulement purulent plus abondant, et, ce qui est surtout caractéristique, les symptômes les plus aigus s'apaiseront d'eux-mêmes en deux, trois ou quatre jours. L'histoire particulière de chaque cas et surtout les habitudes de la malade et de son mari vous aideront à trancher la question. Laissez-moi néanmoins vous recommander de toujours accorder, quand cela est possible, le bénéfice du doute aux personnes intéressées et de procéder immédiatement au soulagement des symptômes actuels.

La blennorrhagie.

Traitement. — Nous n'aurons probablement jamais une meilleure occasion de vous dire un mot sur le temps requis pour la cure à l'aide d'un traitement rationnel, de cette maladie et d'autres analogues. Dans quelques-uns de nos journaux et de nos livres vous trouverez des relations de guérisons presque instantanées obtenues à l'aide d'une dose unique de tel ou tel remède. Il faut conclure de ceci que la certitude et la promptitude du succès dépendent des soins et de la précision que vous apporterez à votre prescription ; mais l'opposé peut aussi être vrai. Ainsi la convalescence, en vertu de la nature même des choses, sera longue dans un cas comme celui-ci, quand une inflammation locale, nette et marquée, rend une pauvre femme malade pour des semaines. Et il en est ainsi de la majorité des maladies que le médecin est appelé à traiter.

Rareté des guérisons rapides.

Les mauvais effets du mouvement sont si manifestes dans l'uréthrite que la première indication à donner c'est la position horizontale. La malade peut, à son gré, se mettre sur le dos ou sur les côtés ; mais il ne doit pas lui être permis de se lever, de se tenir assise ou de circuler. La promenade à pied, à cheval

Position horizontale.

ou en voiture est nécessairement nuisible. Tout ce qui peut augmenter la douleur et le besoin d'uriner doit être évité; c'est pourquoi les rapports conjugaux sont proscrits.

Régime, boissons.

Le régime substantiel et réparateur doit être simple et dépourvu de condiments. Les vins et les liqueurs sont de vrais poisons; le thé sera permis, mais à doses modérées; les repas seront réguliers; les légumes conviennent mieux que les viandes. Souvent les excès de sucreries aggravent fortement les douleurs. Les boissons émollientes, comme l'eau de riz, la solution de gomme arabique, la tisane de graine de lin ou d'écorce d'orme, peuvent amoindrir la souffrance en diminuant l'irritation causée par une urine trop âcre.

Indications générales.

L'affection est-elle invétérée et chronique, un scrupuleux examen doit être fait du méat urinaire, de l'urèthre et des organes adjacents. S'il y a une tumeur vasculaire à l'orifice, ou bien un polype dans le canal, il faut les enlever par incision, ligature ou cautérisation, selon que vous le jugerez le plus convenable. Si l'utérus est déplacé, corrigez sa déviation et traitez les autres symptômes par les remèdes internes appropriés. Si l'inflammation provient d'une vaginite ou d'un prurit vulvaire, agissez comme si vous traitiez l'affection essentielle. Même recommandation si une leucorrhée ou un trouble menstruel sont en jeu.

Uréthrite blennorrhagique.

Je ne connais dans l'uréthrite blennorrhagique, caractérisée par une grande inflammation et par la chaleur du vagin pas de meilleur remède pour soulager l'acuité des symptômes qu'*Atropine* 3. Nous avons en outre *Aconit*, *Cantharis*, *Cannabis sativa* et *Mercurius* qui ont chacun leurs indications spéciales.

Des cas simples réclament *Cantharis*, *Cannabis ind.*, *Conium maculatum*, *Belladona*, *Nux vomica*, *Calcar. carb.*, *Hepar sulfuris*, *Mercurius corrosivus*. Je fais prendre à Mrs... *Cantharis* 3 toutes les trois heures.

Dysménorrhée membraneuse.

Je veux maintenant appeler votre attention sur la remarquable observation que je vais vous lire et que je tiens de la malade elle-même :

Observation. — Je suis née en 1834, à C***, Ohio. Peu de temps après ma naissance, j'eus une éruption cutanée ressemblant à un rash et qu'on attribua à l'extrême chaleur de la saison. De bonne heure, je passai par les différentes maladies habituelles de l'enfance et, à l'exception de cette éruption, qui revenait presque chaque été, j'étais forte, active, pleine de vie et de bonne humeur, et je paraissais jouir d'une excellente santé. Les règles se montrèrent à l'âge de quatorze ans et cinq mois. Elles furent pour la première fois très-abondantes et ne me causèrent ni ennui, ni douleur. Un an plus tard, il y eut une suppression de trois mois : j'avais porté de la chaussure trop mince et mouillé mes pieds, je n'avais pas non plus prévenu de suite ma mère. Je fus promptement remise grâce aux pilules de Cooper ; je m'étais, du reste, bien portée pendant cet arrêt. A seize ans, pendant que j'étais en pension, mon appétit devint vorace, et j'avalais tout sans discernement, conserves vinaigrées aussi bien que confiseries. A mesure que je grandissais, mon éruption estivale avait quelque peu diminué. Mais un jour, après dîner, je traversais une salle dont les portes avaient été laissées ouvertes et je fus exposée à une rafale qui annonçait un orage. Sur le moment, je ne remarquai aucune sensation désagréable ; mais je fus bientôt prise d'une grande difficulté de respiration et d'une extrême prostration et, en moins d'une heure, les personnes qui m'entouraient me crurent complétement perdue. Ce fut là, depuis mon enfance, la première chose qui, chez moi, ressembla à une maladie. On appela en toute hâte deux médecins qui diagnostiquèrent une rétrocession exanthématique soudaine. Je me rappelle que, deux jours auparavant, je ne pouvais trouver ni repos, ni sommeil, mais je ne savais point ce qui me manquait. On me fit avaler force assa-fœtida, ainsi que de la valériane. J'ignore si je pris encore autre chose, car je n'avais qu'une conscience imparfaite de mon état. Presque toutes mes douleurs se réduisirent à des hoquets et à des efforts désespérés pour respirer. L'éruption ne reparut plus jusqu'à ma trente-quatrième année. Je sortis faible et malade de cette aventure (probablement parce que j'avais été par trop droguée) et je ne pus être ramenée à la maison qu'un ou deux jours plus tard. Très-peu de temps après, mes règles revinrent et furent quelque peu douloureuses. Ma mère fit venir un médecin qui me donna de la jusquiame. Cette première maladie mit fin à mes études, et je ne pus plus, depuis cette époque, jamais retourner en pension. Le reste de cet été, je fus faible et très-souvent nerveuse ; j'eus de violentes palpitations de cœur, et je pouvais souvent à peine maîtriser les tressaillements qui me prenaient dans la face et dans les membres, en dépit de ma volonté. Les médecins me traitèrent pour « des paroxysmes nerveux », « de la constipation » et « de la débilité générale ». Je pris des quantités de préparations martiales et antispasmodiques. Il y eut un remède dont on me faisait prendre quatre-vingts gouttes toutes les deux ou trois heures. Je n'avais pas alors de verres gradués comme on en a aujourd'hui, et j'étais obligée de compter chaque fois les gouttes qui m'étaient ordonnées. Pendant les dix-huit mois suivants, la dyspepsie et la nervosité m'affligèrent principalement ; j'eus aussi une constipation opiniâtre et, à l'occasion, quelques douleurs menstruelles qui furent assez irrégulières d'allure. Mais je commençai à prendre ma part des occupations ordinaires de la vie et je passai pour avoir une assez bonne santé.

Je me mariai à dix-huit ans. Rien de particulier après mon mariage, relativement à mes règles pendant trois mois. Puis elles cessèrent pour sept semaines. Je pris de l'embonpoint et j'eus des envies de certains aliments. De ma propre inspiration je m'administrai des pilules de Cooper. L'écoulement, quand il revint, fut très-douloureux et m'obligea à prendre le lit. Je me sentis très-malade et on fit venir un médecin que je n'avais jamais vu auparavant. Il me donna un calmant, sans m'en indiquer le nom. Il me traita pendant plusieurs mois, mais ne s'informa jamais que de ma constipation et de mon état nerveux. Je pus me lever pour l'époque suivante en prenant de l'esprit de camphre, qu'il m'ordonnait, à maintes reprises, dans la journée. Cette année-là, j'eus de forts paroxysmes nerveux, des soubresauts violents dans le corps et les extrémités, surtout la nuit. En quelques mois, mes époques devinrent extrêmement douloureuses pendant les douze ou vingt-quatre premières heures de l'écoulement.

Je vins alors à C*** et pris pour me soigner le médecin qui m'avait mis au monde et connaissait toute mon existence. Le premier, il pratiqua l'examen des parties. Il trouva une « rétroversion partielle de l'utérus » et me dit que j'avais « une tumeur de l'ovaire. » Je passai par une série d'emplâtres qu'on me mettait dans le dos et sur le ventre, de purgatifs, etc. Je suivis son traitement pendant plus d'un an. Comme je ne pouvais vivre dans cette ville, je ne voyais pas ce médecin régulièrement. Je ne pus jamais moi-même découvrir le plus léger signe de sensibilité ou d'augmentation de volume dans la région ovarique et je m'étonnais de ne pas trouver trace de la tumeur. Vers ce temps, je commençai à éprouver dans ma jambe droite des douleurs d'apparence rhumatismale, surtout quand je me levais ou quand je restais longtemps debout. Je souffrais rarement lorsque j'avais chaud ou lorsque j'étais couchée.

Au bout d'un an et plus, je commençai à en avoir assez de mes visites à C***, de mes emplâtres, de mes drogues et, pendant près de deux ans, je me passai de toute assistance médicale. Je me trouvai fort bien de ma résolution et ma santé s'amenda. Vers ce temps-là, on me chloroformisa pour m'arracher une dent. L'effet de l'anesthésique fut énorme et, pendant seize heures, on eut mille peines à me faire revenir à moi.

Je vins ensuite consulter un médecin de R***. Il trouva « le col utérin induré et trop bas dans le vagin. » Il me donna d'abord un vomitif énergique, m'électrisa, me fit faire des frictions générales avec un liniment excitant et me fit porter une ceinture électro-galvanique de Banning. Je pris à foison du macrotin et des toniques, etc. Son traitement, qui dura plusieurs mois, améliora plus que tout autre ma santé générale. Puis il y eut des irrégularités dans mes époques. Finalement, un jour, il me dit, en passant vivement ses doigts dans ses cheveux, « qu'il ne pouvait savoir ce qui me faisait mal ».

Je revins chez moi découragée et me passai de nouveau de médecin pendant deux ans. Je fus alors perpétuellement sujette à des indigestions, à des refroidissements des pieds, à des rhumatismes, et je passai par toute la série des désordres nerveux. Je n'ai eu que rarement des douleurs à la tête ou dans le dos, après ma première année de mariage. Un caractère naturellement gai, un grand amour du plaisir, l'équitation dont je raffolais, ma voiture que je conduisais, mes voyages pendant une bonne partie de l'année, des devoirs de maison peu astreignants, m'ont probablement empêchée de devenir une invalide, continuellement confinée dans son lit.

Quand nous fûmes fixés à C***, je m'adressai de nouveau à un médecin. J'étais alors mariée depuis six ans. J'usai consciencieusement d'injections de feuilles de roses et de nombreux autres remèdes locaux; on me fit porter un pessaire doré. Finalement, après deux ans de traitement consécutif, il fut découvert que j'avais un « rhumatisme utérin. » J'étais, depuis six ans, soignée par ce médecin, et j'avais absorbé pas mal de remèdes, surtout du gaïac dans de l'eau-de-vie.

En 1865, je voyageai en Europe et dans quelques-uns de nos États. J'ai toujours très-bien supporté les voyages, qui me plaisent fort, et rarement mes compagnons de route se sont aperçus de ma mauvaise santé.

En février 1868, je m'établis à Chicago. Les vents aigres de la Prairie m'affectèrent au point qu'en moins de trois semaines, je redoutais une sortie, tant ils me perçaient jusqu'à la moelle des os. J'éprouvai alors une soif que rien ne pouvait étancher, et, bientôt, je fus prise de rétention d'urine et de rhumatisme dans tout le côté *droit*. Je ne pouvais dormir, l'air semblait me glacer la respiration et j'étais obligée, pour trouver le sommeil, de me couvrir la tête et les oreilles. J'éprouvai des soulagements momentanés dans mes excursions à Cincinnati ou à Springfield, dans l'Ohio. En mai, j'eus plusieurs gros furoncles; mes difficultés de digestion et d'autre nature furent alors grandement soulagées. Je ressentis aussi, à la même époque, de fréquentes et vives douleurs aux environs du cœur, et quelquefois j'éprouvai un commencement de vertige qui passait vite, si je me couchais pendant cinq minutes. La moindre besogne arrêtait souvent ma respiration et je poussais pendant mon sommeil de longs et profonds soupirs. J'étais nerveuse et désespérée, mes règles ne venaient plus saus souffrances, qui allaient toujours en empirant.

En juillet, j'allai, suivant ma coutume, dont ma santé n'avait eu qu'à se louer, m'installer au bord de la mer. La température, pendant notre voyage, fut *excessivement* élevée, la plus élevée qu'on eût eue depuis des années. En arrivant à Philadelphie, par le train du matin, sans avoir sur moi, pour ainsi dire, un fil de sec, à cause de la transpiration, je m'aperçus que mon corps était couvert de ces boutons de chaleur que je n'avais plus revus depuis dix-huit ans. Cette éruption ne disparut pas complétement et immédiatement. Je venais d'avoir mes règles juste au moment de quitter la maison. Nous atteignîmes le bord de la mer et l'atmosphère de ces parages me rendit, comme à l'ordinaire, quelque fraîcheur et vigueur. Je pris des bains pendant une semaine. J'adore la natation, mais cet exercice me parut, pour le moment, audessus de mes forces et je dus y renoncer. Un soir, en me couchant, je ressentis une douleur fixe dans le sein gauche. Je n'y fis guère attention, pensant que c'était l'effet d'une indigestion ou d'une pleurésie. Je me réveillai souvent pendant la nuit; mais, en mettant ma main sur la place endolorie et en la chauffant, je parvenais à me rendormir. Au matin, je pliai un morceau de flanelle que je mis dans mon corset, et je pris mon déjeuner, comme d'habitude. Immédiatement après, je fus saisie de la façon la plus violente par cette douleur qui parut se localiser dans la région cardiaque. En dix minutes j'étais en pleine prostration. Un sinapisme qu'on m'avait appliqué ne faisait qu'augmenter ma souffrance et on appela en toute hâte le Dr B... de Philadelphie. Un jeune médecin assistait à tout ceci, et le Dr B... prononça d'emblée le diagnostic de « rhumatisme cardiaque. » La douleur, à un moment donné, se localisa dans la vessie en provoquant des déchirements atroces. Une copieuse émission d'urine suivit bientôt, et le mal remonta au cœur. Je fus soulagée par l'aconit. Deux semaines après, sur la pressante recommandation du Dr B..., j'allai prendre les eaux de Capon, dans l'État de Virginie, comté de Hampshire. Cette station est vantée « pour combattre la dyspepsie sous ses différentes formes et son action dans la gravelle est incomparable. En applications externes, froides ou chaudes, elle s'est montrée efficace dans le rhumatisme et les maladies cutanées. » Je passai là trois semaines, et les douleurs cardiaques cessèrent; mais une semaine environ plus tard, je fus reprise à Brooklyn. Le médecin ne me dit jamais le fond de sa pensée sur ma maladie. Pour lui, il était sûr qu'il n'y avait pas d'affection cardiaque et que le tout provenait d'un « désordre de la moelle épinière ».

Tous les médecins s'accordèrent à me déconseiller le climat de Chicago, de sorte que je me retirai dans ma famille qui habite R***, dans l'Ouest. J'y eus un médecin pendant deux mois. Le toucher aux environs du cœur m'était extrêmement sensible, j'avais une forte et constante douleur et je ne pouvais supporter le contact de l'atmosphère extérieure, quoique nous ne fussions qu'au commencement d'octobre. Le docteur me dit que j'avais « une angine de poitrine et de l'hydropéricarde ». J'avais remarqué que mon cœur me tourmentait davantage au moment des règles, surtout quelques heures avant leur apparition. Je demandai au médecin de voir s'il n'y avait pas là quelque chose en relation avec l'utérus, car, depuis cinq ans, on n'avait plus accordé d'attention à cet organe. Il m'examina et me dit « que tout était bien de ce côté ».

Nous allons maintenant récapituler les points principaux de cette observation dont notre malade nous a donné les détails d'une façon si exacte et si intéressante. Ses premières règles furent précoces, abondantes et indolores. Un an plus tard aménorrhée (*suppressio mensium*) à la suite d'un refroidissement. A seize ans, appétit désordonné, l'éruption décline. — Soudaine et grave maladie par répercussion de l'exanthème qui disparaît pour quelques années; — symptômes nerveux persistants et inexplicables. Mariage à dix-huit ans, trois mois plus tard les règles qui avaient été normales jusque-là s'arrêtent pendant sept semaines, — pilules emménagogues, — maladie. Les règles deviennent ensuite douloureuses; un autre médecin, diagnostic de rétroversion et de tumeur ovarique, vésicatoires, purgatifs, etc., pendant un an; rhumatisme de la jambe droite qui s'aggrave par la station verticale et que soulagent la chaleur et le repos dans la position horizontale. — Notre malade était à vingt ans sans force aucune et devenait complétement impotente pendant les premières heures de ses règles, — elle abandonne tout traitement pendant un an ou deux et voit en conséquence son état s'améliorer ; — nouveau médecin qui diagnostique une induration du col et un prolapsus, vomitifs, électricité, frictions, ceinture abdominale, macrotin, toniques, etc., amélioration générale, mais les désordres cataméniaux persistent, — le médecin déclare qu'il est au bout de sa science. — La malade abandonne tout traitement pour deux ans, les désordres nerveux continuent. Voici encore un nouveau médecin : pendant deux ans, on traite et on diagnostique un rhumatisme de l'utérus, — continuation du traitement pendant quatre ans (total : six ans) ; essai consciencieux de la tisane de gaïac de Dewees. — 1865 en Europe, retour à Chicago en 1868, les vents qui soufflent de la Prairie, au printemps, sont défavorables, furoncles critiques et salutaires, — augmentation des troubles cardiaques, — rhumatisme du côté droit, — les symptômes menstruels deviennent plus mauvais ; — en juillet, voyage au bord de la mer ; — après une transpiration abondante, l'éruption qui ne s'était plus montrée depuis dix-huit ans, reparaît. — Paroxysme cardiaque la nuit et le jour suivant, alternance des douleurs rhumatismales du cœur et de la vessie, soulagement par aconit ; — les eaux minérales améliorent les symptômes cardiaques ; — un médecin et un diagnostic de plus.

Les détails additionnels, qui présentent un intérêt clinique et que me donna la malade, quand je la pris en traitement, sont les suivants :

Cinq mois environ après son mariage, elle commença à rendre des lambeaux membraneux avec le sang de ses règles et, depuis, n'a pas eu deux époques consécutives sans observer ces productions anormales. Leurs dimensions et leur consistance présentent de grandes variétés ; elles n'augmentent pas de proportions et les douleurs qu'elles provoquent ne sont pas aggravées pour une fois où elles ont manqué. La douleur et le malaise varient avec la présence ou l'absence des membranes et aussi avec la quantité d'exercice pris au début de l'écoulement. Si Mrs... se couche pour un jour ou deux, la douleur est relativement légère. Quoiqu'elle eût souvent mentionné cette particularité à ses médecins, nul d'entre eux n'y prit garde, sauf un qui, s'y arrêtant un instant, déclara d'une façon sommaire, que c'était le résultat d'une fausse couche. Aucun de ces messieurs ne s'informa du caractère de ces productions et, avant que je me fusse procuré cet échantillon pour l'examen microscopique, personne, excepté la malade et son mari, ne les avaient encore vues.

Une sérieuse enquête m'apprit qu'à certaines époques, ordinairement quelques heures avant l'arrivée du flux, la malade ressentait une douleur circonscrite dans la région ovarique droite. Elle pouvait couvrir l'endroit sensible avec le bout de trois doigts. La douleur tendait à s'irradier et à s'étendre le long du membre correspondant. Elle était invariablement pire après l'exercice et pendant les temps humides.

Les symptômes cardiaques étaient plus ou moins constants et s'aggravaient considérablement aux époques. Les souffrances étaient alors réellement intenses et alarmantes. La malade a trouvé que l'aconit, à la deuxième dilution, soulageait ses douleurs en quelques minutes; mais ce remède lui répugnait à cause d'un symptôme déplaisant qu'il lui procurait presque invariablement quelques heures plus tard. Elle n'avait garde d'enlever un gilet de flanelle et la plus légère imprudence, un vêtement léger, un courant d'air, amenaient un refroidissement et une aggravation de souffrances. Des frictions quotidiennes et prolongées avec des liniments stimulants servaient à maintenir le sang en mouvement. L'épine dorsale était excessivement sensible à la pression, dans toute son étendue, et pour ceci Mrs. portait presque constamment, depuis dix mois, des emplâtres.

Je trouvai une chute utérine telle que, sans l'éponge, le pessaire ou le tampon que gardait Mrs... depuis des années, il lui eût été impossible de se lever ou de marcher. Outre cette déviation, il y avait une strangurie, plus ou moins forte, qui devenait fort incommodante à certains moments. Mrs... n'a jamais eu d'enfants.

Le cas présente des particularités pratiques frappantes. Il démontre qu'un médecin, et même qu'un grand nombre de médecins peuvent méconnaître la nature d'une maladie pour laquelle on a demandé leur avis. Il montre comment des phénomènes réflexes et secondaires, dépendant de désordres utérins, peuvent induire les praticiens en erreur et comment les hommes les plus expérimentés négligent les symptômes les plus importants pour s'attacher exclusivement à des phénomènes purement incidents.

La dysménorrhée membraneuse est une affection rare et qui, lorsqu'elle existe, peut, comme dans le cas actuel, être méconnue pendant des années. Exceptionnellement, elle se montre chez les jeunes filles, mais se manifeste de préférence chez les femmes mariées. Dans la majorité des cas, elle commence bientôt après le mariage par des symptômes si bénins qu'on ne leur prête qu'une très-légère attention. Dans ces circonstances, on la regarde ordinairement comme la conséquence d'une fausse couche précoce.

Rareté de l'affection.

Il nous faut confesser que la pathologie spéciale de cette maladie n'est pas très-bien connue. Dewees et d'autres ont pensé qu'elle se rencontrait le plus souvent chez les femmes à diathèse rhumatismale. Quelques auteurs prétendent que la néo-formation membraneuse, qui est le fait dominant et caractéristique, est toujours le produit de la conception. Mais cette théorie est fausse, les vierges étant sujettes à cette affection aussi bien que les femmes qui ont été sevrées de rapports sexuels depuis un long temps. C'est une opinion généralement reçue que, si le début remonte à une

Causes.

fausse couche, la persistance de l'affection n'est pas en relation nécessaire avec la conception.

Pour d'autres, les produits membraneux proviennent d'une inflammation de l'utérus. Partant de cette théorie, un auteur a récemment proposé d'appeler cette maladie « endométrite épithéliale ». Mais ce n'est pas l'exfoliation de l'épithélium qui seule est en jeu ici, car ce phénomène peut accompagner et même souvent accompagne la menstruation normale. Oldham et Tilt rapportent l'exfoliation de cette membrane à l'influence morbide qu'exerce sur la muqueuse utérine la maladie de l'un ou des deux ovaires. La syphilis n'est que rarement une cause originelle. Quelquefois, la maladie se rapporte à une éruption cutanée répercutée et il semble s'établir un équilibre de présence entre les deux affections.

Voici deux excellents échantillons des membranes expulsées par notre malade avec ses règles. Étudions-en toutes les particularités anatomiques. Les anciens auteurs voyaient là une espèce de dépôt croupal de la surface utérine. Ils devisaient aussi sagement que certains chirurgiens contemporains qui parlent de l'organisation spontanée de la lymphe coagulable en pseudo-membrane. Dewees même avait avancé que ces dépôts peuvent provenir de la lymphe contenue dans le sang menstruel.

Particularités anatomiques des membranes.

Nous trouvons, en comparant cette membrane avec la caduque des premières semaines de la grossesse, une étroite analogie. Elle est triangulaire, lisse à l'intérieur, rugueuse et villeuse à l'extérieur. Si le moule est expulsé en totalité ou si nous pouvons réunir les différents morceaux, nous trouvons les trois ouvertures correspondant aux extrémités utérines des trompes de Fallope et de l'orifice interne du col. Bien plus, voici nombre de petits pertuis qui ont permis aux glandes utriculaires de déverser leur contenu. Le microscope révèle l'identité de structure de ces deux membranes, et leurs éléments histologiques sont précisément les mêmes que ceux de la muqueuse utérine.

Analogie avec la membrane caduque.

Il est donc incontestable que la caduque menstruelle, comme l'appelle Virchow, n'est pas une formation nouvelle ou hétérologue que fabriquerait et qu'expulserait la matrice à chaque période menstruelle, mais bien la muqueuse de cet organe ulcérée qui a été rejetée par une espèce de mue physiologique.

L'inflammation n'intervient pas plus dans l'organisation de la caduque menstruellle que dans celle de la vraie caduque ou des enveloppes extérieures du fœtus. Elle peut être un facteur incident, mais nullement nécessaire à ces deux processus.

L'inflammation est accidentelle.

Il y a donc quelque chose qui vaut la peine d'être considérée dans la théorie d'Oldham quand il établit des rapports entre l'influence des ovaires et la fréquente exfoliation de la muqueuse utérine chez cette classe de sujets. Lorsqu'il y a conception, cette influence préside sans nul doute à ces changements qui aboutissent à la formation de la caduque vraie, avant l'arrivée de l'œuf fécondé dans la cavité utérine. N'est-il pas aisé de concevoir qu'un léger dérangement fonctionnel des ovaires peut entraîner un changement physiologique analogue dans la trame de l'utérus, comme conséquence de la menstruation? Dans le premier cas, l'œuf est retenu pendant toute la période de la gestation et finalement expulsé au moment de l'accouchement. Dans le second, il faut qu'il accompagne le flux sanguin qui s'échappe, aussitôt que cela lui est possible. Dans les deux cas, l'enveloppe formée par la caduque est tôt ou tard expulsée.

Théorie d'Oldham.

Cet aperçu reçoit confirmation de faits cliniques, comme ceux qui suivent : quand les règles vont venir, on trouve souvent les ovaires gonflés, sensibles, et devenus le siége d'un certain malaise. Dans la majorité des cas, il y a dans l'une des régions ovariques (la gauche habituellement) une forte douleur qui persiste jusqu'à l'issue du flux et aussi des fausses membranes. Grailly Hewitt est très-explicite sur ce sujet (1) : « Il y a souvent douleur dans l'une ou l'autre des régions ovariques, et il semble rationnel de conclure que, d'une façon quelconque, cette douleur est en relation avec la formation des membranes. L'intimité des rapports fonctionnels de l'utérus et des ovaires nous amène à cette idée qu'un état morbide de ces derniers organes explique, par l'influence qu'ils exercent sur le premier, la formation de ces produits anormaux. »

Preuves cliniques.

L'unique symptôme pathognomonique de cette maladie est l'expulsion, à la période cataméniale, de membranes dont vous avez ici un échantillon. Il peut arriver, rarement il est vrai, que la membrane se présente sous la forme d'un sac, ou d'un moule intégral de la cavité utérine et soit prise alors pour une môle. Habituellement, elle est en pièces et morceaux dont les dimensions varient de deux ou trois pouces carrés à la largeur d'un doigt. Ces lambeaux peuvent être si régulièrement formés que vous pouvez, en les plaçant l'un à côté de l'autre, vous assurer par la forme triangulaire de l'ensemble, aussi bien que par les autres particularités caractéristiques, que la matrice s'est entièrement dépouillée de sa muqueuse. Dans quelques cas, la caduque menstruelle est expulsée en énorme quantité.

Histoire clinique.

Forme et dimension de la membrane.

Chez telle malade, cette membrane ne se montre qu'une fois,

(1) *The Diagnosis and Treatement of Diseases of Women*. London, 1863, p. 479.

tandis que, chez telle autre, elle apparaît régulièrement à chaque mois. Ou bien le phénomène ne se produit qu'une fois tous les deux ou trois mois. Dans le cas qui nous occupe, nous avons vu qu'il n'y a pas eu plus de deux époques consécutives sans dépôts membraneux, malgré les changements de milieux et de climats.

Apparition régulière de la membrane.

Les symptômes subjectifs varient dans différents cas. Il y a une souffrance qui débute habituellement par un retard dans l'apparition du flux menstruel et qui est analogue à celle d'un accouchement prématuré ou de toute autre variété de dysménorrhée. Les circonstances qui tendent à la modifier sont l'état et la susceptibilité de la malade, les proportions des membranes à expulser et la plus ou moins grande dilatation du canal cervical, par lequel elles ont à passer. Quelques femmes souffrent autant qu'au moment de la délivrance à terme. Comme je vous l'ai déjà dit, la douleur ovarique fait rarement défaut. L'une de mes malades se procure une diminution dans ses souffrances, en prenant le lit un jour ou deux, au moment des règles, et celle dont l'histoire nous occupe actuellement, a remarqué qu'en mangeant très-légèrement, elle arrivait au même résultat. Son expérience personnelle lui a révélé qu'un repas pris à la hâte, immédiatement avant l'établissement de l'écoulement, provoque de grandes souffrances. Scanzoni rapporte que deux de ses malades « annonçaient toujours, avec certitude et une « ou deux semaines avant le retour des règles, la présence ou l'absence « des membranes. Elles éprouvaient, huit ou quinze jours à l'avance, « dans la région ombilicale un pincement violent qui les fixait com- « plétement sur l'arrivée de ces productions. »

Expulsion de la membrane.

Le sang perdu dans ces cas dépasse la quantité normale d'une menstruation régulière. Ceci s'explique par le détachement de la muqueuse utérine d'une surface sous-muqueuse, qui est extraordinairement vasculaire. Cette hémorrhagie est identique, sous tous les rapports, à celle qui accompagne l'avortement, avant la formation du placenta. Quelquefois l'écoulement est alarmant par son abondance, mais, en règle générale, les efforts de contraction de la matrice pour se dépouiller et se débarrasser de la membrane, le maîtrisent. Il s'arrête ordinairement, mais pas toujours, après l'issue de la membrane. Quand des parcelles restent à demeure, il y a danger d'une perte subséquente. Chez les femmes à diathèse hémorrhagique, l'écoulement peut dégénérer en hémorrhagie passive et continuer pendant l'intervalle des époques. Si la caduque menstruelle n'est pas rejetée et reste jusqu'au mois suivant, comme cela arrive quelquefois, le flux peut être pauvre une fois et très-copieux au terme suivant.

L'écoulement sanguin.

Les symptômes nerveux réflexes qui accompagnent cette forme de dysménorrhée varient avec les sujets. Chez quelques femmes, l'estomac est le foyer du désordre et il y a des vomissements excessivement rebelles. Notre malade a une fois souffert de ces symptômes pendant près d'une quinzaine. Chez d'autres, les plus grands soins sont nécessaires pour éviter de graves attaques d'indigestion. La plupart de ces malades sont ordinairement constipées.

Symptômes gastriques réflexes.

En cas de diathèse rhumatismale, les symptômes cardiaques peuvent être si prononcés et si manifestes qu'ils font croire que la maladie réside en réalité dans le cœur. Ceci vous explique l'erreur de diagnostic qu'ont commise ceux de mes confrères qui m'ont précédé auprès de Mrs... Il y avait évidence d'un trouble fonctionnel et non d'un autre fait plus sérieux dans le fréquent retour et dans l'intensité de ses paroxysmes dyspnéiques, dans la douleur et dans les palpitations cardiaques, dans l'oppression et dans la perturbation générale. Ils ont eu le tort de ne pas diriger leur attention du côté des signes physiques d'une affection cardiaque organique. J'ai examiné Mrs... à maintes reprises et avec le plus grand soin, sans arriver à pouvoir découvrir une lésion des valvules, du péricarde, de l'endocarde ou des parois de l'organe. Bien plus, aussitôt qu'elle a commencé à suivre le traitement que j'avais institué pour ses désordres cataméniaux, les symptômes cardiaques se sont évanouis.

Symptômes cardiaques réflexes.

Il faut bien vous rappeler que les affections symptomatiques éloignées du cœur ou d'autres organes et qui dépendent de maladies utérines variées, présentent une aggravation inévitable à chaque époque. Dans bien des cas, à la vérité, elles ont des intermittences et des retours aussi réguliers que les règles elles-mêmes. Aussi, indépendamment de la présence de la caduque menstruelle, cette unique circonstance aurait suffi à chacun de nous pour conclure, dans ce cas, à des troubles réflexes et non essentiels du cœur. Il est cependant vrai que les maladies organiques du cœur peuvent, en fin de compte, résulter indirectement de pareille cause, quand celle-ci est, pendant des années, presque constamment en œuvre. Mais c'est là l'exception.

Déductions pratiques.

Les déplacements utérins et plus spécialement le prolapsus et la rétroversion sont une conséquence ordinaire de cette forme de dysménorrhée aussi bien que des autres. Dans quelques cas, une antéversion des plus tenaces et des plus affligeantes est causée par une dysménorrhée membraneuse. Chacune de ces déviations augmente la difficulté

Affections utérines consécutives.

et embarrasse le traitement. Des fibrômes, des polypes, la métro-péritonite, l'endométrite, l'inflammation du canal utérin peuvent aussi coïncider avec cette maladie.

Diagnostic Avortement.

Vous diagnostiquerez une dysménorrhée membraneuse d'une fausse couche par le retour régulier des époques, par l'émission habituelle de lambeaux membraneux, ou d'un sac ne renfermant aucun rudiment d'embryon ou d'enveloppes fœtales et enfin par l'apparence criblée de la membrane elle même. Ces symptômes ne sont pas cependant positifs, car la malade peut faire une fausse couche juste au premier mois de sa grossesse et alors, l'œuf étant quelquefois dissous, le sac peut être vide. Mais ce serait une aventure extraordinaire et sans précédents que de voir une femme avorter régulièrement chaque mois.

Pronostic

L'unique danger provient des désordres concomitants. La malade peut, très-rarement il est vrai, succomber à une hémorrhagie. Une perte sanguine copieuse et continue peut ruiner sa santé générale au point de la réduire à la dernière extrémité. Ou bien, il peut se développer de réelles affections organiques du cœur, des poumons, de l'estomac, ou même du système cérébro-spinal, qui conduisent à un résultat analogue. Si vos clientes approchent de la ménopause, il faut être très-réservé dans votre diagnostic. Il est très-probable que nombre de cas, pris à temps, sont guérissables. La stérilité est une conséquence nécessaire, mais nullement incurable de la dysménorrhée membraneuse.

Thérapeutique générale.

Traitement. — La conduite du traitement de cette maladie met largement à contribution le talent, les connaissances scientifiques, l'expérience, le tact, la décision et la patience du médecin. Il vous faut tenir compte des influences modificatrices de la diathèse rhumatismale, de la tendance à l'avortement, des maladies de l'ovaire, des éruptions répercutées, des complications réflexes et aussi des affections secondaires de l'utérus lui-même. Il n'y a pas de traitement spécifique qui réponde à tous les cas de dysménorrhée membraneuse, et ce serait une erreur de votre part que de vous en tenir exclusivement à une seule idée thérapeutique.

Thérapeutique spéciale.

Il y a des cas où l'influence rhumatismale est indéniable. La susceptibilité de notre malade à l'humidité, au vent glacial qui souffle au printemps, dans la Prairie, les douleurs fugitives qu'elle éprouve dans la poitrine et dans la cuisse droite, les symptômes cardiaques, le soulagement que procure un climat plus doux et plus égal, mettent en relief la complication du rhumatisme. Ces symptômes et d'autres analogues vous suggéreront, quand vous les rencontrerez chez des personnes prédisposées à cette affection, l'emploi de remèdes comme *Aconit*, *Bryonia*, *Rhus toxicod.*, *Nux vomica*, *Mercurius* et *Macrotin*. Il faut avoir soin de protéger la malade contre les influences nocives des intempéries et contre les brusques et soudaines variations atmosphériques. Elle devra être chaudement vêtue et, en quelque sorte, isolée dans la soie ou la flanelle. La fraîcheur de la nuit est, par dessus tout, préjudiciable à cette catégorie de malades.

Complications rhumatismales.

Chez un petit nombre de femmes, la tendance à une exfoliation périodique de la muqueuse utérine constitue une espèce de dyscrasie. Si ces personnes conçoivent, elles avorteront presque sûrement; et, si elles ne peuvent être fécondées, elles sont des sujets tout indiqués pour la maladie en question Bien des données dont on se sert dans la prévention des avortements trouvent également ici leur application. Je ne crois pas nécessaire de m'arrêter plus longtemps sur ce sujet.

Dyscrasie abortive.

Il peut se faire exceptionnellement que le caractère et l'histoire d'une éruption répercutée servent à indiquer le remède convenable. Le médecin qui, en dernier lieu, a donné ses soins à notre malade, l'a mise à *Sulfur* 30 et il lui procura un soulagement prompt et évident de tous ses symptômes. Il avait agi ainsi en raison de la nature chronique de la maladie et de ses relations manifestes avec l'éruption répercutée ; quelques doses *d'Apis mellifica* 3 furent ensuite administrées pour les douleurs ovariques et, finalement Mrs... prit et prend actuellement encore *Calcar. carbon.* 12.

Éruptions répercutées.

Quant aux symptômes réflexes, très-peu d'entre eux sont nets et peuvent suggérer quelque idée au médecin ou lui inspirer quelque confiance. Leur subjectivité même sert à vous mettre en garde et des phénomènes de ce genre ne peuvent pas plus, dans cette maladie que dans l'hystérie, vous indiquer le médicament convenable.

Symptômes réflexes insignifiants.

La lésion ovarique et ses symptômes parlent d'une façon plus claire. Dans bien des cas, en effet, si nous les découvrons et si nous les faisons disparaître, nous pouvons espérer la guérison de l'affection menstruelle. *Apis mellifica*, *Calcarea carbonica*, *Platina*, *Belladona*, *Colocynthis*, *Lachesis*, *Thuya*, *Kali iodatum*, *Mercurius* et *Hamamelis* peuvent répondre aux indications et procurer le succès.

Symptômes ovariques.

Depuis qu'on se rend compte de l'origine et de la structure de la caduque menstruelle, il y a médiocre utilité à essayer des substances que, par routine, on cite pour la cure de cette maladie et qu'on emploie contre la diphthérie et le croup pseudo-membraneux. Pour des raisons différentes de celles ordinairement données, il est possible que, dans quelques cas, le bichromate de potasse, l'iodure de mercure, la cantharide, l'ammoniaque caustique et même le chlorure de chaux aient rendu service. Le Dr Mandl (1) rapporte un cas dans lequel il appliqua le chlorate de potasse directement sur la muqueuse utérine, à courts intervalles, pendant un espace de dix mois. Il arrêta la formation des membranes pendant tout le temps de ses applications, mais à peine eut-il cessé celles-ci, que les produits morbides faisaient leur réapparition.

Médication ancienne.

Rien ne prouve que ces moyens topiques aient jamais été plus utiles que dans l'observation que nous venons de résumer. Leur bon effet n'est que temporaire et même ne vaut pas les risques qu'ils peuvent faire courir. Ce sont, en un mot, des expédients peu sûrs et peu recommandables.

Avantage passager des applications locales.

On a quelquefois conseillé le mariage dans cette maladie. On n'en peut garantir les effets et, souvent, on l'a vu aggraver les désordres. La conception, si la malade peut la conduire jusqu'à terme, peut amener la guérison. L'abstinence absolue ou, du moins, presque absolue des rapports conjugaux devient parfois une condition indispensable pour le succès du traitement.

Autres expédients.

On retire quelquefois un bénéfice marqué de l'emploi de l'éponge préparée qui permet de dilater et de débarrasser le canal utérin et de faciliter la libre issue du flux menstruel. En dégorgeant ainsi l'utérus, en vidant ses capillaires, en diminuant son hyperhémie on empêche une hyperthrophie exagérée de sa muqueuse et, peut-être, arrête-t-on l'exfoliation de celle-ci. En outre, et ceci mérite sérieuse attention, cette dilatation diminue grandement les souffrances de la malade. J'ai recours maintes fois à ce moyen, et avec d'excellents résultats, pour la personne dont nous venons de nous entretenir si longtemps (2).

Éponge préparée.

(1) *Wiener med. Wochenschrift*, n° 1, 1869.

(2) Voir dans le *Bulletin de la Société médicale homœopathique de France*, du 1er octobre 1876, un mémoire sur la dysménorrhée membraneuse par rétrocession d'exanthème présenté au Congrès Universel de Philadelphie par le Dr Ludlam et traduit par le Dr Claude.

LEÇON ONZIÈME

De la rétention des règles comme cause de déplacements utérins.

Messieurs,

Quoi qu'en dise le Dr Rigby, il est indéniable que de nombreux déplacements utérins sont dus à d'autres causes que les violences extérieures, les productions morbides et l'acte de la parturition. Parmi ces causes, il en est une qui a été presque entièrement perdue de vue, c'est le retard habituel ou la rétention des règles.

Une malade a de la dysménorrhée. Par suite de l'activité fonctionnelle, les tissus utérins sont surchargés d'un sang qui y circule avec torpeur.

Augmentation du poids de l'utérus par rétention menstruelle.

La muqueuse de l'utérus a versé ou sécrété dans la cavité de cet organe son produit mensuel qui ne peut se frayer un passage à travers l'orifice interne du col et son canal. Les phénomènes réflexes du travail se développent et aident la matrice à se débarrasser d'un contenu qu'elle devrait vider normalement, sans souffrances ni retard. L'augmentation de l'afflux sanguin, la torpidité de sa circulation et la rétention des menstrues dans l'intérieur de la matrice augmentent le poids et le volume de cet organe au point de le tirer en bas et de le déplacer.

Que la dysménorrhée soit congestive, obstructive ou membraneuse, d'origine ovarique ou bien encore spasmodique, elle a pour résultats d'arrêter la circulation et de provoquer des douleurs et une maladie. L'équilibre entre l'apport et la dépense est détruit en ce qui regarde l'entretien des tissus et les exigences des sécrétions. Les changements de texture dans le segment inférieur et dans le col de l'utérus sont presque inévitables et l'infiltration de leur trame peut produire de l'induration, de l'hypertrophie, des productions néoplastiques ou des adhérences anormales.

Dans un tel cas, le déplacement est peut-être actif et temporaire.

Il peut alterner avec la meilleure santé et reparaître à chaque époque pour disparaître avec l'écoulement cataménial. Il n'est pas rare que des malades accusent, au moment des règles des symptômes qui se rapportent spécialement à un prolapsus ou à une antéversion. Beaucoup de femmes savent, par expérience personnelle, que bien des souffrances incidentes à la dysménorrhée peuvent être soulagées si elles se tiennent les hanches soulevées et la tête basse. L'une de mes clientes éprouvait, à ces moments, en appuyant ses pieds sur la barre du lit et en laissant tomber sa tête très-bas, plus de soulagement qu'avec tous les palliatifs locaux et généraux dont elle avait usé jusque-là.

Déplacement aux époques.

Plus souvent, cependant, et pour les raisons déjà spécifiées, le déplacement devient chronique. La période menstruelle revient si rapidement que la patiente ne sort d'une attaque que pour retomber dans une autre. Il n'est pas plus facile de guérir une gastrite aiguë tant que le sujet continue à absorber régulièrement et abondamment une nourriture indigeste.

Chronicité possible de l'affection.

Mais l'augmentation de poids de la matrice n'est pas l'unique cause des déplacements inhérents à la dysménorrhée. Leur production est en rapport étroit avec l'énergie et la netteté des douleurs expulsives, qui ont pour office de forcer l'écoulement; on voit ainsi, lors d'un accouchement à terme, l'utérus descendre en raison de la persistance et de la vigueur de ses contractions au point même de pouvoir quelquefois franchir l'orifice vulvaire, avant d'avoir été débarrassé de son contenu. Ici, nous avons aussi un vrai travail et nous voyons se répéter les coïncidences de changements anatomiques et de déplacements relatifs de l'utérus qui accompagnent la délivrance à terme ou prématurée. La distinction ne porte pas sur le genre des phénomènes ; il n'y a qu'une différence de degré.

Efforts d'expulsion de l'utérus.

L'aménorrhée (*suppressio mensium*) finit quelquefois par un déplacement utérin. Cela arrive surtout quand l'écoulement vient à être arrêté à la suite d'un refroidissement ou d'une fatigue. Une femme entreprend un voyage en mer ou en chemin de fer le jour qui précède ses règles, et une époque ou même davantage peut manquer. Si les règles ne font pas défaut, elle peut éprouver des douleurs plus fortes qu'à l'ordinaire ; il y aura une trop grande pauvreté ou une trop grande abondance de l'écoulement qui la rendra malade. Comme conséquence indirecte, elle souffrira de quelque forme de flexion ou de déplacement de l'utérus.

Déplacement utérin par suppression temporaire.

Il n'y a pas de doute que bien des cas de ce genre sont dus à des causes aussi légères et d'apparence aussi infime. C'est une imprudence aussi dangereuse pour certaines femmes de quitter la maison à la veille de leurs règles que, pour d'autres, d'aller à l'église ou au concert alors qu'elles s'attendent à accoucher d'un moment à l'autre. J'ai vu bien des prolapsus évidents de la matrice n'avoir pour origine que les cahots d'une voiture ou les secousses d'un cheval. Et vu l'état de l'utérus et de ses annexes pendant la période cataméniale, nous ne devrons pas nous étonner que ces accidents arrivent aussi souvent. Selon Wright, « un déplacement de l'utérus est un fait analogue à une descente herniaire, et les deux accidents reconnaissent des causes identiques. »

Imprudences au moment des règles.

Je ne veux nullement prétendre ici que tous les déplacements utérins ou que, du moins, la grande majorité d'entre eux puissent être mis au compte d'une obstruction ou d'un dérangement menstruel. J'insiste seulement sur l'obligation où nous sommes de tenir compte de cet ordre de causes et de leurs effets manifestes. Nos auteurs et les praticiens attachent la plus grande importance à l'hygiène de la gestation tandis qu'ils en accordent une très-minime aux soins propres à la période menstruelle. Pour tout ce qui touche aux déviations utérines, nous démêlons fort bien les effets consécutifs à la grossesse et à l'accouchement, tandis que nous mettons à l'écart ceux qui succèdent à la menstruation.

Traitement. — Si l'on adopte ce point de vue, la conclusion est facile à tirer. La guérison de ce genre de déplacement repose sur le soulagement qu'on apporte au processus cataménial et sur la régularité qu'on maintient ou qu'on rétablit. Si le déplacement, quelle qu'en soit la variété, tient à une dysménorrhée ou à une simple rétention des règles, il faut tout d'abord remédier aux troubles menstruels. Traiter seulement le déplacement et espérer le guérir par un expédient unique, général ou local, est irrationnel et inutile. Les emménagogues ne font, comme les astringents, qu'augmenter la difficulté, et les pessaires ne sont pas plus opportuns, en pareille occurrence, qu'un bandage herniaire. Bien plus, ces instruments peuvent se montrer alors aussi dangereux qu'ils sont utiles dans d'autres cas.

Guérir le désordre menstruel.

Cet aperçu théorique nous explique les merveilleux effets de quelques-uns de nos remèdes contre les déplacements de l'utérus. Leurs relations manifestes et bien connues avec la fonction menstruelle nous ont appris à nous servir d'eux avec confiance pour la guérison de ces dérangements de matrice dépendant de certains troubles de cette même fonction menstruelle. En d'autres termes, leur action thérapeutique s'explique

Mode d'action de certains remèdes.

par le pouvoir qu'ils ont d'éloigner les conditions dans lesquelles ces changements de situation se produisent. Les pathogénistes n'ont jamais pu nous enseigner ce que l'expérience, le raisonnement et la physiologie nous ont révélé de l'action indirecte de certains agents sur la position et les rapports anatomiques de cet important organe, qu'on appelle l'utérus.

Utilité de l'éponge préparée.

Nous avons pour quelques cas de cette affection un auxiliaire excellent et inoffensif et qui nous a rendu de grands services. J'entends ici parler de l'éponge préparée qui, en écartant la cause mécanique de la rétention, diminue la gêne du déplacement et aide ainsi à sa guérison. Je ne sais pas si quelqu'un l'a recommandée dans aucune espèce de dérangement utérin. Mais elle constitue un expédient temporaire, qui ne relève pas, à vrai dire, de la médecine et contre lequel il n'y a pas d'objections sérieuses. On peut y recourir sans danger et assurer, grâce à lui, la libre issue du flux menstruel aussitôt qu'il a été versé dans la cavité utérine. Il ne contrecarre en rien l'action des remèdes internes et ne peut, s'il est appliqué convenablement, provoquer aucune lésion du col. Il favorise la dilatation graduelle et insensible de l'orifice interne, prévient les douleurs et éloigne les symptômes réflexes dont la malade a tant à se plaindre. Il ne fait pas remonter directement la matrice, mais il aide à sa réinstallation normale en déchargeant ses vaisseaux et en lui permettant ainsi de se contracter. On doit introduire l'éponge préparée douze ou vingt-quatre heures avant la période menstruelle. A ce moment, l'orifice interne est plus abordable et l'opération, tout en étant moins douloureuse, offre plus de chance de réussite. On laisse l'éponge en place pendant quatre, huit, dix heures, selon les circonstances. Quand on l'a enlevée, il faut que la malade reste au lit ou s'étende sur un canapé et qu'elle ne se lève pas pendant quelques heures et, même parfois, pendant des jours.

C'est un fait singulier et significatif que les déviations utérines succèdent rarement à une dysménorrhée ménorrhagique. Elles ne se produisent qu'à la suite d'une perte sanguine qui entraîne l'entière atonie de tous les tissus vagino-utérins.

Colique utérine.

Observation. — Mrs. m'a fait appeler à la hâte pour une soudaine indisposition. Elle revenait chez elle après un long voyage ; une heure auparavant, elle était en parfaite santé. Elle prit d'abord un grand bain, puis une injection vaginale d'eau froide, et, presque immédiatement, elle ressentit une douleur aiguë et spasmodique dans la région utérine. Cette douleur alla en empirant et était devenue, avant mon arrivée, presque insupportable. Elle ne s'arrêtait que pour reprendre avec plus de violence. Je trouvai Mrs pâle, avec la peau froide, la physionomie anxieuse, une attitude suppliante et de légères nausées. Elle était au milieu de sa période intermenstruelle et n'avait rien mangé depuis quelques heures.

Action malfaisante des injections vaginales à certains moments.

Une leçon clinique sans conclusion pratique ressemble trop à une fable sans morale. Il y a, dans ce cas, un point qu'il ne faudra jamais perdre de vue, c'est le danger qui peut résulter d'injections vaginales, inoffensives en toutes autres circonstances, quand l'utérus et les autres viscères pelviens se trouvent dans certaines conditions particulières. Tout ce qui attire le sang dans ces organes augmente les risques de pareils expédients employés, comme il a été dit, sans précautions ni délais convenables. Une femme vient de travailler plusieurs heures de suite à sa machine à coudre et, son ouvrage fini, elle prend un bain et, immédiatement après, une injection vaginale. Presque aussitôt elle est prise de symptômes analogues à ceux dont souffrit ma cliente. La même conséquence peut résulter d'une course à cheval ou en voiture, d'une partie de criquet, d'une promenade ou d'une leçon de piano prolongées qui prédisposent, comme l'a fait la fatigue du voyage, à l'irritabilité de l'utérus. La sensibilité de l'organe est alors exaltée et il suffit souvent d'une simple injection d'eau froide, prise sans transition, pour servir de cause excitante à la douleur et à la maladie.

La même remarque s'applique aux irrigations vaginales fraîches ou froides prises avant l'arrêt complet du flux menstruel, ou immédiatement après le coït, afin d'empêcher la fécondation. En de pareils moments, le système capillaire de tout l'appareil de la génération est surchargé de sang. Si l'on attend un peu, cet afflux physiologique diminue, l'éréthisme des organes disparaît et ceux-ci reviennent à leur vascularité ordinaire. Mais vient-on à ébranler ces tissus si délicats de la façon que nous venons d'exposer, nous devons, tôt ou tard, nous attendre à une affection consécutive.

Symptômes.

La douleur de la colique utérine est ordinairement intermittente. Quelquefois, le paroxysme revient avec une régularité presque égale à celle des tranchées qui font le tourment des accouchées multipares et auxquelles elles ressemblent, à ce que disent les malades. Ou bien, la douleur peut être rémittente et seulement s'apaiser un peu dans l'intervalle des accès. Les patientes rapportent directement la souffrance à la région utérine, quoiqu'elle puisse aussi s'irradier quelquefois dans le sacrum ou dans l'une des deux aines. Il est à remarquer que, dans une certaine mesure, la pression soulage parfois entièrement cette souffrance. L'attaque commence et finit brusquement, sans être précédée ou accompagnée d'aucun symptôme général, tel que la fièvre ou le frisson. Il y a plus ou moins de tympanite qui se développe très-rapidement et qui disparaît de même. Ajoutez ordinairement une flatulence intestinale considérable, de la distension et de la pression. Le gonflement abdominal a tous les caractères de la tympanite hystérique et, dans les cas graves, la nausée est un symptôme fréquent.

L'attaque peut ne durer que quelques minutes, ou continuer pendant des heures et même des jours. Si, comme cela arrive quelquefois, elle est sous la dépendance d'un déplacement de la matrice, elle ne cédera pas avant qu'on ait remis l'organe en place. Tient-elle à la présence de caillots ou autres corps étrangers dans l'utérus, elle ne cessera qu'avec leur expulsion. Dans ce cas, les douleurs sont crampoïdes, expulsives et rappellent celles du travail.

Durée de l'attaque.

Les personnes atteintes de dysménorrhée sont sujettes, pour le moindre prétexte, à de légères attaques de colique utérine. Elles peuvent être prises en pleine rue, et alors elles sont forcées de s'asseoir par terre, ou de se plier en deux pour quelques instants, jusqu'à ce que le paroxysme soit passé. La douleur peut aller jusqu'à provoquer une faiblesse et exciter de vives alarmes.

Dysménorrhée.

Chez les hystériques, les émotions servent de point de départ. Un accès de colère ou de jalousie fait éclater le mal presque à coup sûr. Ou bien, une attaque qui épuise les malades peut précéder l'écoulement des règles de quelques heures ou de quelques jours. Ces personnes, habituellement aimables, sont agacées, elles sont méfiantes et dégoûtées de l'humanité en général et du sexe mâle en particulier. Quelquefois, la malade est d'humeur douce et tendre, ou bien elle tombe dans une mélancolie religieuse, ou, ce qui est pire, elle est possédée de l'idée folle de travailler, de mettre son appartement en ordre, d'arranger ou de nettoyer sur-le-champ sa cheminée, ses meubles, ses tableaux, ses livres, ses plantes, sa volière. Il lui faut abattre la besogne en un clin d'œil afin d'éviter les tortures de la colique et les sensations particulières de la région utérine. Après quoi, elle est, quand le flux s'établit, épuisée, cassante, capricieuse, énervée, acariâtre, tape du piano pendant des heures, épanche sa douleur dans des lettres brûlantes à son mari et à ses amis et entend tout régler avec le plus grand des désordres.

Hystérie.

Un excès de fatigue physique ou morale peut provoquer un accès surtout chez les femmes intelligentes et instruites. Les couturières, les pensionnaires, les actrices, les femmes accablées par les soins du ménage ou irritées par ce frottement social, qui cause parfois tant de tourments, paient un large tribut à cette affection.

Fréquence de l'affection chez les femmes instruites.

L'incompatibilité dans le mariage est une cause encore assez fréquente, et il faut tenir grand compte des circonstances qui peuvent faire prendre en dégoût les rapports sexuels. L'abus ou la privation conduisent au même résultat. Dans un cas, c'était un verre d'eau glacée, pris au moment des règles, qui était cause de tout le mal.

La colique utérine est aussi incidente à la diathèse névralgique. Elle peut alterner avec la névralgie ovarique, l'hystéralgie et même le rhumatisme utérin ou se compliquer de ces affections. Chez les femmes ainsi prédisposées, toute cause d'irritation de la matrice peut amener une attaque, et cette forme de maladie a beaucoup de tendance à s'abattre sur les femmes nerveuses et délicates alors qu'elles sont enceintes.

Sujets névralgiques.

Traitement. — Vous avez, sans nul doute, déjà songé à l'utilité de précautions hygiéniques convenables. Il faut prévenir la malade des suites possibles d'une injection vaginale intempestive aussi bien que des excès de travail mental ou physique. Si elle est intelligente, expliquez-lui le mode d'action de ces causes vulgaires de maladies et de souffrances chez les femmes. Un bon raisonnement logique aura une action plus profonde et plus persistante sur elle que des remontrances et des gronderies. C'est une bonne mesure de précaution que de faire porter à même sur la peau de la flanelle, de la soie ou une feuille de ouate.

Hygiène, prophylaxie.

On a recommandé des palliatifs variés contre le paroxysme. Les plus ordinaires et les meilleurs sont les applications de flanelle ou de linges trempés dans de l'eau chaude, sinapisée ou mélangée d'eau-de-vie. Dans quelques cas, il suffit d'un sinapisme pour calmer la douleur en quelques minutes. Des sachets chauds de sel commun ou de son sec sont spécialement utiles dans les coliques menstruelles ou consécutives à un avortement. Chez les hystériques, on peut recourir aux vaporisations d'éther sur l'hypogastre. Dans des cas rebelles, on a fait pénétrer les vapeurs de chloroforme dans le vagin, et le Dr Simpson a recommandé celles d'acide carbonique. Quand il y a complication de vaginisme, je prescris ordinairement une injection vaginale ainsi composée : chloroforme, 1 drachme ; huile d'olives et glycérine, de chaque 2 onces. On peut aussi appliquer le mélange à l'aide d'un tampon de coton. L'attaque est-elle incidente à un retard des règles, le bain de siége chaud est un excellent adjuvant.

Palliatifs.

La belladone ou l'atropine suffisent dans la majorité des cas, surtout à la suite d'une injection inopportune. Si le cas est manifestement névralgique et, plus particulièrement, s'il est compliqué d'ovaralgie, le valérianate de zinc est indiqué.

Médicaments internes.

Les autres remèdes sont : *Camomilla*, *Colocynthis*, *Ignatia*, *Caulophyllin*, *Cocculus*, *Nux vomica*, *Pulsatilla*, *Sabina* et *Secale cornutum*.

Ulcération utérine consécutive à l'accouchement.

Quoique l'ulcération utérine ne soit pas une suite ordinaire de l'accouchement, on peut néanmoins la constater quelquefois en ces circonstances.

Observation. — Mrs., âgée de vingt-huit ans, a un enfant âgé de cinq mois qu'elle nourrit exclusivement au sein et qui est bien développé. Elle ne se trouve pas à son aise. Elle n'a pas revu ses règles depuis ses couches et elle se plaint d'élancements dans les aines, de fatigue au plus léger exercice, de douleur dans la région iliaque gauche, d'impossibilité de se coucher sur le côté, de malaise, d'anorexie, de fréquent mal de tête, d'une strangurie passagère et d'une leucorrhée qui parfois l'affaiblit extrêmement et provoque de la douleur lombaire. Les symptômes qui durent encore ont commencé pendant ses couches.

L'examen au spéculum révèle un ulcère simple et suppurant siégeant dans l'intérieur et autour de l'orifice externe du col.

Les ulcérations utérines des nouvelles accouchées ont grande chance d'être méconnues. La malade a échappé aux périls de la délivrance, mais pour quelque raison inconnue, sa convalescence tire en longueur. D'abord il peut y avoir eu une vive inflammation puerpérale, puis ce que Trousseau appelle de la « suppuration colliquative ». La lactation peut, aussi bien que les autres fonctions, être normale ; mais la femme est extrêmement faible et épuisée, et elle ne se relève que lentement. Il lui faut attendre un mois ou deux avant de pouvoir dîner à table ou se rendre au salon, et quelquefois trois et six mois avant de pouvoir sortir en voiture. En même temps, elle a perdu tout ressort et l'existence lui pèse. Elle traîne çà et là, se laisse aller aux circonstances, et il y a beaucoup de probabilités qu'on accusera de sa maladie toute autre chose que l'ulcération qui date de la naissance de son enfant.

Ces ulcérations passent souvent inaperçues.

En pareil cas, la lésion du museau de tanche est incontestablement le résultat de l'inflammation. Les tissus utérins s'enflamment facilement après la délivrance et souvent, mais non toujours, d'une façon peu active et qui tend à l'ulcération. Une fois que ce processus s'est établi, il se perpétue et reste inaperçu. Il est cependant possible que la pression sur le col utérin et le traumatisme auquel il est exposé pendant l'accouchement peuvent indirectement provoquer des symptômes comme ceux dont se plaint notre malade.

Résultat d'une inflammation.

S'il y avait quelque chose de distinctif et de particulier dans ces symptômes, la maladie passerait moins souvent inaperçue. Mais, dans un cas donné, nous ne pouvons savoir positivement qu'il y a lésion du col sans nous en être assurés *de visu*. Le spéculum est ici un instrument de diagnostic nécessaire, comme si l'affection était essentielle et non consécutive à un accouchement.

Cette espèce d'ulcérations utérines, ou plutôt ces ulcérations du col particulières aux femmes qui traversent cette période caractéristique relèvent de deux causes générales. La première est l'appauvrissement du sang de la mère provoqué par la gestation, et la seconde un épuisement analogue dépendant de l'allaitement. Ces causes, en altérant la qualité du liquide sanguin et en abaissant le niveau de la vitalité, augmentent les risques des inflammations *post-partum*. Il n'y a, dans des constitutions aussi délabrées, qu'un pas de l'inflammation à l'ulcération du col utérin. Cette remarque s'applique aussi aux ulcérations consécutives aux fausses couches, surtout à celles qui se produisent après le quatrième mois.

Altérations du sang.

Traitement. — Les aperçus que je viens de développer à propos des relations qui existent entre l'appauvrissement et la viciation du sang et les symptômes que nous avons relevés sont d'une grande importance pratique. Partant de ces idées, vous établirez des règles hygiéniques convenables. Si vous constatez que l'organisme de la mère se ruine et s'épuise à fournir la quantité de lait requise par l'enfant, il vaut mieux songer, pour ce dernier, à une autre alimentation que de tolérer l'entier anéantissement de celle qui le nourrit et il faut recourir, en dernier ressort, au sevrage. Mais ce n'est là qu'un expédient de la dernière nécessité et auquel on ne doit s'adresser que lorsque la qualité du lait est altérée au point d'empoisonner, en fin de compte, le nòurrisson.

Sevrage.

Le régime doit être aussi réconfortant que possible. Ordonnez du lait, des viandes noires, des œufs, du gibier, des fruits, de bon pain et du beurre au lieu des tisanes, thés, bouillons et autres abominations de même genre. Le bon air et le soleil doivent aussi jouer un rôle dans votre traitement. Per-

Régime.

mettez-moi de vous rendre attentifs aux dangers de la marche pour les ulcérations utérines. La matrice, se trouvant suspendue et libre par le fait de la station verticale, vient successivement donner avec son col dénudé contre les différentes portions de la muqueuse vaginale. La friction irrite cette portion de l'organe et excite sa circulation locale au point d'aggraver la souffrance et d'étendre la lésion. En outre, le sang est attiré dans les organes pelviens et la congestion qu'il provoque fait plus que contrebalancer le bon effet de l'exercice au grand air. Il y a moins d'objections contre la voiture, mais j'ai entendu maintes patientes porteuses d'ulcérations utérines se plaindre sérieusement des tramways à cause de la brusquerie des arrêts et des départs de ces véhicules. Les petits omnibus suspendus qui font le service de nos avenues et les voitures de place fatiguent beaucoup moins, quand ils sont menés avec soin. L'équitation doit être interdite à ces malades et il ne faut pas les faire monter dans nos grossiers chariots de campagne.

L'ulcération puerpérale est, de toutes les ulcérations utérines, comparativement la plus facile et la plus prompte à guérir. Ce fait s'explique par l'absence de la menstruation qui, en différentes circonstances, s'oppose tant au succès du traitement. Il ne faut donc pas perdre de temps, car les règles ne peuvent tarder longtemps, et la cure se trouve alors remise à un temps plus éloigné.

Facilité relative de la guérison.

Il arrive quelquefois qu'un retour trop précoce des règles chez une femme qui nourrit est une marque de faiblesse et d'épuisement. Il peut signifier que les forces et la vitalité de la mère baissent rapidement. La manière dont vous interpréterez les symptômes et la ligne de conduite que vous suivrez en pareils cas, ont une grande importance.

Menstruation pendant l'allaitement.

Des praticiens insistent sur la nécessité des cautérisations dans toutes les formes d'ulcérations utérines. Ils ne peuvent se départir de cette idée que de pareilles lésions ne rentrent pas dans la sphère d'action des médicaments internes. Ils arguent, et avec quelque apparence de raison, que les tissus dont se compose le col utérin ne répondent pas à l'action des remèdes constitutionnels les mieux choisis. Quelques-uns vont même si loin qu'ils affirment que ces ulcères ne peuvent uniquement être guéris que par des applications topiques, dont les meilleures sont fournies par les différents escarrotiques.

Traitement exclusivement local.

Mais bien des médecins ont l'habitude de traiter exclusivement par des médicaments internes les ulcérations des muqueuses et du tégument externe. Les diverses formes de stomatite, d'ulcérations de la gorge, de laryngite chronique et de bronchite, de fièvre typhoïde, d'uréthrite chronique, de typhlite et de dysentérie, sont du ressort de cette médication. Si dans l'une des trois premières de ces affections ces médecins recourent aux applications caustiques, ce n'est que dans des cas exceptionnels, tandis que, pour les dernières, il leur serait absolument impossible de les employer.

Un grand nombre d'ulcérations superficielles ne demandent pas autre chose qu'une protection directe contre l'influence irritante de l'atmosphère à l'aide d'un topique bénin et inoffensif.

Traitement local spécifique réservé aux ulcérations spécifiques.

Dans quelques cas, nous pouvons faciliter le processus curatif par l'usage local du même remède que nous donnons à l'intérieur; mais, les ulcères spécifiques mis à part, pas une fois sur mille, nous n'avons besoin de cautériser. Il en est de même dans les ulcérations du museau de tanche; — quand il n'y a pas de raison spéciale tirée de la nature de la lésion, de son étiologie ou de sa symptomatologie pour l'emploi local de médicaments comme le nitrate d'argent, l'iode, etc., votre bon sens et votre jugement doivent vous interdire de les employer.

Il a été argué, en faveur de l'emploi général du traitement topique pour les ulcérations et indurations utérines, que la cure spontanée de

Arguments contraires.

ces affections était impossible à cause du fréquent retour des règles et de leurs phénomènes concomitants, des rapports anatomiques de l'utérus et des conséquences dangereuses de l'excitation génitale. Mais il ne faut pas conclure de ce que ces cas ne s'amendent pas d'eux-mêmes que tous requièrent la cautérisation. C'est une pratique mauvaise que de la prescrire d'une façon absolue.

Dans le cas qui nous occupe, il n'y a pas d'aggravation menstruelle. La position particulière de la matrice ne la prédispose pas si fortement aux troubles vasculaires ou à l'entretien chro-

Prohibition des rapports sexuels.

nique d'une lésion à moins que ses tissus ne soient travaillés par la fonction cataméniale ou ne se métamorphosent sous l'influence de la gestation. Dans les ulcérations utérines graves, les pires conséquences peuvent résulter de l'abus des rapports conjugaux et les patientes doivent faire lit à part. Une bonne part des succès qu'on attribue au traitement local par les caustiques de tous genres doit, en réalité, revenir à l'interruption de ces relations qu'elles rendent impossibles. On peut en dire autant, mais d'une façon plus réservée, des avantages que prétendent trouver dans le changement de climat, etc., les femmes qui, laissant maison et mari, s'en vont au loin chercher un traitement.

Ne veuillez néanmoins pas vous figurer que je m'oppose à toute espèce d'application topique pour les ulcérations simples du museau de tanche. Cette opinion extrême est aussi insoutenable que l'opposée qui prétend que cet expédient est uniquement et absolument requis. Il n'y a pas d'objection valable contre l'emploi externe de la glycérine diluée, avec ou sans teinture de *Calendula*, de l'huile douce ou du collodion riciné. Dans le cas de cette pauvre femme, l'une ou l'autre de ces substances sera bonne pour la partie affectée, servira à la protéger des effets injurieux du contact du mucus vaginal et de l'écoulement leucorrhéique et stimulera en même temps le travail de réparation qui doit guérir la lésion. La teinture de *Calendula* est particulièrement utile quand le flux purulent ou muco-purulent est, comme ici, très-abondant. On peut s'en servir en injection vaginale matin et soir.

Traitement local licite.

Les remèdes internes qui peuvent être requis varieront avec les symptômes propres à chaque cas. Les principaux sont : *Calendula*, *Calcarea carb.*, *Arsenicum*, *Sepia* et *Sulfur*.

LEÇON DOUZIÈME

Stomatite maternelle.

MESSIEURS,

Voici l'une des maladies des plus intéressantes et aussi des plus désagréables que nous ayons à traiter. Intéressante à cause de son histoire restreinte, de sa rareté relative, de sa pathologie particulière, de la mortalité qu'elle provoquait sous « l'ancien régime » et de l'imparfait développement de sa thérapeutique; désagréable à cause de la multiplicité de ses formes, de ses complications et de sa persistance, si l'on n'emploie pas les remèdes convenables.

Sa nature. — Les opinions des médecins ont varié et varient encore au sujet de la nature essentielle de cette maladie. La plus plausible est, nous le craignons du moins, celle qui rattache ses phénomènes à une cachexie scorbutique. La majorité des praticiens a trouvé convenable d'attribuer son origine à des influences miasmatiques, à une diminution des globules rouges du sang, à la scrofule, aux irrégularités menstruelles antérieures à la conception, à une alimentation malsaine et insuffisante. Mais nos meilleurs auteurs inclinent à penser que cette énumération ne fournit qu'une esquisse imparfaite de ses causes et de leurs conséquences, tandis qu'elle laisse le champ libre aux hypothèses se rapportant à l'essence même de sa nature.

L'évidence de son origine scorbutique résulte des considérations suivantes :

1° Par ses causes, elle tend à une perturbation de la nutrition et de l'assimilation.

2° Elle est invariablement accompagnée d'anémie.

3° Question d'intensité mise à part, elle est identique par bien de ses symptômes au scorbut.

4° Les mêmes prescriptions diététiques sont requises par les deux affections. Toutes deux exigent une alimentation où les végétaux, et les végétaux acides principalement, entrent pour une large part.

5° L'une et l'autre se terminent par la mort à la suite d'un traitement excessif ou intempestif (mercuriaux, quinine, etc.), et ce résultat funeste est amené par un processus identique de désintégration des tissus qui, ne pouvant, par le défaut d'élimination renouveler leurs éléments, altèrent la constitution du liquide sanguin.

6° Les remèdes qui réussissent le mieux dans la stomatite maternelle sont aussi ceux qui sont employés avec le plus de succès contre le scorbut.

Particularités. — La stomatite maternelle présente les caractéristiques suivantes : elle est particulière aux femmes, pendant la gestation ou la période de l'allaitement. Quelques écrivains, à la vérité, prétendent avoir observé cette maladie chez des hommes. Mais, à ce compte, on pourrait aussi prétendre, en vertu de quelques cas isolés de vomissements matutinaux observés chez le mâle, que les vomissements de la grossesse sont l'apanage du sexe fort aussi bien que cette forme de stomatite. Nous nous en tiendrons donc exclusivement aux caractères essentiels que nous venons de vous indiquer.

Particulière aux périodes de gestation et d'allaitement.

Symptômes. — Ils se divisent en locaux et généraux.

Les premiers ne présentent pas un développement régulier et varient suivant les sujets. Ils s'annoncent ordinairement ainsi : la malade se plaint d'une sensation de brûlure ou d'ardeur dans la bouche, sensation qu'aggravent considérablement les boissons chaudes et même froides, ainsi que les efforts de mastication. A l'examen, on trouve une apparence rouge et enflammée de la muqueuse buccale. Cette rougeur se limite à certaines taches ou s'étend d'une façon plus ou moins diffuse et continue sur l'ensemble de la surface. Quelquefois l'éruption est isolée, présentant l'aspect de tubercules ulcérés du volume d'un pois, plus ou moins gros. Ces taches peuvent atteindre la dimension d'un quart de dollar ou d'un franc et elles peuvent dégénérer en ulcères déchiquetés et indolents. C'est là la pire forme de la maladie due à une négligence prolongée, ou bien, hélas encore ! à une cachexie, résultat d'un traitement barbare et intempestif.

Outre cette inflammation locale, diffuse ou isolée, profonde ou superficielle, il y a d'autres symptômes également caractéristiques. Ainsi, il y aura une décoloration des téguments rappelant la chlorose, une expression générale d'abattement, de la flaccidité musculaire sans que l'intégrité des formes soit en rien altérée, de l'anorexie, du pyrosis et autres désordres de l'appareil digestif. Il y aura de la sialorrhée, la langue sera rouge et lisse, les aliments les plus simples provoqueront des coliques et des tranchées, la constipation alternera avec la diarrhée, l'urine sera brûlante, causera de la strangurie et rougira le papier de tournesol. Ajoutez des

Symptômes incidents.

palpitations qui, surtout la nuit, sont très-gênantes ; les sécrétions restent généralement normales, la peau est douce au toucher, sans transpiration perceptible, et si l'affection éclate durant l'allaitement, la sympathie entre la mère et le nourrisson ne tardera pas à se révéler par la transmission à celui-ci de quelques-unes des altérations morbides les plus immédiates et les plus évidentes de la première.

Dans les cas chroniques, il n'est pas rare de trouver de la diarrhée provoquée par l'extension de l'inflammation spécifique aux parties moyennes et inférieures du tube digestif. Ce symptôme est souvent très-inquiétant aussi bien à cause de l'émaciation et de l'épuisement qu'il amène qu'à cause de sa persistance à se substituer aux phénomènes buccaux, quand ceux-ci viennent à céder un peu, et *vice versâ*.

Il n'est pas rare alors de découvrir que toutes les muqueuses prennent part à cette inflammation. Ainsi celles du larynx, de la trachée et des poumons, comme celles du pharynx, de l'œsophage et de tout le système digestif, celles aussi du vagin et de l'urèthre sont également entreprises soit isolément, soit en masse. De là, une profonde perturbation fonctionnelle, un arrêt de nutrition, etc. ; car la destruction du revêtement épithélial de ces organes qui annonce leur prise de possession par la maladie provoque un trouble matériel dans leur économie, lequel, pour être une conséquence indirecte de l'affection, n'en est pas moins sérieux et grave.

Les symptômes précédents comportent de si fréquentes modifications, tant dans leur intensité que dans leur ordre de succession, que des auteurs se sont plu à décrire trois et cinq variétés de stomatite maternelle. Cette classification n'offre, à vrai dire, aucun réel intérêt pratique. Quoi qu'il en soit, nous allons examiner quelques-uns de ces symptômes séparément.

Maladie constitutionnelle.

Les phénomènes buccaux constituent les symptômes primitifs et les plus patents de l'affection que nous étudions. Il n'y a pas de doute que ces désordres locaux ne soient l'expression d'un trouble profond et général de l'organisme que, dans certains cas, eux seuls viennent nous révéler. Les exemples ne manquent pas, en effet, dans lesquels cette maladie s'est développée dans l'ombre bien avant que ces symptômes se soient déclarés. Les forces étaient minées à l'avance et l'économie préventivement troublée.

Il y a toute raison de croire que ces désordres de la digestion et de l'assimilation, incidents à la gestation, qui épuisent la femme enceinte et qui, après sa délivrance, se résolvent souvent en une manifestation des symptômes locaux précédemment indiqués, doivent être exclusivement rapportés à une stomatite latente et remontent au début de la grossesse. Ces exemples sont aussi rares que probants et l'expérience de praticiens compétents nous démontre que l'étude approfondie et minutieuse de ces symptômes nous permet seule de les apprécier, au point de vue de la pathologie et de la thérapeutique.

Les particularités caractéristiques de ces symptômes varient avec l'intensité et la durée de l'affection. Dans les cas très-bénins, l'éruption revêt l'apparence d'un érythème formant des taches diffuses sur les côtés de la langue et sur la paroi interne des joues. Ou bien ce sont des vésicules ordinaires, ressemblant aux aphthes des adultes, décrits par quelques auteurs, et dégénérant finalement en centres infectieux qui tourmentent plus ou moins les malades et qui présentent une base dure, entourée d'une auréole blanchâtre. Ces indurations se terminent par ulcération ou cicatrisation. On a donné à cette forme spéciale le nom de stomatite folliculaire, cette éruption affectant en effet de préférence les follicules muqueux de la bouche.

L'ulcération locale.

Dans les cas graves, quand les vésicules se rompent, elles donnent lieu à des ulcères superficiels ou profonds, qui peuvent devenir très-nombreux et acquérir de grandes dimensions, si l'organisme a été fortement détérioré et la vitalité déprimée. Vous les trouverez sur les côtés ou sur le dos de la langue, sur son frein, sur celui de la lèvre inférieure, sur les gencives, les joues, la voûte du palais et même dans la gorge et l'arrière-bouche. Ils sont douloureux en proportion de l'étendue de la surface dénudée et de la profondeur de leur excavation. Ils ont pu, exceptionnellement, ronger les tissus jusqu'à l'os.

Nature capricieuse de la lésion.

On voit parfois ces lésions caractéristiques disparaître subitement, laissant la malade avec les apparences d'une bonne santé. Mais elles ne tardent pas à reparaître et, pendant des semaines et même des mois, elles ne font que se montrer et s'effacer. Dans les cas les plus sérieux, cette subite métastase augmente le danger en attaquant d'autres et plus importants organes.

Désordres gastriques incidents.

Des désordres gastriques ou alimentaires accompagnent presque toujours cette variété de stomatite. Ils peuvent précéder ou suivre les symptômes buccaux ou alterner avec eux, mais manquent peu. J'ai rarement traité une de ces stomatites de la grossesse ou de l'allaitement sans avoir eu à constater du malaise épigastrique, de l'anorexie ou du pyrosis. Les observations dans lesquelles on voit cette maladie suivre sa marche sans atteindre plus ou moins l'estomac et les intestins passent pour des raretés.

Sous ce rapport, la stomatite maternelle ressemble aux aphthes infantiles qui, comme vous le savez, sont presque invariablement accompagnés de dérangements intestinaux et principalement de diarrhée et d'indigestion.

Ces désordres incidents des fonctions assimilatrices ont été attribués à des causes variées parmi lesquelles nous citerons : une mastication imparfaite, une nourriture défectueuse ou malsaine, le transport effectif ou la propagation de la lésion locale sur la muqueuse gastro-intestinale où elle se fixe, les altérations nutritives d'origine glandulaire qu'on observe dans les intestins, ou dans le mésentère, ou dans ces deux appareils à la fois.

Cause des troubles digestifs.

Parmi les nombreuses éventualités de la grossesse et de la parturition, il y en a peu d'aussi désagréables que la diarrhée, quand elle est persistante et surtout quand elle frappe des personnes prédisposées à la scrofulose ou à la tuberculose. Chez ces sujets, en effet, ce symptôme se déclare principalement après l'accouchement. Quand elle se complique de stomatite, la diarrhée peut précéder ou suivre les désordres énumérés plus haut. Mais, le plus souvent, elle alterne avec eux, fait qui implique une métastase de l'affection buccale sur la muqueuse intestinale.

Diarrhée.

Les troubles de la digestion et de l'assimilation apparaissent donc presque certainement dans les cas authentiques de stomatite maternelle. Ils provoquent, à juste titre, les appréhensions les plus fondées et, si légers qu'ils soient, ils sauront éveiller votre attention. Rappelez-vous cependant que la diarrhée concomitante n'est qu'un symptôme et que sa pathologie essentielle est identique à celle de l'érythème, de l'éruption et de l'ulcération de la bouche.

Outre les souffrances locales de ce dernier organe, la malade peut aussi avoir à se plaindre d'une strangurie pénible, avec sensations d'ardeur et de brûlure accompagnant la miction ou lui succédant immédiatement. Occasionnellement, ces symptômes se montrent les premiers. Tôt ou tard, vous êtes presque sûr de les constater et, si même la malade les passe volontairement sous silence, une petite enquête vous mettra rapidement au courant.

Symptômes rénaux et vésicaux.

L'urine est presque toujours acide dans ses réactions, symptôme que quelques autorités considèrent comme pathognomonique de cette variété de stomatite. Sa pesanteur spécifique varie de 1024 à 1030.

Ordinairement, les symptômes généraux impliquent une débilité qui peut aller à l'extrême. Si la stomatite remonte à une date éloignée, la malade est habituellement anémique : elle est pâle et épuisée et sa face est bouffie et gonflée. Son teint

Anémie.

n'est pas précisément cireux et transparent comme dans la chlorose, mais a un aspect blême et cadavérique qu'on n'observe guère dans d'autres affections.

Ces symptômes peuvent s'accompagner d'une excitation fébrile qui peut présenter des accès rémittents réguliers et finalement se transformer en fièvre hectique. Les primipares sont, dit-on, plus sujettes que les multipares à cette forme de stomatite. Chez certaines femmes, c'est un phénomène constant qui se produit à chaque grossesse ou à chaque accouchement. Le lait est rare ou trop abondant, et sa qualité est souvent altérée au point d'empoisonner l'enfant qui peut en mourir ou du moins en être gravement affecté.

Quel que soit son siège, les auteurs ne sont pas d'accord sur la question de savoir si l'anémie est la cause ou la conséquence de l'inflammation et de l'ulcération locales. Le fait seul que l'affection est limitée aux époques de la gestation et de l'allaitement, c'est-à-dire à des moments où le sang est dépouillé de certains éléments destinés à la nutrition de l'enfant, et que, règle générale, elle cesse immédiatement après la naissance ou après le sevrage de l'enfant, nous conduit à penser que l'anémie a nécessairement dû précéder la lésion locale. La femme peut effectivement avoir eu une très-mauvaise santé pendant longtemps avant l'apparition de l'ulcération buccale. Cette altération primitive de la qualité du sang explique pourquoi les personnes jeunes, scrofuleuses, faibles ou maladives, celles dont l'organisme a été affaibli par des grossesses fréquentes sont plus sujettes que les autres à la maladie qui nous occupe. Elle explique aussi pourquoi cette affection frappe de préférence, et, sous une forme plus maligne, les districts miasmatiques, pourquoi elle sévit surtout dans les localités et les saisons où les fruits et les légumes sont rares, et où, par conséquent, la stomatite dégénère en une espèce de « scorbut de terre ».

Est-ce une cause ou un effet ?

Nous ne pouvons sans cela nous rendre compte du caractère migrateur de l'affection, de sa tendance à envahir le pharynx, l'œsophage et le tube gastro-intestinal, l'appareil respiratoire, les fosses nasales, la trompe d'Eustache et jusqu'aux parties génito-urinaires externes. Dans l'ordre de son apparition, l'anémie est donc, sans aucun doute, le premier signe visible du trouble nutritif dont dépend, en réalité, la stomatite et sans lequel elle ne peut exister.

Cette forme de stomatite peut commencer avec la gestation ou se montrer à son milieu ou à sa fin et persister jusqu'à la délivrance et même au delà. Ou bien, elle peut se montrer lors de l'accouchement, pendant le premier mois de l'allaitement ou plus tard encore et durer pendant une période indéfinie.

Début de l'affection.

Dans des cas très-rares, cette affection apparaît pendant la grossesse, sous forme de prurit vulvaire et la stomatite propre se développe seulement après l'accouchement.

Diagnostic. — Le diagnostic n'est pas difficile. Le sexe de la malade, les circonstances particulières dans lesquelles elle se trouve (grossesse, accouchement, couches, etc.) aussi bien que les symptômes locaux énumérés nous facilitent la tâche. C'est seulement quand la maladie est obscure et suit sa marche dans l'ombre, quand elle se limite aux muqueuses gastro-intestinale ou urinaire, que vous risquerez de la méconnaître et de la confondre avec d'autres affections graves et similaires.

Pronostic. — Le pronostic variera avec la vigueur primitive de la constitution du sujet, son âge, ses habitudes, son milieu, la coexistence de tuberculose pulmonaire ou de glandes mésentériques, la date du début de l'affection, sa durée, le type et la persistence de la fièvre concomitante, le siége, la nature et l'étendue de la lésion locale, l'anémie et l'émaciation.

Circonstances caractéristiques.

Si, avant sa grossesse, la malade était robuste et saine et n'avait pas de cachexie héréditaire ou acquise, les probabilités sont en faveur de la guérison. Le résultat est plus à prévoir si elle est jeune, si elle a des habitudes régulières et si elle vit dans une localité salubre. Une tendance à la phthisie, sous n'importe quelle de ses formes, est toujours une grave complication. Si la stomatite commence avec les premiers mois de la gestation, elle peut rarement être guérie avant la délivrance et, toutes choses égales d'ailleurs, plus tôt elle s'est montrée avant l'accouchement, plus grand est le danger. Dans des cas rares, elle aboutit à une fausse couche; après quoi, elle disparaît spontanément.

Si la fièvre concomitante, par son type ou ses symptômes, se rapproche des fièvres hectique ou typhoïde, il vous faudra réserver votre pronostic. Il en sera de même si la maladie est devenue chronique et présente des ulcérations profondes des intestins, de l'estomac, ou du larynx et de la trachée. Des hémorrhagies passives, ou répétées, ou excessives des surfaces muqueuses impliquent un grand danger. Plus le sang est appauvri et vicié, plus l'émaciation et l'épuisement musculaire et nerveux sont considérables, moins on doit compter sur une guérison certaine et rapide. Il est parfois absolument impossible d'extirper cette maladie quand elle s'est déclarée dans le courant de plusieurs grossesses successives. Bien que le sevrage amène fréquemment la guérison, cet expédient peut aussi faire défaut. Une médication excessive ou prolongée augmente le danger.

Traitement. — La première chose à faire, c'est de choisir un régime convenable, qui comprendra un mélange rationnel d'aliments végétaux et animaux, car vous remarquerez que, dans bien des cas, la malade a été exclusivement soumise à une diète animale. Dans les établissements des frontières, le peuple ne vit pour ainsi dire que de pain et de salaisons. Dans ces localités, les femmes sont atteintes d'une forme aggravée de stomatite maternelle qui est étroitement alliée au scorbut et qui peut être quelquefois guérie par une simple réglementation du régime. Des cas analogues ne sont pas rares dans nos villes et dans nos cités.

Le régime.

L'usage des aliments solides est ordinairement si douloureux qu'il faut souvent recourir aux liquides ou aux aliments semi-liquides. Si cependant la femme peut les manger, le bœuf ou le mouton maigres et rôtis, des grillades de viandes savoureuses et nutritives produiront un excellent effet. Le lait, les œufs, les huîtres, le gibier, la crème, des gelées animales, etc., sont encore très-utiles. Les salaisons seront employées comme apéritif, mais d'une façon très-modérée. Les pommes de terre, les carottes, les tomates, les pommes cuites et autres fruits et légumes, frais et mûrs, ne sont pas seulement utiles, mais indispensables. On a vu des cures produites par l'emploi du petit-lait.

Les autres boissons acidulées sont presque des spécifiques, et nous citerons la limonade, l'orangeade, etc. — La malade les prendra chaudes ou froides, à son goût, et elles ne sont pas contre-indiquées par la diarrhée ou la mauvaise digestion. Elles n'empêchent non plus l'action des médicaments. Le meilleur guide à consulter pour leur choix est la préférence ou le caprice de la malade, si elle en a du moins. Il faut aussi agir de même dans l'établissement du régime. En général, laissez boire ou manger à la malade tout ce dont elle a envie, à condition toutefois qu'elle ne veuille pas d'un aliment ou d'une boisson qui ne peuvent absolument pas se digérer et qui risqueraient de l'empoisonner. On comprendra aussi dans le programme les boissons de malt et l'huile de foie de morue.

Boissons acidulées.

On a parfois réussi à guérir des malades en les faisant accoucher avant terme, ou en leur faisant sevrer leur enfant, ou en leur faisant changer de climat.

Expédients.

L'avortement provoqué n'est justifiable que dans ces cas extrêmes où l'on est moralement certain que la malade va succomber, si l'on ne débarrasse au plus tôt la matrice de son contenu. On est heureusement rarement réduit à pareille nécessité avant le septième mois, et l'enfant est alors viable. Un tel expédient en pareille circonstance ne saurait être

Accouchement prématuré.

assimilé à un avortement criminel qui a pour but exclusif la suppression du fœtus.

Des médecins ayant constaté les heureux résultats produits par le sevrage ont voulu conclure à l'emploi général et absolu de ce moyen.

Sevrage de l'enfant.

Aussitôt qu'ils découvrent la plus légère inflammation ou exfoliation de la muqueuse buccale, ils proscrivent l'allaitement. Mais le sevrage ne modère et n'arrête pas toujours la maladie et, dans la majorité des cas qui nous sont confiés, c'est un moyen dont nous pouvons nous passer. A moins qu'il n'y ait évidence de l'affaiblissement et de la ruine progressive de la mère, de l'inutilité ou même du danger de cet épuisement pour l'enfant lui-même, nous préférons ne pas interrompre cette fonction si importante.

Un changement de climat, surtout si la malade vient d'un district paludéen, enlève souvent les symptômes d'une manière prompte et

Changement de climat.

permanente. Dans des cas exceptionnels, un déplacement de quelques milles à peine, agira comme dans des cas d'asthme ou de fièvre intermittente. Ce moyen est particulièrement applicable aux stomatites compliquées d'affections intestinales chroniques. S'il y a une diarrhée invétérée, le voyage en chemin de fer est indiqué et un séjour dans un climat égal convient aux personnes atteintes de consomption. Les hystériques, quand elles sont atteintes de stomatite maternelle, retirent les plus grands bénéfices pour elles-mêmes et leur entourage d'une petite excursion.

Le traitement médical de ce désordre est constitutionnel et local. Parmi les médicaments internes, les différents acides ont la meilleure

Traitement médical.

réputation. L'acide nitrique a été administré à hautes et basses dilutions, dans les cas les plus variés et souvent d'une façon empirique, avec les meilleurs résultats; les acides sulfurique et muriatique sont également utiles. Je me rappelle une dame qui avait été confiée pendant deux mois entiers aux soins de deux médecins de renom. Elle allait de mal en pis ; finalement, on voulut lui faire sevrer son enfant, en la prévenant qu'elle ne guérirait pas avant un an. Je ne la vis que trois fois : je lui ordonnai une diète nutritive, et je lui fis prendre quatre fois par jour de l'acide sulfurique à la troisième dilution décimale. Le remède fut continué

Observation.

pendant une quinzaine et nous obtînmes une cure radicale sans avoir dû passer par le sevrage ou l'emploi de différents topiques. J'ai l'habitude de verser vingt-cinq gouttes de la seconde ou troisième dilution de l'un de ces acides dans un demi-verre d'eau et je fais prendre une cuiller à entremets du mélange toutes les trois ou six heures.

L'arsenic convient généralement à ces formes de stomatite qu'on rencontre dans les pays à *malaria*. S'il y a brûlure dans la bouche, avec désir fréquent de boissons froides, si l'eau dont se sert habituellement la malade est une eau stagnante ou imprégnée de matières de diverse nature, en décomposition et, s'il y a de l'anorexie, grande prostration des forces, avec désordre chronique de la digestion et diarrhée indolore, si l'organisme a été empoisonné par de larges doses de quinine, ou si les symptômes concomitants sont analogues à ceux de la fièvre typhoïde, l'arsenic rendra d'excellents services. Ces indications conviennent également au chlorure de sodium. Le Dr Murch avait l'habitude, dans ces cas, d'alterner l'arsenic avec de petites doses de charbon de Belloc. Si la maladie se complique d'une affection glandulaire, de nature scrofuleuse ou syphilitique, l'iodure d'arsenic est préférable. Le Dr D. T. Brown (1) atteste les bons effets de quelques doses de *Carbo vegetabilis* avant l'emploi de l'arsenic. Le Dr W. C. Barker vante l'emploi « d'*Arsenicum* 6 alterné avec *Sulfur* 6 et répété toutes les quatre heures dans ces cas de stomatite des nourrices caractérisés « par une légère et presque imperceptible odeur de la respiration, avec prostration considérable du système général. » Le Dr I. S. P. Lord préfère *Arsenicum album* 30 et *Natrum muriaticum*, à la même dilution, à toutes autres atténuations.

Arsenicum album.

La forme à laquelle le mercure s'adapte le mieux est celle dans laquelle l'ulcération des tissus est très-marquée. Les ulcères sont rongeants, l'haleine forte, la sécrétion salivaire profuse, et l'on a, en somme, les symptômes de la stomatite ulcéreuse des anciens auteurs. S'il n'y a pas de traces de syphilis, *Mercurius corrosivus* est préférable ; autrement, il faudrait s'adresser à *Mercurius iodatus* ou à *Mercurius solubilis.*

Mercurius.

Quand les désordres de la digestion chez les femmes enceintes ou accouchées sont dus à une stomatite latente, et particulièrement chez les malades prédisposées à la scrofule ou à la phthisie, *Calcarea carbonica* est d'un excellent emploi. Les symptômes qui l'indiquent sont la sécheresse de la bouche et de la langue avec une sensation âpre et piquante, un goût sec, amer, aigre ou métallique, une grande aversion pour les aliments bouillis et pour la viande en particulier, une envie de manger du sel, des cornichons, de la poussière, de la chaux, de la mine de plomb, etc., des nausées avec des éructations acides, des vomissements des matières ingérées, une diarrhée profuse et colliquative avec des selles de matières non digérées, une métastase soudaine de l'éruption buccale sur le tube alimentaire

Calcarea carbonica.

(1) *Transact. of Amer. Instit. of Homœop.*, 1860, p. 78.

et l'acidité de l'urine avec une sensation de brûlure dans l'urèthre, pendant la miction. Il y a quelques exemples de cette maladie qui ont absolument exigé l'usage de ce médicament pour guérir.

Le Dr Helmuth (1) rapporte qu'il réussit avec le carbonate d'ammoniaque dans un cas chronique, caractérisé par une grande prostration, une toux caverneuse et une sensation de brûlure de la langue. Toute la cavité buccale était remplie de vésicules et d'ulcérations qui formaient autant de dépressions, la langue était gonflée, raide et très-sensible à l'air et aux liquides froids.

Ammonium carbonicum.

Il cite aussi le cas d'une jeune dame guérie par *Baryta carbonica*, dont l'indication principale était une anorexie complète et absolue.

Baryta carbonica.

« Chez une femme émaciée, qui souffrait cruellement de cette affection et qui avait longtemps été tourmentée par les fièvres, *Natrum muriaticum* et *Arsenicum* 6, à doses répétées, réussirent au bout de vingt et un jours. »

Natrum muriaticum.

Dans le rapport de l'Institut américain, auquel j'ai déjà fait des emprunts, mon ami le Dr N. F. Prentice dit : « Le traitement de cette maladie ainsi que celui des aphtes infantiles ne laissaient pas que de me causer grand ennui. Mais depuis ces trois ou quatre dernières années j'ai recours à *Veronica beccabunga*. J'avoue avoir été conduit à son emploi par l'empirisme, car j'ai peu de renseignements pathogénétiques sur cette plante. Je m'en sers presque exclusivement et avec un succès constant. J'ai l'habitude de la donner à l'intérieur à la première atténuation décimale et d'en faire faire des applications locales dans la bouche, dans la proportion de 10 à 30 gouttes pour deux onces fluides d'eau douce. Quand il y a lieu, j'alterne cette substance avec d'autres médicaments. »

Veronica beccabunga.

Le Dr J. Davies a réussi dans quelques cas invétérés par l'application d'une trituration de *Rhus toxicodendron* et l'usage interne des atténuations du même médicament. Il triture une baie de cette plante avec dix grains de sucre de lait et applique la poudre encore humide à l'aide d'une fine compresse.

Rhus toxicodendron.

Les autres médicaments à consulter sont : *Belladona*, *Causticum*, *China*, *Nux vomica*, *Sulfur*, *Hepar sulfuris*, *Ferrum* et *Staphisagria*.

Il y a des applications topiques qui, en soulageant les malades, leur rendent service. Les plus communes et les plus inoffensives consistent en lotions et gargarismes, composés de borax, ou de cette substance mêlée à du miel, ou à de la sauge, ou à du sucre en poudre, de teinture de myrrhe, d'une infusion

Traitement local.

(1) *U. S. Journal of Hom.*, vol. I, p. 413.

de sceau d'or (*Hydrastis canadensis*), ou de poivre de Cayenne, d'huile de noix ou de glycérine. Quelques praticiens recommandent le chlorate de potasse dissous dans de la glycérine ; d'autres préfèrent une solution légère d'acide phénique. On prescrit aussi des dissolutions d'*Hydrastis* dans de l'eau ou dans de la glycérine, ou dans ces deux liquides. Quand les muqueuses de la bouche et de l'arrière-bouche présentent des ulcères de mauvais caractère et que l'haleine est forte et fétide, on peut ajouter une drachme de teinture de *Baptisia* à quatre onces fluides d'eau. Il y a aussi la préparation de Bretonneau (une partie d'acide chlorhydrique pour trois de miel). Le Dr Barker recommande de faire rincer fréquemment la bouche aux malades simplement avec de l'eau froide. Dans des cas exceptionnels, quelques médecins croient nécessaire de toucher les ulcères avec le nitrate d'argent. Je préfère l'emploi de *Calendula* ou d'*Hydrastis*. Le tannin et autres astringents sont désagréables et agissent comme des révulsifs ; ils peuvent même faire plus de mal que de bien (1).

(1) Voir dans le *Bulletin général de thérapeutique* (1877) un article des Drs A. Pinard et D. Pinard, sur la gingivite des femmes enceintes.

LEÇON TREIZIÈME

Convulsions puerpérales.

Messieurs,

Je me propose aujourd'hui de vous parler des convulsions puerpérales et je vous lirai d'abord la relation d'un cas que dois à l'obligeance de mon ami, le Dr L. H. Holbrook, de cette ville.

Observation. — Mrs K..., primipare, âgée de 26 ans, d'un tempérament leucophlegmatique, au septième mois de sa grossesse, a ressenti depuis quelques jours des douleurs dans le membre inférieur gauche, qui a un peu grossi. *Rhus tox.* 3, et *Pulsatil.* 3, ont procuré un soulagement qui a surtout été confirmé par *Rhus tox.* 200.

Janvier 6. — Mrs K... a mangé des noix d'hickory à une soirée.

Janvier 7. — Elle a mangé des haricots à dîner, et du jambon à son souper, sans dérangement aucun.

Janvier 8. — A minuit et demi, elle est prise dans la partie inférieure de l'abdomen de douleurs qui ressemblent moins à celles de l'enfantement qu'à des coliques. A 5 heures du matin, je fus appelé, elle avait eu deux selles et deux vomissements de matières bilieuses. Je lui donnai, à cause de ses écarts de régime, *Pulsatil.* 3, qui produisit un léger soulagement. Je la laissai à 7 heures, prescrivant de lui faire prendre par cuillerées à café, et en alternant, *Chamomilla* 3 et *Nux vomica* 3.

11 heures du matin. La douleur a diminué, mais la malade éprouve beaucoup de nausées. Je lui fais prendre une dose d'*Ipeca* 3 et je fais continuer les remèdes précédents. A 5 heures du soir, lavement rectal contenant une drachme d'*Opium* 1. A 6 heures, presque toutes les douleurs ont disparu, seuls les vomissements persistent. Je laissai alors la malade, espérant qu'elle se remettrait sans complications du côté de l'utérus. Vers les 7 heures, elle dit qu'elle se sentait « tout étrange » et aussitôt les convulsions commencèrent. J'examinai alors les parties et je trouvai la tête au détroit supérieur; l'orifice du col n'était ni tendu ni dilaté, mais mou et étalé; pas de douleurs expultrices. Je donnai *Atropine* 2e décimale, à prendre par cuillerées toutes les demi-heures. J'obtins ainsi un bénéfice marqué, car l'intervalle entre les spasmes augmenta de durée. Le paroxysme commençait par les yeux, la tête tournait du côté gauche ; il y avait ensuite des tremblements musculaires et des soubresauts des quatre membres. Puis Mrs K... tombait dans un état de stupeur, avec respiration stertoreuse, jusqu'à l'arrivée du prochain accès, qui n'était que la répétition du précédent.

Janvier 9. — 5 heures du matin. Le professeur R. Ludlam est appelé en consultation. Un examen attentif des parties génitales ne révèle aucun changement dans l'état de l'orifice utérin. Absence totale de contractions utérines. Nous conclûmes que toute opération était contre-indiquée. Je donnai *Ignatia* toutes les demi-heures et je fis prendre un lavement d'éther mélangé à du lait.

11 heures du matin. — L'intervalle entre les accès est augmenté, mais il est caractérisé par de l'agitation et par un mouvement continuel des membres. Il y a eu plusieurs mictions involontaires. Les bruits du cœur fœtal se perçoivent distinctement. A 3 heures de l'après-midi, rupture soudaine de la poche des eaux et je sens la tête pressant fortement sur le périnée. A 4 heures, Mrs K... accouche, pendant une convulsion, d'un fœtus mort. Après la délivrance, il n'y a plus que deux convulsions, mais la jactitation et le mouvement constant des membres persistent.

Le soir, à 8 heures, sur l'avis de mon ami, le Dr Kellogg, nous donnons *Camphor* pour l'agitation, bien qu'il eût déjà été administré en olfaction, pendant le premier spasme, sans bénéfice positif. Je verse cinq gouttes de teinture sur un petit morceau de sucre, que je dissous dans un demi-verre d'eau et je fais prendre la potion par cuillerées à café, toutes les demi-heures. Il en résulte bientôt une amélioration notable. Les mouvements diminuent graduellement et, à minuit, Mrs K... était tranquille et dormait.

Janvier 10. — 9 heures du matin, il y a des signes évidents du retour de l'intelligence. On a continué le camphre sans interruption pendant le jour, avec quelques remèdes intercurrents.

Janvier 11. — La malade a bien reposé pendant la nuit. Elle reconnaît à peu près ses amis, répond correctement aux questions qu'on lui pose, mais ne se souvient pas de ce qui s'est passé. La langue et les lèvres sont très-sèches, rouges et gonflées, car nos efforts pour protéger ces parties pendant les spasmes sont restés inutiles. On continue le camphre, la bouche est humectée avec une décoction d'écorce d'ormeau ; tisane d'orge pour boisson.

Janvier 12. — On m'appelle à 1 heure du matin ; la malade est possédée de l'idée qu'elle ne va pas se remettre et parle de mourir. Je suspends le camphre et je donne *Aconit* 3, toutes les deux heures. A 4 heures du soir, amélioration marquée des facultés mentales, bien que ses idées fantasques dérangent encore la malade. Il y a une miction abondante, dépôt d'un sédiment poussiéreux, de couleur brique. Le passé est toujours confus dans l'esprit de Mrs K..., qui ne se souvient pas d'avoir jamais été enceinte, mais qui croit qu'une dame de ses amies a été dans cette position.

Janvier 13. — L'intelligence est beaucoup plus nette, Mrs K... s'est décidée à guérir ; elle se souvient du mariage de sa sœur qui a eu lieu quelques mois auparavant. Des hémorrhoïdes, qui se montrent pour la première fois, viennent la tourmenter.

Janvier 14. — Elle dort bien, va de mieux en mieux et commence à demander des détails de sa maladie.

Janvier 20. — Intelligence complétement nette. Mrs K... s'informe de son enfant et la nouvelle de sa mort l'affecte jusqu'aux larmes. *Ignatia* 3, toutes les trois heures.

Janvier 22. — Le mieux n'a pas cessé, bon appétit, la malade est restée assise hier pendant trois heures. Un peu de mal de tête provoqué par de trop nombreuses visites. Il n'y a pas eu de sécrétion de lait.

De toutes les éventualités qui compliquent l'acte de la parturition, les convulsions puerpérales sont les plus graves et les plus alarmantes.

Fréquence relative.

Heureusement elles comptent aussi parmi les conséquences les plus rares du travail. Cazeaux donne le relevé de 38,306 accouchements pratiqués par des médecins anglais : on y trouve seulement 79 cas de convulsions, soit 1 pour 485. Velpeau, dans son service de la Clinique, n'observa pas une fois cet accident sur un millier de délivrances. Sur 10,387 accouchements, le Dr Joseph Clarke le constata 19 fois ; le Dr F. H. Ramsbothan, sur 68,435 accouchements, le rencontra 67 fois, ce qui ne donne pas même la proportion de 1 sur 1000 et le Dr Collins sur 16,414 accouchements le rencontra 30 fois. La rareté même des convulsions puerpérales ainsi que celle des accouchements anormaux doit nous engager fortement à soigneusement en étudier la pathologie et le traitement.

Les gynécologistes ont divisé les convulsions puerpérales en épileptiques, hystériques et apoplectiques. Il y a cependant de bonnes raisons

Variétés et complications.

pour faire de l'éclampsie puerpérale essentielle une affection distincte de l'hystérie, de l'apoplexie et de l'épilepsie auxquelles elle peut néanmoins se combiner aussi bien qu'à la chorée, à la catalepsie et au tétanos.

Il n'y a que très-peu de femmes ayant passé par cette maladie qui aient une prédisposition à l'épilepsie ou qui en aient ressenti les atteintes.

Immunité des sujets épileptiques.

Chez celles que cette névrose a frappées avant la conception, la période de gestation apporte quelque relâche à la fréquence et à l'intensité des accès. Le Dr Tyler Smith rapporte que sur 15 épileptiques, qui ont fourni un contingent de 51 grossesses, il n'en a trouvé que 2 qui ont eu les convulsions, tandis que le Dr Churchill n'a constaté cette concomitance qu'une fois dans sa clientèle. La manière dont s'annonce l'accès, que ne précède pas l'aura épileptique, la fréquence de son retour, la variété de ses causes, ses relations avec les contractions de l'utérus, son histoire clinique tout entière, prouvent que les symptômes épileptiformes qui accompagnent les convulsions puerpérales sont des éventualités qui peuvent modifier leur marche, mais qui ne leur sont pas essentielles et qu'elles n'en expliquent pas la réelle nature.

Les convulsions hystériques se rencontrent de préférence dans les premiers mois de la grossesse. Elles méritent à peine le nom de convulsions et leurs conséquences directes ne sont pas graves. Les sujets d'une constitution hystérique très-marquée ont peut-être plus de tendance que les autres aux convulsions puerpérales. Les spasmes locaux et limités qui, quelquefois, accompagnent ou suivent le travail chez les femmes nerveuses et particulièrement excitables, sont purement hystériques. En un mot, l'hystérie, comme l'apoplexie, la catalepsie ou le tétanos, « peut se montrer dans l'état puerpéral, soit comme maladie principale, soit comme complication ou résultat de l'éclampsie. »

Convulsions hystériques.

Histoire clinique. — L'accès a lieu à toutes les périodes de la grossesse, pendant le travail, immédiatement après l'expulsion de l'enfant et du délivre, ou quelques heures, quelques jours, ou même quelques semaines après la parturition. Des 59 cas relevés par Ramsbothan, 17 commencèrent avant le travail, 28 pendant et 14 après. Braun et Wieger ont trouvé que les convulsions précèdent et suivent 24 fois sur 100 le travail, et l'accompagnent 5 fois sur 100.

Date du début.

Depaul cite un cas survenu au quatrième mois de la grossesse, Perfect en rapporte deux antérieurs aux premiers mouvements du fœtus, Meigs un au cinquième mois, Empson un autre au dixième jour des couches, Ramsbothan un au seizième et Sever, Hardy, Braun, Simpson et Devilliers notent la maladie même à la sixième semaine après l'accouchement. On admet que les convulsions contingentes à la grossesse se montrent plus volontiers à partir du septième mois qu'auparavant.

Pendant la gestation.

Quand elles ont lieu pendant le travail, elles cessent ordinairement avec la délivrance. Quelquefois, elles persistent pendant un certain temps, mais à des intervalles plus éloignés, après que l'utérus a été vidé de son contenu. Plus rarement, cependant, elles ne paraissent être nullement influencées dans leur intensité ou dans leur fréquence par la terminaison du travail. Braun dit que les attaques cessent complétement 3 fois sur 100 après l'évacuation de l'utérus, diminuent 31 fois et persistent 32 fois avec la même violence, après ce moment.

Influence de l'accouchement.

Les convulsions éclatent volontiers, quand les parties du fœtus qui se présentent ont franchi le col, occupent le vagin, reposent sur le périnée ou sont sur le point de sortir de la vulve. Il y a, cependant, des exceptions à cette règle : ainsi, quand la rigidité de la lèvre antérieure du col empêche le passage de la tête. Une excessive irritabilité ou sensibilité des parties molles prédispose les femmes nerveuses et délicates à des accès pendant le travail. Ces con-

Apparition de l'accès.

ditions se rencontrent plus fréquemment chez les primipares, qui fournissent plus des deux tiers des cas de cette maladie. Le Dr Collins a relevé cette particularité 29 fois dans 30 cas et le Dr Merriman 36 fois dans 48.

Presque toujours, sauf dans les accouchements gémellaires, l'enfant est du sexe masculin. Dans les 28 exemples cités par le Dr Collins, il y avait 17 garçons. Presque toujours aussi, dans l'éclampsie puerpérale, c'est la tête qui se présente la première. On n'a constaté qu'une seule fois, à la Maternité de Dublin, sur 48,397 accouchements une présentation vicieuse coïncidant avec des convulsions. Le placenta *prævia* est l'unique anomalie qu'on rencontre dans l'éclampsie puerpérale.

Sexe de l'enfant.

Il n'est pas plus juste de conclure qu'une femme sera exempte de convulsions, ou qu'elle en sera atteinte, lors d'un accouchement futur, parce qu'elle a déjà payé tribut à cette maladie. On a des exemples, rares il est vrai, où l'éclampsie s'est constamment montrée pendant la grossesse ou les couches. Les procès-verbaux de la Société obstétricale de Londres (vol. I, p. 108) nous en fournissent un dans lequel on vit une femme faire six fausses-couches consécutives accompagnées de convulsions. Lumpe rapporte l'histoire d'une malade qui fut prise de convulsions à son premier, à son second et à son cinquième accouchement; le Dr I. S. P. Lord a vu chez le même sujet cet accident survenir trois fois, et Litzmann l'a noté neuf fois de suite chez une de ses clientes.

Immunité et prédisposition.

L'attaque peut être brusque, ou précédée de symptômes prémonitoires, variables suivant les individus. Une agitation excessive, de l'irritabilité, des frissons, de la congestion à la face, du mal de tête, du malaise, du délire, des troubles visuels, de l'amaurose avec dilatation des pupilles et regard fixe, des bourdonnements d'oreille, de l'hypochondrie, des vomissements, un pouls faible qui se relève très-promptement quand le paroxysme a commencé, des tiraillements dans les muscles du visage et des extrémités constituent les prodromes de cette redoutable affection. Quand la malade fixe ses yeux sur le plafond ou l'un des coins de la chambre, quand elle semble suivre un objet du regard, l'accès est proche.

Symptômes prémonitoires.

Dans la majorité des cas, les médecins de notre temps, plus observateurs, ont signalé une tendance à des gonflements, à l'anasarque dans diverses parties du corps. Ce symptôme reconnu la première fois par Hamilton et Demanet, il y a plus de soixante ans, se montre parfois bien des semaines avant le « terme », et, quoiqu'il ne soit pas

L'hydropisie, symptôme précurseur.

toujours suivi de convulsions, il doit, en réalité, être interprété comme une indication probable de *convulsibilité*. Cette bouffissure hydropique peut se limiter à la face et aux extrémités supérieures, mais affectionne plus volontiers les extrémités inférieures, les chevilles, les pieds et même les grandes lèvres. Dans les cas exceptionnels, elle diminue ou disparaît aux approches de l'accouchement, de sorte qu'elle ne peut être constatée par un accoucheur qui verrait la femme pour la première fois au moment du travail.

Le stage convulsif.

Quand l'attaque approche, les paupières sont agitées d'un clignotement incessant, les yeux sont fixes et tournés en haut, les pupilles sont dilatées, la physionomie est altérée, les muscles du visage s'agitent et se convulsent spasmodiquement, l'angle de la bouche se tord dans la même direction que les prunelles, la tête roule lentement dans le même sens et les muscles du cou, des bras, du tronc et des jambes se prennent successivement. La gorge, le larynx, le pharynx, le diaphragme et les muscles intercostaux sont également atteints, la respiration s'interrompt, devient irrégulière, tumultueuse ou même s'arrête. L'expiration est striduleuse, l'inspiration hâtive, phénomènes qui amènent l'asphyxie avec décoloration des téguments et turgescence de la peau, du cou, de la face, des yeux et de la langue. Les sphincters anal et vésical peuvent être atteints et laisser échapper l'urine et les matières fécales. Dans quelques cas, l'utérus se débarrasse brusquement de son contenu. Les mains se crispent et, de temps à autre, les bras sont projetés avec violence. J'ai lu dans une observation, que la tête de l'humérus se luxa de cette façon. Les muscles des mâchoires se contractent spasmodiquement et les dents, en se rapprochant brusquement, peuvent entamer sérieusement la langue, les lèvres et les joues. Les glandes salivaires sécrètent une quantité anormale de liquide que colore le sang des blessures produites par la soudaine occlusion des mâchoires. M. Finney cite un cas avec luxation du maxillaire inférieur. Denman a noté l'expiration violente qui produit à travers les dents serrées un sifflement pathognomonique. C'est même quelquefois le premier symptôme de l'attaque.

Particularités.

Il y a encore bien des points intéressants dans l'histoire de l'éclampsie, je ne puis que vous en signaler quelques-uns. La marche des spasmes qui gagnent successivement les muscles de haut en bas est particulière et significative. Dans tous les cas que j'ai eus à traiter, la tête était tournée à droite. Meigs a remarqué que les spasmes affectent d'abord les muscles extenseurs et ensuite les fléchisseurs des extrémités; après quoi, ces deux ordres de muscles deviennent rigides.

L'interruption de la respiration, si elle se prolonge ou se répète trop souvent, peut, ainsi que l'asphyxie qui en résulte, amener une effusion mortelle de la cavité cérébro-spinale. Mais, en général, la désoxygénation du liquide sanguin et la complète insensibilité qu'elle provoque, doivent être regardées comme une sorte d'anesthésie critique, qui a pour mission de mettre fin aux paroxysmes. Après l'accès, la malade peut dormir tranquillement ou avoir la respiration stertoreuse. Si les convulsions n'ont pas duré trop longtemps, si elles n'ont pas été trop violentes ou trop fréquentes, la malade reprend graduellement connaissance ; dans le cas contraire, elle tombe dans le coma et devient complétement insensible aux impressions extérieures. Ce symptôme est observé de bonne heure chez les femmes pléthoriques, prédisposées à l'apoplexie et est de la plus grande importance. Cette abolition de la conscience survient d'autant plus soudainement et plus complétement que les accès, s'ils sont positivement de nature éclamptique, se succèdent rapidement.

Symptômes cérébraux.

Litzmann a remarqué qu'au début d'une convulsion le pouls est lent, puis qu'il monte très-rapidement à 120 ou 150 pulsations par minute. Il devient aussi plus petit et plus faible, quand l'intervalle entre les accès diminue.

Le pouls.

La durée de l'accès, dont je viens de vous tracer une esquisse, varie d'une à cinq minutes et plus. Si les convulsions accompagnent le travail, elles ont une tendance à revenir avec la régularité des contractions utérines. Quelquefois, quoique rarement, elles précèdent les douleurs. Wegscheider cite un exemple, dans lequel elles commencèrent quarante-huit heures avant le travail. Dans les convulsions *post partum*, même chez les primipares, j'ai remarqué que les paroxysmes revenaient généralement avec chaque « arrière-douleur » et que, si tout allait bien, ils diminuaient de fréquence à mesure que ces douloureuses suites de l'accouchement s'éloignaient. Ils peuvent persister à des intervalles plus ou moins éloignés, pendant un temps qui varie de quelques heures à plusieurs jours. La malade peut n'avoir qu'un accès ou bien elle ne succombera qu'au bout de trente, quarante et même cent accès, comme elle peut tout aussi bien résister. Il est de règle que si la mère a eu plus de trois ou quatre fortes convulsions avant la délivrance, l'enfant ou les enfants viendront morts. Si elles se produisent après le travail, il y aura suppression du lait et des lochies.

Durée et répétition du paroxysme.

Étiologie. — Les causes se partagent en causes prédisposantes et en causes excitantes. Parmi les premières, se trouvent le tempérament hystérique et toutes ces influences et habitudes qui concourent, directement ou indirectement, à son développement. Les tendances à l'apoplexie, à l'épilepsie, à l'anémie ou

Causes prédisposantes.

aux affections des reins appartiennent aussi à cette catégorie, ainsi que la propension aux désordres spasmodiques transmise par l'hérédité. Les convulsions puerpérales sont plus fréquemment observées dans les grandes villes que dans les campagnes.

Causes excitantes.

Les causes excitantes sont nombreuses et variées. D'après des observations relevées par des auteurs de renom, les convulsions qui accompagnent les couches sont, en un certain sens, épidémiques. Sur les 2000 accouchements auxquels Cazeaux assista pendant son internat à l'Hôtel-Dieu et son clinicat à la Faculté, il n'y eut que trois cas de convulsions, tandis que, dans son service de la Clinique, il y en eut sept dans une seule période de quatre mois. Ramsbotham nota des faits analogues aussi bien que l'apparition de la maladie pendant les chaleurs, quand les nuages sont chargés de fluide électrique. Dans ma pratique privée, j'eus une fois à traiter deux dames qui n'avaient entre elles aucune espèce de relations et qui furent prises d'éclampsie puerpérale la même semaine — coïncidence des plus désagréables et des plus graves.

Il est certaines conditions psychiques qui prédisposent à une attaque et qui même la précipitent. Chez une de mes clientes, primipare, la maladie éclata à la suite d'une sortie inconsidérée de la mère de la jeune femme qui avait accouché quelques jours avant la fin des neuf premiers mois de son mariage. La crainte et l'effroi même de l'accès sont de puissantes causes excitantes. Dans des cas exceptionnels, quand les parties sont dans un état d'hyperesthésie ou quand la patiente éprouve trop de répugnance pour l'examen local nécessaire, le toucher peut provoquer le premier paroxysme. La joie ou les démonstrations excessives causées par la naissance de l'enfant, surtout après un travail bref et rapide, la frayeur et la colère, la honte, la misère, le dégoût, une entrevue avec le mari pendant ou après la délivrance, peuvent avoir le même effet. On sait qu'un régime irrationnel, pendant les derniers mois de la gestation, tend à un résultat analogue et M. Owen Davis cite un cas de ce genre, survenu chez une femme qui, au huitième mois, avait mangé des moules. Sur la fin de la grossesse, les coquillages et la marée sont donc à éviter. Dans l'observation du Dr Holbrook, les convulsions relèvent probablement de l'écart de régime qu'il a signalé. Un grand épuisement causé par un excès de fatigue, un travail prolongé ou une hémorrhagie profuse ont quelquefois agi dans le même sens.

Mais ces causes que je viens d'énumérer ne permettent pas toujours d'expliquer la production de cette effrayante maladie. Les opinions ne sont pas d'accord sur les conditions et les circonstances dont elle réclame le concours et ont donné naissance à trois théories que, pour la commodité du langage, nous désignerons sous le nom de mécanique, de nerveuse et de toxiémique.

L'hypothèse *mécanique* attribue les symptômes de l'éclampsie puerpérale à la pression de l'utérus gravide sur les gros vaisseaux et au désordre qui en résulte aussi bien pour la circulation de l'abdomen et des membres inférieurs que pour celle de la tête et des extrémités supérieures. Non-seulement, la distribution normale du sang est ainsi dérangée, mais sa qualité se trouve également altérée et ce liquide est, à la fois, moins nourrissant et plus dangereux pour les tissus avec lesquels il est mis en contact. La grande susceptibilité des centres nerveux les expose d'autant plus à ressentir les effets de cette action dont les phénomènes nerveux et convulsifs sont la conséquence naturelle et nécessaire. Cette explication s'appuie sur ces faits que les convulsions sont plus fréquentes chez les femmes dont les parois et les tissus abdominaux n'ont pas été simultanément développés et relâchés par des grossesses antérieures; que la prédisposition à ces phénomènes et le danger résultant augmentent avec l'accroissement de volume de l'utérus et que les convulsions sont souvent arrêtées par l'évacuation de cet organe et l'intégrité de son évolution ultérieure.

Origine mécanique des convulsions puerpérales.

Les partisans de l'origine *nerveuse* peuvent se ranger en deux classes. Les uns voient dans la grossesse une impressionnabilité particulière du système nerveux à l'égard de causes qui, inoffensives en temps ordinaire, peuvent, à ce moment, engendrer les plus terribles conséquences. Cette « irritabilité » morbide ou cette « convulsibilité » constitue, d'après eux, une puissante prédisposition aux convulsions. Le mode d'action n'est pas clairement établi, mais il ressort de ceci une vague notion sur la facilité des troubles fonctionnels, à cette période particulière, et sur les mouvements spasmodiques et convulsifs qui en proviennent.

L'origine nerveuse des convulsions puerpérales.

D'autres praticiens partagent l'opinion émise par le célèbre Marshall Hall. Les complications et les modifications morbides des actions réflexes transmises par la moelle épinière rendraient compte de tous les phénomènes propres à toutes les variétés d'éclampsie. Le développement de l'utérus pendant la durée entière de la gestation, mais surtout après le quatrième mois, implique un changement considérable dans ses fonctions nerveuses et dans sa circulation. Les nerfs centripètes ne transmettent plus alors au centre spinal que des impressions qui ne se réfléchissent pas sur le système génital. Ces impressions, ou ces soi-disant courants, dont la qualité et peut-être aussi l'intensité sont altérées, prennent aisément

Causes réflexes.

une nouvelle direction. De là l'entreprise de muscles éloignés et les symptômes convulsifs ; de là aussi les excitations partant des mamelles, des ovaires ou des autres trajets nerveux périphériques qui concourent indirectement au même résultat.

Si l'accès se produit pendant le travail, la pression des parties du fœtus qui se présentent pour la sortie, la dilatation violente du col utérin, la résistance du périnée, le contact du doigt de l'accoucheur ou des branches du forceps, l'introduction de la main dans l'opération de la version peuvent être la cause excitante d'impressions qui sont comme télégraphiées au centre spinal, et de là à la moelle allongée, pour se réfléchir ensuite sur le système musculaire dont les différents départements se convulsent successivement pendant le paroxysme.

Les attaques postérieures à la délivrance peuvent provenir de la présence de caillots ou de fragments de placenta retenus dans la matrice, d'une incomplète involution de cet organe ou d'un déplacement dont il peut être affecté à ce moment.

Chacune de ces irritations appliquées aux extrémités des nerfs de sensibilité peut ainsi indirectement engendrer et perpétuer l'attaque convulsive. Comme dans le cas cité au début de cette leçon, celle-ci peut troubler ou même supplanter les vraies contractions utérines. Le travail s'arrête, la vie est en danger parce que les forces désignées pour l'accomplissement de la parturition sont détournées de leur destination.

La théorie *toxiémique* rapporte les symptômes de cette affection à la rétention dans le sang d'un ou de plusieurs principes morbides.

Théorie toxiémique.

L'analogie symptomatique qui rapproche l'éclampsie de l'urémie permet de conclure à leur identité d'origine. L'élimination défectueuse de l'urée par les reins, la présence de l'albumine dans l'urine et l'œdème, qui, parfois, se montre à une période avancée de la gestation impliquent un état de convulsibilité ou de prédisposition aux convulsions. La rétention de l'urée dans le sang est, au dire de Braun et d'autres, la cause principale des phénomènes qu'on observe dans l'éclampsie puerpérale.

L'histoire des complications rénales dans cette maladie est une des plus intéressantes et des plus instructives. L'albuminurie, dans presque tous les cas de convulsions puerpérales, est plus qu'une simple coïncidence. D'après Blot, la quantité d'albumine qu'on trouve dans une urine albuminurique ne provenant pas d'une malade atteinte d'éclampsie, est de 33 p. 100. S'il y a éclampsie, elle peut monter à 74 p. 100. On a, sans nul doute, maintes fois constaté l'albuminurie chez des femmes enceintes sans qu'elles aient eu des convulsions; mais la proposition inverse

Albuminurie

n'est pas vraie. La présence accidentelle d'une proportion considérable d'albumine dans l'urine a pour corollaire l'épuisement des ressources nutritives de l'économie. Elle signifie aussi que les reins n'éliminent pas l'urée aussi complétement qu'ils le devraient. Considérée comme un symptôme prémonitoire de l'éclampsie puerpérale, l'albuminurie est de la plus grande importance. L'œdème des extrémités inférieures, l'ascite et l'hydropisie de l'amnios sans complication d'urine contenant de l'albumine et des cylindres fibrineux, ne sont pas suivis d'éclampsie urémique.

Soit qu'on regarde l'albuminurie comme résultant le plus souvent d'une néphrite desquammative aiguë — et, dans ce cas, l'albuminurie disparaîtra après que la délivrance aura eu lieu — soit qu'on la regarde comme une névrose, c'est-à-dire comme un dérangement fonctionnel des reins dû à des causes nerveuses, la signification et la valeur de la maladie restent évidentes dans les deux hypothèses. Il en serait de même, si la kyestéine était réellement séparée du sang par les reins et si on la confondait avec l'albumine, comme l'ont suggéré Simpson et Bedford. La chose essentielle n'est pas que la fonction rénale soit troublée, mais que le système nerveux se trouve impliqué d'une manière idiopathique ou symptomatique.

Est-ce l'urée, le carbonate d'ammoniaque, ou quelque autre produit primaire, secondaire ou tertiaire des phénomènes d'élimination qui altère les fluides en circulation et cause tout le mal ? Nous ne le saurons peut-être jamais, mais l'action nocive d'un élément postorganique est indéniable ; que l'urée soit l'agent responsable, c'est probable et c'est par elle principalement que les centres cérébro-spinaux sont ébranlés. Frerichs, Bichat, Courten et Gaspard ont, à la vérité, chez des animaux, injecté dans les veines, et sans dommage aucun, de l'urine filtrée et même une solution d'urée. Et il est égalementhors de conteste que, dans quelques cas de dégénérescence graisseuse ou granuleuse, d'hydropisie ou de désorganisation exagérée des reins chez l'homme, on a constaté une remarquable immunité à l'égard des symptômes nerveux et convulsifs. Ce sont là des faits curieux, intéressants et d'une réelle importance clinique ; mais ils ne prouvent pas que l'état puerpéral ne crée pas une susceptibilité particulière aux effets toxiques d'une substance qui aurait dû être éliminée. L'urémie semble régulièrement exagérer l'excitabilité hystérique des femmes grosses ou accouchées et les prédisposent aux convulsions. Simpson croyait « que l'état morbide du sang produit un excès, tout à fait en dehors de l'ordre habituel, de l'irritabilité ou de la polarité du système nerveux et plus spécialement de celui de la moelle épinière », qui les livre indirectement,

L'urémie augmente la convulsibilité.

mais plus complètement, à l'influence des causes de convulsions.

Il résulte des remarques précédentes qu'une explication exclusive de l'étiologie des convulsions puerpérales ne saurait convenir à des médecins éclairés et expérimentés. Des obstacles mécaniques à la libre circulation du sang et la pression de l'utérus sur le vagin, le rectum, la vessie ou l'estomac et les vaisseaux rénaux peuvent sans nul doute produire des convulsions. Il en est de même de l'hyperesthésie du système nerveux général ou local et de toute cause capable de déranger la circulation nerveuse du système excito-moteur. Il se peut également que d'autres cas relèvent d'une intoxication urémique dont l'albuminurie, l'œdème et l'infiltration générale du tissu cellulaire dans les différentes parties du corps sont les premiers et plus significatifs symptômes.

Se garder d'une explication trop exclusive.

Veuillez m'excuser si je me permets de croire et de vous dire qu'un fait unique et significatif a été négligé par tous les gynécologistes qui se sont occupés de ce sujet. Quoique cette doctrine ne soit pas généralement admise ou enseignée, il est cependant vrai que *certains tissus organiques sont susceptibles d'être irrités par leurs produits de décomposition*. Cette vue se trouve confirmée par les effets de la cholestérine sur le système nerveux dans une large classe de maladies dépendant d'un désordre hépatique. L'urée provient d'une métamorphose destructive du tissu musculaire et les reins sont chargés de son excrétion. Quand, en raison de sa non-élimination, sa proportion dans le sang est grandement augmentée, le tissu musculaire est sujet à se déranger. Les crampes, les spasmes, les convulsions sont le résultat naturel de l'irritation produite par cet agent nocif non-seulement sur les centres nerveux, mais encore sur les fibres musculaires elles-mêmes. Accordez, fait du reste concédé par quelques physiologistes de notre époque, que ces fibres possèdent une faculté intrinsèque de contractilité et vous concevrez aisément que le contact direct de l'urée puisse amener d'aussi fâcheux résultats. C'est pour cette raison, à mon avis du moins, que, dans quelques cas, nous avons des convulsions nettement tétaniques, et, dans d'autres, des accidents cataleptiques. L'idée avancée par Frerichs que l'urée se décompose en carbonate d'ammoniaque ne change rien au fait, ni à ses conséquences relativement au *modus operandi*. Tessier, Piberet, Rilliet, Barthez, Picard et d'autres ont remarqué l'absence de lésion des centres nerveux chez les sujets morts d'urémie.

Déductions physiologiques.

Anatomie pathologique. — Cette partie de l'histoire de l'éclampsie n'est pas complète. Les lésions relevées dans d'autres organes que les reins sont incidentes et nullement pathognomoniques. Les changements de texture et de vascularité de l'encéphale varient avec le caractère apoplectique, aussi bien que les effusions séreuses ou sanguines qui se forment dans les ventricules ou entre les méninges cérébro-spinales. Quelquefois l'encéphale est exsangue et sa masse a diminué de consistance et est ramollie. Dans bien des cas, le cœur est vide et flasque. Les plèvres et le péricarde peuvent être le siége d'un épanchement. Les poumons sont quelquefois pâles ou œdématiés, et même emphysémateux. Il peut y avoir des traces d'inflammation abdominale et utérine.

En 1843, le Dr Simpson releva, pour la première fois, la dégénérescence granuleuse des reins chez une femme morte d'éclampsie puerpérale.

Concomitance de la maladie de Bright.

De nombreuses observations authentiques, relevées depuis ce temps, établissent la fréquence relative de la « maladie de Bright » comme affection coïncidente. Braun cite plus de trente cas, et Hasse, Hohl, Blot, Cohen, Simpson et d'autres ont considérablement grossi cette liste. Les lésions rénales relevées par l'autopsie dans les cas de convulsions urémiques, appartiennent à l'un des trois stages de la maladie de Bright. Dans le premier, il y a congestion de l'organe, légère hémorrhagie, l'épithélium n'est pas altéré, mais les tubes urinifères sont remplis d'une exsudation fluide ou coagulée, dans laquelle le microscope découvre des cylindres fibrineux. Dans le second, le rein est augmenté de poids, il est plus friable, graisseux, mou et laiteux : c'est le stage de l'exsudation. Dans le troisième, le rein est ratatiné, diminué de poids et de volume, festonné, tuberculeux et d'une coloration jaune sale à sa surface. Les canalicules urinifères sont complétement dépouillés de leur épithélium. Ce dernier état est particulier à la forme chronique de la maladie de Bright qu'on ne trouve que rarement chez les personnes qui ont succombé à des convulsions puerpérales.

On a beaucoup discuté sur l'origine de ces symptômes évidents de la maladie de Bright révélés par l'autopsie dans cette forme d'éclampsie. Scanzoni soutient que, quand ils existent, il faut plutôt les ranger parmi les conséquences que parmi les causes de l'attaque convulsive. Mais Brücke dit d'une façon catégorique : « La manifestation de l'urémie ne dépend pas tant de l'*intensité* de la lésion anatomique que de l'*étendue* de l'exsudation morbide des reins. » Christison a aussi montré que « le coma et les convulsions peuvent survenir tout au début de la « maladie de Bright et qu'alors ils marchent beaucoup plus rapidement « que lorsque la dégénérescence est plus avancée. Il mentionne aussi « leur présence indépendamment de toute hydropisie et leur arrivée « occasionnelle peu après la disparition d'une ascite. » La durée passagère de l'albuminurie, dans la plupart des cas de convulsions puerpérales, prouve que la lésion n'est pas nécessairement très-profonde. La présence des cylindres fibrineux, des granulations graisseuses que, pendant la vie, le microscope découvre dans l'urine albumineuse, ou qu'après la mort, il retrouve dans les tubes rénaux, démontre bien l'existence d'une altération des tissus qui, si l'accouchement ne survenait pas, aboutirait presque toujours à une dégénérescence granuleuse du rein. Simpson est de l'avis que « l'albuminurie, avec convulsions, etc., apparaissant lors d'un accouchement, sauf lors du premier, est généralement le résultat d'une dégénérescence rénale permanente, et persiste après la délivrance. »

Diagnostic. — Les convulsions puerpérales se combinent si aisément avec l'hystérie, l'apoplexie ou l'épilepsie, et leur nature, leur gravité aussi bien que leur traitement en sont tellement modifiés, que leur diagnostic différentiel est de la plus haute importance.

La convulsion hystérique tient plus de la nature du spasme que de celle de la convulsion ; les contractions musculaires ne sont ni marquées ni régulières dans leur ordre de succession ; les muscles du tronc et des extrémités sont plus vivement affectés que ceux de la face ; l'opisthotonos n'est pas rare ; la malade n'a pas d'écume à la bouche et ne se mord pas la langue ; pas de respiration stertoreuse ou sifflante ; pas d'anesthésie avec turgescence de la face et peau violacée ; pas d'accélération prononcée du pouls après le début de l'attaque ; pas de coma augmentant graduellement ; pas d'albuminurie précédant l'attaque, et, si elle lui succède, pas de *tubuli* ou de débris graisseux ou fibrineux dans le liquide ; pas de régularité dans la nature et la durée du paroxysme qui souvent finit par une explosion de sanglots et de pleurs, ou par de grands éclats de rire, ou par des éructations gazeuses. Bien des convulsions hystériques ont, sans nul doute, été bien souvent prises pour des éclampsies puerpérales.

La forme hystérique.

Dès le début, la convulsion apoplectique manifestera ses relations avec une effusion et une compression intra-crâniennes. La connaissance est suspendue, la sensibilité abolie et un coma avec profondes inspirations stertoreuses survient brusquement ; les convulsions sont légères, peu marquées et ne fournissent pas un critérium de la gravité de l'attaque ; les muscles sont flasques et sans pouvoir.

La forme apoplectique.

Nous avons déjà fait en détail le diagnostic différentiel de la convulsion épileptique franche et de l'éclampsie puerpérale. Dans l'épilepsie comme dans l'hystérie, les symptômes rénaux sont essentiellement différents de ceux propres à l'affection qui nous occupe. La présence dans l'urine d'albumine, avec débris cylindriques, n'a jamais été observée à la

La variété épileptiforme.

suite d'une attaque d'épilepsie. Des épileptiques peuvent être frappées de maladie de Bright et être prises pendant la grossesse, le travail ou la délivrance, d'éclampsie urémique; mais ce n'est là qu'une simple coïncidence. La fréquente connexion entre les convulsions épileptiques et une élimination rénale imparfaite a, cependant, conduit le Dr Todd à reconnaître une variété de l'épilepsie qu'il désigne sous le nom d'*epilepsia renalis*. Les symptômes antérieurs et concomitants nous permettent, dans un cas donné, de décider entre l'épilepsie avec complications rénales et l'éclampsie puerpérale dépendant d'une urémie.

LEÇON QUATORZIÈME

MESSIEURS,

Nous allons résumer le sujet de notre dernière conférence :

Mortalité.

Pronostic. — Sur 328 cas d'éclampsie puerpérale rélevés par Churchill, il y eut 70 fois mort de la malade, ce qui donne une proportion de un sur 4,50. Wieger rapporte que sur 65 femmes prises de convulsions, aux différentes périodes de la grossesse, 25 moururent. Sur les 48 cas du Dr Merriman, il y eut 37 guérisons; et 5 morts sur les 30 cas du Dr Collins. Dans ces 5 décès, il y avait complication de déchirure du vagin trois fois, d'accouchement gémellaire une, et de péritonite une. Braun prétend que 30 fois sur 100 cette maladie est fatale à la mère. Ces tableaux diffèrent entre eux et sont défectueux par la raison qu'on n'a jamais établi de distinction entre les diverses formes et complications de convulsions incidentes à la parturition. La mortalité relative qui, au temps de Hunter, montait à la moitié, et qui a déjà si considérablement baissé, descendra bien plus encore, grâce à un diagnostic plus circonspect et à une thérapeutique plus rationnelle.

Symptômes favorables.

Le pronostic est d'autant plus favorable que prédominent les symptômes hystériques et épileptiformes, surtout si les convulsions n'ont pas été précédées d'albuminurie et d'anasarque, si elles restent en synchronisme constant avec les contractions utérines et s'arrêtent quand la matrice s'est vidée de son contenu. L'éclampsie hystérique, toutes choses égales d'ailleurs, peut guérir avec n'importe quel traitement, pourvu que celui-ci ne soit pas trop actif. Dans cette forme, la maladie a un cours limité.

Observation.

Les femmes ont quelquefois des spasmes et des convulsions pendant la grossesse et n'en ont pas au moment de la délivrance. J'ai eu à traiter, il y a quelques mois, un cas de ce genre : la malade avait eu de violentes attaques, toutes les quatre semaines, du quatrième au huitième mois. L'accouchement eut lieu sans le moindre symptôme convulsif et, dans la suite, il ne s'en manifesta aucun.

Le danger est en raison directe de la précocité des symptômes apoplectiques, des complications cérébrales, et de l'état plus ou moins complet de coma pendant l'intervalle des paroxysmes. Cette variété de la maladie peut se terminer très-brusquement et un seul accès peut plonger la patiente dans un état comateux qui l'emportera au bout d'un ou de quelques jours. Si une pupille est dilatée et si l'autre est contractée, cela indique une lésion dangereuse du cerveau du côté opposé à la pupille dilatée. Il est plus sage de baser notre pronostic sur l'état de la malade dans l'intervalle des paroxysmes que de juger seulement d'après l'intensité des attaques. L'assoupissement et la perte de mémoire entre les accès, quand il n'y a pas de coma, constituent un signe moins grave. La manie après le coma est moins dangereuse que le délire murmurant, qui devient plus tard un indice de pyémie. Une respiration stertoreuse est d'un plus mauvais augure qu'une respiration sibilante. Des frissons excessifs, qui ne sont en réalité qu'une espèce de convulsion, impliquent un grand danger par la fréquence de leur répétition. Il en est de même de la syncope, de l'altération de la physionomie et du refroidissement des extrémités produit par un épuisement exagéré, consécutif à un travail prolongé ou à une hémorrhagie. Davis dit explicitement que « les convulsions compliquées d'hémorrhagies profuses, et *à fortiori* si la perte a été très-considérable, doivent être regardées comme les avant-coureurs d'une terminaison rapidement fatale et comme le commencement de l'agonie. » Braun ajoute : « Les convulsions anémiques sont considérées à juste titre comme un signe de l'agonie tirant à sa fin. »

Symptômes défavorables.

Le pronostic est, en général, défavorable quand les convulsions surviennent après une délivrance gémellaire ou dans un cas de placenta *prævia*. Quand il y a eu albuminurie et infiltration du tissu cellulaire dans les derniers mois de la grossesse, et quand il y a suppression totale ou presque absolue de l'urine, la malade n'a guère de chances de salut. La guérison est d'autant plus douteuse que l'affection rénale a duré plus longtemps et si elle est arrivée à la troisième période de la maladie de Bright. Si les accès sont séparés par de plus longs intervalles, si la quantité d'urine augmente et si l'albuminurie diminue, la malade ira bien après une convalescence quelque peu prolongée. Il y a cependant, jusqu'à la disparition complète de l'albuminurie, tendance ou facilité à un soudain retour des convulsions, même quand les dernières se sont produites à quelques jours ou semaines de date. « Si, du sixième au dixième jour, l'accouchée continue à bien aller, il n'y a généralement pas trace d'albuminurie. Si, durant les couches, l'albuminurie persiste pendant des semaines, elle tient ou à un mélange purulent

Complications graves.

provoqué par un catarrhe aigu de la vessie, ou à une néphrite métastatique, ou à une destruction très-avancée de la substance rénale, ou à une maladie de Bright chronique. »

Quand de violentes émotions morales, alors surtout qu'elles sont d'un caractère déprimant, ont travaillé la malade, quand elle est possédée de l'idée qu'elle mourra de convulsions pendant ses couches, la guérison est exceptionnelle. Mais si, comme dans le cas cité au début de la dernière leçon, la crainte de la mort n'apparaît qu'à la fin des convulsions, le symptôme est moins grave. Les anxiétés de l'entourage exercent une influence néfaste sur ces malades si impressionnables.

Pressentiments avant la délivrance.

Les autorités sont divisées au sujet du danger relatif que présentent les convulsions suivant la date de leur apparition (avant, pendant ou après la délivrance). Ramsbotham prétend « que les convulsions survenant après le travail, si la patiente n'en a pas précédemment ressenti d'attaques, ne sont pas aussi dangereuses que celles qui se montrent pendant la grossesse ou l'accouchement. » Dugé est du même avis et Churchill ne trouve pas la variété *post partum* plus rebelle que la variété *ante partum*. Les pires exemples qu'il rapporte appartiennent à ces convulsions qui commencent pendant le travail et persistent après sa terminaison. Dans mon opinion, les cas les plus dangereux sont ceux dans lesquels la maladie débute presque sans aucun signe prémonitoire, peu de temps après la naissance de l'enfant. Quand douze, vingt-quatre heures ou même davantage se sont écoulées depuis la délivrance, les convulsions sont presque toujours de nature hystérique et, par conséquent, moins dangereuses. La seule exception à cette règle est celle d'une attaque résultant d'une néphrite aiguë par refroidissement, dans la première quinzaine des couches. On dit que les convulsions *post partum* ont plus de tendance à se manifester vers le soir, ou dans la première partie de la nuit.

Danger des convulsions, selon qu'elles précèdent ou qu'elles suivent l'accouchement.

Braun résume ainsi qu'il suit la marche de la maladie : « Les dangers de l'éclampsie augmentent avec les complications d'affections cardiaques ou pulmonaires, de rupture de l'utérus, etc. Le pronostic dans les autres variétés d'éclampsie est le même, que l'accouchement ait eu lieu ou non. Les éclampsies cholémiques, apoplectiques, toxiques et anémiques sont très-souvent fatales ; tandis que les accès de nature hystérique, épileptique ou choréique ne le sont presque jamais. »

Le danger que fait courir aux accouchées le voisinage d'une maladie zymotique, comme l'érysipèle ou la diphtérie, est imputable à l'altération et à l'empoisonnement du sang, qui augmentent la susceptibilité de l'organisme et la puissance de tous les agents pathogénétiques.

La mortalité des enfants nés de mères atteintes de convulsions est relativement très-grande. Mais je ne puis me rendre compte de ce fait. Un tiers à peu près des enfants meurt, quand les convulsions précèdent l'accouchement. Le danger est plus grave pour l'enfant, quand l'accès débute avant l'établissement réel du travail. Dans ces circonstances, les paroxysmes peuvent se répéter fréquemment avant la délivrance, soit naturelle, soit artificielle, et il est exceptionnel que le fœtus puisse résister. Il en est de même quand une prompte délivrance est rendue impossible par une rupture prématurée de la poche des eaux ou par toute autre cause telle qu'une disproportion considérable entre les dimensions de la tête fœtale et celles des détroits supérieur et inférieur, un hydrocéphale, un bassin vicieux, la rigidité des parties molles, l'inertie utérine ou une hémorrhagie abondante. Nombre de ces petites créatures sont sacrifiées aux pratiques de la version, à une application défectueuse du forceps et aux expédients barbares et injustifiables du crochet ou du perforateur. L'ergot de seigle, administré en pareille extrémité, en a, sans aucun doute, fait périr par milliers.

Danger pour l'enfant.

Les opinions ne sont pas d'accord sur la cause réelle de la mort des enfants dans ces circonstances, quand ils ne sont pas victimes d'une obstétrique trop entreprenante. On a cité l'interruption de la circulation dans la portion maternelle du placenta, la brusque commotion que les paroxysmes provoquent chez la femme qui la transmet à l'enfant, l'intoxication du sang contenu dans les vaisseaux du fœtus. Dans quelques cas, la vie est tranchée tout d'un coup, tandis que, dans d'autres, elle s'éteint graduellement. Il n'est pas rare que l'enfant vienne au monde à moitié asphyxié : des moyens appropriés permettent de le ranimer ensuite. Les enfants nés sous de pareils auspices sont, en général, faibles, délicats, frêles et nerveux, et ont peu de chance de vivre longtemps. Exceptionnellement, ils sont, dès le moment de leur naissance, sujets aux spasmes et convulsions. Quand la femme meurt d'éclampsie pendant l'accouchement, l'opération césarienne ne peut guère sauver l'enfant qui est presque toujours mort avant qu'on ne la pratique.

Cause de la mort des fœtus.

Suivant Braun, « si après de nombreuses convulsions urémiques, l'enfant est né vivant, on trouve une grande quantité d'urée dans le sang du cordon ombilical; mais s'il est mort-né, nous pouvons, immédiatement après la naissance, constater dans ce liquide la présence du carbonate d'ammoniaque. »

Suites. — La guérison s'opère graduellement, mais d'une façon complète. Les cas exceptionnels sont ceux dans lesquels la maladie ne fait qu'augmenter quelques désordres préexistants ou perpétuer les graves conséquences de l'ébranlement du système nerveux ou d'un traitement irrationnel. Parmi les suites très-ordinaires de l'éclampsie, citons l'ignorance des événements que vient de traverser la malade et son indifférence prolongée pour son enfant, son mari, ses amis, etc. Quelquefois cette aberration mentale est d'une nature moins passive et une vraie manie se développe. La patiente veut alors tuer son enfant, dénoncer son mari et nie qu'elle vient d'accoucher. Cette forme de manie est temporaire et guérit généralement toute seule, pourvu que le médecin ait assez de sagesse et de fermeté pour s'opposer à l'envoi de sa cliente dans un asile d'aliénés. Les facultés mentales sont souvent affaiblies et dérangées pour un temps considérable.

Désordres intellectuels secondaires.

La paralysie est quelquefois une suite de la forme apoplectique des convulsions puerpérales, mais ne succède jamais à une véritable éclampsie puerpérale, sans complications. Le type hystérique peut être remplacé par des dérangements dans les fonctions de calorification et de sensibilité. Dans des cas rares, les extrémités sont fléchies et deviennent immobiles comme dans la catalepsie : cet état disparaît au bout de quelques semaines.

Paralysie.

Quoique Denman et d'autres auteurs prétendent que la péritonite soit une suite fréquente de l'éclampsie puerpérale, une expérience plus récente et plus étendue n'a pas confirmé cette opinion. Il y a bien plutôt propension aux affections pulmonaires qu'aux maladies puerpérales de n'importe quelle espèce. Parmi les premières, il faut citer l'emphysème, la phthisie galopante et l'œdème du poumon.

Maladies du péritoine et du poumon.

La vue est rarement atteinte. L'amaurose, qui accompagne si ordinairement l'albuminurie, peut persister pendant des semaines et même des mois après une attaque de convulsions puerpérales. Ce n'est pas une affection très-grave, à moins qu'elle ne soit sous la dépendance d'une désorganisation granuleuse des reins ou qu'il n'y ait altération de structure dans le nerf optique lui-même. Elle disparaît quelquefois complétement avec la guérison des attaques convulsives pour revenir lors d'un nouvel accouchement, qui peut ne pas être accompagné de convulsions. Ingleby cite un cas de cette espèce : « la malade avait eu des convulsions lors de sa première grossesse et, à l'accouchement suivant, elle fut prise d'une amaurose complète qui dura tout le temps du travail. La vision se rétablit peu à peu. »

Amaurose.

Traitement. — La fréquence relative des convulsions puerpérales dépend, d'après l'avis général, de circonstances dont le contrôle est du ressort de l'habileté et du talent du médecin. Il est de la plus grande importance de surveiller l'entourage des malades, quand il y a menace de convulsions pendant la grossesse, l'accouchement ou les couches. Il faut, avec le plus grand tact, savoir vous conformer aux particularités de chaque cas et modifier, suivant le besoin, votre aspect et vos manières. Soyez gais avec telle malade, impératifs avec une autre. Il faut montrer de la décision et même être cassants quelquefois. Si vos clientes cèdent facilement aux émotions, ayez grand soin de ne pas les laisser s'abîmer dans des contemplations personnelles, faites-les s'occuper de vous et ne laissez pas galoper leur imagination. Il faut que leur conversation soit toujours gaie. L'entourage fait-il triste mine, débarrassez-vous-en : une bonne garde, en qui vous avez confiance, est suffisante.

Traitement préventif.

La chambre ne recevra pas un jour trop vif et l'on ne laissera pas tomber directement sur les yeux de la malade la lumière du gaz ou de la lampe. Évitez la formation des ombres sur la muraille ainsi que le bruit. Ouvrez les fenêtres pour recevoir l'air frais. Débarrassez le corps et les extrémités de tout ce qui peut les gêner et en arrêter la circulation, corsets, jarretières, etc. Prenez vos précautions contre un soudain arrêt de la transpiration, en prévision d'un trouble additionnel de la fonction rénale. Veillez aux chutes et aux commotions, aussi bien qu'aux parties de traîneaux, aux courses de chevaux, aux embarras financiers ou domestiques, aux préoccupations de la famille, etc.

Éloigner les causes excitantes.

Soyez attentifs au régime qui, par sa richesse ou ses propriétés indigestes, excite l'irritation intestinale et provoque des convulsions chez les adultes comme chez les enfants. L'observation que je vous ai lue au commencement de la dernière leçon, vous fournit une preuve de ce fait. La nourriture doit être simple et nullement excitante

La malade pourra profiter de la société de quelques amies gaies et raisonnables qui, quoi qu'il arrive, ne lui tourneront pas la tête par leur conduite et par leurs conseils. Car, si une femme qui a une tendance à cette forme de convulsions, retrouve ses propres craintes réfléchies sur le visage des personnes qui l'entourent, son anxiété ne fera que s'accroître et déjouera tous vos efforts et toutes vos mesures.

Surveillez bien aussi vos manières et votre attitude en présence de la malade, car les conséquences les plus graves peuvent résulter de votre embarras, de votre frayeur ou de votre manque de confiance en vos ressources. Mais si vous êtes calmes, si vous vous possédez bien, si vous faites voir que vous êtes au courant de ces affections et de tous leurs accidents, vous réussirez sou-

Conduite du médecin.

vent à écarter le danger. Il est, dans ces circonstances, de la plus grande importance de bien discerner l'état mental de chaque malade et de savoir bien s'y prêter.

Nécessité de reconnaître de bonne heure les prodromes.

Il faut vous exercer à reconnaître et à éloigner les symptômes obscurs et troubles. Ils annoncent l'approche du danger et se montrent dans tous les cas. Si la malade se plaint de ne pouvoir dormir, efforcez-vous de guérir l'insomnie. L'air pur et l'exercice dans la chambre ou au dehors, une bonne nourriture, une société agréable, la régularité dans les heures de repas, l'interdiction de toute excitation mondaine, aussi bien que d'une lecture ou d'un travail assidus, suffisent souvent à guérir cette perte de sommeil qui pourrait, sans cela, avant ou après le terme, se transformer en une attaque de convulsions. Parmi les remèdes appropriés au soulagement de cet état les principaux sont : *Coffea*, *Belladona*, *Caulophyllin*, *Ignatia*, *Opium*, *Moschus*, *Aconitum* et *Hyoscyamus*. L'une de mes clientes, au huitième mois de sa grossesse, se plaignait d'être devenue très-nerveuse et de n'avoir plus eu une bonne nuit depuis des semaines. J'appris que, deux mois auparavant, sur le conseil d'une amie, elle avait renoncé au café dont elle était fort friande et qui ne lui avait jamais fait de mal. Je lui recommandai d'en prendre une tasse matin et soir et elle fut guérie d'emblée.

Insomnie.

La céphalalgie, qu'elle ait ou non existé auparavant, est, par sa persistance même, un signe précurseur et probable d'éclampsie. La céphalalgie congestive avec face rouge, pupilles dilatées, photophobie, intolérance du bruit, incohérence de la parole, confusion des facultés mentales est un de ces symptômes qui nécessitent bonne garde et prompt soulagement. *Belladona*, *Aconitum*, *Glonoïn*, *Gelseminum*, *Bryonia*, *Nux vomica* et autres remèdes analogues peuvent être indiqués. Leur emploi opportun prévient le développement de la redoutable affection dont nous nous occupons.

Symptômes cérébraux.

Les douleurs locales ont aussi leur signification. Les convulsions peuvent succéder à des coliques, à de la gastralgie, à de la névralgie, à de la pleurésie ou à une soudaine attaque de rhumastisme articulaire. Quand ces affections se montrent chez une femme grosse, surtout après le quatrième mois, il faut y remédier avec la plus grande promptitude et le plus grand soin.

Douleurs locales.

Il y a aussi une sorte d'anesthésie locale ou paralysie des nerfs sensitifs, de siége variable et caractérisée par un engourdissement, un fourmillement ou l'insensibilité absolue des parties affectées.

Paralysie commençante.

Quoiqu'il y ait des cas exceptionnels où l'on ne voit pas apparaître de convulsions, à la suite d'une hydropisie chez des femmes enceintes, c'est là un symptôme prémonitoire presque ab solu. Surveillez-le attentivement, surtout quand l'œdème débute par la face et les extrémités supérieures. Dans bien des cas d'hydropisie, corrélative ou non d'une gestation, si l'infiltration commence de cette manière, nous devons croire à un embarras ou à une affection quelconque des reins. Il peut y avoir une forme latente de la maladie de Bright, qu'aggrave la condition actuelle de votre cliente, ou une première attaque de néphrite desquammative aiguë, par congestion rénale ou urémie dues à la pression directe de l'utérus gravide sur l'un ou les deux uretères, états que vous révèlent, en premier lieu, la bouffissure et l'engorgement de la face et des paupières. Si vous profitez de ces données, vous pouvez éviter l'éclampsie menaçante, pourvu toutefois que la dégénérescence rénale ne soit pas trop prononcée et que la pression sur les uretères ne provoque pas une complète rétention ou résorption du liquide urinaire.

Symptômes de l'hydropisie.

L'albuminurie ne peut se produire sans un certain état congestif des reins. L'acuité des symptômes indique *Aconit*, *Belladona* ou *Nux vomica* et, quand l'albuminurie date de quelques semaines, *Mercurius corrosivus* ou *Arsenicum* ont une efficacité remarquable. Il y a encore à consulter *Apis mellif.*, *Colchicum*, *Hyoscyamus*, *Mercurius iodatus*.

Albuminurie.

En cette occurrence, il ne faut pas permettre à votre malade de se coucher habituellement sur le dos et cette recommandation n'a nul besoin de longues explications.

Position à faire prendre à la malade.

Mais, supposez que votre malade soit juste à la veille d'un paroxysme convulsif. N'y a-t-il aucun moyen d'arrêter immédiatement les symptômes? Mon ami, le Dr L. E. Ober, me dit qu'il avait l'habitude, dans les cas de ce genre, d'ordonner aux malades de fixer leurs regards sur ses yeux qu'il faisait mouvoir lentement et régulièrement, comme les magnétiseurs. A mon avis, c'est là un excellent expédient, pourvu toutefois que vous soyez en bonne santé et que vous vous sentiez calmes, froids et confiants en vous-mêmes. Si, au contraire, votre esprit et votre corps ne sont pas dans de favorables conditions, laissez-là ce moyen qui serait alors plus dangereux qu'utile.

Un expédient.

Si le travail a déjà commencé et s'il y a menace de convulsions, vous pouvez parfois les éviter en recommandant à la malade de pousser « fortement » et en provoquant les douleurs. Si les efforts expulsifs se relâchent, les douleurs peuvent « s'éparpiller ». Tant qu'elles sont localisées dans la matrice, l'action nerveuse trouve une issue naturelle ; quand elles sont déplacées, elles tendent à provoquer des convulsions.

« Si la femme est anxieuse et accablée, il faut la rassurer non par la fastidieuse répétition de cette phrase du cocher à son cheval : « Courage, allons, courage » ; mais par un appel raisonné et ému à son bon sens. Elle aura plus de confiance en vous et aura meilleur espoir (1). »

Quelle que soit l'époque de la grossesse, si tous ces moyens préventifs ont échoué, ou si les accès ont éclaté avant votre arrivée, votre premier devoir est de diminuer l'intensité des symptômes et, si cela est possible, d'empêcher leur retour.

Traitement palliatif.

« Jusqu'à ce que le travail ait réellement commencé, dit Gooch, nous n'avons pas à nous occuper de l'utérus et nous devons seulement veiller aux convulsions. » Cela est surtout vrai des convulsions qui se présentent avant le septième mois; car, avant cette période, l'accès dépend moins qu'à une époque ultérieure de l'irritation et du développement de l'utérus. C'est pour cela que nous arrivons souvent à arrêter ces désordres sans vider l'utérus de son contenu et que, parfois nous sommes assez heureux pour conduire des femmes jusqu'à la délivrance, sans qu'il en résulte de fâcheuses conséquences pour l'avenir. Quand l'accès revêt le caractère hystérique et surtout s'il se produit à l'époque cataméniale, l'avortement est assez rare.

Un vieux précepte.

Mais, comme dans tous les cas et, quelle que soit la cause excitante, l'éclampsie persiste ordinairement jusqu'à la délivrance et cesse généralement aussitôt après l'expulsion du fœtus, on se demande s'il faut, oui ou non, hâter ce résultat en provoquant le travail avant terme. L'opinion générale est opposée à cette pratique qui, sans aucun doute, a, plus d'une fois, lorsqu'elle a été appliquée sans discernement, causé de graves accidents et c'est une erreur de croire que, dans une grossesse, les convulsions constituent le pire des dangers par leur présence et par leur persistance.

Accouchement provoqué.

En général et, surtout avant qu'on ait constaté la viabilité du fœtus, il vaut mieux suivre le conseil de Gooch et laisser l'utérus tranquille. La nature, en effet, se charge ordinairement de débarrasser spontanément la matrice, si les accès ne diminuent pas de violence ou ne cessent pas entièrement. Quoiqu'il faille, pour attendre l'action toujours lente de la nature, un peu plus de temps que pour se débarrasser *secundum artem* d'un produit des plus incommodes, la femme courra, en fin de compte, moins de risques et vous aurez plus lieu de vous féliciter, lorsque vous vous serez abste-

Précaution.

(1) *Puerperal convulsions*, by Prof. J.-C. Sanders (*Transact. Amer. Inst. of Homœop.*, june 1867).

nus de toute intervention. Si le museau de tanche n'est pas étalé, ou si le col n'est pas suffisamment ramolli, il sera préférable de suivre l'exemple de Dr Holbrook et d'attendre patiemment.

Lorsque « le terme » approche, les convulsions sont plus graves et plus alarmantes que dans les premiers mois de la gestation et l'irritation utérine est nécessairement portée à un degré plus élevé. Mais, alors l'accouchement provoqué est une ressource extrême, beaucoup moins difficile et moins dangereuse. Le col de l'utérus ne présente plus un obstacle aussi grand et sa dilatation forcée, à l'aide de la main ou des instruments, n'intéressera pas les tissus d'une façon aussi marquée et n'ébranlera pas trop non plus l'organisme. Je conclus de ceci que l'accouchement provoqué et prématuré est toujours justifiable, à titre de palliatif, dans les convulsions puerpérales, quand les accès, par leur fréquence et leur intensité, menacent sérieusement la vie de la malade et peuvent faire redouter une effusion apoplectique ou autre complication ; il en est de même quand les remèdes les mieux appropriés n'ont jusqu'au moment présent produit aucun soulagement et quand le col utérin, par l'aisance de sa dilatation, n'offre plus de résistance sérieuse. Ces cas sont relativement rares, mais comme ils se présentent quelquefois, nous ne devons pas répudier absolument cet expédient qui « permet de gagner du temps alors que la perte de quelques minutes peut compromettre l'existence ».

Indication de l'accouchement provoqué.

Les moyens de provoquer le travail, dans ces cas exceptionnels, sont l'éponge préparée, la douche chaude, la dilatation manuelle et le dilatateur de Barnes.

En vous recommandant de « laisser la matrice tranquille » quand on ne croit pas au travail chez une femme prise de convulsions, je ne voudrais pas qu'on pût conclure de mes paroles à l'inutilité d'un examen par le toucher. Au contraire, il faut y recourir, dans tous les cas de ce genre et, si les accès continuent, répéter l'examen de temps en temps, dans le but de constater s'il y a réellement travail et la période à laquelle il est arrivé. Sans cela, la délivrance pourrait se terminer avant que vous ne vous en doutiez. Un médecin de mes amis fut appelé auprès d'une femme qui, étant au septième mois et demi de sa grossesse, fut prise d'éclampsie puerpérale. Bien que rien, dans les symptômes, ne révélât l'apparence d'un travail, on trouva l'enfant mort, dans le lit, avec le cordon enroulé autour du cou. Mettez de temps en temps la main sur l'abdomen et à la vulve et, si vous devez vous retirer avant la cessation des convulsions, expliquez à la garde ou à quelqu'un de l'entourage qu'il est possible que l'enfant arrive pendant votre absence.

Surveillance du travail.

Quand la poche des eaux est très-grande, nous pouvons parfois arrêter le paroxysme en rompant les membranes et en évacuant le liquide amniotique. Dans bien des cas, heureusement, la présentation permet l'emploi du forceps qui doit être appliqué avec soin, surtout chez les primipares.

Rupture des membranes; le forceps.

Le Dr Vines (1) rapporte l'histoire d'une primipare, âgée de vingt-huit ans, qui fut subitement prise de convulsions au huitième mois. « En examinant l'abdomen, la partie inférieure parut grandement distendue et l'idée d'une rétention d'urine surgit aussitôt. On passa la sonde et on retira cinq pintes et demie de liquide. Une grande amélioration s'en suivit et il n'y eut plus de convulsions après cette évacuation de la vessie. » On peut parfois provoquer une abondante diurèse à l'aide de quelques doses d'*Aconitum*, *Hyoscyamus* ou *Apis mellifica*.

Évacuation de la vessie. Exemple.

Les causes excentriques des convulsions peuvent être l'accumulation de matières fécales dans le rectum, ou de caillots dans le col utérin ou dans le vagin, après la délivrance. L'enlèvement de ces corps étrangers apportera quelquefois un prompt soulagement.

Accumulation de matières fécales et de caillots.

Si l'accès est de forme hystérique, on dit qu'on peut le calmer et même l'empêcher de se reproduire par un lavement d'eau glacée. Jeter de l'eau froide sur la tête et sur le dos est un expédient brutal. Il vaut mieux éponger ces parties ou appliquer des compresses d'eau glacée sur la tête et sur la nuque. Le célèbre Denman réussit, dans un cas d'éclampsie puerpérale, à suspendre les accès jusqu'à la terminaison de la délivrance, en aspergeant le visage d'eau froide, à chaque douleur. Les vessies ou sacs remplis de glace pilée et qu'on applique sur la tête ou sur l'épine dorsale constituent un moyen trop violent. Il faut avoir soin de maintenir toujours une bonne chaleur aux pieds.

Emploi de l'eau froide.

(1) *Braithwaite's Retrospect of Practical Medicine and Surgery*, part. XII, p. 293.

LEÇON QUINZIÈME

Convulsions puerpérales. — (*Suite et fin*).

Messieurs,

Ceux d'entre vous qui assistaient hier soir à la séance de l'Académie de médecine n'ont pas besoin que je leur rappelle que les médecins ne sont pas d'accord sur l'emploi des anesthésiques dans le traitement des convulsions puerpérales. Tandis que la plupart des praticiens les emploieraient volontiers dans tous les cas indistinctement, d'autres réclament plus de prudence; les uns préférant l'éther sulfurique au chloroforme; d'autres ne consentant jamais à prescrire l'un ou l'autre de ces agents.

Anesthésiques.

Je crois cependant que le sentiment général est qu'en obstétrique, comme en chirurgie, l'éther sulfurique est moins nuisible et plus sûr que le chloroforme. Mais il me semble que l'emploi des anesthésiques dans l'éclampsie puerpérale réclame de notre part beaucoup de soins et de jugement. S'il s'agissait uniquement de diminuer le spasme de la fibre musculaire et de faire cesser le paroxysme, la question serait plus facile à résoudre. Mais nous avons à rechercher si l'attaque est hystérique, épileptiforme ou apoplectique. Si elle est hystérique, la malade ne courra pas le danger d'avoir une congestion grave du cerveau ou de la moelle. Elle pourra arriver à un état de pseudo-narcotisme, mais ne tombera pas dans le coma absolu. Or, bien que le chloroforme produise une hyperémie manifeste des centres nerveux et qu'il puisse être positivement dangereux quand il y a tendance à l'épanchement avec ou sans caillot, son emploi ne rencontre guère d'objection sérieuse dans les cas de convulsions hystériques simples. C'est dans cette forme d'éclampsie qu'il a été donné avec un succès presque constant et qu'il a conquis sa grande réputation.

Nécessité d'établir des distinctions.

Chloroforme. — Convulsions hystériques.

Mais, supposez que l'attaque soit épileptiforme. Plus elle se reproduit souvent, plus elle est grave et plus profond est le coma qui sépare les paroxysmes. Le cas devient de plus en plus sérieux et le danger le plus grand réside dans la possibilité d'une extravasation soit sanguine, soit séreuse. Tout ce qui est susceptible d'augmenter ce risque doit être soigneusement évité. C'est dans ces circonstances que tous les opiacés sont contre-indiqués. Et pourquoi? parce que, avec eux, on risque d'anéantir l'action cérébrale et médullaire en augmentant l'afflux sanguin. Si l'on voulait transformer un de ces cas en un cas d'apoplexie authentique, on donnerait l'opium en nature, ou l'un de ses sels. Et puisque le chloroforme agit d'une façon très-analogue, en émoussant ou en suspendant les propriétés perceptives par suite de la congestion de certaines parties du centre cérébro-spinal, il pourrait réellement agir d'une façon non moins nuisible qu'un narcotique dans cette variété d'éclampsie. On aurait assurément sauvé la vie à des milliers de femmes si l'on avait tenu compte du mode d'action du chloroforme et de l'un de ses effets possibles qui consiste à augmenter le danger, tout en diminuant passagèrement le spasme.

Contre-indication dans certains cas.

Pourquoi?

Si nous pouvions atténuer le chloroforme et le donner à l'intérieur comme nous donnons l'opium, bien loin d'être un agent nuisible, il pourrait être très-utile. Le parallèle qu'établissait le Dr O. H. Mann, dans son Mémoire à l'Académie, entre les symptômes qu'il a observés dans ses cas de convulsions puerpérales et ceux que présente un malade placé sous l'influence du chloroforme avant une opération chirurgicale, était très-frappant et très-instructif.

Réflexions pratiques.

Dans une réunion de médecins, j'entendis un jour, un confrère dire que le chloroforme était « aussi inoffensif que l'eau pur » et que, grâce à cet agent, il était à même de guérir n'importe quel cas de convulsions puerpérales. Il fallait, disait-il, le donner en quantité suffisante et les insuccès ne devaient être attribués qu'à la timidité des médecins. Des assertions aussi peu justifiées sont faites pour éblouir et pour nuire. Un jeune médecin qui se trouvait là fut séduit par cette idée. Quinze jours plus tard, il eut l'occasion de la mettre en pratique. Il vint me voir quelque temps après et me fit franchement sa confession. Dans un cas de convulsions succédant à l'accouchement, il avait donné du chloroforme de qualité excellente et en quantité presque illimitée. Tout d'abord, cet agent avait diminué l'intensité des paroxysmes; mais, au bout de quelques heures, il n'avait plus pu les maîtriser et la malade était morte d'apoplexie.

Danger et folie du doctrinarisme.

Observation.

Mon jeune confrère s'était alors souvenu de la leçon que j'avais faite sur ce sujet lorsqu'il était sur ces bancs et il me remerciait d'avoir conseillé *de ne jamais administrer le chloroforme dans les cas de convulsions puerpérales lorsqu'il y avait une tendance manifeste à l'épanchement apoplectique et surtout si cet épanchement existait déjà.*

Une bonne règle.

Lorsque vous ne pouvez pas déterminer d'avance, dans un cas donné, si l'anesthésique peut être utile, vous ferez bien d'en faire respirer un peu à la malade à titre d'expérience. Si ses effets sont tels que vous les souhaitez, vous pourrez continuer; dans le cas contraire, vous vous arrêterez. Quelquefois, après avoir échoué avec le chloroforme, on réussit avec l'éther sulfurique.

Petit moyen pratique.

Le Dr W. H. Holcombe, de la Nouvelle-Orléans, rapporte (1) l'intéressante observation qui suit : il s'agit d'une jeune et vigoureuse négresse qui avait eu des convulsions à son premier accouchement, tandis qu'au second, elle avait échappé à cette complication.

Chloroforme par l'anus. Observation.

« Vingt jours après son accouchement, je fus appelé en grande hâte auprès d'elle. Le commandeur m'apprit qu'elle avait été bien portante jusqu'au matin, bien qu'il eût constaté depuis deux ou trois jours un gonflement considérable de la face et des jambes. Dans l'après-midi, elle se plaignit d'un mal de tête très-violent et, vers le coucher du soleil, elle fut brusquement prise d'un spasme très-violent. Je la vis vers onze heures du soir. Elle avait eu neuf attaques de convulsions et elle était dans un coma complet. Il y avait de la respiration stertoreuse et un râle trachéal intense et inquiétant. Pendant que je l'examinais, elle fut prise de convulsions. Les muscles de la face se contractaient avec une rapidité inconcevable et les membres participaient à cet état de contorsion, la respiration était entièrement suspendue et la violence des mouvements était telle que le lit tout entier en était agité. Cet état dura environ une minute, puis le relâchement survint ; il fut suivi d'une augmentation du râle trachéal avec respiration très-pénible. Il y avait à la bouche un mucus sanglant, filant, qu'il fallait enlever avec le doigt. La malade était dans un coma profond et la déglutition était impossible.

« N'ayant, en pareil cas, aucune espèce de confiance dans la lancette (bien que le pouls fût plein et tendu dans les intervalles), ni dans les douches froides, ni dans les sinapismes ou tout autre moyen destiné à augmenter l'action réflexe, je me décidai à administrer le chloroforme par le rectum..... Je ne puis croire que ma malade eût pu résis-

(1) *North American Journal of Hom.*, vol. IX, p. 277.

ter à une nouvelle attaque convulsive, tant l'asphyxie causée par la dernière avait été complète. La paralysie de la moelle allongée, du grand ganglion respiratoire, ou « nœud vital », était presque complète. Je fis fondre deux cuillerées à soupe de cassonade dans environ un quart de pinte d'eau tiède, j'ajoutai une cuillerée à soupe de chloroforme, je fis monter le mélange une ou deux fois dans la seringue, l'expulsant ensuite avec force, de façon à bien disséminer le chloroforme dans toute la masse d'eau, puis je l'injectai dans le rectum, en ayant soin de l'y maintenir de force au moyen d'une serviette placée entre les cuisses.

« Il ne survint plus de convulsions ; le médicament avait agi comme un charme. La malade tomba dans une stupeur apoplectique. Les râles stertoreux diminuèrent graduellement et au bout de deux ou trois heures, la respiration et le pouls avaient repris leur allure normale. La malade resta neuf heures sans parler et, encore, au bout de ce temps n'articulait-elle que des monosyllabes. Elle ne recouvra entièrement sa connaissance que vingt-quatre ou trente heures après la dernière attaque. Au bout de trois jours, tous les signes d'œdème avaient disparu et, dès lors, la malade se rétablit rapidement. Elle ne se rappelait rien de ce qui s'était passé depuis le mal de tête du premier jour.

.... « Je crois qu'il est extrêmement heureux que j'aie employé le chloroforme en injection rectale et non en inhalation. Aussi recommanderai-je fortement à mes confrères d'essayer à l'avenir ce mode d'administration et voici pourquoi : dans les convulsions puerpérales, la fonction aérifère du poumon est considérablement entravée et il est très à souhaiter qu'il entre à chaque inspiration une quantité d'oxygène aussi grande que possible. La vie de la malade en dépend. Tout gaz introduit dans les poumons, quelle que soit d'ailleurs sa valeur au point de vue médical, occupe nécessairement, d'une façon mécanique, un espace qu'il y a avantage à faire occuper par l'air atmosphérique. Le chloroforme injecté dans le rectum exerce tout aussi bien son action spécifique sur le système nerveux (et peut-être mieux même, car les nerfs de la vie organique conservent certainement leur sensibilité, alors que, depuis longtemps, celle des nerfs de la vie animale est en apparence annihilée par le paroxysme convulsif) et le pouvoir oxygénant de l'air ne se trouve ainsi nullement entravé. »

Déductions pratiques.

Dans ces derniers temps, les journaux de médecine ont souvent fait allusion à la propriété que possède *Veratrum viride* d'arrêter et de vaincre les accès dans l'éclampsie puerpérale. De tout ce que l'on a dit, n'y eût-il que la moitié de vrai, nous aurions là un médicament précieux. Je n'ai pas d'expérience à ce sujet;

Veratrum viride.

mais je vais vous citer un cas très-concluant qui m'a été communiqué il y a quelques mois par mon ami le Dr W. H. Burt :

« Il s'agit d'une jeune femme pléthorique, primipare, dont le mal était d'origine évidemment *psychique*. Le mari était un ivrogne qui, le jour même de l'accouchement de sa femme, avait été renvoyé de la seule place qu'il fût capable de remplir. Le travail fut normal, mais un peu lent, la poche des eaux s'étant rompue la veille. La délivrance eut lieu à quatre heures du matin, et jamais femme ne se porta mieux jusqu'à quatre heures du soir, heure à laquelle rentra le mari. Il était très en colère et raconta à sa femme tous ses ennuis. A neuf heures du soir, on vint me chercher en toute hâte. Je trouvai la malade assise dans son lit, se serrant la tête entre ses mains et s'écriant : « Ma tête est trop pleine, elle va éclater. » Pendant deux heures je donnai *Belladona* 2, toutes les demi-heures. Elle eut alors une convulsion violente. La face devint livide, les pupilles se dilatèrent; puis la malade se mit à écumer et tomba dans un coma profond dont il était impossible de la tirer. Je donnai *Opium* 2 pendant deux heures, et ensuite le même médicament à la troisième dilution, lui faisant en même temps respirer du chloroforme. Malgré mes efforts continus de dix heures du soir à sept heures du matin, les attaques ne furent jamais séparées par un intervalle de plus de quinze minutes. Le plus souvent même, elles revenaient toutes les cinq minutes. J'essayai aussi *Hyoscyamus*, mais sans résultat.

Observation.

« A huit heures du matin, je commençai à donner huit gouttes d'extrait liquide de *Veratrum viride*, en répétant cette dose toutes les demi-heures. Après la troisième dose, il survint des vomissements. La malade n'eut que trois paroxysmes depuis le moment où je commençai l'administration du médicament. On lui donna alors une goutte du même médicament toutes les deux heures. Elle recouvra sa connaissance le second jour et guérit parfaitement. »

Les auteurs discutent sur l'utilité de l'emploi de la lancette dans le but de diminuer la gravité de l'attaque et d'écarter les complications du côté du cerveau et de la moelle. Les uns voudraient que l'on saignât dans tous les cas indistinctement; les autres proscrivent absolument la saignée. Il est possible que *dans des cas exceptionnels* la réaction contre l'emploi de la lancette ait été poussée trop loin. Au point de vue mécanique et du soulagement qu'elle peut apporter dans la circulation cérébrale, la saignée est peut-être un moyen plus direct et plus pratique que tout autre. Car il faut reconnaître l'exagération de ceux qui prétendent qu'en tirant du sang à tout propos dans les maladies puerpérales, on a tué des milliers de femmes. Je n'ai pas d'expérience personnelle sur ce point, mais je vais

Saignée.

vous citer les cas suivants qui m'ont été communiqués par le défunt Dr Geo. W. Perrine, de Milvaukee :

OBSERVATION. — Mrs.... jeune primipare, un peu corpulente, fut prise de convulsions quatre heures après sa délivrance. Le travail n'avait rien présenté de remarquable, la femme avait été peut-être plus calme qu'on ne l'est en ces moments et, bien qu'elle souffrît évidemment beaucoup, elle avait très-peu crié. Pendant la première convulsion, le pouls n'était pas très-fort, mais il augmenta d'une façon si marquée qu'après la troisième attaque, je tirai à la malade environ douze onces de sang. Le pouls devint moins fort, les convulsions cessèrent et ne reparurent pas de plusieurs heures. Je rentrai chez moi, mais on ne tarda pas à me rappeler et je constatai la réapparition des attaques. Je saignai de nouveau et cette fois aux deux bras ; le sang était épais et foncé ; mais je n'en avais pas encore tiré cinq onces que je vis les muscles se relâcher, la face pâlir et les convulsions cesser complétement. Au bout d'environ six heures, la malade reprit connaissance. Elle n'avait aucun souvenir de tout ce qui s'était passé depuis le premier paroxysme. A l'aide de moyens convenables, on lui procura une convalescence rapide. »

OBSERVATION. — « Environ trois mois plus tard, mon ami le Dr J. S. Douglas eut un cas de convulsions pendant le travail. La malade était jeune et très-robuste. Les accès reparaissaient à chaque douleur et, lorsque je vis la malade pour la première fois, elle en avait déjà eu plusieurs. Elle avait entièrement perdu connaissance : la face était gonflée, congestionnée et d'une teinte violacée ; le globe de l'œil était saillant ; le pouls était lent, plein et fort, la respiration stertoreuse, et il y avait de l'écume à la bouche pendant l'expiration. Il fut décidé, après consultation, que je pratiquerais la saignée. Je tirai environ vingt onces de sang ; alors le pouls tomba, la turgescence et la teinte plombée de la face disparurent, les convulsions s'arrêtèrent et la malade guérit parfaitement et rapidement. »

J'ai pu constater les bons résultats des sinapismes appliqués aux mollets, remède fort connu du vulgaire. Dans deux cas de convulsions au sixième mois, ce moyen a réussi à arrêter complétement les attaques, alors que la médication interne la mieux appropriée avait échoué.

Expédients domestiques. — Sinapismes.

Quand la tendance à la congestion est très-marquée, les ventouses sèches peuvent quelquefois procurer un soulagement temporaire. Ce moyen a le mérite d'être inoffensif et il est toujours facile à employer. Dans la forme hystérique, le camphre, employé en inhalations ou à l'intérieur, agit quelquefois comme un charme.

Ventouses sèches. — Camphre.

Vous ne devrez jamais manquer de rechercher quel est l'état de l'orifice utérin et du périnée. Si l'orifice est rigide ou sensible à l'excès, les moyens propres à favoriser son relâchement ou sa paralysie pourront empêcher l'éclampsie ou y mettre un terme. Il peut être utile de donner à la malade quel-

Rigidité de l'orifice utérin et du périnée.

ques doses de *Belladona* ou de *Gelseminum*, ou, si vous le préférez, de dilater le col résistant avec l'index; vous pourrez encore employer les applications locales d'huile d'amandes douces ou d'extrait de belladone que vous mêlerez par parties égales avec de l'axonge; ou encore les applications directes de vapeur de chloroforme, les injections d'eau chaude dans l'intestin, ou un jet constant d'eau chaude envoyé dans le vagin avec une seringue d'Essex ou tout autre instrument analogue. L'huile d'amandes douces, l'axonge ou les onctions belladonées peuvent être employées en frictions sur le périnée, si c'est nécessaire; mais il faut vous souvenir que des manœuvres de ce genre trop répétées et surtout la pression trop ferme de la main sur ce point peuvent avoir pour résultat d'augmenter la gravité et la fréquence des attaques. Une bonne règle à suivre dans l'application des agents médicamenteux destinés à relâcher le périnée consiste à les mettre en contact avec la surface muqueuse de cette région. En vertu de la même règle, les onctions belladonées paraissent agir, quand elles sont faites sur la surface interne du col de l'utérus, d'une façon plus prompte et plus efficace que lorsqu'on les pratique sur la surface externe.

Règle pour l'emploi du forceps.

Si le travail avance, si les parties molles sont dilatées ou dilatables, si la présentation et la position du fœtus sont favorables, le mieux est de terminer l'accouchement aussi promptement que possible, dans l'espoir que, l'utérus une fois vidé, les attaques ne se reproduiront pas. En général, le forceps ne doit pas être appliqué s'il y a un spasme violent ou de la rigidité de l'orifice utérin.

Exceptions.

C'est là la règle; mais il y a des exceptions. Par exemple, vous pouvez être en présence d'un cas dans lequel la lèvre antérieure du col de l'utérus est assez résistante pour interrompre le travail et perpétuer les convulsions. Le forceps est contre-indiqué et les convulsions peuvent continuer indéfiniment. Permettez-moi de vous dire comment j'ai traité un cas de ce genre.

Observation. — Le 14 avril 1864, à huit heures du matin, Mrs..., primipare, fut saisie, pendant qu'elle s'habillait pour déjeûner, d'une vive douleur de travail qui fut suivie de l'écoulement subit des « eaux ». Elle fut placée sur son lit, et au moment de la douleur suivante qui survint cinq minutes après, elle fut prise de convulsions. A mon arrivée, elle avait eu trois paroxysmes et ceux-ci se reproduisaient à chaque douleur. Le toucher me fit reconnaître que l'orifice utérin était situé en haut vers le promontoire. Sa dilatation atteignait les dimensions d'un shelling et la lèvre antérieure était épaisse, dure et résistante.

A onze heures du matin, il n'y avait pas de changement appréciable dans les symptômes. Les attaques se renouvelaient toutes les cinq à sept minutes, et la malade restait dans le coma pendant les intervalles. Je prescrivis *Belladona* 3, une dose toutes les quinze minutes et je résolus d'attendre les progrès de la dilatation.

A trois heures de l'après-midi, mon confrère, le professeur A. E. Small fut appelé en consultation. Quand la malade était placée dans son lit, sur le dos, on ne pouvait sentir que la lèvre antérieure du col ; mais en la faisant mettre sur le côté, nous pouvions reconnaître le sommet dans le voisinage de l'angle sacro-vertébral. L'orifice utérin atteignait alors la dimension environ d'un quart de dollar. Les convulsions et le coma persistaient. Nous décidâmes qu'il serait ni prudent ni utile de tenter l'emploi du forceps. On continue *Belladona* de demi-heure en demi-heure. Inhalations d'éther chlorhydrique au commencement de chaque paroxysme.

Nous nous rencontrons de nouveau à huit heures du soir. Il n'y a qu'un très-léger changement ; la dilatation du col atteint les dimensions d'un dollar d'argent et les parties molles sont sèches, chaudes et tuméfiées. La lèvre antérieure toutefois est aussi saillante, aussi rigide et aussi résistante que le matin. La malade est absolument sans connaissance et les convulsions sont toujours aussi intenses et aussi fréquentes. On essaie d'appliquer le forceps, la malade étant étendue sur le dos, les hanches reposant sur le bord du lit ; mais cette tentative est inutile. On renonce donc à ce moyen jusqu'à ce que la dilatation ait fait plus de progrès et mon confrère me quitte à neuf heures du soir. Je veille pendant la nuit. Mes réflexions ultérieures m'amenèrent à conclure qu'il fallait intervenir ; car je craignais que le col de l'utérus ne fût arraché, comme cela est arrivé quelquefois, ou que la malade ne pût attendre une intervention trop retardée. Puisqu'il était impossible d'employer le forceps tant que ma malade était dans la position obstétricale ordinaire, je résolus de tenter une nouvelle application, en la faisant coucher sur le côté gauche, avec les membres fléchis, dans la position que recommandent les vieux auteurs anglais. Au bout de peu de temps, j'eus la satisfaction de pouvoir introduire les deux branches de l'instrument tout à fait à l'intérieur du col et de les articuler convenablement. Par des manœuvres prudentes, je ne tardai pas à terminer l'accouchement. L'enfant était mort. Pendant vingt-quatre heures, les attaques se renouvelèrent à de plus longs intervalles et finirent par cesser entièrement. La malade ne reprit connaissance que le quatrième jour ; elle se rétablit très-bien.

Trois ans plus tard, cette femme accoucha à terme d'un enfant vivant, en moins de six douleurs, sans convulsions et sans aucun symptôme fâcheux. Le travail avait été tellement court que tout était fini avant mon arrivée.

Application du forceps dans l'intérieur du col.

Vous pouvez être autorisés, dans des cas exceptionnels, par exemple quand la rigidité est extrême, quand les convulsions continuent pendant très-longtemps et deviennent dangereuses, à tenter une application de forceps dans l'intérieur du col avant que celui-ci ne soit suffisamment dilaté pour permettre à la tête de passer. Mais, avant de faire cette tentative, il faut que vous soyez bien certains que la femme est « à terme », que « la poche des eaux est rompue », que la tête est au-dessous du détroit supérieur, que vous avez à faire à une présentation du sommet et que la femme est positivement en travail. Voici une observation à l'appui de ces recommandations :

Observation. — Le 24 mars 1868, à sept heures du soir, mon ami, le Dr E. Kniepeke, de cette ville, fut appelé auprès de Mrs..... âgée de vingt-huit ans, qui était en travail de son premier enfant. Ce travail durait déjà depuis trois jours et trois nuits. Quatre médecins et autant de sages-femmes avaient été successivement appelés à donner leurs soins. Afin de mettre un terme à ses souffrances aussi bien qu'aux convulsions, le dernier des prédécesseurs du Dr Kniepeke n'avait pas donné à la malade moins d'un grain et demi de morphine ! Le liquide amniotique s'était écoulé au moment des premières douleurs.

Pendant douze heures, les attaques s'étaient renouvelées toutes les cinq minutes. L'orifice utérin était rigide, dur et atteignait à peu près les dimensions d'un demi-dollar. L'utérus était en prolapsus marqué dans la cavité pelvienne.

Sur la demande du Dr Kniepeke, je vis la malade à neuf heures et demie du soir : son intelligence n'était pas trop annihilée pendant l'intervalle des douleurs et des convulsions, qui étaient synchrones. Le bord de l'orifice utérin était épais, bien délimité dans son contour et cartilagineux au toucher. Il reposait sur le périnée. Les parties molles étaient chaudes, sèches et très-gonflées. En réalité, l'orifice utérin donnait la sensation d'un anneau d'ivoire, d'un pouce et demi de diamètre, et d'un demi-pouce d'épaisseur ; il entourait exactement le sommet qui se présentait. Ces symptômes furent également constatés par nos élèves particuliers, MM. Dorion et Poppe.

Nous fîmes une forte application d'extrait de belladone mêlé à de l'axonge, sur le col rigide ; puis nous résolûmes de tenter une application de forceps. Suivant mes instructions, les cuisses de la malade furent ramenées sur le bord du lit et elle fut placée dans la position recommandée pour les applications ordinaires de forceps. Le chloroforme fut alors administré par le Dr Kniepeke, jusqu'à complète résolution. Ayant chauffé alors un forceps de Nœgele et graissé le dos ou la surface externe des deux branches *avec la pommade belladonée*, je procédai, à l'aide de manœuvres prudentes et continues, à l'introduction de la branche droite. Celle-ci, une fois qu'elle eût pénétré, remplit complétement l'orifice ; ce ne fut qu'après des efforts persévérants et en dilatant l'orifice d'un côté avec le doigt et de l'autre avec la branche introduite, qu'il me fut possible de glisser la seconde branche. L'instrument fut enfin appliqué dans la direction du diamètre occipito-mental de la tête de l'enfant et la délivrance fut achevée. Grâce à d'extrêmes précautions, les parties molles n'eurent aucunement à souffrir et la femme guérit, sans avoir présenté aucun symptôme anormal, après avoir résisté à des souffrances très-prolongées et à l'éclampsie, sans parler de la morphine, des six médecins, des deux étudiants en médecine et des quatre sages-femmes.

Au moment où l'attaque se renouvelle, il faut, pour protéger la langue de la malade, placer entre ses dents une plaque épaisse de caoutchouc ou un bouchon de liége. Il ne faut pas maintenir ces personnes de force, ni avec trop d'énergie dans leur lit; empêchez-les simplement de se jeter en bas, ou de se blesser d'une façon quelconque. Une contrainte exagérée ne ferait que compliquer la situation et n'aurait aucune utilité. Si votre cliente manifeste de l'antipathie pour sa garde, son mari ou toute autre personne, le mieux est de les éloigner. Il ne faut surtout pas permettre aux assistants de manifester par leurs exclamations, qui peuvent être entendues de la malade, la crainte ou l'horreur que leur inspirent les contorsions dont ils sont témoins.

Traitement curatif. — Quand vous aurez fidèlement rempli les instructions que je vous ai données, l'application des médicaments au traitement des convulsions puerpérales se trouvera bien réduite et bien simplifiée. Si vous ne perdez pas de vue que les complications et les terminaisons hystériques, épileptiformes et apoplectiques de cette maladie en sont les particularités principales, vous aurez la clef de sa thérapeutique spéciale. Car, en dépit de toute opinion contraire, c'est l'une ou plusieurs de ces trois affections qui, dans un cas quelconque d'éclampsie puerpérale, donnera naissance aux symptômes contre lesquels vous aurez à instituer un traitement médical. Il n'y a pas de remède pour la maladie en elle-même et il n'y a de spécifique pour aucune de ses variétés ou de ses modalités.

Si ce sont les symptômes *hystériques* qui prédominent, leur étude attentive vous montrera probablement que le médicament indiqué est l'un des suivants : *Belladona*, *Ignatia*, *Hyoscyamus*, *Camphora*, *Chamomilla*, *Moschus*, *Pulsatilla*, *Stramonium*, *Coffea* ou *Gelseminum*.

Si ce sont les symptômes *épileptiformes*, sous la réserve des indications appropriées que vous a enseignées mon confrère, le professeur de matière médicale, vous pourrez prescrire *Cuprum*, *Nux vomica*, *Nux moschata*, *Gelseminum*, *Secale cornutum*, *Colchicum*, *Ignatia* ou *Stramonium*.

Si ce sont les symptômes *apoplectiques* : *Aconit*, *Belladona*, *Veratrum viride*, *Bryonia*, *Opium* ou *Glonoïn*.

On a affirmé que certains médicaments étaient particulièrement efficaces à certaines atténuations, par exemple *Belladona* à la douzième ou à la treizième et *Stramonium* à la deux centième, lorsqu'on les prescrit dans le traitement des convulsions puerpérales. Permettez-moi de vous mettre en garde contre cette vue étroite qui vous condamnerait à l'usage exclusif de telle ou telle dilution. Les opinions de ce genre, quand elles sont basées uniquement — et elles le sont toujours — sur l'expé-

Doctrine fallacieuse.

rience individuelle d'un praticien sont plus engageantes que satisfaisantes. Car, en réalité, il n'y a pas un seul gynécologiste qui ait eu à traiter un nombre suffisant de cas de cette maladie pour être autorisé à affirmer de pareils faits ou à tracer aux autres de pareilles règles de conduite.

Il est quelquefois si difficile de faire avaler à ces malades un médicament sous la forme liquide, que vous ferez bien de le donner en poudre ou en globules. De cette façon, vouspouvez le mettre à sec sur la langue. En tous cas, tous les liquides que vous aurez à administrer devront être introduits dans la bouche avec beaucoup de lenteur et de précaution; sans quoi, ils pourraient suffoquer la malade et provoquer inutilement le retour d'une attaque.

Mode d'administration du médicament.

Dans le traitement ultérieur, il est très-important de veiller à ce que la malade soit bien nourrie, d'éviter toute excitation intempestive, de faire vider convenablement les seins soit par l'enfant, soit artificiellement, de s'opposer à l'arrêt brusque des lochies, de tenir l'intestin et la vessie toujours suffisamment libres et, s'il y a des symptômes d'amaurose, de garantir les yeux contre les effets d'une lumière trop vive.

LEÇON SEIZIÈME

Céphalalgie menstruelle.

Messieurs,

La réputation de notre clinique nous amène aujourd'hui cette pauvre femme.

Observation. — Mrs... quarante ans, réglée de bonne heure, à douze ans. Depuis lors, elle a eu des attaques périodiques de céphalalgie qui, dit-elle, reviennent toujours exactement avant ou après les époques. Elle est mère de trois enfants. Sauf le temps de la grossesse et de l'allaitement et une période d'une année où, pour une raison inconnue, ses règles avaient disparu, cette affection n'a pas manqué de se montrer, pendant vingt-quatre ans, toutes les quatre semaines. Cet arrêt cataménial eut lieu il y a deux ans et procura une complète immunité. Mais le retour de l'écoulement qui fut quelque peu irrégulier, ramena la céphalalgie dont le caractère fut plus prononcé qu'auparavant.

La douleur siége aux tempes et au front, elle est aggravée par la lumière, mais non par le bruit. Quelquefois, mais bien rarement, un excès de fatigue et l'inquiétude provoquent un paroxysme. Pendant l'attaque, cette femme a parfois de légères nausées, elle peut aussi vomir ; elle est faible, se sent incapable de marcher ou de se tenir debout, et l'anorexie est très-prononcée. Mrs.... a consulté plusieurs médecins, mais sans bénéfice aucun.

Ces quelques symptômes ne peuvent vous donner qu'une idée approximative des souffrances qui, chaque mois, venaient martyriser notre patiente pendant plus d'un quart de siècle.

Symptômes principaux souvent négligés.

Ce cas n'est pas rare. Il y a des femmes sujettes à cette pénible affection pendant toute la durée de leur vie menstruelle. Et, chose étrange à dire, cette variété particulière du mal de tête est souvent méconnue et mal traitée. J'ai vu des femmes qui avaient eu recours, pour cette affection, aux soins professionnels de nombre de médecins et, néanmoins, on n'avait jamais attaché d'importance à son caractère de périodicité mensuelle, quoiqu'il fût aussi prononcé que dans le cas présent.

La valeur des différentes espèces de céphalalgies connexes des affections féminines n'est pas appréciée comme elle devrait l'être par les médecins. Je ne puis espérer de réformer ce vice de leur pathologie spéciale, mais je désire vous soumettre quelques aperçus pratiques basés sur l'expérience clinique.

Céphalalgie réflexe.

Ordinairement, si ce n'est toujours, ces formes de céphalalgie sont d'origine réflexe. La seule exception importante à cette règle se présente dans les cas d'altérations qualitatives du sang, comme dans la chlorose, la chloro-anémie, la faiblesse consécutive à l'avortement, la ménorrhagie, la leucorrhée utérine ou l'allaitement trop prolongé. La céphalalgie menstruelle, comme on l'appelle, dépend presque toujours d'une irritation ou d'une inflammation de l'ovaire. De là, la relation de l'accès et du retour de la période menstruelle. L'accès arrive régulièrement chaque mois. Il peut précéder, accompagner ou suivre l'écoulement. La douleur siége le plus ordinairement au haut de la tête, ou bien dans une tempe ou dans les deux, dans la région orbitaire, ou même à l'occiput. Elle peut ou non s'accompagner du clou hystérique. Dans les cas chroniques elle est parfois décrite comme « une pression exercée par un poids considérable sur le vertex ». C'est un symptôme persistant et fort difficile à amender, principalement à l'âge critique. Plus souvent peut-être encore, la douleur est brûlante et circonscrite.

Symptômes étranges.

Il est très-commun chez les femmes qui souffrent de cette affection de se plaindre de sensations « étranges » dans la tête, ou d'absences de mémoire. Elles nous diront « que la moitié du temps, elles ne savent où elles en sont ». Quelquefois, pendant le paroxysme, une de ces malades annonce avec colère qu'elle « va perdre la tête » et bon gré mal gré, elle peut bien parfois mettre, pour un temps, sa menace à exécution. Cette forme de céphalalgie est particulière aux personnes dont les règles sont difficiles et éloignées, telles que celles à « diathèse » hystérique ou névralgique. Quand le mal de tête accompagne une ulcération utérine, je crois que vous devrez le rapporter ainsi que la lésion du col à quelque maladie primitive de l'un ou des deux ovaires.

Céphalalgie provenant de déviation utérine et de leucorrhée.

Les attaques de céphalalgie qui tiennent à un déplacement utérin ou à de la leucorrhée rappellent l'affection vulgairement appelée « migraine ». Dans cette variété de désordres, les accès reviennent sans régularité et sans aucun rapport nécessaire avec la menstruation. Chez les femmes qui y sont sujettes, un excès de fatigue, un repos insuffisant, une mauvaise alimentation, une excitation intellectuelle excessive, peuvent en provoquer l'apparition. Les fonctions gastriques sont atteintes d'une façon particulière et remarquable. Incidemment l'on peut observer les symptômes les plus curieux. Dans ma pratique privée, une dame, en me décrivant ses sensations me disait qu'elle avait eu dans la tête comme « un long ver frétillant à la façon des anguilles du vinaigre ». Il n'est pas rare de trouver chez ces femmes une sensation « comme si elles avaient été scalpées et comme si le cerveau avait été mis à nu ».

J'ai connu une femme qui, pendant quinze semaines consécutives, garda le lit à cause d'une fièvre typhoïde apocryphe. Dans ce cas, le mal de tête revenait tous les quinze jours avec la régularité d'un accès. Les détails qu'on me donna me firent songer à la possibilité d'un déplacement utérin, quoique les médecins qui m'avaient précédé n'eussent jamais porté leur attention de ce côté. Je trouvai la matrice reposant sur le périnée. A peine eût-elle été remise en place, que le mal de tête s'évanouit et la fièvre ne revint plus. Si nous exceptons les émotions violentes, telles que celles que provoque un incendie, rien ne vaut mieux pour remettre rapidement ces malades sur pied que de rendre à l'utérus sa vraie position et de l'y maintenir.

Causes.

On croit généralement que la céphalalgie menstruelle est occasionnée par un spasme ou une obstruction du col utérin qui empêcherait la libre issue du flux cataménial. Dans quelques cas exceptionnels, cela peut exister, mais le contraire est certainement la règle. S'il n'en était pas ainsi, l'accouchement, soit à terme, soit prématuré et tout ce qui assurerait la libre dilatation du col, amènerait une cure complète et radicale. L'histoire de cette femme repousse cette théorie d'un spasme ou d'une lésion cervicale. Elle a eu trois enfants et maintenant elle est plus mal que jamais.

Relations entre la céphalalgie et l'ovulation.

Ici, le rapport direct entre la céphalalgie et la fonction ovarique est rendu manifeste et par le retour régulier et mensuel de l'affection et par son arrêt durant les périodes de gestation et de lactation. Pendant la grossesse et l'allaitement, la menstruation est physiologiquement suspendue. Quand cette fonction cesse, le mal de tête disparaît pour revenir avec elle. Cela s'applique aussi à cette période d'aménorrhée, de cause inconnue, qui nous a été signalée. L'afflux sanguin périodique qui se porte sur les organes de la génération, et surtout sur les ovaires, ainsi que la tension nerveuse et l'éréthisme coïncidant avec la crise menstruelle, me paraissent suffire pour amener la céphalalgie. L'excitation vasculaire et nerveuse vient-elle à être détournée et utilisée ailleurs, — dans le développement de l'utérus gravide ou dans celui des glandes mammaires pendant la lactation, — l'effet cesse dès que la cause s'éloigne.

Cette vue sur l'étiologie de la céphalalgie menstruelle est confirmée par les cas dans lesquels une excitation incidente et temporaire du système génital occasionne une attaque indépendante du retour menstruel et sans connexion avec lui. Certaines femmes ont toujours mal à la tête après le coït. Chez d'autres, la céphalalgie n'apparaît qu'après un premier rapport sexuel consécutif à la menstruation ou à une longue abstinence. Chez d'autres encore, un orgasme vénérien dû à certaines influences ou émotions, surtout s'il ne vient pas à être apaisé, peut être suivi d'une grave attaque de cette forme particulière de céphalalgie. L'incompatibilité dans les rapports matrimoniaux est une cause fréquente de cette affection. D'autres fois, il faut en rechercher l'origine dans un arrêt temporaire, de quelques heures par exemple, de l'écoulement cataménial, ou plutôt dans ce qu'on a appelé la menstruation « intermittente ». La quantité de l'écoulement, qu'elle soit exagérée ou par trop diminuée, a aussi son influence. En somme, chez certaines femmes, toute cause physique ou mentale apportant un grand trouble aux fonctions de la circulation et de l'innervation des organes génitaux internes, est capable de provoquer la « céphalalgie menstruelle ».

Irritation des organes génitaux.

Mais poussons un peu plus loin l'interrogatoire de notre malade :

« Vous vous portez bien, madame, à part ce mal de tête ? — Non, monsieur, pas tout à fait ; mais quand j'ai mon mal de tête ou quand je le sens venir, je suis alors si mal que je ne fais plus attention à mes autres souffrances. — De quoi vous plaignez-vous donc encore ? — Il me semble que mes membres sont endormis et il me faut un grand effort pour ne pas me laisser aller. Je suis très-sensible à l'air froid. — Avez-vous ces symptômes maintenant, pendant l'intervalle de vos règles ? — Oui, monsieur. — Dites-moi ce que vous ressentez au début et pendant la durée de l'écoulement. — J'ai souvent dans les entrailles, une espèce de spasme qui précède toujours les règles et disparaît ensuite. Quelquefois je deviens un peu aveugle et, tant que je suis malade, j'ai la vue plus ou moins obscurcie et fort peu distincte. — Les symptômes disparaissent-ils avec l'écoulement ? — Oui, monsieur. — Montrez-moi où siége la douleur. — Ici, monsieur, à gauche, juste au-dessus de la hanche. Parfois elle est dans l'aine et me donne des élancements jusque dans le bas de cette jambe. Ou bien encore, sauf votre respect, elle passe dans mon ventre, d'où elle rayonne jusque dans le bas du dos. — Êtes-vous bien certaine que ces symptômes reviennent chaque fois avec vos règles ? — Oui, monsieur, ils arrivent sûrement quand l'écoulement lui-même arrive. »

Maintenant, Messieurs, s'il y avait quelques doutes chez vous au sujet de l'interprétation de ce cas, vous devez, je pense, les avoir écartés après cet examen. Quelquefois vous aurez plus de peine à localiser la lésion primitive d'une céphalalgie sympathique analogue à celle qui se présente à nous, mais il faut toujours la rechercher. Car, lors même que vous ne réussiriez pas à guérir un cas embrouillé, si vous pouvez en déterminer la pathologie spéciale, la cause, la marche, la nature et la terminaison probable, vous aurez presque aussi bonne prise sur la confiance de la malade et de son entourage que si vous aviez pu obtenir une guérison.

Lésions primitives.

Il n'y a pas de difficulté exceptionnelle à distinguer cette céphalalgie des autres variétés. La « migraine » affecte les deux sexes indistinctement et même les tout jeunes enfants. Elle ne présente pas de paroxysme régulier. Les accès n'ont pas de rapport direct avec le cycle menstruel ; mais ils peuvent éclater à chaque moment, à la suite d'une grande inquiétude, d'une fatigue et d'un écart de régime. Ils disparaissent par le repos, ou sont soulagés par la pression, celle par exemple d'un mouchoir fortement serré autour de la tête, et se terminent quelquefois par un vomissement. Les fonctions gastriques sont principalement dérangées et l'on observe presque toujours des nausées, des vomituritions ou des vomissements. Cette maladie peut précéder la puberté et aussi apparaître après la ménopause. Chez bien des femmes, la migraine est plus fréquente dans les premiers mois de la grossesse et de l'allaitement. Celles qui y sont sujettes ont une tendance à l'abattement et à l'hypocondrie. Un changement de climat est souvent très-favorable.

Diagnostic. — Migraine.

La céphalalgie « névralgique » est soumise à l'influence des changements atmosphériques, des négligences hygiéniques, du froid et de l'humidité, d'une tension intellectuelle prolongée, d'une nourriture insuffisante, d'un épuisement nerveux ou d'un trouble des facultés mentales. Cette céphalalgie, si ce n'est dans les formes régulières intermittentes, comme la névralgie orbitaire ou les maux de tête, qui commencent au lever du soleil pour finir à la nuit, ne revient pas régulièrement et n'a pas de connexion intime avec la fonction menstruelle. Elle est souvent soulagée en buvant ou en mangeant. La diathèse rhumatismale prédispose fortement à cette variété spéciale. Les couturières et, en général, toutes les femmes qui n'ont qu'une nourriture insuffisante et malsaine, qui sont surchargées de besogne et font abus du thé et du café, en sont souvent frappées. D'autres fois, des dents cariées provoquent le mal. La douleur est perçante, aiguë, lancinante et erratique; elle apparaît tantôt à un point de la face ou de la tête, tantôt à un autre, tantôt elle est superficielle, tantôt profonde.

Névralgie.

La céphalalgie « congestive » qu'on rencontre plus fréquemment dans les livres et dans les journaux médicaux que dans la pratique courante est caractérisée par le sang qui monte à la figure, la rougeur et la suffusion des conjonctives, les pupilles peuvent être contractées ou dilatées, il y a de la photophobie, le bruit est insupportable et le pouls est plein. Cette forme de céphalalgie accompagne ordinairement quelque inflammation locale et disparaît sans laisser de traces appréciables.

Céphalalgie congestive.

La céphalalgie « hystérique » diffère de celles dont je viens de parler par la période de son apparition et de son retour, par la localisation particulière de son siége, par l'allure capricieuse des « esprits animaux » et par le caractère de la souffrance que l'émotion la plus légère exagère. Elle a grande tendance à revenir chaque mois, principalement si la patiente a de la dysménorrhée ou de l'irritation spinale ; mais il ne faut pas restreindre absolument son apparition à cette période spéciale. Quelques femmes ont toujours cette céphalalgie lorsque leurs règles sont retardées ou supprimées. Dans d'autres cas, cette affection est une suite de la ménorrhagie. L'accès peut avoir les mêmes origines, le même mode d'invasion et de terminaison qu'une véritable attaque d'hystérie.

Céphalalgie hystérique.

Quant à la céphalalgie « menstruelle » proprement dite, elle revient avec la régularité d'un paroxysme d'accès à chaque époque menstruelle. Si elle a pris l'habitude d'apparaître au commencement de cette période ou si, au contraire, elle ne vient qu'après la cessation de l'écoulement, ne l'attendez qu'à ces moments nettement déterminés. Votre patiente voit-elle ses règles apparaître toutes les trois semaines, la céphalalgie ne manquera pas de se présenter à la même époque. Les règles se font attendre six semaines, elle ne viendra qu'au bout du même temps. Une attaque incidente à la période intermenstruelle n'a pas d'importance, car l'affection viendra tôt ou tard, accompagnant l'ovulation. La grossesse, l'allaitement, l'aménorrhée, la ménopause ou tout arrêt dans la fonction menstruelle interrompent aussi le cours de la maladie qui ne reprendra qu'avec la réapparition de l'écoulement. Le degré de souffrance n'est pas toujours en rapport avec la quantité de sang perdu ni avec la douleur intra-pelvienne et l'accablement consécutifs. Les symptômes quasi-hystériques qui quelquefois accompagnent ces attaques de céphalalgie sont purement incidents et nullement caractéristiques. Dans la majorité des cas, un examen attentif révèle une inflammation chronique ou subaiguë de l'un ou des deux ovaires, ou une irritation, ou une névralgie des mêmes organes.

Particularités de la céphalalgie menstruelle.

Le pronostic variera avec l'âge, le tempérament de la malade, le milieu dans lequel elle se trouve, la nature et la durée des désordres sexuels, la possibilité de surveiller et de diriger son état général au point de vue physique et moral. Les cas chroniques ne guérissent pas aussi rapidement que les cas récents qui sont beaucoup moins compliqués. Plus on approche de la ménopause, plus la maladie est rebelle, quoique cependant, elle tende, comme d'un commun accord, à disparaître avec les règles. Des grossesses répétées et surtout de fréquents avortements en rendent la guérison plus difficile. Les chagrins domestiques sont aussi un obstacle presque insurmontable. L'engorgement périodique des ovaires, contingent à la menstruation, renouvelle et perpétue la lésion de ces organes, quelle qu'elle puisse être. Si nous pouvons prévenir l'exacerbation mensuelle de ces désordres génitaux et régulariser la fonction au point d'en faire un acte physiologique et normal, la cure est virtuellement accomplie. Autrement, la maladie continue et augmente jusqu'à ce que la santé générale s'en aille et que des accidents se produisent. Chez les femmes qui ont ce qu'on appelle « la tête faible », la maladie peut, à la fin, déterminer une espèce de folie.

Pronostic.

Traitement. — La première indication consiste à corriger et à surveiller toute habitude ou circonstance qui peuvent provoquer un afflux anormal du sang aux organes génitaux internes. Une nourriture malsaine ou trop fortement épicée, le vin et les liqueurs, l'isolement ou la recherche passionnée de la société, toutes les influences morales et mentales agissant sur l'appétit vénérien, l'usage d'un corset trop serré, le travail de la machine à coudre, la constipation, sont, pour cette maladie, autant de causes qu'il faut éloigner. Ajoutez l'équitation qui parfois a été, à juste titre, accusée de tous les désordres. Les cas exceptionnels retirent un grand bénéfice de la cessation des rapports sexuels, huit jours avant le commencement et huit jours après la fin de l'écoulement menstruel. L'une de mes patientes avait remarqué qu'elle était presque sûre d'une attaque grave de céphalalgie si le rapprochement conjugal avait lieu au début de la nuit, quand elle était fatiguée et non le matin, quand elle avait été reposée par le sommeil.

Traitement hygiénique.

Si l'utérus est dévié de sa position normale, il faut l'y remettre. S'il y a quelque obstacle à la libre sortie des règles, soit par suite d'une atrésie, d'une flexion ou d'un spasme d'un col utérin, il faut l'écarter. Le système général doit être fortifié contre toutes les influences débilitantes. Dans les intervalles des règles, la malade doit être bien nourrie et se promener chaque jour à pied ou en voiture pour prendre sa part d'air pur et de soleil.

Le repos au moment des règles est un élément important de guérison pour cette forme de céphalalgie. Ni le corps ni l'esprit ne doivent alors être surmenés. Vous serez très-attentifs à ce point car, sans cela, la malade peut à son insu déranger tout ce que vous avez fait ou tout ce que vous voulez faire pour la soulager. Si elle est occupée comme couturière ou maîtresse d'école, gouvernante d'enfants ou de maison, comptable, etc., elle doit, autant que possible, éviter tout excès de préoccupation, de travail trop renfermé quelques jours avant, pendant et immédiatement après les règles. Si elle appartient à une classe plus élevée de la société, elle doit être avertie de se garder de toute excitation. Il lui faut, pendant ce temps, négliger les obligations fashionables qu'on appelle les devoirs du monde, les parties de plaisir, le bal, l'église, le théâtre et le concert, et prendre grand soin d'elle-même jusqu'après la fin de la crise.

Il faut maintenir les extrémités chaudes, la tête fraîche, la peau perméable, la miction et la défécation libres, la circulation régulière, plus particulièrement quelques jours avant l'apparition de l'écoulement. Les malades doivent être mises à l'abri du froid et du gros temps. L'une des plus mauvaises choses pour elles est d'avoir les pieds trempés et glacés par la neige fondue.

Quand cette maladie est greffée sur une diathèse névralgique, l'électricité appliquée à propos procure parfois un réel bénéfice. Dans quelques cas, on obtient du soulagement en faisant, aux époques, frictionner à fond les extrémités et la colonne vertébrale par une personne forte et saine. J'ai entendu parler de quelques cures obtenues par un « magnétiseur » ambulant.

Électricité et magnétisme.

Les remèdes les plus utiles dans cette maladie sont ceux que leur action sur les fonctions de reproduction indique le plus souvent pour les dérangements menstruels. Les symptômes propres à la lésion d'où dépend la céphalalgie sont souvent, pas toujours cependant, un meilleur guide dans le choix du médicament que ceux qui caractérisent plus spécialement la céphalalgie. *Pulsatilla*, *Sepia*, *Nux vomica*, *Belladona*, *Ignatia*, *Calcarea carb.*, *Platina*, *Baryta carb.*, *Lachesis*, *Chamomilla* et *Apis mellifica* sont les représentants les plus importants de cette classe de médicaments.

Médicaments internes.

Si vous voulez comparer les symptômes accusés par cette malade avec ceux de *Sepia* vous en reconnaîtrez aisément la similitude et vous accorderez votre préférence à cette substance dans le cas présent. La semaine prochaine, Mrs... sera de nouveau « mal » et, durant ce court intervalle, elle fera bien de prendre une dose de *Sepia* tous les soirs. Nous la renvoyons, en attendant, à la fin de la quinzaine.

Prolapsus de l'utérus avec latéro-version droite.

OBSERVATION. — Mrs... accuse de nombreux symptômes qui la font, dit-elle, souffrir depuis plus d'un an. Elle est mariée, mais n'a jamais eu d'enfants, ni fait de fausse couche. Elle éprouve des tiraillements dans les hanches et dans les cuisses, il y a une constipation opiniâtre et parfois de la strangurie. Les selles ont lieu naturellement et à de longs intervalles, mais sont accompagnées d'efforts et de ténesme; quelquefois même, ces efforts se produisent en vain. Les matières fécales sont toujours dures, sèches, des scybales, en un mot. Pendant les efforts de la garde-robe, Mrs... croit quelquefois que « tout va sortir au dehors d'elle ». Tous ces désordres s'aggravent pendant les règles et quelque temps après. A certains moments, elle ressent dans la cuisse droite des crampes vives, qui surviennent brusquement après une station verticale, une marche ou un exercice prolongés. Le seul soulagement que la malade ait encore trouvé pour cette dernière manifestation, c'est de se coucher sur le côté opposé, c'est-à-dire sur le côté gauche. En se tenant tranquille dans cette position pendant quelques instants, ces douleurs crampoïdes cèdent et disparaissent bientôt entièrement. Mrs... n'a jamais pu, depuis l'origine de ces troubles, se reposer sur le côté droit sans malaise, et si, en dormant, elle vient à le faire, les crampes de la cuisse droite l'éveillent d'emblée. Elle a, dans la région temporale, une céphalalgie presque constante qui a tendance à passer, pendant et après les règles, dans la région occipitale. L'écoulement est trop abondant. Il dure toute une semaine et non plus quatre jours comme auparavant; il est aussi trop fréquent, revenant, au plus tard, toutes les trois semaines.

Vous avez, sans nul doute, observé la fréquence relative de la constipation comme élément ordinaire des maladies des femmes. L'une des causes les plus ordinaires de ce fait est la paralysie du rectum. Par le toucher, j'ai trouvé une chute de l'utérus qui était, en même temps obliquement couché, de droite à gauche, en travers du vagin. L'explication la plus plausible de ce déplacement est que la descente et la pression de l'utérus contre les intestins ont amené la paralysie de ces derniers. L'accumulation des matières fécales dans le rectum a poussé le fond de l'utérus vers la cavité cotyloïde droite et la latéro-version fut une conséquence naturelle et nécessaire. La constipation a-t-elle précédé ou suivi le prolapsus? C'est là une question à laquelle on ne peut répondre. La latéro-version dépend toujours d'une pression portant sur l'un des côtés ou sur le fond de l'utérus et on la signale dans les cas de fibrômes, de tumeurs de l'ovaire ou de l'intérieur des ligaments larges.

Constipation par paralysie rectale.

Quand elle est due à l'une de ces maladies, elle peut indifféremment siéger à droite ou à gauche. Mais, lorsqu'elle résulte de la pression d'un paquet de matières fécales, comme dans le cas actuel, le fond de l'utérus se portera toujours vers la cavité cotyloïde droite et le col vers la tubérosité ischiatique gauche. Le diagnostic peut être confirmé par l'introduction de la sonde utérine.

Latéro-version par accumulation des fèces.

Les symptômes incidents sont intéressants et significatifs. Les douleurs crampoïdes dont se plaint Mrs... sont imputables à la pression du corps de l'utérus sur les branches antérieures des nerfs sacrés. Quand elle se couche sur le côté droit, l'utérus tombe sur ces nerfs ou est pressé contre eux par le rectum distendu. Quand elle se tourne sur le côté gauche, l'utérus s'éloigne et la crampe cesse. Quand elle marche trop vite ou reste trop longtemps debout, le prolapsus s'accentue davantage. Plus la matrice est près du périnée, plus la pression du rectum vers le côté droit du bassin est directe et marquée. Les efforts de la garde-robe ne font qu'accroître la difficulté, et il n'y a pas lieu de s'étonner que la malade éprouve cette sensation d'expulsion de tous les organes hors du bassin.

Ces douleurs crampoïdes sont très-semblables à celles qui accompagnent le travail à une période avancée. Dans les présentations du sommet principalement, quand la rotation s'opère soudainement et quand la tête passe rapidement à travers le détroit inférieur, la pression directe sur les nerfs sacrés provoque souvent dans les mollets des crampes qui arrachent des cris à la femme. De même, quand il y a rétroversion brusque, par chute ou choc, une jambe ou les deux peuvent être saisies de crampes violentes et même de paralysie. Chez cette pauvre femme, il n'y a ni hydropisie des pieds ou des chevilles, ni varicose, parce que la pression ne s'exerce pas sur les vaisseaux des extrémités inférieures, les vaisseaux sortant du bassin supérieur au-dessous du ligament de Poupart échappent ainsi à la pression de l'utérus. Celle-ci n'existe que lorsque cet organe est augmenté de volume, après le quatrième mois de la grossesse.

Douleurs crampoïdes.

L'une de ces causes suffit à nous expliquer les complications vésicales particulières au cas dont nous parlons. La strangurie a pu être causée par le déplacement du col utérin, ou par la pression de l'utérus contre le col vésical et l'urèthre. Le col utérin a une connexion si intime avec la portion inférieure de la vessie qu'il ne peut pas être franchement déplacé, sans tirailler sur cet organe qui s'irrite et s'enflamme alors plus ou moins ; de là, le ténesme. De là aussi, cette habitude de rapporter presque exclusivement à la vessie les symptômes les plus marquants et les plus persis-

Symptômes vésicaux.

tants des déplacements utérins. Les troubles urinaires correspondent, dans l'esprit des malades, à un trouble rénal qui n'existe pas et pour lequel on consulte le médecin, alors que l'utérus seul est entrepris.

Ces prolapsus peu marqués, qu'on observe pendant la période menstruelle et les premières semaines de la grossesse, sont quelquefois la cause d'une miction fréquente et douloureuse. Les souffrances sont, cependant, soulagées spontanément par l'issue des règles et la cessation de l'hypérémie mensuelle d'une part et de l'autre par l'ascension finale de l'utérus dans le grand bassin. Dans les prolapsus chroniques, tous ces symptômes tendent à disparaître, du moins temporairement, par le redressement de l'utérus.

Ce cas nous fait bien saisir la possibilité de déplacements de la matrice, sans connexion aucune avec un avortement ou un travail à terme. Le fréquent retour de la menstruation et l'excès de l'écoulement indiquent un désordre primitif de cette importante fonction.

Traitement. — La maladie de cette femme reconnaît deux causes : d'abord la paralysie du rectum, puis l'abondance et la fréquence excessives des règles. Tous les symptômes qui ont une importance moindre peuvent être rapportés à l'une de ces deux causes.

Indications principales.

Nous voici en présence de la forme de constipation la plus commune chez les femmes. Si la tunique musculaire du rectum a perdu sa tonicité par la négligence de la malade à répondre aux appels de la nature ou à se rendre régulièrement, chaque jour, au cabinet, cette mauvaise habitude doit être corrigée. Des lavements à l'huile d'olive ou à l'huile de ricin apportent un soulagement temporaire, en désagrégeant le paquet formé par les matières fécales. Les aliments rafraîchissants sont plus utiles dans les constipations dont la cause réside dans la portion supérieure de l'intestin et certaines de ces patientes qui sont atteintes d'une paralysie du rectum pourraient manger du pain bis, du gruau d'avoine, des figues, des pruneaux, des pommes cuites jusqu'à leur dernier jour, sans en retirer aucun bénéfice.

Constipation.

S'il y a un prolapsus ou un déplacement de l'utérus qui pressent directement contre le rectum, cette pression doit disparaître pour que la constipation puisse guérir. Ces causes peuvent se combiner entre elles, la déviation utérine peut provenir du manque d'élasticité du rectum, de la présence des matières fécales dans l'intestin ou d'un effort pour aller à la garde-robe. Les pessaires sont contre-indiqués dans un cas de déplacement utérin avec menstruation profuse et trop fréquente.

Vider le rectum, redresser l'utérus.

Les remèdes les plus ordinaires de cette variété de constipation et qui répondent aux déplacements utérins incidents sont *Alumina*, *Nux vomica*, *Natrum muriaticum*, *Plumbum*, *Opium*, *Belladona*, *Sulfur*, *Zincum* et *Lycopodium*.

Parmi ceux qui ont la meilleure réputation pour la cure des menstruations fréquentes et copieuses, vous trouverez *Calcar. carb.*, *China*, *Phosphori acid.*, *Canthar.*, *Zincum*, *Spongia tosta*, *Sulfur*, *Creosotum* et *Magnesia carb.*

Cette malade prendra, le soir, *Nux vomica* 3 et *Calcar. carb.* 3 le matin; elle se fatiguera le moins possible et gardera le lit au moment des règles.

Inflammation aiguë du col de l'utérus.

Observation. — Mrs..., trente-cinq ans, est mère de trois enfants dont le dernier a six ans. Elle nous raconte que ses règles vinrent, il y a huit jours, à l'époque voulue et sans phénomène anormal. Le matin même de leur apparition, elle entreprenait un ouvrage qui devait l'occuper cinq jours de suite à la machine à coudre. Le soir du premier jour, le flux s'arrêta pour quelques heures, mais revint après un bain de pieds et une nuit de repos. Le troisième jour, nouvelle interruption et le quatrième, cessation absolue de l'écoulement, quarante-huit heures avant la date habituelle.

Mrs... se plaint maintenant d'un mal de tête avec léger vertige. La face est congestionnée et les pupilles sont quelque peu dilatées. Le bruit la fatigue et elle ne peut pas supporter la lumière. Il y a des douleurs sécantes et lancinantes dans la portion supérieure des cuisses, aux environs des hanches. Le mouvement et la station verticale les aggravent. Mrs... éprouve aussi, dans l'intérieur du bassin, une douleur brûlante et qui presse par en bas, avec de la strangurie et un malaise général. Elle est très-nerveuse et peureuse.

Au toucher, on trouve le museau de tanche étalé, le col gonflé, chaud, sec et d'une sensibilité exquise. La plus légère pression, en cet endroit, est insupportable. La matrice descend très-bas dans le bassin, au point de venir reposer sur le périnée, quand la malade se tient debout.

Le spéculum montre le col tuméfié et sensible, dans un état de congestion qui double son volume normal ; mais il n'y a pas de signe d'abrasion ou d'ulcération. L'épithélium de la portion vaginale est intact et l'orifice externe ne sécrète aucun écoulement.

C'est là un cas d'inflammation aiguë du col de l'utérus. Les auteurs décrivent deux variétés d'inflammation du col. Dans l'une, la substance parenchymateuse du col utérin est le siége de l'inflammation : métrite cervicale ou, selon Thomas, hyperplasie aréolaire. Dans l'autre, l'inflammation est limitée à la muqueuse qui recouvre la portion vaginale et limite son canal :

Variétés.

endo-métrite cervicale. Ces maladies sont si fréquentes et si incommodes qu'il nous est nécessaire d'étudier leur histoire clinique avec le plus grand soin.

Rareté chez les nullipares.

La métrite cervicale est très-rare chez les femmes qui n'ont pas eu un ou plusieurs accouchements à terme ou prématurés. Les changements qui se passent dans le col, pendant les six derniers mois de la grossesse, prédisposent fortement à cette maladie. Le col vierge est ferme et fibreux, presque cartilagineux de texture. Sa vascularité n'est guère prononcée et son étroitesse se prête juste à peine à la libre issue des règles. Mais les modifications inhérentes à la grossesse altèrent la consistance de ses tissus non pas d'une façon temporaire, mais bien, dans un sens, d'une façon permanente. La contraction et l'involution qui succèdent à la délivrance ne rétablissent pas le col dans son intégrité et dans sa fermeté primitives : de là, une prédisposition à des maladies dont il avait été exempt jusqu'alors.

La période menstruelle, cause prédisposante.

L'une des plus fréquentes de ces affections est la métrite cervicale aiguë. Les causes excitantes qui lui sont particulières ont une énergie plus active et plus nocive quand elles entrent en jeu au moment ou aux environs de la période menstruelle. Peut-être cette femme ne serait pas tombée malade si la venue de l'écoulement n'avait pas coïncidé avec l'exercice auquel elle s'est livrée. Mais elle n'avait pris garde à cet événement : cette incurie, qui est commune à nombre de médecins aussi bien qu'aux femmes, lui faisait, entreprendre, le jour même de l'apparition des règles un ouvrage qu'elle devait continuer pendant toute leur durée.

Machines à coudre et maladies utérines.

On a beaucoup parlé et écrit à propos de la machine à coudre comme cause de maladies utérines. Je crois bien qu'il ne faut accuser que l'abus que l'on fait de cet instrument. Le danger est qu'il offre aux ménagères un moyen si prompt et si expéditif qu'elles laissent accumuler la besogne pendant des semaines et même pendant des mois. Elles se mettent alors à l'ouvrage pendant plusieurs jours et plusieurs nuits de suite afin de s'en débarrasser en une seule fois. La machine à coudre est en elle-même aussi inoffensive que le piano. Quand on touche du piano ou quand on le travaille pendant des heures, pendant des journées entières, on se rend malade. Si les femmes voulaient seulement demander à la musique une diversion ou une récréation, ce résultat ne serait pas à craindre. Les ouvrières qui sont obligées de demander chaque jour de la semaine leur entretien à un travail continu à la machine à coudre ne peuvent guère échapper à certaines maladies fonctionnelles et organiques de l'utérus.

Tout ce qui tend à meurtrir, blesser ou irriter le col de cet organe peut, chez les personnes prédisposées, provoquer une métrite cervicale. Un exercice trop violent, l'équitation, une voiture mal suspendue, un pessaire mis de travers, l'excès des rapports conjugaux, le prolapsus et les diverses flexions de l'utérus, la station verticale trop prolongée à laquelle sont condamnées les dames de comptoir et les personnes qui assistent à une réception, un soudain arrêt du flux et l'extension, dans l'endo-métrite cervicale, de l'inflammation de la muqueuse du col à son parenchyme, sont les causes excitantes les plus ordinaires de cette maladie.

Causes de la métrite cervicale aiguë.

Il est aisé de comprendre comment il est possible à l'une de ces causes de produire cette forme de métrite, en transformant l'injection physiologique des tissus utérins nécessaire à leur nutrition et à la fonction menstruelle en une congestion pathologique. Un arrêt local de la circulation, une inertie temporaire ou stase du sang dans ces trames organiques lâches et dilatables constituent le premier stage du processus inflammatoire. Nous ne pouvons pas prévoir les suites de cet engorgement. Si la cause persiste et si le traitement n'est pas dirigé avec habileté, le col peut devenir le siége d'une inflammation chronique, d'une hypertrophie, d'une induration et, peut-être même, d'un dépôt squirrheux.

Mode d'action et résultats.

On confond plus facilement la métrite cervicale avec l'endométrite cervicale qu'avec toute autre maladie. Dans la première de ces affections, le col est gonflé et sensible, non pas seulement à un toucher délicat, mais aussi à la pression qui s'exerce par l'intermédiaire du vagin et du rectum. Il n'y a pas d'abrasion ou d'ulcération, ni apparence d'hypertrophie des villosités (qui ont été souvent prises pour des ulcérations granuleuses) ni écoulement leucorrhéique. Les symptômes généraux sont analogues à ceux des formes les plus graves de congestion ou d'inflammation localisée dans les autres parties du corps. On note presque toujours de la douleur de tête, de la photophobie, de la congestion de la face et des symptômes semblables à ceux que nous avons relevés chez notre malade.

Diagnostic différentiel.

Heureusement, les changements organiques du col utérin consécutifs à la métrite cervicale aiguë, se développent si lentement qu'un traitement prompt et convenable peut empêcher la maladie de passer à l'état chronique. Dans bien des cas, cependant, ces modifications s'opèrent immédiatement et d'une manière latente, de sorte que le médecin n'est souvent consulté

Pronostic.

qu'après la fin du premier stage. Sans doute, le fréquent retour des règles sert à perpétuer l'aptitude du col utérin, qui a été une fois enflammé, à subir de nouvelles attaques qui finissent par l'établissement d'une forme chronique de la maladie. La métrite cervicale a grande tendance chez les femmes qui ont le col anormalement long ou dont la fibre est quelque peu lâche, à persister malgré le traitement. Même remarque pour les sujets d'un tempérament bilieux accentué ou qui ont souffert anciennement de désordres hépatiques. Les affections chroniques du rectum, comme le prolapsus ou les hémorrhoïdes, retardent quelquefois ou arrêtent la guérison.

Traitement. — L'augmentation de souffrances qu'éprouve cette femme, quand elle est levée, doit nous engager à lui recommander tout d'abord la position horizontale. On ne peut compter sur une guérison, quand la position ou la posture de la malade favorise et détermine un apport sanguin aux parties enflammées. Il faut particulièrement recommander le lit ou le canapé à ces femmes pendant la période cataméniale et les quelques jours suivants. On doit leur épargner toutes les émotions qui, directement ou indirectement, excitent l'appareil génital. La vessie sera régulièrement vidée et on ne tolérera pas la torpeur ou l'inactivité des intestins, car, sans cela, la circulation intra-pelvienne pourrait, par son désordre, annihiler l'effet des remèdes les mieux appropriés.

Position.

Si, dans un cas donné, on a lieu de croire qu'une des causes susmentionnées a déjà provoqué une attaque, il faut l'éloigner au plus vite. Empressez-vous de découvrir l'origine du mal; sans cela, vous laisserez passer, sans avoir pu agir, l'occasion de guérir l'affection ou d'empêcher son développement chronique.

Éloigner la cause.

L'expérience m'a, par de nombreux exemples, démontré que les « moyens préventifs » l'emportent sur les « moyens curatifs » dans les cas d'engorgement du col utérin avec commencement d'inflammation des tissus profonds. L'hygiène marche ici de pair avec la thérapeutique. Il ne servirait de rien de donner à cette femme de la belladone, ou autre remède, et de la renvoyer sans instruction spéciale relative à son genre de vie et à ses habitudes. Nous devons mettre à profit la connaissance que nous avons de la physiologie et de la pathologie spéciales qui peuvent, dans des cas de ce genre, peut-être ne pas nous indiquer le remède correspondant exactement aux symptômes, mais qui nous renseigneront sur les particularités les plus importantes de l'affection.

Utilité de la prophylaxie.

Cette personne commettrait un vrai suicide en persistant à faire marcher sa machine à coudre. Une promenade à pied ou à cheval, trop rapide ou trop prolongée, lui est aussi nuisible et un voyage de Chicago à New-York, entrepris avant que son état actuel n'ait été soulagé et que ses prochaines règles ne soient venues sans encombre, pourraient la gratifier d'une maladie de quelques mois ou même de quelques années de durée. Mentionnons encore le jeu de croquet, le repassage, le balayage, les réceptions et soirées, les visites aux magasins et aux écoles, etc. Il faut veiller à toutes les irrégularités de la menstruation. Il faut, pour cette catégorie de malades, absolument proscrire les pessaires ou autres moyens de support qui prennent leur point d'appui dans le vagin. Ceci s'applique aussi aux injections froides ou astringentes, ainsi qu'aux lotions et onguents contre les hémorrhoïdes.

S'il vous est possible d'attribuer la maladie à un traumatisme, il n'y a pas de mal à prescrire une injection vaginale composée d'*Arnica*, de glycérine et d'eau tiède. En cas d'hémorrhoïdes, avec aspect veineux du vagin et condition variqueuse des veines des extrémités inférieures, *Hamamelis* est préférable pour l'injection. On peut parfois soulager la chaleur brûlante et la douleur du bassin avec de la glycérine mélangée à cinq parties d'eau. J'ai eu l'occasion de retirer les meilleurs effets de la méthode préconisée par Sims et qui consiste à porter de la glycérine pure sur le col, à l'aide d'un morceau de coton ou d'éponge. J'ai pu ainsi, chez une de mes malades, retirer à peu près la valeur d'une petite cuillerée de sérum qui engorgeait et gonflait le col ballottant dans le vagin. Grâce à ces moyens simples et inoffensifs, on peut prévenir le développement ultérieur d'une affection chronique.

Mesures locales.

Le traitement interne aura pour base les principaux symptômes particuliers au cas que vous aurez à soigner : cette femme prendra *Belladona*, 3, toutes les trois heures et seulement toutes les six heures, quand les symptômes seront un peu amendés. Nous la renvoyons à la semaine prochaine.

Prescription.

LEÇON DIX-SEPTIÈME

Hystérie.

Messieurs,

Bien que je vous aie déjà tracé une esquisse clinique de l'hystérie, le sujet est loin d'être épuisé. Je dirai plus : à lui seul, il fournirait une ample matière à une série de leçons, car cette affection modifie ou complique presque toutes les maladies auxquelles les femmes sont exposées (1).

Observation. — Hier, à sept heures du soir, je fus appelé en toute hâte auprès de Mrs..., âgée de vingt ans, enceinte de trois mois et qui venait, en prenant son thé, d'être subitement prise d'une fixité dans le regard et d'une cécité, suivies d'une sorte d'attaque qui avait considérablement inquiété son mari et sa famille.

Je trouvai la malade étendue sur le parquet de la salle à manger, son regard était fixe et égaré et, par moments, les yeux étaient complétement tournés en haut. Les pupilles étaient dans leur état normal, sauf à des intervalles qui variaient de cinq à dix minutes ; quand survenait un spasme général de tous les muscles des extrémités, leur diamètre augmentait alors subitement dans tous les sens. A l'approche de ce symptôme, la face devenait rouge et la malade se roulait de gauche à droite. Elle jetait vivement ses bras de tous côtés et, pendant l'attaque, il était presque impossible de la contenir et de l'empêcher de se blesser. Chaque paroxysme se terminait par des sanglots et des efforts pour articuler quelques mots. Le pouls était à 80, parfaitement régulier. A voir Mrs..., on aurait cru qu'elle rêvait ou qu'elle causait avec un être invisible ou une personne qui ne se trouvait pas dans la chambre. Tant que durait l'attaque, les muscles de la face étaient violemment convulsés, mais il n'y avait ni écume à la bouche, ni coloration violette du visage. La teinte carminée qui animait parfois les traits de Mrs... ne diminuait en rien leur beauté.

Je fis immédiatement ouvrir portes et fenêtres, on dégrafa les vêtements au cou et à la taille et je prescrivis *Belladona*, 3, d'abord toutes les vingt minutes jusqu'à la cessation des attaques, puis ensuite toutes les demi-heures jusqu'à ma prochaine visite, recommandant d'administrer le médicament très-lentement.

Neuf heures du soir. Mrs... n'a eu qu'un paroxysme après avoir pris la pre-

(1) Voyez pages 65 et 85 de ce volume.

mière dose de son remède, mais les manifestations psychiques sont devenues plus accentuées. Elle s'écriait : « Oh ! quelle obscurité ! » puis elle parlait d'une façon incohérente et, finalement, se mettait à pleurer et à sangloter pendant quelques instants de la façon la plus pitoyable. Au bout de quelque temps, on put deviner à ses discours qu'elle conversait avec sa mère qui, à ce qu'on m'apprit, était morte cinq ans auparavant. Ce dernier symptôme parut surnaturel aux assistants qu'il inquiéta énormément. Ils déclarèrent que c'était un avertissement, un signe infaillible du prochain départ de la malade pour un autre monde ; mais le mari m'apprit qu'elle avait fréquemment eu des attaques semblables, dans lesquelles ce phénomène s'était toujours présenté.

J'ordonnai d'enlever Mrs... de son canapé et de la mettre au lit ; je congédiai ses cinq ou six gardes-malades improvisées et pendant la nuit elle resta seule avec son mari. Ce matin, il venait m'apprendre que sa femme avait profondément dormi pendant plusieurs heures et qu'à part un peu de faiblesse, elle paraissait très-bien portante (1).

Les attaques d'hystérie ont ordinairement quelque rapport avec l'époque menstruelle. Une femme a une maladie longue et débilitante, une pneumonie par exemple ou une fièvre typhoïde, elle peut voir ses règles manquer une ou deux fois et leur retour est marqué par une aggravation particulière des symptômes nerveux concomitants. A la place de l'écoulement normal, il y a de l'insomnie et une agitation plus accusée qu'à l'ordinaire ; la malade devient capricieuse, découragée. Rien ne lui fait plaisir ni ne la satisfait. Elle accuse sa garde-malade de négligence, elle croit que ses amis n'ont plus d'affection pour elle et que son médecin l'abandonne. La famille s'inquiète à son tour et, si le médecin ne se rend pas un compte exact de la situation, il peut se laisser aller à émettre un pronostic défavorable. Tout cela retombe sur la malade qui est naturellement très-impressionnable ; l'hystérie a alors toutes sortes d'occasions pour se manifester et se perpétuer : les voisins réclament une « consultation » ou un « changement de traitement » et se permettent d'intervenir à leur guise. Le médecin qui est appelé peut, ou non, avoir assez de tact pour reconnaître l'état réel de la malade. S'il peut isoler l'élément hystérique, rapprocher l'exacerbation des symptômes de la date de l'époque menstruelle et procéder tranquillement à la guérison de la maladie idiopathique primitive, il y a encore des chances de succès. Dans le cas contraire, au lieu de s'améliorer, l'état de la malade s'aggrave et dépend alors de l'habileté que

L'hystérie et le molimen menstruel.

(1) Bien que des attaques identiques soient survenues aux quatrième, cinquième et sixième mois, cette malade est arrivée à terme sans autre accident et a fini par accoucher d'un enfant très-bien portant du poids de dix livres. Elle n'a pas eu de convulsions puerpérales.

le médecin aura apportée dans son diagnostic. Les caractères distinctifs de l'hystérie vous permettront quelquefois de décider si ces femmes, atteintes de maladies aiguës, sont réellement en aussi grand danger qu'elles paraissent l'être.

Bien que la gestation, si elle n'est pas trop fréquente et si elle ne devient pas une cause d'épuisement, soit, en général, un bon moyen prophylactique contre l'hystérie, bien que la grossesse puisse exempter d'une attaque de cette maladie, la conception et l'arrêt des règles peuvent néanmoins produire un effet tout opposé. Lorsque, comme dans le cas actuel, la maladie se manifeste, pendant la grossesse, par des paroxysmes très-nets, les attaques rappellent, habituellement, par la date de leur apparition, celle du molimen cataménial. Nous avons là l'expilcation du développement possible de cette forme de convulsions *ante partum* dont j'ai déjà parlé et aussi des risques d'avortement qui, pour des raisons physiologiques sont plus menaçants à l'époque menstruelle qu'à tout autre moment.

Hystérie pendant la gestation.

On peut, sans se tromper, attribuer à une excitation morale les attaques d'hystérie lorsqu'elles accompagnent d'autres maladies, ou lorsqu'elles surviennent pendant la grossesse et l'allaitement. La maladie ou bien l'un des deux états que nous venons de mentionner ont préalablement affaibli et épuisé le sujet. Il y a là une prédisposition puissante à des troubles nerveux et la malade devient une proie facile pour toutes les émotions de nature dépressive. Des influences qui, dans des circonstances différentes et à d'autres moments, n'auraient eu sur elle qu'un effet léger ou nul, peuvent, dans ce cas, l'abattre entièrement. Il y a tout un catalogue à faire de ces mille riens qu'on peut éviter, mais qui, par leur insignifiance même, échappent souvent à l'observation.

Causes morales.

Nous oublions facilement, — si jamais même nous l'avons su, — que les causes psychiques peuvent, à elles seules, troubler le processus hématopoiétique et empoisonner les sources même de la vie. Si de violentes émotions morales peuvent empêcher le sang d'une personne bien portante de se coaguler lorsqu'il est retiré du corps, elles sont certainement capables de détruire la vie à la façon d'un poison lent, lorsqu'elles viennent à frapper un organisme dont le sang est déjà altéré et appauvri au dernier degré par une maladie antérieure. Je suis convaincu que des milliers de femmes sont mortes, alors qu'en d'autres circonstances, elles auraient sûrement guéri, parce que, à un moment aussi mal choisi que possible, elles ont éprouvé une crainte ou une appréhension, un chagrin ou une frayeur, de la jalousie, de la tristesse, un désappointement, un

Leurs effets possibles.

trouble émotif quelconque dont les fâcheux résultats n'ont jamais pu être annihilés. Laissez-moi, à l'appui de ma thèse, vous citer le cas suivant :

Observation. — Je fus appelé, le 6 décembre 1861, à mon hôtel, à deux heures du matin, auprès d'une dame très-estimable qui, me dit-on, se mourait de la fièvre typhoïde. Elle était malade depuis cinq semaines pendant lesquelles elle avait été soignée par un autre médecin. Elle avait, dès le début, manifesté une crainte véritablement morbide de la mort. Son médecin et un de ses confrères appelé en consultation l'avaient quittée la veille à huit heures du soir, après avoir prévenu les parents qu'il était impossible qu'elle passât la nuit. Mon ami, qui s'était chargé de venir me chercher, me pria instamment d'aller voir la malade et de lui donner quelque chose pour « calmer ses derniers moments », mettant en avant les inquiétudes de sa femme et des hôtes de la maison ainsi que des prétextes humanitaires. Un ministre de la religion avait visité la malade peu de temps après le départ des médecins et ses amis lui avaient fait leurs adieux. Elle sembla alors perdre conscience d'elle-même et tomba dans un état mental particulier, dans lequel, d'après les renseignements que me donna la garde-malade, elle crut voir sa mère qui était morte environ quinze ans auparavant. Là-dessus, elle se mit à crier à plusieurs reprises : « Oh ! ma chère mère ! » phrase qu'elle continua à répéter de façon à ce que toutes les personnes de la maison pussent l'entendre. Quelquefois elle prononçait distinctement ces paroles ; mais, à d'autres moments, elle les marmottait, de sorte qu'on ne pouvait comprendre ce qu'elle disait. Vous pouvez juger de l'effet de cette litanie monotone et lugubre au milieu de la nuit et dans de pareilles circonstances.

Je demandai à la garde si la malade voyait. Elle m'assura que, pendant plusieurs heures, elle avait été complétement aveugle. Je m'informai si elle pouvait avaler, j'appris que non. Au milieu de ses exclamations, je crus découvrir que cette femme me regardait de côté d'une façon particulière. J'essayai doucement d'écarter les paupières pour examiner la pupille ; mais la façon brusque et résolue dont elle les referma trahissait une sorte de volition quelque peu incompatible avec le prétendu danger que présentait son état. Le pouls était à 115, distinct, mais agité. Je demandai de l'eau et une cuiller. Lorsque je séparai les lèvres pour introduire un peu de liquide dans la bouche, il y eut une nouvelle résistance. La bouche fut refermée énergiquement presque avec ce « claquement perceptible » dont parlent les chirurgiens dans la réduction brusque de certaines luxations. Un peu d'adresse me permit d'arriver à mon but, de faire pénétrer l'eau dans la gorge et de la faire avaler. Je fus dès lors pénétré de l'idée que ma patiente était, en réalité, dans un état semi-conscient et que quelques-uns des symptômes prenaient leur source dans un désir morbide de se rendre intéressante, en un mot, que j'avais affaire à une hystérique.

Une dose d'*Ignatia* à la troisième dilution décimale fut immédiatement administrée et j'ordonnai à la garde d'en donner une autre, au bout d'une demi-heure et, même, une troisième, si la malade ne se calmait pas et ne s'endormait pas. Je fis sortir de la chambre tous les amis qui étaient venus pour assister à sa mort; je recommandai de la « laisser absolument tranquille » et ne permis à personne, sauf à la garde, de rester auprès d'elle. Je donnai au mari et aux parents l'assurance que le danger était plus imaginaire que réel et que, si la malade pouvait dormir et être convenablement nourrie, elle guérirait presque certainement.

Elle ne tarda pas à cesser sa lugubre conversation avec sa mère, s'apaisa et tomba dans un sommeil paisible, dont elle se réveillait à de courts intervalles. Le matin, elle allait mieux. Elle ne prit aucun autre médicament; on se borna à la bien nourrir et son enterrement fut indéfiniment retardé. Onze années se sont passées et elle vit encore.

Eh bien, Messieurs, supposez que, dans ce cas, la réalité ait été plus longtemps méconnue et qu'on n'y eût pas apporté le remède convenable et demandez-vous si les circonstances où se trouvait cette femme ainsi que son état de faiblesse n'étaient pas capables de l'abattre entièrement et de causer sa mort.

Conclusion pratique.

Par sa tendance bien connue à imiter d'autres maladies, l'hystérie nous expose à nombre de supercheries. Elle peut simuler presque toutes les affections d'une façon assez parfaite pour embarrasser le meilleur clinicien et pour désappointer le praticien le plus habile. Ou bien encore, elle peut compliquer d'autres maladies par la contrefaçon d'un symptôme isolé. Les hystériques traversent rarement toutes les périodes d'une inflammation aiguë ou d'une fièvre sans présenter quelques phénomènes absolument étrangers à la pathologie spéciale de la maladie en question. Ces complications appartiennent en propre à l'hystérie.

Nature énigmatique de l'hystérie.

En pareil cas, vous remarquerez que ce sont les symptômes incidents, ceux qui sont les moins importants, qui prennent un rang auquel ils n'ont pas droit et qui sont notablement exagérés. Si, par exemple, une de ces malades a une pneumonie, les signes physiques ne répondront ni à la douleur, ni aux souffrances qu'elle accusera, ni au caractère de la toux. Les renseignements que vous fourniront les crachats seront tout différents de ceux que vous recueillerez de la bouche de la malade. Si elle a la dysenterie, vous pouvez constater un désaccord analogue entre les symptômes dont elle se plaint et les phénomènes objectifs, visibles. Chez des sujets de ce genre, les symptômes nerveux, et surtout le délire, dans les fièvres typhoïde ou puerpérale, prendront le cachet de cette idiosyncrasie ou de cette dyscrasie particulière et se modifieront d'une façon très-notable. Dans chaque cas, aux symptômes qui sont propres à la maladie viendront s'en ajouter d'autres,

Symptômes suspects.

qui seront de faux symptômes ; et, en même temps, il se manifestera un désordre plus ou moins marqué dans les fonctions physiques. C'est ainsi que votre tact sera souvent mis à l'épreuve pour faire la part du vrai et du faux. Les symptômes faux, contingents, étrangers à la maladie sont les plus saillants, les plus bruyants ; mais ils ne sont ni les plus significatifs, ni les plus dangereux et les plaintes de la malade ne sont pas toujours le critérium vrai des souffrances qu'elle éprouve ni des dangers qu'elle court.

Exagération hystérique.

Le sujet hystérique, homme ou femme, est enclin à l'hyperbole. Les symptômes dont j'ai parlé ressemblent à ces témoins trop zélés qui, devant un tribunal, témoignent de trop de choses. Ce sont des acteurs qui « crient leurs rôles». Cette tendance à l'exagération est suspecte et demande à être surveillée. Elle est si étroitement liée à la tendance au mensonge, qu'elle ne manquera guère de trahir son véritable caractère et vous n'aurez pas trop de tout votre tact et de tout votre bon sens.

Symptômes bizarres.

Le bavardage se met sur la trace d'un mariage mal assorti ou d'infortunes conjugales et sociales avec l'instinct d'un chien de chasse et le flair d'un sauvage. Dans son diagnostic, le médecin peut être assez facilement trompé et dévoyé, car il est généralement moins rusé et moins subtil dans son jugement. Il peut n'avoir jamais remarqué que les symptômes, comme les individus, sont quelquefois mariés, sans être assortis. Une grande expérience et une longue observation m'ont convaincu que l'une des différences les plus grandes et les plus essentielles qui existent entre les médecins, consiste dans le plus ou moins d'aptitude qu'ils possèdent pour isoler, saisir, interpréter et traiter les symptômes vrais, caractéristiques, légitimes, à l'exclusion de ceux dont l'importance est secondaire et qui sont fictifs, accidentels et étrangers à la maladie.

Mauvaise foi particulière.

Il y a une sorte de mauvaise foi qui est un des traits les plus curieux de quelques cas d'hystérie ; j'ai eu occasion d'en observer un exemple très-remarquable, il y a quelques années.

Observation. — Une jeune fille, de seize ans, tomba malade et présenta les symptômes ordinaires de l'irritation spinale. Elle ne tarda pas à se plaindre de l'impuissance où elle était de remuer le bras gauche, puis le droit, puis les deux membres inférieurs successivement. Pendant huit longues années, elle fut alitée, sans pouvoir ni se tenir debout, ni se nourrir elle-même. La sympathie des braves femmes du voisinage se traduisait par une foule d'actes de bienveillance et de charité à l'égard de la pauvre enfant. A la fin, la garde-malade remarqua que, lorsqu'on la laissait seule, la malade pouvait atteindre quelquefois des objets placés assez loin de son lit. On organisa donc une sur veillance dans le but de découvrir si parfois, en l'absence des personnes qui la soignaient, elle ne quittait pas son lit. Sous un prétexte quelconque, on lui dit qu'on allait la laisser seule quelques instants à la maison. On l'épia et dix minutes après le prétendu départ de la famille, on la vit se lever et marcher aussi facilement que n'importe qui. Le charme était rompu et la guérison suivit immédiatement.

Effets secondaires produits sur la malade.

Si les conséquences de ce genre de fraude ne portaient que sur les amis et les parents de la malade qui sont ses victimes ordinaires, elles seraient moins graves à la rigueur et on pourrait plus facilement y porter remède. Mais le pire est que la malade peut arriver à s'en imposer à elle-même. Si la sympathie et les inquiétudes qui animent ses amis tendent à égarer leur jugement, la faiblesse physique et mentale de la malade l'amène à croire à la réalité de symptômes dont, au début, elle connaissait la fausseté. Les malades peuvent se mentir à eux-mêmes et ne pas être capables de s'en apercevoir. L'hystérique, en même temps qu'elle s'en impose à elle-même, a souvent l'intention de tromper les autres et l'expérience vous apprendra qu'il est beaucoup moins facile de débarrasser son esprit de ces aberrations psychiques que de rectifier les impressions de son entourage.

Principaux caractères de l'hystérie.

Dans le diagnostic des diverses formes et des diverses complications de l'hystérie, il y a quelques signes qui sont presque des signes pathognomoniques. Ce sont les suivants : 1° Règle générale, l'hystérie ne se rencontre que chez les femmes et elle est limitée à la période que l'on désigne ordinairement sous le nom de « vie menstruelle », c'est-à-dire entre quatorze et quarante-cinq ans. 2° Si elle vient à simuler une maladie, ou à lui succéder ou à la compliquer, ses symptômes seront exagérés, anormaux et hors de proportion avec ceux qui appartiennent en propre à cette maladie, quelle qu'elle soit. 3° En général, si grand que soit le désordre fonctionnel, le pouls n'est pas modifié et l'appétit est plus souvent augmenté que diminué.

Diagnostic. — Les affections cardiaques avec lesquelles les troubles hystériques sont quelquefois confondus sont les lésions valvulaires, l'hydropisie et les prétendus déplacements du cœur.

Affections valvulaires du cœur.

Lorsqu'ils existent réellement, les symptômes d'affections valvulaires du cœur sont presque invariablement chez les hystériques liés à la chloro-anémie. Le sang est appauvri. Le rhythme des mouvements du cœur est troublé et il y a de l'agitation cardiaque, de l'oppression précordiale, des palpitations et une exagération du choc contre la paroi thoracique. Dans les cas chroniques, il peut y avoir de l'hydropisie des pieds et de la face.

L'exploration physique vous permettra de décider s'il existe ou non une altération réelle des valvules. Dans les cas d'affection valvulaire vraie, l'un des bruits, soit le premier, soit le second, est altéré dans sa nature, ou bien remplacé par un murmure anormal. Si le premier bruit est modifié, nous savons que la lésion a pour siége les valvules auriculo-ventriculaires ; si c'est le second, ce sont les valvules semi-lunaires qui sont atteintes. Dans les affections hystériques qui simulent cette forme de lésion intra-cardiaque, les deux bruits du cœur sont normaux. Toutefois, on peut constater, en même temps que le premier bruit, le souffle doux de l'anémie.

Ce bruit accidentel résulte aussi bien des altérations qualitatives du sang, que des troubles survenus dans l'innervation du cœur lui-même. Les deux ordres de valvules remplissent convenablement leurs fonctions et, malgré les palpitations et la dyspnée, le pouls n'est que peu ou point modifié. L'hydropisie des pieds et de la face tient à la nature du sang. Tous les signes physiques d'une affection valvulaire manquent. Il n'y a ni exagération, ni resserrement des orifices et il n'existe aucune insuffisance valvulaire qui puisse faire obstacle au cours du sang ou déterminer son reflux.

Observation.—Miss..., âgée de vingt-deux ans, est venue de Vermont dans notre ville afin de me consulter pour des symptômes précordiaux qui l'incommodent depuis trois ans. On a porté le diagnostic d'affection valvulaire et elle a déjà été soignée par trois médecins. Elle se plaint de langueur, de lassitude, d'anorexie et de dégoût pour toute espèce de viande dont elle n'a d'ailleurs pas mangé depuis plus de deux ans. Elle est habituellement constipée, se fatigue à la suite du plus léger exercice qui lui occasionne une dyspnée très-pénible. La position couchée lui est la plus agréable; c'est, à vrai dire, la seule dans laquelle elle puisse prendre quelque repos. Elle ne dort presque jamais et le sommeil quand elle s'y laisse aller ne la repose pas et elle se réveille avec de nouvelles appréhensions. Le teint est pâle et chlorotique; les ailes du nez et les lèvres sont décolorées. Le pouls est à 82, faible et dépressible, mais régulier. Il y a de temps en temps des palpitations et une oppression douloureuse du côté gauche du thorax, surtout après l'exercice et lorsque la malade se couche la tête trop basse.

L'auscultation me révéla un bruit de souffle accompagnant le premier bruit du cœur et je demeurai convaincu que ce que l'on avait pris par erreur pour une affection organique des valvules devait, en réalité, être attribuée à une altération qualitative du sang. Cette malade fut traitée pour une chloro-anémie et les symptômes cardiaques ne tardèrent pas à disparaître. Au bout de trois mois, elle était tout à fait remise et elle n'a pas cessé de se bien porter depuis six ans.

Les femmes que l'on suppose atteintes d'une hydropisie du cœur se plaignent quelquefois d'une grande difficulté à respirer après un peu d'exercice, d'orthopnée, de crampes, de douleurs sécantes dans la région cardiaque, d'étouffements, d'arrêt des mouvements du cœur ; il leur semble que leur cœur se renverse sens dessus dessous ; elles croient entendre un gargouillement; quelquefois même, elles croient sentir battre leur cœur dans de l'eau. On peut trouver tous ces symptômes réunis et n'avoir affaire qu'à une fausse hydropisie du cœur. Pour distinguer l'hydropéricarde vrai de l'hydropéricarde faux, il faut se souvenir que, chez l'adulte, le premier est presque toujours une suite de la péricardite rhumatismale. Il n'en est pas de même des troubles hystériques qui ne présentent avec l'hydropisie du cœur d'autre analogie que celle des symptômes subjectifs. Dans l'hydropéricarde vrai, les bruits du cœur, le murmure respiratoire, la résonnance vocale, le pouls lui-même, sont toujours altérés. Les fonctions de nutrition sont entravées, le sang est clair et appauvri, il y a une tendance à l'hydropisie des articulations et des extrémités inférieures aussi bien qu'à l'anasarque généralisée. Mais dans l'hydropécicarde faux, c'est le contraire qui est vrai et l'on voit manquer tous ces troubles concomitants.

Hydropisie du cœur.

L'hydropéricarde n'a aucun rapport nécessaire, soit spécifique, soit étiologique, avec la menstruation et les désordres inhérents à cette fonction. C'est une maladie dangereuse, surtout lorsqu'il y a diathèse hydropique, ou des troubles antérieurs du côté du cœur, des gros vaisseaux ou des poumons. Les troubles hystériques sont en intime corrélation avec les phénomènes de l'ovulation comme le démontrent leur début qui coïncide avec la puberté, leur développement ultérieur et leur aggravation à l'époque des règles, leurs modifications pendant la grossesse et l'allaitement et leur disparition à la ménopause. Ils constituent des événements qui sont toujours bien plus alarmants qu'ils ne sont sérieux.

Il n'est pas rare d'entendre une hystérique se plaindre d'un déplacement du cœur ! Et ce symptôme lui cause quelquefois des tourments excessifs. Ce déplacement peut lui paraître passager ou permanent. Les émotions « lui font monter le cœur dans la gorge ». Elle souffre de palpitations violentes et quelquefois de pulsations anormales dans différentes parties du corps. Elle a l'apparence de la santé, sa constitution est pléthorique et sa mine donne un démenti à ses sensations. Quelquefois, ces malades perçoivent assez distinctement le souffle anémique pour que cette sensation provoque chez elles la croyance que le cœur a réellement changé de place. Règle générale, je crois que

Prétendu déplacement du cœur.

vous rencontrerez plus souvent des cas de ce genre chez de saines et robustes Irlandaises, ou chez des femmes du monde, grasses, futiles et paresseuses, que dans les autres classes de la société. Je n'ai pas besoin de vous dire que c'est là une maladie purement imaginaire.

Toux hystérique.

La toux hystérique échappe en quelque sorte à toute description. Ses caractères négatifs sont de beaucoup les plus saillants et vous ne pouvez pas, par l'exploration physique, vous rendre compte de son origine ou de son importance. Aucun des symptômes ne révèle l'existence de matières irritantes logées dans les voies respiratoires, ou d'une lésion quelconque des organes pulmonaires. Cette toux est purement sympathique, d'origine réflexe et grave seulement par sa persistance.

Observation.

Elle est ordinairement provoquée ou aggravée par les circonstances les plus banales, surtout par un choc moral ou par une émotion quelconque. Chez une de mes malades, le plus léger mouvement, une porte qu'on ouvrait ou qu'on fermait avec les plus grandes précautions pour éviter le bruit, le pas d'un domestique, le moindre courant d'air, pendant le sommeil même, provoquaient invariablement une quinte de toux. Il y avait un peu de sensibilité au toucher au niveau des premières vertèbres cervicales et quelques doses de *Silicea*, 6, amenèrent la guérison.

Diagnostic. Affections de poitrine.

Votre talent de persuasion sera sûrement mis à l'épreuve pour convaincre l'entourage de ces malades qu'il n'y a pas de phthisie sous jeu. Cette même propension à l'imitation, en vertu de laquelle on voit plusieurs femmes être prises d'hystérie dans une salle où une autre femme a une attaque, excite les sujets à tempérament hystérique à simuler une toux qui n'est absolument liée à aucune lésion thoracique, mais qui peut amener de fâcheux résultats, si on ne sait pas la reconnaître et la traiter en temps utile.

Complications et particularités.

Cette toux peut être rude, sèche, aboyante et paroxystique. Elle alarme plus ceux qui l'entendent que la malade elle-même. Suivant la fréquence et l'intensité des paroxysmes, elle peut quelquefois se compliquer d'un spasme du diaphragme et le sanglot agace la malade, tout en l'amusant. Ce mélange des symptômes, surtout dans les premières périodes de la maladie, contribue à mettre mieux en évidence les symptômes propres à l'hystérie. La malade rit ou sanglotte, ou étouffe, ou pleure d'une façon immodérée. Si le diaphragme est très-affecté, il y aura plus ou moins d'orthopnée. Le pouls n'est que légèrement accéléré, si tant est qu'il le soit; les fonctions digestives et l'appétit sont intacts. S'il existe de l'aménorrhée concomitante, il pourra se produire une menstruation supplémentaire, sous forme d'hémoptysie.

Vous diagnostiquerez la forme hystérique des autres formes de l'asthme, par les connexions manifestes qu'elle présente avec les troubles utérins et menstruels. L'accès précède généralement la crise cataméniale et celle-ci soulage celui-là. Il y a dans le thorax une sensation de constriction et de rétrécissement. Le paroxysme s'aggrave sous l'influence des émotions et, plus particulièrement, de celles qui excitent les passions et tendent à pervertir le sens moral. Même pendant l'accès de suffocation, on peut quelquefois retrouver cet amour de la tromperie qui est propre aux hystériques. La régularité de l'attaque — dans les cas où elle se reproduit tous les mois — confirmera le diagnostic.

Asthme.

L'aphonie hystérique n'est pas très-difficile à diagnostiquer. L'aphonie n'est jamais une affection idiopathique. Elle peut être déterminée directement ou indirectement par une laryngite et alors, les symptômes locaux et généraux vous aideront dans le diagnostic différentiel. Nous pouvons classer de la façon suivante les symptômes les plus saillants de ces deux espèces d'aphonie :

Aphonie hystérique.

APHONIE PAR SUITE DE LARYNGITE	APHONIE HYSTÉRIQUE.
1. Trouble fébrile ; pouls rapide.	1. Absence de fièvre ; le pouls est normal.
2. La perte de la voix est plus ou moins soudaine et complète, suivant l'étendue et la violence de l'inflammation. L'aphonie disparaît lentement et elle a de la tendance à devenir chronique.	2. L'aphonie survient et disparaît brusquement, sans laisser après elle de lésion locale. Le soulagement est soudain et complet.
3. Il existe, à un degré plus ou moins marqué de la toux et de l'expectoration ; ces deux signes sont paroxystiques et varient dans leurs caractères, pendant les diverses périodes de la maladie.	3. La toux n'accompagne que rarement cette forme de l'affection. L'expectoration n'est ni constante ni caractéristique.
4. L'inspiration est bruyante, rude et striduleuse. Au début, elle peut être croupale ; mais, plus tard, elle est moins pénible et plus douce.	4. L'inspiration est pénible, suspirieuse et spasmodique ; le râle est humide et d'une tonalité adoucie.
5. La dyspnée s'accompagne d'une expression anxieuse de la face. La malade peut avoir des accès de suffocation.	5. Les traits sont calmes et sans expression spéciale. La malade est plus sujette à la syncope qu'à la suffocation.
6. La malade se plaint d'une angine. La gorge et la luette sont congestionnées et enflammées; il y a des sensations de chatouillement, d'écorchure ou de brûlure qui s'étendent jusque dans le larynx et la trachée.	6. L'inflammation et les douleurs de la gorge et de la trachée manquent complétement.
7. Il y a des douleurs que la malade rap-	7. La malade n'accuse nulle douleur

porte à la pomme d'Adam. Ces douleurs sont pongitives et lancinantes.	dans le larynx ou dans les parties environnantes.
8. La surface antérieure de cou est douloureuse et sensible au toucher ; la malade ne la laisse palper qu'avec ménagement.	8. Sensation de boule hystérique avec constriction de la gorge. La malade arrache tout ce qui enveloppe son cou.
9. Dans la forme aiguë, l'aphonie provient ordinairement d'un refroidissement.	9. L'aphonie hystérique ne résulte jamais d'un refroidissement à moins qu'il n'ait préalablement déterminé des troubles menstruels ou utérins, dont elle ne serait qu'une conséquence.
10. Elle n'a aucune relation nécessaire avec l'irritation spinale.	10. Elle est presque invariablement précédée ou accompagnée de symptômes d'irritation spinale, plus spécialement de sensibilité à la pression au niveau de quelques-unes des vertèbres cervicales et dorsales.
11. Dans la forme chronique, elle peut être due à un excès de fatigue, ou à un exercice immodéré des organes de la voix, ou à des causes capables de déterminer un léger degré d'inflammation, avec hypertrophie ou ulcération de la muqueuse laryngée.	11. La forme chronique dépend invariablement d'une lésion utérine ou cérébro-spinale.

Vous devrez prendre grand soin de ne pas confondre l'aphonie hystérique avec l'aphonie apoplectique. Le tempérament apoplectique, ainsi que les symptômes d'une congestion cérébrale pourraient, dans un cas donné, écarter toute cause d'erreur dans le diagnostic de ces deux affections. Dans l'aphonie hystérique, en dehors du bouleversement général des fonctions, qui résulte de leur surexcitation, il y a une hyperesthésie évidente du cerveau et de la moelle. Dans l'état apoplectique, la perte de la voix est un symptôme à peu près certain et caractéristique d'une congestion de la moelle allongée. Les ganglions respiratoires sont presque fatalement atteints par cet engorgement et les organes innervés par les nerfs pneumo-gastriques, d'abord le larynx et ensuite le cœur et les poumons sont nécessairement impliqués dans les troubles consécutifs ; la cause est centrale et les conséquences peuvent devenir désastreuses. L'aphonie hystérique est toujours plus effrayante que grave.

Aphonie apoplectique.

Les affections gastriques qui revêtent le caractère hystérique sont presque constamment consécutives à des déplacements ou à des ulcérations de l'utérus, à la dysménorrhée, à la leucorrhée, à la grossesse, à l'allaitement ou à l'irritation spinale. Les symptômes dyspeptiques sont d'origine réflexe et diffèrent essentiellement de ceux que l'on observe dans les formes plus ordinaires de la gastrite subaigüe, de la gastrodynie, de la gastralgie, etc. Dans la plupart des désordres digestifs rebelles survenant pendant la vie menstruelle, on observe des complica-

Troubles gastro-hystériques.

tions hystériques à un degré plus ou moins marqué. On constate une augmentation des souffrances à l'époque cataméniale, le caractère inconstant des douleurs, des caprices de l'appétit, une tendance à exagérer les souffrances et l'alternance des symptômes utérins ou spinaux avec les symptômes gastro-intestinaux. Je traiterai ce sujet avec plus de détails à un autre moment.

L'hystérie est souvent confondue avec la folie. Mais l'aberration des facultés mentales dans la première de ces affections est presque invariablement liée à des troubles de la menstruation, à la grossesse, ou à des accidents consécutifs à l'accouchement. En outre, comme la manie puerpérale, ordinairement elle se termine spontanément et, pour peu qu'elle soit convenablement traitée, elle n'est ni grave ni de longue durée. Dans la folie, au contraire, l'existence d'une maladie cérébro-mentale est évidente. Les fonctions de reproduction ne jouent aucun rôle, ni comme cause ni comme effet. Le délire est plus persistant. Dans l'hystérie, l'esprit est vagabond et capricieux, il y a comme une grève des impressions qui se heurtent tumultueusement et, ainsi que le remarquait déjà Sydenham, la malade « ne garde de mesure en rien et n'est constante que dans l'inconstance ».

Folie.

Dans la folie, les manifestations psychiques sont évidentes et prédominantes. Il y a ordinairement une grande dépression morale, résultat d'une idée fixe qu'il est impossible d'arracher de l'esprit du sujet. Dans l'hystérie, un peu de tact vous permettra de reconnaître la ruse, l'artifice, le désir de tromper. Dans la folie, il y a une sincérité honnête et grave, une bonne foi qui défie l'interrogatoire le plus subtil et le plus habile. Une femme qui présente la forme hystérique de la folie déteste presque toujours ceux qu'elle avait jusqu'alors le plus aimés et avec qui elle avait eu les rapports les plus affectueux. Ainsi, elle manifestera pour son mari une profonde aversion et essaiera peut-être de tuer ses enfants. On pourra réussir à la débarrasser de cette hallucination bizarre et temporaire en l'éloignant de la maison et surtout en ne lui permettant pas de voir trop souvent ses parents. Dans la folie sans complications, la malade soupçonne et prend en aversion aussi bien un membre de sa famille qu'une personne qui lui est étrangère.

L'hystérie est une affection paroxystique, présentant des complications nerveuses et viscérales multiples dont aucune, rigoureusement parlant, n'est pathognomonique. La folie n'est pas régulièrement paroxystique, bien qu'elle puisse reparaître par accès de durée et d'intensité variables. A l'exception de la paralysie, les complications nerveuses organiques manquent ordinairement dans la folie. Ces deux affections sont héréditaires ; mais la prédisposition, dans l'hystérie, est plus marquée, s'éveille plus facilement et répond mieux aux causes excitantes, que dans la folie. On voit exceptionnellement les deux maladies coexister.

LEÇON DIX-HUITIÈME

Hystérie. — (*Suite*).

Messieurs,

Le délire hystérique est, sous bien des rapports, un délire spécial. Il peut survenir dans la fièvre typhoïde, le typhus, les fièvres éruptives et puerpérales, ainsi que dans certains désordres menstruels ou hépatiques. Dans un cas de fièvre typhoïde ou de typhus, chez une femme jeune ou d'âge moyen, si le délire persiste après la disparition des symptômes les plus aigus et, surtout, s'il n'y a aucun signe manifeste de lésion cérébrale, si les paroxysmes de ce délire se reproduisent à des intervalles réguliers et sont provoqués par des causes banales qui, chez une personne sérieusement malade, ne produiraient que peu d'effet, si l'esprit est plus fantasque et plus capricieux que d'ordinaire, ou s'il manifeste une tendance exclusive aux plus ridicules écarts d'imagination, si enfin ces divagations sont outrées et inexplicables, vous serez conduits à soupçonner une complication hystérique. Une fraude évidente de la part de la malade ne ferait que confirmer ce soupçon.

Délire hystérique.

La malade ne regarde personne bien en face; son œil se détourne, s'abaisse, il est sans expression comme celui d'un jeune homme qui aurait une spermatorrhée due à des habitudes solitaires. Ou bien encore le regard est malin et l'œil a des clignements de satisfaction à l'aspect de l'inquiétude et de l'étonnement des assistants dont les sympathiques attentions deviennent un amusement pour la malade. Pendant l'accès, soit par une terreur feinte de la dysphagie, soit par une détermination bien arrêtée de n'avaler quoi que ce soit, elle pourra refuser, d'une façon péremptoire, toute espèce de nourriture ou de médicaments.

Manière d'être de la malade.

Elle est sensible, impressionnable et pleure facilement. Ses facultés perceptives sont devenues plus intenses; elle voit et entend tous les mouvements que l'on fait dans la maison. Rien ne lui échappe. Il lui est impossible de rester passive. Elle est sous la domination d'un mauvais génie qui détruit sa tranquillité et celle de tous les siens.

Cette forme de délire peut être causée ou aggravée par l'administration de médicaments destinés à émousser la sensibilité, ou à forcer la malade au repos ou au sommeil. Tous les narcotiques peuvent, dans des cas exceptionnels, produire un effet opposé à celui qu'on en attend. Dans ces circonstances, ils ne font qu'augmenter la perturbation et troubler de plus en plus les sympathies nerveuses. Même lorsque la malade subit facilement l'influence des narcotiques et des anesthésiques, il est hors de doute que l'habitude de prendre des médicaments comme le bromure de potassium ou l'hydrate de chloral, à doses croissantes, peut finalement donner lieu à de très-fâcheuses conséquences.

Aggravation par les médicaments.

Pendant la convalescence des fièvres, le délire hystérique peut survenir brusquement par suite des troubles incidents de la menstruation. Il en est de même lorsque les ovaires et l'utérus tardent à reprendre leurs fonctions après l'accouchement ou après un allaitement prolongé. Tant que le processus organique n'a pas repris son cours normal, tant que l'écoulement périodique n'est pas rétabli, les facultés mentales, surtout après les maladies aiguës, courent le risque d'être momentanément troublées.

Délire hystérique dans les fièvres.

Le délire hystérique se rencontre souvent dans la fièvre consécutive à l'accouchement, quelque bénigne que soit cette fièvre. Dans ce cas, il est dû à des causes réflexes et nous en rapportons très-naturellement les symptômes à quelque lésion éloignée des parties molles de l'intérieur du bassin. Son intensité varie avec la quantité et la qualité des lochies et de la sécrétion lactée ; il est moins marqué et moins persistant lorsque ces liquides s'écoulent sans obstacle. Il est aussi en rapport avec l'importance de la lésion utérine. Quelle que soit la gravité des cas de délire ou de manie puerpérale, il est parfaitement absurde d'invoquer une métastase de la phlébite utérine ou de l'inflammation utéro-péritonéale sur le cerveau.

Dans la fièvre qui suit l'accouchement.

Dans les cas rares, le délire hystérique se complique d'une forme d'hypochondrie qui est la conséquence de certains troubles hépatiques. Lorsque des lésions utérines coexistent avec une ancienne affection organique du foie, si la malade a du délire, ce délire a nécessairement une signification très-grave. Il peut se faire qu'un abcès du foie coïncide avec un déplacement, une ulcération, une hypertrophie de l'utérus et qu'il y ait un délire qui relève à la fois de l'hystérie et de l'hypochondrie. En pareil cas, le danger est encore accru par la résorption dans le sang de l'un au moins des produits de déchet de la bile, de la cholestérine, par exemple.

L'hypochondrie comme complication possible.

Il est moins difficile de distinguer l'hystérie de l'hypochondrie que des formes plus accusées de l'aliénation mentale. Dans l'hystérie, le dérangement des facultés mentales ne revêt pas toujours, ni même ordinairement, le type triste ou sombre. L'attaque survient brusquement sans prodromes : elle éclate. Les deux catégories de personnes prédisposées à ces deux maladies ont des habitudes morales et des tempéraments très-différents. Les personnes les plus exposées à l'hystérie sont celles qui sont capricieuses, frivoles et chez qui la faculté de la réflexion est peu développée. L'hystérie se limite presque exclusivement au sexe féminin. Le plus grand nombre des cas d'hypochondrie, au contraire, se rencontre chez les hommes. Aristote fait remarquer « que les mélancoliques sont les hommes qui ont le plus de génie ». L'hystérie affecte la *perception ;* l'hypochondrie atteint la *réflexion*.

Diagnostic différentiel de l'hystérie et de l'hypochondrie.

Dans la première, l'esprit est intact ; ce sont les sensations qui ont une acuité morbide ; dans la seconde, les prévisions tristes, les hallucinations, altèrent tous les processus intellectuels ; les perceptions sont faussement interprétées et le jugement est perverti. Lorsque des femmes hystériques deviennent hypocohndriaques, leurs idées prennent presque toujours un ton religieux et les illusions aboutissent à une forme bénigne de théomanie.

J'ai été récemment consulté pour un cas de ce genre par mon ami et ancien élève, le Dr C. N. Dorion, de cette ville, qui m'a donné sur sa malade les renseignements suivants :

Observation. — Mrs M..., âgée de vingt-cinq ans, s'est mariée il y a deux ans, mais n'a pas d'enfant. Son teint est blême ; les règles sont normales ; mais, depuis quatre ou cinq mois, elles sont très-peu abondantes. L'appétit est variable ; il y a un peu de constipation. Mrs M... ne souffre pas en général. Elle a bien quelques maux de tête qui reviennent de temps en temps, mais qui ne sont pas très-intenses. Sa constitution paraît bonne. L'expression de sa physionomie est mélancolique. Son père est sujet à des attaques d'hypochondrie, et l'une de ses sœurs a été folle pendant quelques mois.

L'été dernier, elle alla voir cette sœur et a passé quelques jours avec elle, à l'asile des aliénés. Depuis cette visite, elle a manifesté une grande crainte de devenir folle elle-même et elle a une terreur effroyable de mourir dans une maison de santé. Elle s'effraie à l'idée d'être laissée seule. Quand son mari sort le matin, elle a la conviction qu'elle ne le reverra jamais. Son esprit se fixe constamment sur des sujets religieux et elle reste assise à chanter des hymnes pendant des heures entières. Elle ne prend plus aucun intérêt aux affaires de son ménage et le monde extérieur semble ne plus exister pour elle.

Vient-elle à s'étendre, ou à se coucher, il lui paraît complétement impossible de pouvoir jamais se relever, ou de jamais marcher, si elle réussissait à se mettre debout. Elle dit et elle croit qu'elle est trop faible pour faire quoi que ce soit. De temps en temps, elle a des frissonnements nerveux, de la boule hystérique, les extrémités froides ; à de rares intervalles, le pouls est intermittent. La langue présente un enduit blanc ; mais il n'y a pas de mouvement fébrile. La malade médite sur la certitude de sa mort, sur la possibilité où elle est de devenir folle et, plus constamment encore, sur ses péchés. Lorsqu'on réussit à détourner pour un moment son attention, elle paraît très-bien portante et dit qu'elle n'est plus malade. Mais bientôt elle retombe dans l'état mental que nous venons de décrire. Elle affirme que depuis des semaines elle n'a pas pu dormir, même pendant une seule heure.

Forme hystérique de la péritonite.

Parmi les éventualités et les conséquences de l'accouchement qui appartiennent à l'hystérie, il n'en est pas de plus embarrassantes que celles qui simulent la péritonite puerpérale. L'hystérie qui survient après l'accouchement est quelquefois très-difficile à reconnaître. Nous la cherchons naturellement chez les femmes qui, hors de la grossesse, ont été sujettes à quelques troubles psychiques et qui, par suite d'une prédisposition innée ou acquise, sont classées parmi les « nerveuses ». Les modifications inhérentes à la gestation ont souvent pour effet de préserver la femme de toute manifestation hystérique jusqu'à son arrivée à terme. Mais, soit pendant, soit après l'accouchement, on voit l'ancienne affection reparaître et les symptômes hystériques éclater de nouveau.

Diagnostic différentiel.

Dans cette forme apocryphe de péritonite, l'attaque débute brusquement et sans cause apparente. Elle peut être due uniquement à une émotion. Chez une nouvelle accouchée, tout se passe aussi régulièrement que possible ; puis, sous l'influence de la plus légère secousse morale, son état devient alarmant. On note de la douleur locale et de la sensibilité de la région abdominale. La malade ne peut pas supporter la moindre pression, le poids des couvertures lui est intolérable ; elle fléchit quelquefois, mais non pas toujours, ses extrémités inférieures, elle a de la tympanite abdominale et son urine est rare ou supprimée. La peau n'est ni plus chaude ni plus fraîche qu'à l'état normal. Il n'y a pas de frisson marqué, mais il peut y avoir des sensations de froid. Le pouls est normal, ou peu s'en faut ; s'il est modifié, on le trouvera habituellement plus lent qu'à la visite précédente. Le délire est hystérique. Si, par exemple, vous essayez d'administrer un médicament sous la forme d'un petit paquet de poudre, la malade s'en emparera et, en un clin d'œil, déchirera le papier en morceaux et cela, quelquefois, avec un certain air de résolution et de défi. Elle serre les dents, rapproche les lèvres, enfonce sa figure dans l'oreiller, change brusquement de côté et, quelquefois, persiste à rester assise et éveillée, alors même qu'elle a une envie de dormir telle qu'elle peut à peine tenir ses yeux ouverts.

Dans la vraie fièvre des accouchées, au contraire, pas plus d'ailleurs que dans la fièvre traumatique, à laquelle elle est étroitement liée, bien qu'elle ne présente pas de lésion pathognomonique, les symptômes diffèrent essentiellement de ceux que je viens d'énumérer. S'il y a de la périmétrite, de l'endométrite, de la péritonite (ovarienne ou abdominale), ou de la phlébite utérine, on trouvera les symptômes généraux habituels de l'inflammation locale.

Ainsi, dans la péritonite puerpérale, on constate une fréquence caractéristique du pouls qui persiste malgré l'abondance de la diurèse ou de la diaphorèse, un frisson marqué au début de l'attaque, comme dans l'inflammation de toutes les autres séreuses, une vive céphalalgie frontale, une suppression du lait et des lochies, une distension excessive de l'abdomen et, dans cette même région, une sensibilité que l'on augmente encore en plaçant les membres dans l'extension, ou en laissant tomber les couvertures sur la tumeur, enfin un *facies* hippocratique. Dans les cas les plus graves, la période de collapsus survient de bonne heure et la malade peut ou mourir en très-peu de jours, ou traîner pendant une semaine, ou même davantage.

Un fait instructif.

Dans la clientèle particulière, la péritonite puerpérale est une affection rare. Il est probable qu'à peine la moitié des cas rapportés dans les annales de nos sociétés ou dans les journaux de médecine peuvent être considérés comme des cas authentiques. Leur histoire clinique prouve que, bien souvent, il s'agissait de fausses péritonites, de durée limitée, accidentelles, ou hystériques. Tout médicament capable de maîtriser les symptômes nerveux qui peuvent survenir dans l'accouchement a grande chance de passer pour avoir jugulé une péritonite vraie. On peut en dire autant du point de côté hystérique qui ressemble à celui de la pleurésie, avec lequel on le confond si souvent et des douleurs hystériques qui ont quelquefois avec celles du rhumatisme une si étroite analogie. Quand vous entendrez un médecin dire qu'il a souvent réussi à guérir une de ces maladies — péritonite, pleurésie ou rhumatisme — en quelques heures, à l'aide de tel ou tel médicament, vous pourrez hardiment conclure que son observation clinique a manqué d'exactitude et qu'il exagère son habileté.

Tympanite abdominale et délire.

La tympanite abdominale présente une relation singulière et significative avec les troubles des facultés mentales, particulièrement avec les formes de délire auxquelles les femmes hystériques sont sujettes. Il arrive souvent que le degré de la distension abdominale serve à donner la mesure des troubles passagers du cerveau. Cette tuméfaction de l'abdomen et quelquefois aussi de l'hypogastre doit-elle être considérée comme une cause ou comme un effet? C'est là un point sur lequel les auteurs ne sont pas d'accord. On la rencontre dans les cas où la menstruation est difficile et retardée, dans l'état puerpéral, dans l'avortement, dans les déplacements de l'utérus et dans les diverses formes d'irritation de l'appareil génital, quelle que soit leur cause. Elle est quelquefois provoquée par une secousse morale ou par des émotions de diverse nature, telles que la crainte, la colère, le chagrin, le désappointement. Vous vous apercevrez dans ces cas que l'abdomen est extrêmement sensible à un léger attouchement, mais qu'il l'est beaucoup moins à une pression ferme et continue. Cette distension peut survenir rapidement et disparaître non moins soudainement, sans être ni accompagnée ni suivie d'aucune inflammation locale. Je l'ai vue se produire chez une femme qui avait bu un verre d'eau froide ou pris une glace pendant ses règles. Quelques minutes après l'ingestion de ce liquide, elle présentait une distension énorme de l'abdomen et avait du délire. Un état mental analogue peut survenir dans la tympanite intestinale des fièvres puerpérale et typhoïde. Mais, dans beaucoup de cas de tympanite hystérique reconnaissant pour cause réelle un trouble fonctionnel du plexus solaire et principalement du ganglion semi-lunaire, vous remarquerez qu'une pression continue exercée sur l'estomac et sur l'abdomen, pendant qu'on détourne l'attention de la malade, a pour résultat non-seulement d'arrêter la production des gaz, mais encore de diminuer à la fois le gonflement et le délire. Ce signe est quelquefois pathognomonique.

L'hystérie peut simuler l'accouchement.

L'hystérie peut simuler un accouchement normal. Un cas remarquable de ce genre a été signalé par le Dr Hodges (1).

Observation. — Je m'étais engagé à soigner lors de son premier accouchement une femme mariée qui croyait et que ses amies croyaient être environ au cinquième mois de sa grossesse. Le temps se passe ; les préparatifs ordinaires furent faits, la garde-malade fut retenue et la jeune femme, se réjouissant à l'idée de devenir mère, était heureuse des sympathies qu'on lui témoignait. Environ quatre mois après avoir été prévenu pour la première fois, on vint me prier, vers dix heures du soir, d'aller voir au plus tôt cette femme, car elle avait été malade toute la journée et, d'après les renseignements qu'on me donnait, son état s'aggravait rapidement. Lorsque j'arrivai, les douleurs étaient vives et avaient le caractère de celles qui accompagnent la dernière période du travail. Je fus bien aise d'entendre dire par la garde que les douleurs avaient été très-régulières pendant toute la

(1) *Transactions of the Obstetrical Society of London*, vol. I, p. 339.

journée et qu'elles avaient graduellement augmenté de fréquence et d'intensité, car tout cela me présageait une nuit tranquille. Il n'y avait pas de doute sur la vivacité des douleurs et leur caractère expulsif : elles se succédaient assez rapidement pour me donner à penser que le travail serait bientôt achevé. Ma première exploration vaginale me confirma dans cette idée, car je reconnus une tumeur *molle, fluctuante* qui remplissait le vagin et qui, pendant les douleurs, se distendait et faisait saillie hors de l'orifice externe de l'utérus, absolument comme font les membranes dans l'accouchement naturel. Je ne fis aucune observation aux personnes qui m'entouraient ; car les douleurs étaient si actives, si expulsives, que je pensais que l'accouchement allait se terminer en une ou deux minutes ; mais leur intensité continue n'amena aucun progrès, aucune modification. Je recherchai alors avec soin la cause de ce retard apparent et je m'aperçus que la tumeur n'était autre chose qu'une cystocèle vaginale ou un prolapsus de la paroi antérieure du vagin causé par une énorme distension de la vessie. J'introduisis, non sans difficulté, le doigt en arrière de cette tumeur et je découvris l'utérus dont l'orifice était fermé et dont le volume était celui qu'il présente à l'état de vacuité. Je dus alors informer la malade et les personnes qui l'entouraient que, non-seulement, elle ressentait des douleurs fausses, des douleurs hystériques....., mais encore qu'elle n'était nullement enceinte, ce qui ne manqua pas de causer quelque étonnement à tout ce monde qui s'en amusa pendant longtemps..... La malade, avant son mariage, avait été sujette à de fréquentes attaques d'hystérie et, environ un an avant cet événement, elle avait assisté à l'accouchement d'une de ses parentes, chez qui les douleurs avaient été vives, et le travail très-long.

Diagnostic différentiel de l'hystérie et de l'épilepsie.

Un diagnostic superficiel fait souvent confondre l'hystérie avec l'épilepsie. Ces deux affections diffèrent par le mode d'apparition du paroxysme, par les symptômes qui se manifestent pendant l'accès et par ceux qui le suivent immédiatement. Dans l'épilepsie, il y a ordinairement quelques phénomènes qui précèdent l'attaque ; la malade tombe sur le sol, ou bien l'accès la prend immédiatement à son réveil ; l'*aura* est plus ou moins prononcée ; on ne saurait absolument attribuer à une émotion morale l'attaque qui a une tendance à la périodicité et revient régulièrement au bout d'un nombre déterminé d'heures ou de jours : elle n'est pas nécessairement en relation avec les troubles menstruels, le retour des règles ou l'affaiblissement de l'organisme consécutif à la gestation ou à l'allaitement. L'attaque d'hystérie survient à la suite d'une secousse morale, d'une tension d'esprit ; elle se développe graduellement, s'accompagnant d'ordinaire de troubles et de gêne plus ou moins intenses du côté de l'appareil digestif, d'étouffement, de suffocation, de la sensation de boule hystérique, de mouvements convulsifs et spasmodiques du globe de l'œil et de la paupière ; elle tend à survenir comme conséquence de la perte du sommeil et, pour peu qu'elle revête la forme périodique, il y a de grandes chances pour qu'elle apparaisse à l'époque cataméniale, comme un accident de la menstruation. Dans certains cas, la grossesse et la lactation ont une influence prédisposante très-marquée.

Dans l'accès épileptique, la perte de connaissance est soudaine et complète ; la face est livide et décomposée ; une salive spumeuse s'écoule de la bouche ; il y a des grincements de dents et la malade se mord la langue. Elle est entièrement étrangère à tout ce qui se passe. Les mouvements convulsifs affectent les muscles de la face, du cou, de la gorge, du thorax et des extrémités. Il y a une occlusion spasmodique du larynx, d'où le changement de coloration de la peau et l'arrêt temporaire de la respiration. Lorsque les spasmes atteignent les muscles des extrémités, ceux d'un côté du corps sont souvent affectés d'une façon plus marquée que ceux de l'autre côté. Ces convulsions sont plus toniques que cloniques. Les mouvements de la malade sont complétement involontaires.

Dans le paroxysme hystérique, si la malade tombe dans le coma (ce qui est exceptionnel), cet état survient d'une façon tout à fait graduelle et n'est quelquefois complet qu'à la fin de l'accès. La face peut être congestionnée, mais elle n'offre pas de teinte livide ou noirâtre ; il n'y a pas d'écume à la bouche ; et, comme il n'y a pas de mouvements convulsifs de la mâchoire inférieure, la langue n'est pas mordue ; enfin, et c'est là un caractère tout à fait distinctif, la malade déploie dans tous ses mouvements une certaine volonté et il est manifeste qu'elle « se tient au courant » de ce qui se passe autour d'elle. Elle soupire, rit ou sanglotte et, quelquefois, parle comme si elle rêvait. Les muscles de la face sont rarement convulsés ; la face elle-même n'est pas décomposée ; le larynx qui est la porte de l'appareil respiratoire reste ouvert et les mouvements des extrémités sont toujours *en partie* soumis à l'empire de la volonté.

L'attaque épileptique est généralement de courte durée et se termine par un profond sommeil dont la malade se réveille sans avoir conservé le plus léger souvenir de ce qui s'est passé depuis le début de l'attaque. Que le sommeil suive ou non l'accès, il y a un affaissement et une hébétude considérables de l'esprit qui peuvent durer plusieurs heures ou plusieurs jours et qui finissent, si le retour des attaques est fréquent, par altérer les facultés intellectuelles et ruiner la santé.

Le coma hystérique peut être plus profond et la malade peut dormir jusqu'à la fin du paroxysme ; mais il est de règle que la fin de l'accès soit marquée par une explosion de sentiments. La malade se mettra à pleurer ou à rire d'une façon immodérée. Ou bien elle poussera des soupirs, des gémissements, des sanglots, et tout cela sans qu'il existe le moindre tourment moral qui justifie ces démonstrations. Ses émotions se mettent en grève et, dans le tumulte de leurs mouvements, se heurtent quelquefois de la façon la plus grotesque. Elle saura quelquefois mieux ce qui s'est passé depuis le commencement de l'attaque que les assistants eux-mêmes et le seul résultat appréciable de la répétition de ces paroxysmes paraît consister en un ébranlement du système nerveux qui l'expose de plus en plus au retour même de ces paroxysmes. Dans beaucoup de cas, l'attaque se termine par une abondante émission d'urine pâle et limpide.

Hystérie ou « irritation spinale ».

Vous serez certainement consultés pour certaines affections hystéro-névralgiques de la colonne vertébrale. Ces affections sont très-fâcheuses à cause de leur caractère chronique et de la tendance qu'elles ont à frapper quelques-unes des femmes les plus intelligentes, les mieux douées et les plus aimables de la société ; il faut ajouter que, presque toujours, avant de recourir à vos soins, ces personnes ont fait tout ce qu'il fallait pour solidement fixer la maladie dans l'économie. Chez ces malades, une partie de la colonne dorsale, qui peut se limiter à un point de l'apophyse épineuse d'une seule vertèbre, ou s'étendre tout le long du rachis, devient extrêmement sensible au toucher. La douleur peut être aiguë ou sourde, irradiée, lancinante, erratique, passagère ou permanente et elle est souvent aggravée par la fatigue physique ou intellectuelle, par les changements de temps, surtout par le froid et l'humidité, par les grandes émotions morales, l'insomnie, la constipation opiniâtre et le retour de la crise menstruelle. La malade ne peut quelquefois ni marcher, ni même aller en voiture. Les symptômes incidents varient avec le siége de la douleur locale, mais ils ne sont pas aussi graves qu'on pourrait le supposer. L'exagération même des plaintes de la malade empêchera toute confusion avec la carie des vertèbres, la myélite ou la méningite spinale. C'est la diathèse hystérique qui prédispose à cette maladie ; quant à la cause déterminante, on la trouve d'ordinaire dans un trouble quelconque de la fonction menstruelle, auquel « l'irritation spinale » est consécutive. Ces malades souffrent quelquefois beaucoup de névralgies ayant leur siége dans divers points du corps. L'exercice provoque chez elles tant de douleur et d'agitation qu'elles ne tardent pas à y renoncer ; elles finissent par s'aliter et mener une existence misérable.

Affections hystériques des jointures.

Quelquefois, cette singulière affection se localise dans une des grandes articulations, surtout dans la hanche et dans le genou. Le Dr Simpson cite un cas dans lequel la douleur siégeait à la tête du radius droit. L'articulation du genou est très-souvent affectée. La malade redoute, au delà de toute expression, le moindre mouvement de l'articulation atteinte et la douleur, paraît-il, est atroce, plus atroce même que dans les cas de véritable ulcération du cartilage. Cette affection, qui est relativement fréquente, a été décrite pour la première fois par sir Benjamin Brodie qui, en parlant du diagnostic, s'exprime ainsi :

Diagnostic.

« Il y a toujours une extrême sensibilité à la pression ; mais à l'égard de ce symptôme, il faut noter cette circonstance remarquable que, si on touche ou si on pince doucement les téguments, de façon que la pression exercée ne puisse pas atteindre les parties profondes, on détermine souvent plus de douleur qu'en maniant le membre à pleine main, brusquement et sans précaution. » Un bon moyen consiste à détourner l'attention de la malade, ce qui vous permettra de faire mouvoir l'articulation en ne provoquant de sa part que des plaintes relativement modérées. Si elle affirme ne pouvoir ni remuer ni étendre volontairement son membre, vous pourrez, pour compléter votre diagnostic, recourir à l'anesthésie par l'éther ou le chloroforme ; car il est de la plus grande importance de décider, en pareil cas, s'il s'agit ou non d'une affection de nature hystérique. Trop souvent, on a fait garder le lit et la position horizontale, pendant des semaines, des mois et des années à des femmes qui, en réalité, n'avaient aucune lésion articulaire. Et même, dans le but de guérir le désordre réflexe, on a fait passer quelques-unes de ces malades par tous les degrés d'un martyre qui commence par les vésicatoires, les ventouses, les sangsues, la salivation et finit par l'amputation.

Si vous ne perdez pas de vue les caractères distinctifs que nous avons déjà assignés à l'hystérie, vous éviterez de commettre de pareilles erreurs et vous épargnerez à vos malades ces longues souffrances, auxquelles on peut en général remédier facilement.

Chez les femmes qui ne sont pas mariées et, quelquefois, chez les femmes mariées qui n'ont pas eu d'enfant, le vaginisme accompagne l'hystérie. Dans des cas exceptionnels, les désordres hystériques revêtent le caractère de la nymphomanie. On a rapporté aussi de nombreux exemples dans lesquels l'ovariotomie ayant été tentée, on s'est aperçu à l'ouverture de la cavité abdominale que la tumeur qu'on recherchait n'existait pas. On avait affaire à un « mirage » hystérique.

Autres maladies incidentes.

Nature de l'hystérie. — Il nous suffira de dire que l'hystérie est plutôt un état général qu'une maladie proprement dite. Cet état paraît consister en une irritabilité et en une impressionnabilité spéciales du système nerveux qui, sous l'influence des désordres de l'appareil génital, peuvent engendrer un ensemble de phénomènes différents de toutes les autres espèces de troubles nerveux. Cette irritabilité morbide peut être considérée comme une diathèse particulière, sur laquelle, ainsi que nous l'avons vu, presque toutes les maladies peuvent venir se greffer.

L'hystérie n'est pas une *vraie* maladie.

Roberton dit très-explicitement (1) : « Nous avons de bonnes raisons de croire d'une *façon aussi absolue* à la constitution hystérique ou à la prédisposition congénitale à l'hystérie qu'à la constitution scrofuleuse ; et, par conséquent, il n'y a de sujettes à l'hystérie que les personnes qui présentent cette constitution.

« L'état hystérique est caractérisé par une irritabilité *sui generis* du système nerveux considéré dans son ensemble, ou quelquefois, plus spécialement dans ses rapports avec certains organes ; et bien que cet état ne puisse probablement pas être *créé de toutes pièces* chez le sujet par le genre de vie ou par les circonstances extérieures, ces dernières conditions peuvent néanmoins l'aggraver. »

En quoi consiste réellement cette prédisposition hystérique? nous l'ignorons. Comment agit-elle pour bouleverser ainsi les traits les plus fins du caractère féminin, d'une façon passagère ou permanente ? c'est ce que nous ne saurions comprendre ; mais cela est, l'observation de tous les jours nous l'apprend. L'hystérie est au fond de la moitié des maladies et des malheurs de la femme. Elle brise à chaque instant les amitiés les plus chères et rompt les liens les plus intimes. On retrouve ses étranges phénomènes à chaque page de l'histoire humaine et son influence se fait sentir dans toutes les circonstances, dans toutes les conditions de l'existence. Elle ne détruit pas directement la vie ; mais, indirectement, elle a fait des milliers de victimes. En somme, elle est le plus nuisible, comme le plus énigmatique et le plus trompeur des éléments qui entre dans la formation de la « pauvre et faible nature humaine ».

Sa nature réelle est inconnue.

Pronostic. — L'hystérie simple n'est pas une affection fatale. Elle peut toutefois servir à masquer les symptômes plus graves d'une maladie derrière des symptômes insignifiants et, par là, préparer de funestes éventualités, en faisant perdre de vue la lésion réelle. Permettez-moi de vous donner un exemple : une femme délicate, nerveuse, est prise d'une pleuro-pneumonie aiguë ; dans l'embarras de ce brusque début, on appelle une voisine officieuse. La garde-malade improvisée a un son de voix et des

Exemple.

(1) *Essays and Notes on the Physiology and Diseases of Women*. London, 1851, p. 237.

manières qui ne servent qu'à exciter de plus en plus la malade et, malgré tout son arsenal d'expédients dont quelques-uns, s'ils étaient convenablement employés, pourraient être efficaces, les symptômes s'aggravent. Les discours et les façons de cette femme provoquent un tel trouble et un tel ébranlement de la sensibilité de la malade, que le médecin, à son arrivée, se trouve incapable de se reconnaître au milieu de ces symptômes contradictoires. Quels sont ceux dont il doit s'occuper, ceux qu'il peut négliger ? Il l'ignore, car les premiers semblent se dérober à son examen, tandis que les autres s'étalent avec l'importance d'une autorité illégitime. Tous ces phénomènes anormaux, à bon droit imputables à la mauvaise éducation de la garde, à l'antipathie qu'elle suscite, aux circonstances extérieures et qui ne dépendent guère des conditions internes et organiques de la malade, tendent naturellement à tromper et à égarer le médecin. Le ténesme vésical ou rectal, la boule ou le clou hystériques, les douleurs locales fugaces et atroces, les spasmes, un diabète insipide passager, l'aphonie, les vomissements hystériques, l'aménorrhée et tout un ensemble de symptômes parfaitement étrangers à la maladie primitive et n'ayant avec elle aucune relation caractéristique, tout cela, par son amplification même, peut si bien accaparer l'esprit du médecin que celui-ci court grand risque de s'engager dans une fausse voie.

Dans ces circonstances et, surtout s'il est inexpérimenté, le médecin peut se croire obligé de porter un pronostic fatal. Faisant fausse route et ajoutant à l'inquiétude au lieu de la dissiper, il fait d'autant plus de mal qu'il est médecin, — le médecin est nuisible, quand il n'est pas utile, — si bien que la malade peut finalement mourir, non pas d'hystérie, mais bien de la pneumonie, à laquelle on a permis de suivre son cours sans interruption, parce qu'on ne l'a pas reconnue.

Ou bien, si le médecin a suffisamment d'expérience, s'il a assez de tact pour reconnaître dans ce cas la manifestation hystérique ; mais si, d'autre part, il est très-occupé et, surtout s'il est blasé à l'endroit de l'hystérie, il fera son diagnotic à la hâte et prescrira en conséquence. Pendant ce temps, la maladie réelle fera des progrès rapides et, avant la prochaine visite du médecin, elle sera peut-être devenue incurable.

C'est précisément cette exagération trompeuse qui peut nous égarer et nous faire mal juger le danger soit en grandissant, soit en diminuant sa valeur, dans les cas où l'hystérie se complique d'autres maladies. Il est des renseignements, des signes objectifs qui ne méritent aucune confiance. Ils introduisent un élément mensonger dans les données cliniques ; d'où la difficulté de les découvrir et de leur assigner la valeur diagnostique et pronostique qu'ils méritent.

Traitement. — Avant de passer à la thérapeutique spéciale de cette affection, il est quelques considérations sur lesquelles nous devons insister, car elles sont essentielles au succès du traitement.

Remarques générales.

Cette maladie étant, par son origine et par sa nature, psychique, il est de la plus grande importance d'acquérir une telle influence sur l'esprit de vos malades, que vous puissiez facilement contrôler leurs manifestations, ou, tout au moins, les préparer à répondre promptement et efficacement à l'action de vos remèdes. Que de fois n'a-t-on pas guéri, d'une façon inconsciente, l'hystérie, sous une de ses formes innombrables, en occupant, en distrayant ou en dominant les facultés émotives. Ce sont là des expédients auxiliaires du traitement ; mais, parfois, ils sont si utiles qu'on n'a pas le droit de les négliger. Souvent une garde, par l'affabilité de ses manières, une voisine, par sa bienveillance, font mille fois plus qu'un remède fort bien choisi. La crainte, la foi, l'espoir, la confiance, la volonté, la raison, la distraction, la façon dont vous dirigez le traitement, la sympathie, la condescendance à certains moments et la résistance à certains autres, le changement d'air, de régime, d'habitudes, exercent une influence qui, si impalpable qu'elle soit, n'en est pas moins puissante et parfois indispensable. Repoussons-nous ces moyens, ou la malade n'est-elle qu'accidentellement soumise à leur action, les médicaments les mieux appropriés restent absolument inertes.

Médication morale.

Il est très-difficile de maîtriser et de guérir l'hystérie dans ses différentes formes. Ceux qui ont le moins d'expérience peuvent bien mécaniquement rassembler quelques symptômes et diriger contre eux une prescription *secundum artem.* Mais si l'on ne sait reconnaître les symptômes vrais et discerner la réalité des illusions, si l'on ne découvre pas la véritable origine des symptômes hystériques, si, enfin, on ne rétablit pas l'ordre dans le moral de la malade, on ne guérit pas la maladie.

Le vrai problème.

Les voies pour arriver à ce but sont nombreuses. Les hystériques, vous le savez, se distinguent par la bizarrerie; aussi faut-il un grand tact, qui ne s'acquiert que par l'expérience et l'observation, pour bien les diriger et les guérir d'une façon prompte et sûre.

Il m'est aussi impossible de vous indiquer ce qu'il faut faire dans chaque cas particulier d'hystérie que de vous définir l'odeur de la petite vérole ou de la rougeole. Mais, ce que je puis faire, c'est de vous donner quelques instructions générales qui vous seront utiles.

D'abord, si vous désirez traiter avec succès ce genre de maladies, gardez toujours « votre rang ». Il doit y avoir entre le médecin et ses malades une espèce de réserve qui l'investit d'une influence particulière et qui ne porte nulle atteinte à sa position dans le monde ou à sa réputation. C'est par cette réserve surtout qu'il aura prise sur les dames de sa clientèle qui paient un large tribut à l'affection dont nous nous occupons.

Du maintien, etc.

Par exemple, une femme délicate, impressionnable, nerveuse, ne profitera probablement guère des conseils d'un médecin dont les habitudes et les manières personnelles lui répugnent et qu'elle est forcée de supporter, sans l'estimer. Ici, comme en bien d'autres matières, les riens ont une grande importance. J'ai vu un confrère, habile et instruit, être congédié par une malade de ce genre parce qu'il « n'avait jamais une cravate convenable ». Sa mise négligée annihilait l'effet de ses médicaments et, au lieu de s'améliorer, l'état de sa malade allait en empirant pendant tout le temps qu'il continua à la voir. L'heureuse influence exercée par un médecin peut être paralysée par sa loquacité, un autre est trop taciturne, un troisième fait trop de questions, un quatrième n'en fait pas assez, l'un apporte trop de nouvelles du voisinage, l'autre ne parle que de son école de médecine, de son église, de son cercle ou de son parti politique, l'un a trop mauvais caractère, tandis qu'on reproche à l'autre d'être « vraiment trop bon ».

Importance des plus petites choses.

Ce n'est là qu'une liste bien incomplète de ces petits détails personnels qui peuvent, surtout dans les maladies de ce genre, neutraliser l'effet curatif des meilleurs médicaments. Gardez-vous bien de les supposer insignifiants uniquement parce qu'il n'en est pas question dans les livres classiques. Tout ce qui, d'une façon quelconque, fait obstacle à la guérison, a de l'importance et mérite votre attention. Henreusement, la plupart de ces petites vexations peuvent être évitées. Vous n'excellerez pas tous assurément à obtenir la confiance de vos malades et à les amener à cet état d'obéissance qui est le plus favorable à leur guérison. Mais chacun de vous peut, par l'éducation, acquérir assez de tact, et apprendre à se prêter suffisamment aux caprices et aux circonstances pour multiplier ainsi les ressources dont il dispose.

Sympathie, incompatibilité.

Il faut aussi qu'il y ait entre la malade atteinte d'hystérie et le médecin qui la soigne une mutuelle sympathie. Bien des fois, j'en suis convaincu, lorsqu'il existe entre ces deux personnes incompatibilité de goûts et de caractère, le médecin voit échouer tous ses traitements et fait plus de mal que de bien. En pareille occurrence, je n'hésite pas à me retirer et à conseiller à la famille d'appeler un de mes confrères. Je fais comprendre que, pour une raison qui m'échappe, mes médicaments n'ont pas de prise sur la malade qui se trouvera très-bien d'un changement de traitement. On n'hésite pas, dans des cas de ce genre, à congédier des assistants ou une garde dont la présence trouble et énerve la patiente. Pourquoi cette règle ne nous concernerait-elle pas aussi? Une figure, une thérapeutique nouvelles ont-elles le pouvoir de produire dans le moral de votre cliente une modification que vous désirez sans l'obtenir, recourez donc à ce moyen. Par la manière dont il impressionnera votre malade, il la guérira souvent, sans qu'il y ait lieu de la droguer. Voilà une personne qui vous quitte, soit ; mais il y a dans la clientèle un roulement de malades qui, un jour ou l'autre, vous en rendra une à qui, précisément, conviendront vos manières, votre figure, etc., alors qu'un de vos confrères avait eu le don de lui déplaire.

Narcotiques et antispasmodiques.

Au lieu de se rendre maître des manifestations émotives et des souffrances hystériques par le tact personnel, par cette attitude, et par cette espèce de magnétisme dont je viens de vous parler, on essaie souvent de placer ces malades sous l'influence calmante des narcotiques ou de divers antispasmodiques. D'une façon générale ces médicaments sont nuisibles, ils ne doivent être administrés qu'avec grande réserve, et dans des circonstances exceptionnelles. Le mieux est même de ne jamais s'en servir.

Objection à leur emploi.

Si, de nos jours, l'on rencontre tant de femmes nerveuses, c'est précisément parce que l'usage de ces substances tend à devenir universel. Chaque mois voit pour ainsi dire éclore un nouveau spécifique. Il y a des centaines et des milliers de femmes qui seraient en excellente santé, si elles n'étaient pas les esclaves du bromure de potassium ou de l'hydrate de chloral. L'usage habituel de ces médicaments engendre d'ordinaire une prédisposition aux troubles nerveux qui va toujours en augmentant. N'y aurait-il pas d'autre raison pour les rayer de nos formules, que nous ne devrions pas administrer ces drogues à la légère pour éviter cette pernicieuse habitude dont je viens de parler.

Leurs indications.

Il y a toutefois de ces cas exceptionnels, dans lesquels il serait peu rationnel de repousser de pareils moyens de soulagement. Lorsqu'à la suite d'une douleur, d'une fatigue, d'une excitation excessives, il nous est absolument impossible de procurer autrement un calme impérieusement réclamé, il est utile d'y recourir. Mais, je le répète, ce sont là des exceptions qui nous forcent à choisir entre deux maux. Il vaut quelquefois mieux amener de force le sommeil, annihiler momentanément les centres nerveux et courir les risques d'un pareil expédient, que de laisser la malade s'user dans l'agitation, les souffrances et l'insomnie prolongées.

Quant à la convenance et à l'utilité de la stimulation alcoolique dans les états d'affaiblissement nerveux qui prédisposent aux troubles hystériques ou qui les accompagnent, c'est un point sur lequel les médecins ne sont pas d'accord.

Stimulation alcoolique.

Une école, dont le Dr Skey est le représentant moderne (1), considère l'alcool comme indispensable et veut qu'on le donne largement et sous toutes les formes. Au contraire, une autre école, que l'on pourrait appeler l'école prohibitive, soutient d'une façon non moins affirmative que l'alcool, sous quelque forme que ce soit, est toujours nuisible.

Ce désaccord soulève une question qu'il est impossible de trancher dans un cours. Si vous êtes convaincus que ces agents sont utiles contre les désordres de la nutrition et de la vitalité, si souvent prédominants chez les malades de ce genre, votre devoir sera d'en prescrire l'usage modéré et passager. Si vous avez besoin de soutenir l'énergie vitale dans un des cas de faiblesse poussée à l'extrême et si vous pensez que l'alcool, le thé, le café diminueront la désassimilation et deviendront pour l'organisme « la caisse d'épargne des tissus », suivant la comparaison pittoresque de Moleschott, vous auriez tort de vous en abstenir.

Dans certaines circonstances, il peut être tout aussi nécessaire de fournir à l'organisme des matériaux rapidement oxydables, que dans d'autres il est indispensable de lui fournir de l'oxygène. Je pourrais vous affirmer que le vin, l'eau-de-vie, le whiskey, n'ont jamais rendu le moindre service dans l'hystérie ; cela ne changerait rien aux faits. L'observation personnelle est toujours trop limitée pour autoriser de pareilles affirmations. Et d'ailleurs, ces règles arbitraires n'ont pas de base solide. J'ai vu des femmes faibles, nerveuses, délicates, devenir des invalides, et s'aliter pendant des mois et des années parce que leur médecin leur avait obstinément refusé le léger stimulus dont elles avaient besoin et dont l'emploi passager les aurait remises sur pied, sans déterminer la moindre conséquence fâcheuse.

Inconvénients du dogmatisme.

Si j'en juge par ma propre expérience, ce qu'il y a de mieux à faire c'est d'établir avec soin vos distinctions et de prescrire l'une ou l'autre des différentes préparations alcooliques, alors seulement qu'on ne peut s'en dispenser et lorsqu'il n'y a aucun danger spécial de réveiller une vieille habitude ou d'en créer une nouvelle qui aboutirait à l'intempérance. Ce sont des choses bien différentes de donner le vin ou l'eau-de-vie jusqu'à narcotisme complet, ou d'en prescrire l'usage persistant jus-

Usage modéré des stimulants.

(1) *Skey. On Hysteria. A. Simpson and Co. N. Y.*, 1867.

qu'à ce que la malade tombe dans l'alcoolisme chronique, ou bien d'employer ces mêmes agents d'une façon judicieuse et temporaire, à titre de stimulant et d'expédient dans un cas donné. Laissez-moi d'ailleurs vous rappeler que les risques de voir se développer l'ivrognerie sont cent fois moins grands chez la femme que chez l'homme.

Exercice.

L'exercice doit être réglé avec le plus grand soin. Beaucoup de femmes se fatiguent outre mesure, tout en prenant, à proprement parler, très-peu ou pas d'exercice. Ce n'est pas, chez le plus grand nombre de ces femmes, que tout leur temps ne soit occupé; ce qui leur manque, c'est l'excitation d'occupations variées. Elles tournent dans leur vie intérieure comme dans un cercle vicieux, dans lequel le travail et les soucis alternent de la façon la plus monotone. Ce qu'il faudrait à ces personnes, ce serait une diversion, un exercice à la fois physique et intellectuel, qui assurerait le jeu régulier de toutes leurs facultés. Si vous avez affaire à une femme qui use toute son énergie nerveuse dans les petits soins du ménage, modifiez ses habitudes et demandez au monde extérieur quelques-unes de ses distractions ; l'air pur, le soleil, la société, les voyages, la musique, la littérature, une domestique de plus dans la maison, sont autant d'éléments qui contribueront au succès de votre traitement et de vos ordonnances.

Hystérie dans les « classes supérieures ».

Chez les femmes qui appartiennent à ce qu'on appelle les « classes supérieures », et dont la vie n'est qu'une longue oisiveté, la prédisposition à l'hystérie est souvent entretenue ou acquise. Chez beaucoup d'entre elles, l'origine de cette affection remonte à leur séjour à la pension. La vie de *boarding-house* et d'hôtel est, en Amérique, le berceau de l'hystérie. Ses victimes, sans occupations convenables ou continues, sont soumises à ces perturbations, à ces excitations, à ces déceptions qu'engendre le frottement social et qui sont si préjudiciables à la santé. Chez ces personnes, le système nerveux est profondément atteint. Leur existence artificielle et sans but leur laisse un excès de loisirs qui peuvent être fort mal employés. Il est presque impossible à une femme jeune ou d'un âge moyen, pour peu qu'elle soit bien douée et possède quelques attraits, d'éviter les dangers d'un pareil *home*, si tant est que de pareilles maisons méritent ce nom.

Occupations domestiques.

Comme il ne vous sera pas toujours possible de placer ces malades dans les conditions que vous désirez, non plus que de les diriger à votre gré, vous serez forcés de combattre les influences de cette nature à l'aide des moyens les plus pratiques dont vous disposerez. Si elles en ont les moyens et si elles y consentent, engagez-les, autant que possible, à se faire un

« *chez soi* » où les soins du ménage puissent absorber une partie de leur temps et de leur attention. Nombre de femmes seraient guéries de leurs tendances hystériques le jour où elles seraient confortablement installées chez elles et soustraites à jamais à ces inévitables influences corruptrices dont je viens de parler. Il est quelquefois absolument essentiel de faire quitter une maison où les affaires de chacun sont celles de « tout le monde » et où les femmes n'ont rien à faire. Avec un peu de tact, vous pouvez beaucoup aussi sur ces malades en les occupant à quelque travail utile ou instructif. L'une s'intéressera peut-être à une série de lectures que vous lui aurez indiquées. Une autre pourra oublier ses souffrances, si elle se remet à la musique, au français ou à l'allemand, ou si elle participe à l'une quelconque de ces œuvres ou de ces missions charitables dont s'occupent tant aujourd'hui quelques femmes éminentes. L'une devrait voir plus de monde, l'autre en voir moins. Toutes ont besoin d'une distraction quelconque, d'une occupation intellectuelle qui les fassent sortir d'elles-mêmes et surtout qui détournent leurs idées de la stimulation et de la satisfaction morbides de l'appétit génésique.

Culture intellectuelle.

Vous aurez quelquefois à combattre l'influence de chagrins domestiques qui, par l'agacement et les froissements qu'ils provoquent, arrivent à maintenir dans un état perpétuellement maladif les femmes prédisposées à l'hystérie. Il suffit quelquefois alors de faire congédier une domestique ou d'empêcher votre cliente de trop se familiariser avec les personnes de son voisinage, afin d'éviter des souvenirs ou des relations désagréables au premier chef.

Chagrins domestiques.

L'irritabilité hystérique est souvent accompagnée ou bien provient de certaines dispositions malheureuses du caractère, de la jalousie par exemple. Il est certainement plus facile de prescrire que de procurer à ces femmes le contentement qui leur manque. Mais si quelquefois les préceptes que vous donnez, les exemples que vous citez peuvent accomplir des merveilles, il y a toujours grand risque pour vous, comme pour ceux qui veulent rétablir la paix dans un ménage, à entreprendre pareille mission. Je me suis longuement étendu sur des détails qui paraissent être, au premier abord, de pures banalités et qui sont, je vous le répète, de la dernière importance dans le traitement de l'hystérie. Ces choses-là ne sont exposées nulle part et, croyant à leur utilité, je voulais vous les faire connaître. Puis-je avoir réussi !

LEÇON DIX-NEUVIÈME

Traitement de l'hystérie (*Fin*).

Messieurs,

Depuis les sages-femmes grecques qui, suivant Galien, ont été les premières à employer le mot *hystérie*, le traitement de cette maladie a été divisé en deux parties : traitement pendant l'attaque, et traitement entre les attaques.

Il vous faut savoir ce que vous avez à faire lorsque vous êtes appelés auprès d'une femme qui a une attaque d'hystérie. D'abord, restez en pleine possession de vous-mêmes, ne perdez pas la tête. Ne vous laissez surprendre par rien. Soyez froids et rassis. Considérez les manifestations les plus étonnantes comme des choses parfaitement naturelles. Ne vous hâtez pas de vous prononcer sur le résultat. Réservez votre pronostic et, avant tout, ne laissez voir ni tristesse ni abattement. Faites placer la malade sur un lit ou sur un sofa, de façon à ce qu'elle soit à l'aise.

Traitement pendant l'attaque.

Qu'on lui soulève légèrement la tête et qu'un des assistants la soutienne, si cela est nécessaire. Ordonnez de baigner le front et la figure avec de l'eau fraîche ou froide, ou bien faites appliquer sur les tempes et sur le front des compresses froides. Que l'air pénètre librement dans la chambre ; cela ne vaut que mieux, s'il vient directement de la croisée sur la face de la malade, qu'il faudra aussi éventer. Enlevez tout ce qui gêne, corset, jarretières, etc. Que la robe soit largement ouverte, surtout à la gorge, et n'employez la force que juste assez pour empêcher la malade de se blesser elle-même ou de blesser les autres.

Les moyens ordinairement employés pour ranimer la malade consistent à lui faire respirer de l'esprit de camphre ordinaire, de l'ammoniaque, du musc, de l'eau de Cologne, du chloroforme, de l'éther, de l'alcool, du vinaigre, les vapeurs d'une plume brûlée ou d'une allumette enflammée.

Moyens pratiques.

Les sinapismes, les bains de pieds ou de siége chauds, les frictions vigoureuses opérées par une personne saine, les affusions froides sur la tête ou la colonne vertébrale, les applications de chaleur et d'électricité, les lavements de cognac, de café, de camphre, d'éther sulfurique, d'eau glacée ou d'une solution d'un sel de valériane comptent parmi les moyens pratiques que l'on peut essayer avant que la malade puisse avaler un liquide. Quelquefois, le paroxysme est immédiatement soulagé par une pression un peu ferme exercée sur l'hypogastre. Plus souvent, il disparaît insensiblement sous l'influence de soins délicats, du repos et d'une sympathie qui tend à adoucir et à calmer l'exagération des impressions. On peut aussi y mettre un terme en faisant sortir de la chambre une personne, assurément bienveillante, mais particulièrement antipathique à la malade.

Si l'attaque a été provoquée par la colère, par quelque froissement imaginaire, par un désappointement, une inquiétude morale ou un chagrin, on évitera qu'il ne soit fait, à portée de la malade, aucune allusion à la cause ou aux conséquences possibles de l'attaque. On aura même grand soin de changer complétement le cours de la conversation, si tant est que l'on cause dans la chambre, afin de ne pas prolonger le désordre. Tout ce qui se dit doit être calculé de façon à détourner l'attention de la malade et rendre ainsi indirectement à la volonté son empire sur les émotions ; car, lorsque celles-ci dominent, c'est jeter de l'huile sur le feu que de répéter à votre cliente qu'elle est malade. Ce qu'il y a de mieux à faire, c'est de parler de quelque chose qui soit absolument étranger à son état actuel ou à ce qui la touche de près et de forcer son entourage à prendre part à vos discours. C'est un procédé très-doux de contre-irritation, ou de diversion, très-utile à la malade qui se calmera, à son insu, grâce à votre tact.

Précautions. Tact.

Quelques médecins ont l'habitude de gronder la malade, de déclarer dédaigneusement « qu'elle n'a rien, que ce n'est que de l'hystérie » et de refuser de faire quoi que ce soit pour elle. Ce procédé est positivement cruel et ne convient pas à notre profession ; car, tant que dure la souffrance, elle est aussi réelle que dans toute autre affection et la patiente mérite tout autant de sympathie et de soulagement. Les médecins sont les serviteurs de leurs malades et lors même qu'on vous envoie chercher, au milieu de la nuit, à l'église ou en soirée, pour vous rendre auprès d'une hystérique, vous devez vous munir d'une aussi bonne volonté que si l'on vous appelait pour une péritonite puerpérale, ou autre affection grave.

Pas de brusquerie.

Le plus souvent, toutefois, le paroxysme sera terminé avant votre arrivée. Si la malade garde un silence obstiné et refuse de répondre à vos questions, faites votre ordonnance et attendez la fin de ce mutisme. Cette espèce d'indifférence boudeuse de votre part terminra la crise et, après avoir abondamment pleuré, votre cliente deviendra communicative à son tour.

État taciturne de la malade.

Relativement au traitement à prescrire dans l'intervalle des paroxysmes, je veux de suite vous recommander instamment de ne pas vous laisser égarer par les symptômes incidents ou étrangers qui sont si communs dans toutes les formes de l'hystérie. J'ai souvent pensé que si nous pouvions traiter nos hystériques exactement comme nous sommes forcés de traiter les nouveau-nés, quand ils sont malades, c'est-à-dire sans tenir compte de leurs sensations subjectives, le traitement spécial de cette maladie serait de beaucoup simplifié et plus souvent couronné de succès. Cette interprétation fausse et exagérée des symptômes douloureux dans l'hystérie a maintes fois fait souhaiter aux médecins d'avoir des clientes aussi muettes que des enfants au berceau.

Traitement dans l'intervalle des attaques.

Je sais qu'il est très-difficile d'écarter les symptômes dépourvus de valeur, sans en éliminer en même temps quelques-uns qui ont une signification et une importance véritables et cependant je vous avoue franchement que, à mon avis, la plupart des symptômes et particulièrement ceux qui sont recueillis de la bouche même d'une hystérique, n'ont aucune espèce de valeur pratique. Vous ne pouvez aucunement vous baser sur eux. C'est un ensemble complexe où l'on trouve de l'artifice, de la finesse, de la fourberie, de l'invention, un état morbide de l'imagination, des souffrances réelles, des irritations réflexes de tout genre, une confusion au milieu de laquelle on ne peut se reconnaître. Un médecin, de mes amis, compare les hystériques « à des kaléidoscopes pathologiques ». Il est si absolument impossible de faire une prescription qui couvre la totalité des symptômes que, dans beaucoup de cas, vous serez obligés de renoncer même à cette idée ; car, lorsque les manifestations de la maladie sont aussi changeantes que les nuances du caméléon, quand elles sont inconciliables, incompatibles, contradictoires comme elles le sont souvent, il faudrait employer autant de médicaments qu'il y a de symptômes et encore faudrait-il changer ces médicaments plusieurs fois par jour.

Symptômes à éliminer.

Les symptômes sont trop variables pour relever d'un seul médicament.

Voici un programme de traitement appelé, je crois, à donner de meilleurs résultats que ceux de la méthode actuellement suivie. Il vous faut agir : 1° *contre la diathèse hystérique* et 2° *contre les symptômes qui appartiennent en propre à la lésion dont l'attaque hystérique est soit la conséquence, soit une coïncidence.* Tous les médecins reconnaissent la signification pratique des diathèses rhumatismale, goutteuse, tuberculeuse et syphilitique. Ils en tiennent compte dans le traitement de presque toutes les maladies dont l'existence de ces diathèses peut compliquer ou modifier la symptomatologie. La prédisposition hystérique n'est pas moins accusée et ne mérite pas moins d'être prise en considération. Son traitement relève plutôt d'une bonne hygiène prophylactique que de la thérapeutique. Il a pour but d'écarter toutes les causes qui peuvent donner naissance à ce trouble nerveux ou le perpétuer, de régler l'exercice physique et intellectuel de la malade, sa nourriture et son sommeil, sa vie sociale et domestique, bref, tout ce qui peut influencer le fonctionnement de son système nerveux. Toutes ces questions acquièrent une grande importance lorsqu'il y a une tendance constitutionnelle à l'hystérie. Et soyez persuadés que la santé ne saurait être maintenue tant que les conditions physiologiques nécessaires à son rétablissement durable ne sont pas réalisées.

Règles générales.

Diathèse hystérique.

La connaissance de cette diathèse hystérique vous aidera quelquefois dans le choix des médicaments. Les relations de *Belladona*, *Ignatia*, *Caulophyllin*, *Agaricus*, *Hyoscyamus*, *Lilium tig.*, *Gelseminum*, *Moschus*, *Valériana* et de l'éther avec cette prédisposition spéciale sont bien connues des médecins. Ces médicaments sont quelquefois administrés avec de très-bons résultats comme prophylactiques et peuvent même finalement faire radicalement disparaître la maladie. Ils peuvent être également utiles à titre de médicaments intercurrents. Le choix que vous aurez à faire entre eux dépendra d'un petit nombre de symptômes objectifs, principaux et « caractéristiques ».

Médicaments propres à la combattre.

Ce sont les maladies de l'appareil génital qui accompagnent le plus souvent l'hystérie. Dans un grand nombre de cas, on note des troubles de la menstruation. La guérison de la dysménorrhée, de l'aménorrhée, de l'insuffisance ou de l'abondance des règles, de leur irrégularité ou de leur excès de fréquence doit précéder toute entreprise contre les symptômes de l'hystérie. Ce sont ces affections que doivent surtout viser vos ordonnances qui ne doivent tenir compte des manifestations hystériques que dans la mesure nécessaire pour combattre la prédisposition dont j'ai parlé. L'indication capitale est de guérir l'irrégularité menstruelle ; après quoi, les symptômes contingents disparaîtront d'eux-mêmes. Supprimez la cause, l'effet disparaîtra. Guérissez

Troubles menstruels coïncidents.

la lésion essentielle et les symptômes sympathiques, nerveux, accidentels s'évanouiront.

Etude attentive des symptômes légitimes.

Cette manière de procéder vous permettra de distinguer les symptômes légitimes, sur lesquels on peut s'appuyer de ceux qui ne méritent pas créance. Ce n'est pas à dire, toutefois, que ces derniers ne doivent pas être étudiés de près et consciencieusement aussi bien que la médication qu'il convient de diriger contre les troubles de la menstruation. Vous aurez à remédier à ces désordres, quels qu'ils soient, en ne tenant que peu ou point de compte des phénomènes hystériques, si bruyants et si tapageurs qu'ils puissent être.

Lésions concomitantes de l'utérus, des ovaires, etc.

La même règle s'applique aux affections organiques des ovaires et de l'utérus, aux déplacements utérins, à l'ulcération, à l'hypertrophie et aux néoplasmes de la matrice, à la leucorrhée, à l'avortement et à ses conséquences, à l'irritation de la vessie ou du rectum, à l'inflammation et à l'ulcération de ces mêmes organes, toutes lésions qui accompagnent fréquemment l'hystérie. Les symptômes qui appartiennent en propre à chacune de ces affections sont ceux qui ont la plus grande importance et ce sont eux qui fournissent les véritables indications pour la guérison de la maladie. Il n'y a aucune objection à l'emploi d'un médicament intercurrent, administré en vue de soulager ou de faire disparaître un délire passager, la boule ou le clou hystérique, un point de côté ou une douleur sous-mammaire ; mais votre objectif principal devra être la reconnaissance et le traitement de la lésion d'où proviennent ces nombreux symptômes qui ne font que la surcharger en quelque sorte.

Lésions secondaires.

Il en sera de même aussi des désordres gastriques et digestifs, hépatiques, cardiaques, cérébraux, spinaux et rénaux, qui accompagnent quelquefois l'hystérie. Ces complications rendent la guérison plus difficile encore. Car elles peuvent être et elles sont souvent consécutives elles-mêmes à quelque désordre intra-pelvien. Dans ces circonstances, vous serez forcés d'analyser les symptômes, de remonter à leur cause première et, dans le choix du médicament, de reconnaître l'importance relative des symptômes utérins et ovariens.

Désordres utéro-gastriques et utéro-cardiaques.

Ainsi, dans un cas où il existe des désordres utéro-gastriques ou utéro-cardiaques, les symptômes qui se rapportent à la lésion des viscères pelviens peuvent guider dans le traitement d'une façon bien plus sûre que les symptômes gastriques ou cardiaques, considérés isolément. Une de mes malades avait des vomissements rebelles que la médication interne la mieux appropriée ne parvenait pas à soulager. Outre ces vomissements, elle présentait des symptômes hystériques très-variés qui inquiétaient énormément sa famille. Finalement, convaincu que, chez elle, la cause éloignée de la maladie se trouvait dans le bassin, je proposai une exploration vaginale. Le toucher me révéla l'existence d'un prolapsus utérin. Je replaçai l'utérus et le maintins en position et, non-seulement, les vomissements cessèrent; mais, à dater de ce jour, les symptômes hystériques furent guéris du même coup.

Observation.

Une autre dame avait de violents accès de palpitations cardiaques. Son médecin avait déclaré qu'elle était positivement atteinte d'une affection organique du cœur. Les palpitations survenaient après les promenades à cheval ou à pied, la défécation et le coït. Elles s'étaient renouvelées pendant plus de trois mois, à des intervalles variables, lorsque je fus appelé auprès d'elle. Le système nerveux était tellement affecté que ces paroxysmes avaient fini par développer une sorte d'attaque hystérique. L'examen au spéculum me révéla l'existence d'une érosion d'une très-grande partie de la lèvre antérieure de l'orifice utérin. Je fis quelques applications de collodion riciné, je prescrivis la position horizontale et, en quinze jours, la maladie de cœur et les complications hystériques avaient complétement disparu. Ni l'une ni l'autre de ces deux affections n'ont reparu durant ces trois dernières années.

Observation.

Ces cas sont exceptionnels, mais ils montrent bien la nécessité d'attaquer le mal dans sa racine, toutes les fois que cela est possible, au lieu de se contenter d'élaguer par ci par là quelques branches, c'est-à-dire un symptôme, voire un syndrôme.

L'hystérie, lorsqu'elle survient à l'époque de la ménopause, pendant la grossesse, l'accouchement, l'état puerpéral ou l'allaitement, demande que, dans notre traitement, nous tenions compte de ces divers états qui, dans la production ou dans les modifications de ses symptômes, jouent le rôle de facteurs principaux.

Autres complications.

Pendant le courant de l'hiver, j'aurai souvent l'occasion d'appliquer ces règles générales du traitement de l'hystérie. Je puis donc me dispenser ce matin de vous infliger, à ce propos, une leçon de thérapeutique spéciale. Je me bornerai, pour le moment, à vous rappeler qu'autre chose est de mettre un terme à une attaque d'hystérie à l'aide des moyens que n'importe quelle vieille garde-malade pourrait conseiller ou employer, et de traiter à fond les diverses formes de cette maladie d'une façon intelligente et victorieuse. Car il n'est pas de maladie qui soit aussi compliquée, aussi énigmatique, aussi persistante et qui mette le médecin à une plus rude épreuve. Et, pourtant, il n'en est aucune qui soit plus susceptible de s'amender sous l'influence d'un traitement rationnel, persévérant et convenablement approprié.

Ulcère irritable du col de l'utérus.

OBSERVATION. — Mrs. B..., âgée de quarante ans, est malade depuis deux mois. Toutes ses souffrances ont pour siége la région épigastrique. Elle est sujette à des douleurs crampoïdes dans le creux de l'estomac, douleurs qui sont quelquefois assez vives pour mettre sa vie en danger. Ces paroxysmes n'ont aucune relation avec les repas et ne sont influencés ni par la nature, ni par la qualité des aliments, pas plus qu'ils ne sont calmés ou aggravés par le fait même de manger. Ils se reproduisent aussi bien la nuit que le jour. Mrs B... a de légères nausées, mais pas de vomissements, une soif vive et de la constipation. La langue est pâle, mais sans enduit; les lèvres sont dépouillées et la muqueuse buccale paraît devoir s'ulcérer facilement, comme dans la stomatite maternelle. Mrs B... est mère de quatre enfants, dont le plus jeune a trois ans. Elle n'a jamais eu de stomatite. Elle a toujours été régulièrement menstruée; mais, depuis quelques mois, elle a remarqué que l'écoulement était moins abondant qu'autrefois. Elle n'éprouve aucune gêne dans le bassin; mais, par moments, elle est incommodée par une abondante leucorrhée purulente qui l'affaiblit beaucoup. L'écoulement augmente après un exercice prolongé, tel qu'un savonnage, une longue promenade à pied. Mrs B... suit depuis quelques semaines un traitement pour ses troubles gastriques, mais elle n'en a retiré aucun soulagement.

Relations réflexes de l'utérus et de l'estomac.

Il n'est pas de fait physiologique plus certain et plus significatif que la relation réflexe qui unit l'utérus et l'estomac, ou pour mieux spécifier, le col de l'utérus et l'estomac. Cette pauvre femme souffre d'une irritation utéro-gastrique qui est assez marquée pour lui rendre l'existence misérable et lui causer de grandes douleurs. Mais les souffrances sont exclusivement localisées à l'épigastre. D'après le simple exposé qu'elle nous a fait des symptômes, personne ne suspecterait une complication utérine. La leucorrhée elle-même pourrait n'être pas nécessairement due à une ulcération. Elle pourrait être catarrhale et, vu l'âge de la malade, de nature critique, d'autant mieux que la quantité de l'écoulement menstruel va en diminuant graduellement.

Le spéculum n'est pas toujours nécessaire.

Comme, dans la clientèle privée, il n'est pas toujours utile, ni nécessaire de soumettre la malade à un examen au spéculum, le mieux est de se rappeler ces relations réflexes et de chercher s'il n'est pas possible de guérir la malade, sans recourir exclusivement, dans tous les cas, à ce moyen de diagnostic. Mais, lorsque la maladie de l'estomac, du cœur ou de tout autre viscère important ne cède pas à des médicaments bien choisis, vous êtes en droit de proposer l'examen des parties et d'aller rechercher la cause lointaine de l'affection jusque dans le bassin. Et, alors souvent, vous découvrirez certaine lésion qui était latente ou que l'on n'avait pas soupçonnée et qui suffit parfaitement à rendre compte et de la nature particulière de chaque symptôme et de sa résistance au traitement.

La lésion utérine peut être latente.

Il est un fait hors de conteste : une affection très-grave et très-étendue des organes pelviens peut exister, sans que son importance soit révélée par l'intensité des douleurs et même sans que personne, malade, ou médecin, ait soupçon de son existence. Il est extrêmement probable que l'ulcère que quelques-uns d'entre vous ont pu voir tout à l'heure chez cette femme, alors qu'elle était dans la salle d'examen, date du commencement de sa maladie. J'ai eu des exemples dans lesquels une lésion analogue avait dû exister pendant des mois, et même des années sans avoir jamais été reconnue. C'est là une omission aussi inexcusable que le serait celle qui consisterait à soigner pendant des mois la gorge ou les poumons d'un sujet, sans avoir jamais pratiqué l'examen physique des organes affectés.

Moyen d'enlever le mucus protecteur.

La surface de ces ulcères utérins, de ceux, du moins, qui sont bénins et non de nature maligne ou spécifique, est ordinairement recouverte soit de pus, soit d'un mucus onctueux, un peu gélatineux et analogue à du blanc d'œuf. C'est un enduit protecteur qui doit être enlevé avec les plus grandes précautions ; sans quoi, la surface libre de l'ulcération pourra être lésée et son aspect notablement modifié. On place un peu d'ouate ou d'éponge douce entre les mors de la pince, on introduit, avec précaution, l'instrument, à l'aide du spéculum et on le fait tourner une ou deux fois sur son axe, très-doucement et très-prudemment. On peut ainsi enrouler le mucus autour de l'ouate et l'enlever de la surface de l'ulcère, sans que celui-ci soit, le moins du monde, atteint. Mais, si on essaie de le balayer brusquement, l'examen ne rendra presque aucun service pratique, au moins en ce qui touche le diagnostic différentiel de l'ulcération utérine.

Aspect de l'ulcère.

L'ulcère irritable est irrégulier dans son contour et de profondeur variable. On dirait qu'il a été taillé à « l'emporte-pièce » et sa base est fortement déprimée au-dessous du niveau de la muqueuse qui revêt le col de l'utérus. Cette muqueuse est quelquefois rouge, enflammée et même œdématiée ; mais d'autres fois, comme dans le cas actuel, elle est presque aussi incolore que du cartilage. Le fond de l'ulcération est d'une teinte rouge foncé et ses vaisseaux sont tellement engorgés de sang veineux qu'il prend une couleur presque noire. Les granulations sont très-vasculaires et saignent au moindre attouchement. Ces malades se plaignent quelquefois d'un léger écoulement de sang après l'exercice et après le coït.

Cette ulcération indique une diminution de la vitalité. Comme les ulcères irritables de la face antérieure de la jambe, dont vous avez vu des exemples à la clinique chirurgicale, elle dépend d'un état morbide général de l'organisme et d'une altération de la santé du sujet. Il y a presque toujours des troubles de l'appareil digestif. Les autres muqueuses ne sont pas saines; elles sont pâles, s'enflamment aisément et s'ulcèrent rapidement. L'état des lèvres et des ailes du nez chez cette pauvre femme confirme cette assertion. Elles ont un aspect nacré, exsangue et la langue a l'apparence déchiquetée que l'on rencontre dans les cas d'ulcérations de mauvaise nature. Les gencives ne sont pas saines et l'on est autorisé à croire que la muqueuse de l'estomac participe, dans une certaine mesure, à cette tendance à l'inflammation et à l'ulcération. De là, sans doute, les troubles digestifs, l'inanition, la mauvaise santé générale et l'ulcération utérine qui, avec la leucorrhée consécutive, constituent des sources toujours croissantes de faiblesse et de maladie.

Signe d'affaiblissement de la vitalité.

Mais il ne faudrait pas supposer que ce genre d'ulcération ne se rencontre que chez les femmes des classes les plus pauvres de la société. On a vu quelquefois cette affection se manifester, d'une façon très-marquée, chez les personnes qui ont, comme l'on dit, « trop bien vécu ». Chez celles-ci, les troubles digestifs et l'altération des fonctions nutritives, résultent des excès et des irrégularités de nourriture de l'abus du vin ou des spiritueux. Il se développe chez elles un tempérament irritable, nerveux, qui les a prédisposées à ce genre de cachexie. Cette affection peut aussi succéder à une perte de sang excessive comme les hémorrhagies de l'avortement; enfin, elle peut être due à un allaitement trop prolongé.

Cette affection ne frappe pas exclusivement les classes pauvres.

Traitement. — Lorsqu'on a quelque raison de croire que l'ulcération utérine est déterminée ou entretenue par un désordre quelconque des fonctions digestives, il est de la dernière importance de corriger ce désordre, quel qu'il soit. On devra donc surveiller le régime avec grand soin et choisir des aliments de facile digestion et très-assimilables. Les substances albumineuses sont celles qu'il faut préférer. Les viandes maigres, le lait, les blancs d'œufs, les huîtres et le poisson pendant la saison, de bon pain, du riz et des farineux constituent une alimentation suffisamment variée. Les fruits fourniront un acide végétal qui est, quelquefois, un excellent antidote de cette cachexie. Si la digestion est difficile, les pê-

Guérison des troubles digestifs. — Régime, etc.

ches, les pommes, les poires et les cerises devront être cuites, surtout si ces fruits ont voyagé avant d'arriver au marché.

Il est important, dans le cas de cette nature, de soutenir, autant que possible, les forces de l'organisme, en fermant toutes les voies de déperdition par lesquelles s'échappe le peu de vigueur qui persiste. Il pourra être nécessaire, avant de traiter l'ulcération elle-même, de remédier aux hémorrhagies, à une lactation trop abondante ou trop prolongée, à la diarrhée, à la leucorrhée, aux sueurs nocturnes, à l'abondance de l'expectoration ou de la diurèse. L'air pur, le soleil, les distractions modérées, une conduite régulière, sont aussi nécessaires en ce cas qu'en tout autre.

Médication interne.

Les médicaments les plus fréquemment indiqués sont *Arsenicum alb.*, *Nitri*, *Muriatis* ou *Sulphuris acid.*, *Sulphur*, *Rhus toxicodendron*, *Baptisia tinctoria*, *Hydrastin* et *Arsenicum jod.* Des remèdes intercurrents peuvent être prescrits pour des symptômes incidents, mais nous n'avons pas à craindre de nous tromper beaucoup en prescrivant à Mrs. B. le premier de ceux que nous avons cités. Elle prendra *Arsenicum alb.*. 6, matin et soir, et nous rendra compte du résultat à la prochaine clinique.

Traitement local.

Mais il ne suffit pas, chez cette catégorie de malades, de se borner à régler le régime, l'exercice et l'hygiène extérieure. Il faut aussi employer un traitement local qui, s'il est bien choisi et bien dirigé, peut aider à la guérison. Bien que, comme je l'ai déjà fait remarquer, la nature improvise pour le col ulcéré un certain revêtement, celui-ci n'offre pas toujours une garantie suffisante contre le contact de l'air et des écoulements âcres ; de là, une interruption possible dans les progrès de la cicatrisation. D'ailleurs, si, dans une certaine mesure, ce mucus joue le rôle d'agent protecteur, il ne peut mériter le titre d'agent curatif. Aussi, nous paraît-il nécessaire de substituer à cet enduit naturel une espèce de vernis mieux approprié qui préserve la partie malade des influences nocives et possède, en même temps, une action thérapeutique. Vous pourrez quelquefois appliquer *Baptisia*, *Calendula*, *Hydrastin*, ou, si vous le préférez, le médicament que vous faites prendre à l'intérieur. La glycérine suffira quelquefois. Lorsque vous donnerez l'une ou l'autre de ces substances en injection, il faudra d'abord faire débarrasser le vagin de tout corps étranger, du mucus, etc., à l'aide d'un lavement d'eau pure. L'injection prise, la malade devra se coucher sur le dos, les hanches élevées et ne faire aucun mouvement du corps ou des épaules pendant assez longtemps. Ces injections peuvent être renouvelées deux ou trois fois par jour, suivant les circonstances. Lorsque l'écoulement leucorrhéique est purulent et abondant, comme dans le cas actuel, je préfère la teinture de *Calendula*, mélangée à de la glycérine.

Chez notre malade, il pourra se faire que les approches de la ménopause s'opposent quelque peu à la cure prompte et radicale de l'ulcération. Toutes les formes d'ulcération utérine guérissent plus lentement et moins sûrement à l'âge critique ; l'ulcère irritable a, en outre, une tendance spéciale à la chronicité et, même une fois cicatrisé, il peut de nouveau s'ouvrir.

Diagnostic différentiel de la grossesse.

Observation.— Mrs..., âgée de trente-neuf ans, n'a pas eu ses règles depuis ces quatorze derniers mois. Vers l'époque où elles s'arrêtèrent, elle fut atteinte de dysenterie grave qui dura quatre semaines et qui fut accompagnée et suivie d'une inflammation manifeste de la vessie, du vagin et, peut-être aussi, de l'utérus ; le rétablissement fut très-lent. Cinq mois et demi après, elle se maria. Son mari ne demeura que deux jours avec elle, puis il l'abandonna, sous prétexte d'affaires dans un État éloigné. Pendant ces deux jours, il y eut seulement deux tentatives de coït, sans pénétration complète de l'organe mâle. Ces inutiles tentatives procurèrent d'atroces douleurs à notre sujet.

Depuis ce temps, c'est-à-dire depuis huit mois et demi, le mari n'a point reparu. Il y a quatre mois, Mrs... remarqua un changement dans la forme de son abdomen qui grossissait surtout dans les régions inguinale et hypogastrique gauches. Quelquefois, la tumeur diminue notablement pour revenir ensuite à son volume antérieur. La seule sensation anormale éprouvée par Mrs.... ressemblait au gargouillement d'un liquide qui semblait passer de l'hypochondre gauche à l'ombilic. L'abdomen est maintenant aussi volumineux que celui d'une femme enceinte de huit mois et demi ; mais, l'augmentation de volume occupe surtout le côté gauche. Mrs.. n'a ni mal au cœur, le matin, ni appétit capricieux, ni troubles urinaires, ni céphalalgie depuis qu'elle s'est mise dans le cas d'être enceinte. Les seins ont un peu augmenté de volume et sont sensibles, l'aréole est parfaitement distincte autour du mamelon. L'auscultation de l'abdomen révèle un bruit qui ressemble au souffle placentaire, mais qui n'est pas très-net. Malgré des recherches répétées, nous n'avons pas réussi à percevoir les bruits du cœur fœtal.

La génération est un acte absolument physiologique et n'implique nécessairement aucun processus morbide. Elle provoque cependant des accidents nombreux et les modifications qu'elle détermine dans les organes du bassin et de l'abdomen sont si accusées et rappellent si bien celles qui appartiennent à certaines maladies que le diagnostic de la grossesse est, par cela même, très-délicat et très-difficile.

Importance du diagnostic dans ces cas.

La grossesse touche à plus d'une question : position de la femme et de ses proches, sa situation dans la société au point de vue profane et religieux, fidélité matrimoniale, légitimité de la descendance, etc. Ajoutez, pour ce qui vous concerne, les questions purement professionnelles et celles relatives au traitement du cas qui vous est soumis. Ne quittez pas l'école sans être à même de rendre, en pareilles matières, des jugements irréprochables, car une erreur détruirait votre réputation d'habileté et de talent.

Suppression des règles.

Le cas qui vous occupe est très-intéressant sous tous les rapports. Les règles ont été supprimées pendant très-longtemps, et bien que, chez quelques femmes, la ménopause survienne avant la quarantième année, nous sommes en droit ici de ne pas attribuer à cette cause l'arrêt de la fonction menstruelle. S'il n'y avait ni tuméfaction de l'utérus, ni développement de l'abdomen, si nous ne trouvions aucun des autres signes de la grossesse, nous pourrions peut-être attribuer la suppression de l'écoulement cataménial à « l'âge critique ». Si la malade n'avait jamais eu d'affection des organes pelviens et si la suppression n'avait pas précédé son mariage, le cas serait bien différent. Dans les conditions présentes, nous devons nous souvenir que bien d'autres causes que la conception peuvent interrompre la régularité de la fonction cataméniale. L'inflammation d'une portion quelconque de l'appareil génital interne, du vagin, de l'utérus, des trompes de Fallope ou des ovaires peut déterminer une aménorrhée qui nous fera croire à une grossesse. L'inflammation de la vessie, du rectum, de l'intestin et même des poumons peut, directement ou indirectement, produire le même effet. Les déplacements et les déviations de l'utérus arrêtent quelquefois les règles en oblitérant le canal cervical. La présence de polypes, de fibrômes, d'hydatides ou d'autres tumeurs dans l'intérieur de l'utérus peuvent produire mécaniquement des effets semblables. L'atrésie du col, consécutive à l'usage des caustiques ou d'injections fortement astringentes, ou à l'inflammation occasionnée par un pessaire mal fait ou mal ajusté, ou bien encore l'emploi maladroit ou intempestif des instruments, au cours d'un accouchement à terme ou prématuré, peut aussi déterminer la suppression des règles.

Signe incertain.

Aussi, tandis que ce symptôme est considéré par les femmes elles-mêmes comme un signe presque certain de grossesse, les médecins le tiennent-ils pour équivoque et nullement positif. C'est un signe sur lequel nous ne pouvons pas compter dans un cas donné. Cette femme n'a pas été réglée depuis quatorze mois. Cette période d'arrêt est par conséquent plus longue que celle de la gestation. Conclurons-nous nécessairement que Mrs... n'est pas enceinte parce qu'elle a dépassé le neuvième mois sans avoir mis un enfant au monde? La conclusion ne serait ni prudente, ni satisfaisante. Car, dans quelques cas, les règles s'arrêtent pendant des semaines et, même, pendant des mois, et la conception peut avoir lieu avant qu'elles ne soient rétablies. Cela se voit souvent chez de nouvelles accouchées qui deviennent de nouveau enceintes pendant qu'elles nourrissent, ou avant d'avoir eu leur retour de règles. Ainsi notre malade aurait pu avoir une suppression menstruelle pendant six mois, ou plus, puis devenir enceinte après son mariage et avant que les règles n'aient fait leur réapparition.

Il existe donc, à l'égard de ce symptôme, tant d'irrégularités, de complications et d'exceptions, qu'on ne peut pas le considérer comme un signe positif de grossesse : tout au plus, peut-on en faire un signe confirmatif. Considéré dans ses rapports avec les autres symptômes, il peut aider à établir le diagnostic ; mais, à lui seul, et pris isolément, il n'a que peu de valeur. Il y a une autre raison qui nous empêche de lui accorder une importance exclusive, c'est que, sur ce point, nous sommes toujours obligés de nous en rapporter à la bonne foi du sujet. Si la femme désire ardemment devenir mère, ou si, pour des motifs ultérieurs, elle tient à faire croire qu'elle est enceinte, elle peut bien affirmer que, depuis un temps donné, elle a cessé d'être réglée, alors qu'il n'en est rien. Ou si, d'autre part, elle veut induire le médecin en erreur, rien ne l'empêche d'affirmer que ses époques sont absolument normales, alors qu'en réalité, elles manquent depuis plusieurs mois.

Le mariage comme remède de la suppression menstruelle.

Quelques médecins ont l'habitude, pour remédier à la suppression menstruelle, de conseiller le mariage, sans tenir compte de la cause de cette suppression ni des conséquences que peut avoir ce conseil, s'il est suivi. Il est de mon devoir de vous prémunir contre cette pratique qui est des plus déplorables. Pour les quelques guérisons que l'on a pu obtenir ainsi, combien d'existences brisées n'a-t-on pas à se reprocher ?

Obliquités utérines.

Dans la grossesse, il n'est nullement rare que l'abdomen se développe plus d'un côté que de l'autre. Ordinairement, la tumeur utérine incline vers l'hypochondre droit et la raison que l'on invoque de ce fait, c'est la pression dans ce sens du rectum sur l'utérus, au moment où celui-ci — c'est-à-dire au quatrième ou vers le quatrième mois de la grossesse — franchit le détroit supérieur. Dans le cas actuel cependant, la tumeur occupe et a toujours occupé, principalement le côté gauche (obliquité latérale gauche). Son volume, sa saillie, d'après le récit de la malade, paraissent varier quelque peu, fait qui s'explique très-facilement, si l'on admet qu'il existe un météorisme concomitant de l'abdomen qui disparaît spontanément, pour reparaître plus tard. On se rendrait par là également tcompte, de cette sensation de gargouillement qui est purement accidentelle et qui ne caractéristise nullement la gestation.

Nous n'avons pas à discuter la valeur négative de l'absence des nausées matutinales, des caprices de l'appétit, des mouvements du cœur du fœtus, de la céphalalgie, de l'odontalgie, du ténesme vésical et des autres symptômes éventuels de la grossesse. Dans beaucoup de cas où la gestation existe, ils manquent absolument depuis le premier jusqu'au dernier jour. Si la femme a réellement dépassé le huitième mois, il n'y a pas à chercher le ballottement qui ne peut plus être perçu.

Modifications des seins.

Mais les modifications des aréoles qui entourent le mamelon et celles des seins eux-mêmes sont plus significatives. Dans la grossesse, toutes les modifications des glandes mammaires se manifestent également à droite et à gauche, ce qui n'a pas lieu dans les maladies auxquelles ces organes sont exposés. Ainsi, lorsque vous verrez les deux seins simultanément augmenter de volume, devenir plus chauds et plus mous, surtout chez des femmes qui n'ont pas encore eu d'enfants, ou qui n'ont jamais été grosses, s'il y a un peu de sécrétion lactée, vous aurez là un signe présomptif de grossesse ; ce signe acquerra encore plus de valeur, si le mamelon est plus érectile, plus vasculaire, plus granuleux à sa surface externe et à son extrémité qu'il ne l'était auparavant et si son aréole présente une coloration plus prononcée et plus nette. Nous avons ici une excellente démonstration de ce que nous venons de dire. Vous pouvez voir que les follicules glandulaires qui environnent le mamelon sont considérablement hypertrophiés et qu'ils laissent écouler une certaine quantité de liquide qui donne à l'aréole un aspect huileux. Le tissu cellulaire qui se trouve au-dessous et dans l'intérieur du mamelon est turgescent. La coloration aréolaire est si marquée que vous pouvez l'apercevoir d'un bout à l'autre de l'amphithéâtre. Il semble donc, d'après toutes ces données, que notre malade est enceinte et ce seul signe suffirait à beaucoup de médecins pour trancher la question. Mais nous devons pousser plus loin nos investigations.

Bruits du cœur fœtal.

Si nous pouvions découvrir les bruits du cœur fœtal qui ressemblent au tic-tac d'une montre placée sous un oreiller, nous aurions un signe positif et infaillible de la grossesse. Mais ces bruits, nous ne les avons pas trouvés. Et cependant il peut se faire qu'ils existent. De cela seul que nous ne parvenons pas à les percevoir, nous ne pouvons conclure que la femme n'est pas grosse ; tandis que, lorsque nous les entendons, nous *savons* qu'elle est enceinte. Il n'est pas prudent, toutefois, de se fier à une seule exploration dans des cas de ce genre. Car on peut croire entendre ces bruits, alors qu'on ne les entend réellement pas, ou bien on peut ne pas les entendre un jour, tandis qu'on les percevra très-facilement le lendemain.

Souffle utérin.

Le souffle utérin accompagne si fréquemment les tumeurs abdominales et utérines, l'anévrysme, etc., qu'il ne peut servir de critérium valable à l'égard de la grossesse. C'est tout au plus un signe confirmatif, que l'on ne peut pas ranger parmi les signes positifs de la grossesse.

Modifications du col.

Il y a encore un autre mode d'exploration qui, dans un cas aussi avancé que celui-ci, peut servir à établir le diagnostic de la grossesse Si cette femme a réellement conçu il y a huit mois et demi, les modifications subies par le col de l'utérus doivent être très-accentuées et caractéristiques. Et je constate qu'elle le sont en effet. Le col de l'utérus est raccourci et presque oblitéré, ramolli, un peu béant, — bien qu'il s'agisse d'une primipare — et dans un état qui n'appartient qu'à la grossesse.

Ce signe nous permet donc de déclarer que Mrs.... est incontestablement enceinte. Nous établissons cette conclusion en nous appuyant sur les modifications subies par les seins, sur la coloration des aréoles, sur le ramollissement et le raccourcissement caractéristiques du col de l'utérus, sur le développement de l'abdomen et le souffle placentaire. Tous ces symptômes sont pris dans leur ensemble et je ne doute pas que, d'ici à un mois au plus tard, notre diagnostic ne soit confirmé (*La malade sort*).

Quelques-uns d'entre vous ont peut-être mis en doute la possibilité de la conception sans pénétration de l'organe mâle pendant l'acte du coït. On a de nombreux exemples dans lesquels des rapports sexuels incomplets par suite de quelque obstacle mécanique, comme une imperforation de l'hymen, un vaginisme invétéré, ou toute autre cause analogue, n'ont pas empêché la fécondation. Pour dissiper toute espèce de doute à cet égard, vous n'avez qu'à vous rappeler que la condition essentielle de l'imprégnation, c'est que la partie fécondante du sperme soit mise en contact avec l'ovule en un point quelconque du conduit génital. L'éjaculation du liquide séminal dans l'intérieur de la vulve peut, dans certaines circonstances et d'une façon exceptionnelle, produire un résultat identique à celui d'une copulation régulière. Mais ces cas, je vous le répète, ne constituent que des exceptions et de très-rares exceptions.

LEÇON VINGTIÈME

De l'éponge préparée comme moyen de diagnostic dans les maladies de la vessie et de l'urèthre chez la femme.

MESSIEURS,

La plupart d'entre vous savent que l'urèthre de la femme peut se dilater au point de permettre l'introduction de l'index. Vous m'avez vu pratiquer cette opération au moyen de la pince à pansements, du dilatateur utérin d'Atlee et de l'éponge préparée. Dans ces derniers temps, on a très-souvent eu recours à cet expédient pour extraire la pierre de la vessie, sans le secours de l'instrument tranchant.

Nouvel usage de l'éponge préparée.

Voici une éponge préparée que je vous engage à examiner avec soin. Il y a dix minutes qu'elle a été retirée de l'urèthre d'une de mes malades et elle présente un aspect que vous n'avez probablement jamais observé jusqu'à présent. Sa base est grande comme un dollar d'argent. Sa longueur est inusitée et sa qualité est excellente. Sauf à sa plus petite extrémité, elle est aussi propre que si on venait de la laver. On ne trouve sur le reste de sa surface ni un filament de mucus, ni une goutte de sang. Mais à son petit bout, vous apercevez une certaine quantité d'un pus légèrement strié de sang.

Observation.

Ma malade souffre, depuis plusieurs semaines, d'une uréthrite violente, non spécifique. Sous l'influence du traitement approprié, que je vous ai déjà exposé en détail (1), l'inflammation de l'urèthre a été complétement guérie. Mais j'ai constaté la persistance de fréquents besoins d'uriner, l'impossibilité de garder l'urine au delà d'une heure (à moins que la malade ne soit en voiture), l'existence, à certains moments, d'un dépôt de matière d'aspect crémeux s'attachant au vase et un ténesme vésical plus ou moins marqué. Comme quelques-uns de ces symptômes ressemblaient à ceux

(1) Voy. page 151.

de la pierre, comme aucun d'eux ne cédait à l'emploi des médicaments habituels, je me décidai à dilater l'urèthre afin de procéder à une exploration plus complète. Je pratiquai cette dilatation d'abord à l'aide des instruments que je vous ai cités et, plus tard, à l'aide d'une série de longues éponges préparées que j'introduisais tous les trois jours. Chaque fois que j'ai retiré l'éponge, elle présentait l'aspect que vous constatez d'une façon si nette sur le spécimen que je vous soumets.

L'emploi de l'éponge préparée me permet, dans ce cas, de localiser d'une façon très-précise le siége de l'ulcération. Je reconnais à l'aspect de l'éponge que l'urèthre est sain et que le pus qui s'écoule avec l'urine provient d'un point quelconque de la vessie. J'ai distendu le sphincter vésical avec le dilatateur, de façon à ce que l'urine s'échappe librement et, ayant ensuite introduit l'éponge préparée à la même distance, exactement mesurée, je suis assuré que son extrémité porte bien sur le col de la vessie et dans l'intérieur de ce col. Le pus épais, crémeux, qu'a ramené l'éponge, n'était pas assez fluide pour provenir de la cavité de la vessie; mais il est évident qu'il avait été recueilli directement sur la surface malade, au niveau du col. La petite extrémité de l'éponge a exactement l'aspect qu'elle aurait, si on l'avait appliquée sur une ulcération suppurante de tégument.

Je suis donc, dans ce cas, autorisé à considérer comme certain mon diagnostic d'ulcération du col de la vessie, aussi bien que si j'avais vu l'ulcération. Il faut ajouter que ce moyen d'exploration, dans ses applications aux maladies des voies urinaires chez la femme, présente d'incontestables avantages sur l'endoscope. Il est plus simple et plus pratique et ne nécessite pas un instrument spécial et dispendieux. Il fournit un échantillon de l'écoulement et dilate l'urèthre de manière à faciliter considérablement les applications médicamenteuses locales, si l'on juge utile d'y avoir recours.

Mode d'emploi.

Il n'y a aucun inconvénient à dilater l'urèthre de la femme d'une façon tout à fait rapide. Par ce motif et aussi pour abréger la souffrance, nous choisissons une éponge récemment préparée, afin qu'elle se ramollisse et se dilate plus promptement. On couche la malade sur le dos, les hanches portant sur le bord du lit. On place les pieds sur deux chaises disposées près du lit, comme si l'on se préparait à faire une application de forceps. On prend alors le dilatateur utérin d'Atlee, ou la longue pince à pansements, que l'on enduit d'huile, de glycérine ou simplement de savon que l'on trouve sur la table de toilette, et l'on introduit avec précaution l'instrument dans l'urèthre, en ayant soin d'en écarter les branches de façon à distendre le canal de droite à gauche et de haut en bas. Une fois l'instrument enlevé, on peut enfoncer l'éponge préparée, d'un mouvement à la fois prudent et égal, jusqu'à ce qu'elle ait atteint le col de la vessie. On la maintient en place pendant quelques instants, jusqu'à ce qu'elle commence à se ramollir; faute de cette précaution, elle pourrait, en raison de sa forme pointue et un peu conoïde, être expulsée par une sorte de spasme péristaltique des muscles adjacents. On peut la laisser dans l'intérieur de l'urèthre pendant un temps qui varie d'une demi-heure à une ou deux heures, mais pas plus longtemps. Car, en ce point, elle se ramollit et se dilate plus rapidement qu'elle ne le ferait dans la cavité du canal cervical; et d'ailleurs, enlevée de bonne heure, elle vous donnera une idée bien plus exacte de l'état du col vésical, que si vous la laissiez longtemps à demeure. Il n'est pas nécessaire de la tremper dans une solution phéniquée.

Si le canal est très-étroit, ou s'il a été enflammé, il vaut mieux commencer par des éponges de petite dimension, sauf à en employer plus tard de plus grosses. L'éponge est certainement préférable aux tiges de laminaria, à l'écorce d'orme ou à toute autre substance, parce qu'elle est moins irritante au moment de l'introduction et aussi parce qu'il n'est pas nécessaire de la laisser en place aussi longtemps. Il faut faire vider la vessie avant de procéder à l'opération.

L'éponge préparée dans l'uréthrite.

J'ai aussi employé l'éponge préparée dans des inflammations très-rebelles de l'urèthre et ce procédé m'a permis de reconnaître, de localiser et de soigner l'ulcération de la muqueuse uréthrale d'une façon plus directe et plus heureuse que je n'aurais pu le faire autrement. Il est facile, au moyen d'éponge préparée ou de bougies médicamenteuses, de porter localement des agents thérapeutiques sur un point quelconque de l'urèthre enflammé.

Conseil pratique.

Quand on dilate l'urèthre dans le but de porter des substances ou des injections médicamenteuses sur le col de la vessie, ou sur la portion supérieure du canal, il est avantageux de ne le distendre qu'à son extrémité interne au moyen de l'un des instruments que nous avons indiqués. De cette façon, on lui conserve sa conformation infundibuliforme et l'on est certain que tant que la malade restera étendue sur le dos, les hanches soulevées, les substances injectées seront maintenues en contact avec la partie malade. Une seringue ordinaire de caoutchouc durci, pour injections intra-utérines, sera préférable à tout autre instrument plus compliqué, pour pousser des liquides dans l'urèthre de la femme, ou même dans la vessie, quand cela est nécessaire.

Ulcération simple du col de l'utérus.

Observation. — Mrs T..., âgée de vingt-huit ans, mère d'un enfant, est malade depuis six mois ; elle se plaint de faiblesse et de débilité qui la rendent incapable de vaquer à ses occupations. Il y a des douleurs vives dans la région sacrée, des tiraillements dans les reins, une sensation de pesanteur, quand lle reste debout pendant un temps un peu considérable. A l'intérieur, elle éprouve une sensation de brûlure à la partie supérieure de cet organe. Par moments, il y a une leucorrhée abondante qui est de nature bénigne et non irritante. L'examen au spéculum révèle la présence d'une ulcération simple de la grandeur de l'ongle du pouce siégeant principalement sur la lèvre postérieure de l'orifice utérin et s'étendant jusque dans l'intérieur de cet orifice.

Symptômes subjectifs.

Les symptômes subjectifs, dans cette variété d'ulcération utérine, comme, du reste, dans la plupart des autres variétés, ne présentent rien de spécial. La malade peut se plaindre de douleurs dans le sacrum, les hanches, les cuisses, le coccyx, la symphyse pubienne ou dans les régions hypogastrique ou ovariques. Il y a un sentiment de plénitude, de faiblesse et de pesanteur dans la région de l'utérus. Il peut y avoir une grande lassitude, avec répugnance presque insurmontable pour toute espèce de travail physique ou intellectuel. La leucorrhée, la menstruation douloureuse, sont des complications fréquentes et incommodes de cette maladie. Quelquefois, comme dans le cas actuel, il y a une sensation de tuméfaction et de chaleur locale dans les parties affectées. Ce symptôme est particulièrement pénible après la cessation du flux menstruel, ainsi qu'après le coït. Il n'est pas rare qu'il y ait de l'aversion pour les rapports sexuels et, lorsque la vaginite vient compliquer le cas, le coït est souvent suivi d'un écoulement sanguin. Les symptômes hystériques réflexes sont nombreux et variés. Ces malades ont une tendance à l'hypocondrie et, quelquefois même, à l'aliénation mentale.

Symptômes locaux objectifs.

Les symptômes locaux objectifs que révèlent le toucher et l'examen au spéculum, sont particuliers et c'est sur eux que repose le diagnostic. L'ulcération, dont la forme est irrégulièrement arrondie, peut occuper l'une des lèvres, ou les deux lèvres du col ; mais la lèvre postérieure en est le siége le plus fréquent. En raison de ce dernier fait, il est est quelquefois avantageux, pour pratiquer cet examen, de se servir d'un spéculum légèrement courbé. La lésion peut s'étendre jusque dans l'intérieur du col et le long du canal cervical. Vous enlevez la sécrétion accumulée sur l'orifice à l'aide de longues pinces à pansements et d'un peu de charpie ou d'ouate et, en ouvrant le spéculum bivalve, si c'est celui-là que vous employez, vous découvrez l'ulcération. Il est nécessaire d'apporter beaucoup de prudence dans toutes les manœuvres relatives au col, à cause de l'extrême délicatesse des tissus atteints. L'ulcération située à l'intérieur de l'orifice et de la cavité du col ne se guérit quelquefois qu'en dernier lieu et très-difficilement. Il arrive souvent que des malades de ce genre sont renvoyées comme guéries, alors que la muqueuse située à l'extérieur de l'orifice est seule cicatrisée.

L'ulcération simple est superficielle, non excavée et ses bords peuvent être irréguliers, onduleux ou déchiquetés. Dans quelques cas, ces bords sont légèrement relevés et donnent au toucher une sensation de corde. La couleur est ordinairement écarlate, accusant un degré très-marqué de vascularisation. Quelquefois, cependant, on observe une teinte rouge foncé ou rouge sombre, ressemblant à celle de l'érysipèle. Cette rougeur peut s'étendre au delà des bords de l'ulcération. Plus le cas est ancien, plus la teinte est foncée et livide. La surface de l'ulcération est presque toujours recouverte d'une sécrétion muco-purulente, qu'il faut enlever avec précaution.

Aspect de l'ulcération.

Dans les cas aigus, la partie malade a l'aspect qu'elle aurait si l'on avait, dans une même étendue, enlevé tout le revêtement épithélial. Quelquefois, il n'y a qu'une simple érosion que Kennedy a comparée aux excoriations du gland ou aux ulcérations aphtheuses de la stomatite. Le col est gonflé, congestionné et sensible. Lorsque la lésion existe depuis un temps considérable, sa surface suppure et elle devient la source d'une leucorrhée rebelle qui épuise la malade. A cette période, une ulcération simple peut se transformer en une de ces ulcérations fongueuses ou granuleuses dont nous parlerons plus amplement une autre fois.

Les rapports sexuels douloureux, trop actifs, trop fréquents ou pratiqués pendant ou immédiatement après la menstruation, alors que la muqueuse utéro-vaginale est très-vasculaire et très-sensible à toute violence mécanique, la disproportion de longueur entre l'organe mâle et le vagin, l'emploi peu judicieux d'injections vaginales astringentes ou nuisibles, le froid, l'insuffisance des vêtements qui recouvrent les extrémités inférieures, la vaginite, le frottement des parties qui résulte de la marche, lorsque l'utérus est en prolapsus sur le périnée, telles sont les causes les plus fréquentes de l'ulcération simple de l'orifice et du col de l'utérus. Tyler Smith pense que les propriétés corrosives de l'écoulement leucorrhéique, lorsque celui-ci est mis en contact avec la surface du col, peuvent déterminer cette forme d'ulcération.

Causes.

Les ulcérations de ce genre ont une tendance spéciale à survenir peu de temps après le mariage ; elles peuvent encore être causées par un allaitement trop prolongé. Suivant d'éminents auteurs, parmi lesquels nous citerons Churchill, Bennett et Whitehead, elles peuvent avoir pour résultat l'avortement et la stérilité.

Traitement.

Le traitement qui convient à ce genre d'ulcération est général et local. La médication interne la plus fréquemment indiquée comprend : *Arsenicum alb.*, *Arsenicum jod.*, *Nitri acid.*, *Belladona*, *Arnica*, *Ignatia*, *Aurum mur.*, *Nux vomica*, *Sepia* et *Sulphur*. Les complications incidentes nécessitent, bien entendu, des médicaments intercurrents et appropriés.

Traitement local.

Le traitement local doit être aussi adoucissant que possible. L'indication capitale, dans la plupart des cas, est d'empêcher le contact du mucus vaginal et de l'écoulement leucorrhéique, et de protéger la surface dénudée contre l'influence de l'air atmosphérique, de façon à favoriser la reproduction du tissu épithélial. Si l'ulcération est d'origine traumatique, on pourra prescrire des injections vaginales d'*Arnica* dilué et de glycérine. Si la leucorrhée est purulente, ou muco-purulente, il peut être avantageux de substituer *Calendula* à *Arnica*. Un autre moyen topique consiste à faire des injections avec une infusion de graine de lin, ou avec de la glycérine diluée qui ne rancit pas ; on peut encore appliquer directement sur l'ulcération une solution aqueuse de gomme adragante, ou de sucre ordinaire, ou encore la badigeonner avec les glycérolés d'iode, d'hydrastin ou d'aloès, ou avec du collodion. Le collodion riciné de Latour est préférable au collodion ordinaire, parce qu'il ne cause pas de douleur en se rétractant.

Suites de l'avortement.

Cette malade a été amenée à la Clinique par mon ami, le Dr W. W. Wilson, et je vais vous lire l'observation qu'il a rédigée.

Observation. — Mrs... âgée de vingt-neuf ans, Anglaise, mère de deux enfants, a toujours eu une bonne santé jusqu'à présent. Elle n'a jamais souffert d'aucune des incommodités propres à son sexe et n'a jamais avorté. Elle est devenue enceinte vers la fin d'avril et, sur le conseil d'une vieille sage-femme, elle a pris des injections vaginales d'eau chaude deux fois par jour, dans le but de faciliter le travail, quand elle serait à terme ! Le 10 juin (à la sixième semaine) elle est venue en chemin de fer d'Indianopolis à Chicago. Le lendemain matin de son arrivée, ne pouvant commodément se procurer de l'eau chaude, elle a pris une injection d'eau froide, à l'aide d'une seringue rectale ordinaire. Le choc a été tel qu'elle s'est évanouie et qu'au bout de quelques minutes, elle fit une fausse couche et que tout fut expulsé comme dans une débâcle.

Un médecin fut appelé ; il arrêta complétement l'éeoulement et, le lendemain, Mrs... se sentit si bien portante qu'elle put laver le linge de la maison. Mais, pendant la nuit, elle fut prise de crampes et de vives douleurs dans tout le corps et dans les membres. Un autre médecin vint la voir, déclara qu'elle avait une inflammation intestinale et la traita en conséquence. Depuis ce moment, elle a eu tour à tour quatre autres médecins, dont l'un l'a soignée pour une névralgie du foie(!), un autre pour une hydropisie, un troisième pour une hypertrophie de l'utérus et le dernier pour une dyspepsie.

Je fus appelé le 31 août et je la trouvai très-souffrante et éprouvant de vives douleurs. Respiration laborieuse, pouls à 125, fièvre, paroles incohérentes. Les douleurs étaient paroxystiques, comme celle de l'accouchement, mais limitées à la région ovarienne gauche. L'examen me montra que l'utérus et le vagin étaient dans un état normal, sauf un léger écoulement blanchâtre provenant de l'orifice utérin. Je prescrivis *Pulsatilla* 200 toutes les deux heures et conseillai l'emploi local de l'extrait d'*Hamamelis*.

1er septembre. — La malade est bien mieux. Les douleurs ont presque complétement cessé, *Bell.* 200.

2 septembre. — L'amélioration continue, mais il y a de l'agitation et de l'insomnie. Je continue *Belladona*, mais je fais prendre en plus trois doses de *Coffea* 30, entre quatre et dix heures du soir.

3 septembre. — Le mari m'apprend que sa femme va mieux. Elle a bien dormi toute la nuit. Même traitement.

5 septembre. — Je trouve ma malade levée et relativement à l'aise ; *Bryonia* 200, toutes les trois heures et *Zincum valerianicum* 3 déc., un paquet le soir.

8 septembre. — Les règles sont venues à dix heures du matin. Mrs dit qu'elle est bien, mais très-faible. *China* 200 toutes les trois heures.

Sous aucun rapport, les femmes ne diffèrent entre elles d'une façon plus marquée que sous celui de la facilité avec laquelle elles avortent.

Causes de l'avortement.

Chez quelques-unes, les causes les plus insignifiantes provoquent une fausse-couche. Un faux pas, une promenade fatigante en voiture, un escalier dur à monter, une longue promenade, un rhume violent, la toux, l'éternument, une attaque de dysenterie ou de diarrhée, des nausées, de la dysurie, un violent mal de dents, une inquiétude morale ou même un saut brusque hors du lit, ont pu provoquer l'avortement chez des personnes très-impressionnables. D'autre part, il y a des femmes qui peuvent faire n'importe quoi, ressentir les douleurs les plus variées sans le moindre danger de fausse-couche. Elles s'exposent à tous les risques, sans y prendre garde, ou même, dans une criminelle intention, elles recherchent toutes les occasions, sans pouvoir réussir dans leurs projets. Les premières sont souvent désolées de ne pouvoir atteindre le terme de leur grossesse ; mais, quelquefois aussi, elles profitent de cette idiosyncrasie pour arrêter le développement fœtal. Les dernières sont souvent victimes de la témérité avec laquelle elles-mêmes ou d'autres personnes essaient d'interrompre le merveilleux processus de la gestation. Elles sont nombreuses les femmes qui, pour le reste de leurs jours, sont obligées de subir sous la forme de maladies utérines, les conséquences d'une pareille conduite.

Mais la nature a donné aux femmes enceintes une sorte de sauvegarde qui leur épargne généralement les éventualités fâcheuses et les aide à franchir les diverses périodes de la maternité avec des risques, bien moindres qu'on ne pourrait le supposer. A mesure que la grossesse avance, la nature développe chez les femmes une sorte de tolérance à l'égard des modifications nouvelles et spéciales qui se produisent en elles. Elle va même jusqu'à combattre et à neutraliser la fâcheuse intervention des médecins de tout grade et des gardes-malades de toute espèce. Chez cette femme, les injections chaudes n'ont heureusement pas fait de mal; elle les supportait impunément. Mais le choc causé par l'eau froide, surtout l'injection ayant été prise sitôt après le voyage, a provoqué un avortement presque instantané. Peut-être la malade aurait-elle pu prendre cette injection à un autre moment, sans qu'il en résultât rien de fâcheux; mais il est probable que, par l'usage habituel de l'eau chaude, cette femme était arrivée à une certaine tolérance, tandis que les applications froides ne pouvaient être impunément employées.

Tolérance spéciale pendant la grossesse.

J'ai le regret de dire qu'il y a des médecins qui n'attachent aucune importance à un avortement pratiqué à l'époque peu avancée de six semaines. Ils vous diront qu'avant les mouvements du fœtus, l'embryon n'est pas vivant et qu'il n'y a pas spécialement lieu de s'occuper de lui, ni de le protéger contre les dangers qu'il court. Eh bien ! laissez-moi vous dire que, dès le moment où l'ovule s'échappe de la vésicule de Graaf, il cesse immédiatement de faire partie de l'organisme maternel. Cela est aussi vrai dans la fécondation que dans la menstruation. Une fois arrivé dans la cavité utérine, l'œuf ne fait pas plus partie de la mère que l'œuf couvé dans le nid et attendant son développement futur ne fait partie de l'oiseau. Il représente un organisme distinct qui, bien qu'incapable de vivre de la vie individuelle, est aussi réellement indépendant et autonome que le nouveau-né à la naissance, ou que son père à l'âge de quarante ans.

Manœuvres et sophismes criminels.

Lorsque les conditions nécessaires à la conception sont une fois réunies, lorsque la portion vivifiante du sperme a imprégné l'œuf en un point quelconque de l'appareil génital interne, le premier stage de la série des phénomènes de la reproduction est accompli. Dès ce moment, tout ce qui met en péril

L'embryon vit.

l'intégrité de ce germe porte atteinte à la vie. Quiconque interrompt intentionnellement le cours de ces modifications merveilleuses, *à moins que ce ne soit pour sauver la vie de la mère*, n'est qu'un misérable assassin !

Avant comme après la formation du placenta, la nutrition de l'embryon est toujours sous la dépendance de la mère. Pour peu qu'on soit au courant de l'organisation et des fonctions du chorion, on ne saurait douter de ce fait. Les lois physiques qui règlent la recette et la dépense, la nutrition et la désassimilation dans la vie du germe, de l'embryon et du fœtus, sont identiques et tout, dans leur mode d'action, nous force à conclure que, à partir de la fécondation, le processus tout entier du développement intra-utérin est de la plus haute importance.

L'absence même de relations vasculaires et nerveuses directes entre l'embryon et la muqueuse utérine ne prouve rien contre la vitalité de l'embryon, si petit qu'il soit. On n'a jamais trouvé de vaisseaux sanguins ni dans les cartilages, ni dans les ligaments, ni dans les épithéliums ni dans l'épiderme et, à ce compte, il faudrait déclarer tous ces tissus privés de vie. D'ailleurs, le fait que l'on n'a pas découvert de moyens directs de communication entre l'organisme de la mère et l'œuf fécondé avant la formation du placenta ne constitue pas une preuve que cette communication n'existe pas. En raisonnant par analogie, nous verrons que les moyens d'assurer la vie de l'embryon ne manquent pas.

L'œuf humain fécondé n'est pas comme ces graines que l'on trouve avec les momies et qui, pendant des siècles, attendent les conditions nécessaires à leur développement. Son accroissement constant et continu qui ne souffre point d'interruption constitue un acte physiologique qu'on ne peut mettre en doute. L'œuf,pendant cette période, conserve les qualités qu'il a empruntées au père ou à la mère. Il possède *en puissance*, comme un être personnel, un tempérament avec ses caractéristiques et ses idiosyncrasies. Les tendances héréditaires, les particularités physiques, les facultés intellectuelles et morales qui, pour nous, sont encore à l'état latent et indéchiffrable, n'en existent pas moins dans le germe en voie de développement. Et comment cela pourrait-il être, si l'embryon, avant l'établissement des bruits de son cœur, n'était qu'une masse inerte et sans vie? Comment voudriez-vous que, sans cela, la mère, avec toutes les facultés imaginatives que vous pourriez lui prêter, pût, trois mois après l'imprégnation, imprimer à l'œuf cet indélébile cachet paternel dont il est presque inévitablement marqué ? La constance du développement et les modifications physiologiques se démontrent précisément par la transmission de ces particularités familiales.

Ce ne sont pas les mouvements qui caractérisent uniquement la vie chez l'embryon, et cela se conçoit quand on songe qu'ils ne commencent pas à une période fixe et déterminée de la grossesse; qu'ils manquent souvent pendant tout le cours de la gestation; qu'ils peuvent être confondus avec des sensations anormales de nature diverse et que la force de l'impulsion perçue par la mère peut être très-considérable, alors que l'enfant est faible et *vice versâ*. Il est possible que ces mouvements se produisent plusieurs semaines avant que la mère ne s'en doute. L'auscultation de l'abdomen révèle leur existence avant qu'on n'entende les battements du cœur fœtal, ou même le souffle placentaire. Il y a peu de temps, une mère m'a dit qu'après sa naissance, un fœtus qui n'avait guère plus de deux mois avait donné de véritables coups de pied et on en a vu d'autres, à une période très-peu avancée de la gestation, respirer et crier lorsqu'ils étaient brusquement expulsés de l'utérus.

Les mouvements ne sont pas le premier signe de la vie.

Par les allusions fréquentes que j'ai faites à l'avortement comme cause indirecte d'un grand nombre de maladies des femmes, vous avez déjà pu vous faire une idée de l'importance de cette question. Car tout ce qui y a trait depuis les moyens de prévenir la fausse-couche jusqu'à la nécessité où l'on est de la provoquer sont du ressort exclusif du médecin. On ne saurait trouver anormal qu'une interruption brusque et violente dans les modifications anatomiques et fonctionnelles qui sont propres à l'utérus pendant la grossesse, puissent aboutir à des maladies ou à des désordres plus ou moins graves. Les ovaires, les glandes mammaires, les parois, les vaisseaux et la muqueuse de l'utérus, ainsi que les systèmes nutritif et nerveux, sont les organes les plus exposés à en souffrir; et, chose étrange, sauf quelques exceptions, plus l'avortement est pratiqué de bonne heure, plus la femme est exposée à ces funestes conséquences.

L'avortement comme cause de maladie.

La liste de ces affections contingentes et consécutives est bien longue. Elle comprend les différentes formes d'inflammation de l'ovaire, l'hydropisie de cet organe, tous les genres de troubles menstruels, la périmétrite, la paramétrite, la métro-péritonite, l'hématocèle, la formation de môles, d'hydatides, de fibrômes et de polypes de l'utérus, les déplacements utérins, les fistules utérines et vaginales, les avortements subséquents, l'atrésie du col de l'utérus, la stérilité, l'hystérie, la dyspepsie, la névralgie, la leucorrhée, les affections malignes, comme le cancer à la ménopause, et la manie.

Conséquences de l'avortement.

Une pareille énumération des conséquences possibles de l'avortement, accidentel ou provoqué, doit nous engager à employer spécialement tous nos efforts à les empêcher toutes les fois que cela sera possible. J'ai inscrit sur le tableau une liste des causes de l'avortement que je vous engage à copier, pour l'étudier à loisir :

I. — Causes constitutionnelles ou prédisposantes.

1. Pléthore.
2. Anémie et chlorose.
3. Diathèse scrofuleuse.
4. Molimen menstruel.
5. Maladies zymotiques :
   Syphilis,
   Intoxication mercurielle,
   Variole,
   Scarlatine,
   Diphthérie,
   Choléra.

II. — Causes locales ou organiques.

1. Malformation de l'œuf.
2. — de la membrane (môles, hydatides).
3. Anomalies du placenta :
   Insertion vicieuse du placenta (placenta prævia),
   Affection organique du placenta,
   Décollement du placenta,
   Dégénérescence graisseuse du placenta,
   — calcaire du placenta.

III. — Causes réflexes ou déterminantes.

1. Centripètes :
   Émotions (frayeur, colère, douleur, etc.),
   Violences directes sur la tête ou le dos,
   Méningite cérébro-spinale,
   Epanchement cérébro-spinal,
   Hystérie et épilepsie.
2. Centrifuges :
   Irritation de la parotide,
   — thoracique,
   — mammaire,
   — dentaire,
   — gastrique,
   — rectale,

Irritation vésicale et rénale,
— vaginale,
Chutes, sauts, coups, etc.
Maladies fonctionnelles ou organiques de l'utérus,
— — — des ovaires,
Mort de l'embryon,
Choc causé par des injections froides, des bains froids, etc.,
Irritation génitale (coït),
— — (emploi d'instruments).

IV. — Causes médicinales.

Cette classe comprend les divers emménagogues ou oxytoxiques, auxquels on a reconnu la propriété de vider l'utérus de son contenu; ce sont la tanaisie (*Tanacetum vulgare*), l'ergot de seigle (*Secale cornutum*), le cotonnier (*Gossipium herb.*), la quinine, la cantharide, l'électricité et plusieurs autres agents.

Rien ne peut mieux vous démontrer l'importance de cette question que le cas qui est sous vos yeux. Il est plus que possible que, jusqu'au moment où l'on a invoqué l'assistance de mon jeune ami, personne ne se soit rendu un compte exact et intelligent de l'état de cette pauvre femme. Le premier médecin qu'elle a vu et qui a si promptement arrêté l'écoulement, aurait dû lui faire comprendre la nécessité absolue du repos et de la tranquillité. Il aurait dû insister pour qu'elle gardât le lit d'une façon aussi scrupuleuse et pendant un temps aussi long que si elle venait d'accoucher à terme. Il pouvait peut-être ainsi, et sans aucun médicament, la guérir et écarter toute chance de désordre futur.

Fâcheuses conséquences d'un faux diagnostic.

Mais il n'a rien fait de tout cela : sa cliente a été vivement atteinte et, chose pire que tout le reste, elle est successivement tombée aux mains de plusieurs médecins incompétents. L'un lui a trouvé une entérite; l'autre, une névralgie du foie (!); un troisième, une hypertrophie de l'utérus et un quatrième, une dyspepsie. Leur diagnostic était mauvais, leur traitement ne pouvait être bon. Au lieu de s'améliorer, l'état de la malade n'a fait qu'empirer.

Difficulté de reconnaître les suites de l'avortement.

Ceci nous amène à l'enseignement pratique que je veux tirer de cette observation. Il est relatif aux difficultés de diagnostic que présentent les maladies qui peuvent accompagner ou suivre l'avortement. Car je suis convaincu que les épreuves que ses différents médecins ont fait traverser à cette malade sont loin d'être rares. A la vérité, il est très-difficile et, quelquefois, tout à fait impossible de décider si telle ou telle catégorie de symptômes dont se plaint une femme, reconnaît ou non un avortement pour cause. Notre incertitude est encore augmentée par la possibilité où nous sommes de faire une confusion avec la menstruation retardée ou douloureuse, la ménorrhagie, la dysménorrhée membraneuse et aussi par ce fait que, si la femme le veut, elle peut nous tromper, en nous amenant à croire qu'elle a fait une fausse-couche, alors qu'il n'en est rien, et *vice versâ*. Il faut ajouter à ces causes d'erreur que, dans bien des cas, les affections de l'utérus ou des ovaires consécutives à l'avortement ont une marche latente, ou qu'elles peuvent, à la façon de l'hystérie, simuler d'autres maladies, telles que la péritonite, l'entérite, la cystite, etc.

Un auteur (1) a récemment publié la table suivante qui résume le diagnostic différentiel de l'avortement spontané et de l'avortement provoqué :

AVORTEMENT ACCIDENTEL ET SPONTANÉ AU TROISIÈME MOIS.	AVORTEMENT PROVOQUÉ AU TROISIÈME MOIS.
1. L'avortement ovulaire peut exister et simuler la dysménorrhée : plus tard, gradation croissante des symptômes tels que : perte de l'appétit, découragement, douleurs lombaires, sensation de pesanteur à l'anus ou à la vulve, douleurs mammaires ; puis hémorrhagie et douleurs expulsives utérines.	1. Troubles généraux marqués dès le début. Frissons, évanouissements ou collapsus, douleur vive dans l'hypogastre, s'étendant souvent à tout l'abdomen et sensibilité marquée à la pression.
2. Par suite d'accident : douleur aiguë dans le dos, les reins ou l'abdomen ; souvent intervalles d'un jour ou deux, ou même davantage, puis retour violent des douleurs et hémorragie.	2. Douleurs expulsives avant l'hémorragie. Douleurs vives dans le dos, et le long d'une ligne allant de l'ombilic au sacrum, douleur et hémorragie survenant ensemble. Gros caillots.
3. Preuves fournies par l'histoire de la malade : avortements habituels, mauvaise santé antérieure, ou état pléthorique.	3. Preuves fournies par l'histoire de la malade : bonne santé antérieure : les preuves des avortements habituels manquent, ou restent douteuses.
4. Souvent la malade rapporte avoir eu un déplacement utérin.	4.
5. Règle générale, le pouls atteint rarement 100 pulsations.	5. Règle générale, de 100 à 120 pulsations.
6. Règle générale, il n'y a aucun symptôme de complications inflammatoires du côté de l'utérus ou des viscères abdominaux.	6. Règle générale, il y a toujours des symptômes de complications inflammatoires, et de la sensibilité à la pression au niveau de l'utérus. L'orifice et le col sont augmentés de volume et extrêmement sensibles au toucher.

(1) Dr *Van de Warker ; Journal of the Gynæcological Society of Boston*, vol. IV, pp. 297-8.

Traitement. — Quand il y a menace d'avortement, il faut faire votre possible pour le prévenir. Si cependant la délivrance est inévitable, il faut tâcher de garantir la mère de toute conséquence fâcheuse. Mais vous devez continuer vos soins après l'expulsion de l'embryon, ou la naissance du fœtus, comme fait le chirurgien après qu'il a coupé une jambe, ou recousu une plaie. Le succès peut dépendre entièrement du traitement ultérieur.

Et d'abord, ici comme dans la fièvre traumatique qui suit les violences physiques et les opérations chirurgicales, le *repos* est le remède capital. Une femme dont la muqueuse utérine a été, dans un avortement précoce, violemment arrachée à l'aide de manœuvres légitimes ou coupables, ou dont le placenta a été, prématurément, détaché par une fausse-couche, est aussi impropre à toute espèce d'exercice qu'un homme à qui on vient d'amputer la cuisse. Dans ces circonstances, le repos est aussi naturel et aussi indispensable à l'utérus qu'il est nécessaire pour le moignon d'un amputé d'être garanti de toutes violences et préservé de tous exercices.

Repos.

Je sais bien qu'il y a des femmes qui négligent et qui méprisent ces précautions et qui, cependant échappent à toute conséquence fâcheuse. Mais, soyez-en convaincus, ce sont là des exceptions. Des milliers de femmes souffrent et meurent d'affections utérines tantôt obscures, tantôt manifestes, pour avoir, après une fausse-couche, enfreint ces prescriptions. Il n'est pas rare de voir des femmes partir de chez elles pour un long voyage immédiatement après que « tout est fini » ou même alors qu'elles risquent d'avorter en route. Et plusieurs d'entre vous ont déjà sans doute eu à soigner des femmes qui, après avoir été se faire accoucher dans une ville voisine, sont venues vous consulter immédiatement après l'accomplissement de l' « opération » par laquelle on les a débarrassées d'une innocente créature. Et c'est ainsi qu'un médecin inconnu tue l'enfant et que, d'autre part, en dépit de vos efforts les plus intelligents, le voyage, les anxiétés vont peut-être coûter la vie à la mère.

L'analogie qui existe entre les effets de l'avortement et les suites d'une violence grave ou d'une opération chirurgicale, devait suggérer, dans ces cas, l'emploi local et interne d'*Arnica*. On pourra appliquer sur l'hypogastre et les parties génitales externes des compresses trempées dans de la teinture d'*Arnica* mélangée à six parties d'eau. Si l'écoulement est abondant, ou si la malade est particulièrement sujette aux hémorragies, on emploiera l'eau froide ; sinon, et si la malade le préfère, on se servira d'eau tiède ou même chaude. On prescrira, à l'intérieur, une dilution du même médicament.

Arnica.

Un traitement très-fréquent et très-utile et, pour ainsi dire, stéréotypé, consiste à donner alternativement toutes les heures, ou à des intervalles plus éloignés, *Arnica* et *Aconit*. Ces médicaments sont singulièrement efficaces pour écarter la fièvre et l'inflammation traumatique, ce traitement pourra vous être très-utile dans le cas où vous seriez dans l'impossibilité de voir régulièrement la malade. Il convient de le prescrire aussitôt que la délivrance est achevée et que ses dangers immédiats ont disparu. *Aconit* est particulièrement indiqué, quand la fausse-couche a été causée par une frayeur et quand elle a été suivie de craintes et de terreurs relativement à ses conséquences funestes.

Arnica et Aconit.

Lorsqu'on voit se développer des symptômes quasi-inflammatoires, comme dans la fausse péritonite, dont j'ai déjà parlé (1), de l'irritation ovarienne, de la névralgie de l'ovaire, des congestions anormales des viscères pelviens sans hémorragie, une perturbation extrême, de l'agitation, de l'irritabilité nerveuse, avec des douleurs plus ou moins aiguës, locales ou générales, je ne sais aucun médicament qui soit aussi utile que *Belladona*. L'atropine, à la troisième trituration décimale, fera quelquefois disparaître ces symptômes comme par enchantement.

Belladona.

Chamomilla, *Colocynthis*, *Ignatia*, *Hyosciamus* et les autres polychrestes seront utiles, sous la réserve de leurs indications spéciales. Si les douleurs prennent le caractère des vraies douleurs qui suivent l'accouchement, *Camphora*, *Caulophyllin*, *Belladona* ou *Nux vomica* peuvent être indiqués. S'il y a de la métrite vraie, de la phlébite ou de la cellulite, le cas deviendra plus grave et vous aurez à faire une étude très-sérieuse pour déterminer celui ou ceux des médicaments qu'il conviendra d'administrer. Ne manquez pas surtout d'accorder l'importance qu'elles méritent aux causes accidentelles, aussi bien qu'aux émotions, dans l'étude de ces troubles consécutifs. Il est toutefois inutile que je répète ce que j'ai déjà dit au sujet de leur traitement.

S'il y a de la tympanite abdominale, ou si le ventre est extrêmement sensible au toucher, prescrivez des cataplasmes de son chaud et sec, l'application d'assiettes chauffées et enveloppées de flanelle, ou bien encore faites recouvrir l'abdomen de plusieurs couches d'ouate. Si la douleur est circonscrite et limitée à la région de l'un des ovaires, il se peut qu'un changement de position soulage la malade. Faites-la « changer de côté » et informez-vous si elle ne peut pas se coucher plus commodément sur un côté que sur l'autre. Défendez les boissons froides tant que la malade souffrira et veillez à ce que ses vêtements et les couvertures de son lit

Traitement local.

(1) Voyez page 259.

présentent des conditions de chaleur et de siccité suffisantes. La chambre doit être bien aérée, mais il ne faut pas laisser passer de courant d'air sur le lit ou dans son voisinage. Placez la malade dans les conditions les plus favorables à son rétablissement. Et, chose parfois aussi importante que tout le reste, veillez à ce que des voisines ou des gardes-malades officieuses (et quelquefois même des médecins) ne tournent pas continuellement autour de votre patiente, en votre absence.

Cette femme est pratiquement guérie, et je ne changerai rien à son traitement; car c'est une règle salutaire, en médecine comme en morale, de « laisser aller ce qui va bien ».

LEÇON VINGT-UNIÈME

Endomètrite chronique du col. — Leucorrhée utérine.

MESSIEURS,

L'inflammation de la membrane muqueuse qui tapisse le col de l'utérus est surtout intéressante à cause de ses rapports cliniques avec ce qu'on désigne ordinairement sous le nom de leucorrhée utérine. Voici une malade qui est venue réclamer nos soins il y a six semaines; elle est actuellement presque guérie et je vous la présente pour vous démontrer l'importance, ou, pour mieux dire, la nécessité absolue d'un diagnostic exact pour la guérison de cette maladie; vous verrez en même temps que les médicaments les plus simples sont quelquefois les plus efficaces. Voici l'histoire clinique de cette personne, telle qu'elle a été recueillie au moment de son entrée :

OBSERVATION. — Mrs..., âgée de 28 ans, mère de deux enfants, est malade depuis deux ans. Sa mauvaise santé remonte à son dernier accouchement, qui a été normal à tous égards. Mrs. se rétablit cependant avec beaucoup de lenteur et resta faible pendant la durée de l'allaitement. Elle nourrit encore son enfant qui est gros et bien portant; comme elle est seule à prendre soin de lui, elle le tient et le porte presque continuellement dans ses bras.

Elle se plaint de douleurs dans les reins, de tiraillements dans les hanches s'étendant jusqu'aux cuisses, de douleurs, de pressions dans l'intérieur du bassin, comme si celui-ci allait se vider de tout ce qu'il contient. Ce dernier symptôme s'aggrave lorsqu'elle se lève, après être restée quelque temps assise ou couchée. Elle a aussi un écoulement leucorrhéique qui est épais, crémeux et quelquefois plus aqueux et plus abondant. La faiblesse et la prostration sont d'autant plus grandes, la douleur dorsale est d'autant plus vive et plus pénible que l'écoulement est plus abondant. Celui-ci, lorsque la malade se lève le matin, est quelquefois si copieux qu'il provoque des faiblesses, détruit l'appétit et rend impossible le travail du ménage. Mrs... ne peut rester debout plus de quelques minutes à la fois et elle ne peut faire une petite course à pied sans ressentir une fatigue très-grande. Elle fait volontiers de courtes promenades en voiture, pourvu que le véhicule soit commode et que la route ne soit pas accidentée.

Par moments, elle éprouve une douleur brûlante qui siége, à ce qu'elle croit, à l'orifice de l'utérus. Les rapports sexuels sont presque impossibles à supporter. Il y a une constipation opiniâtre ; l'appétit est faible et capricieux et la malade a d'une façon plus ou moins marquée, surtout le matin, des nausées et de la répugnance pour les aliments. Les yeux sont tellement faibles qu'elle ne peut ni lire ni coudre plus de cinq ou dix minutes de suite, sans avoir des troubles de la vision, du larmoiement et de la douleur.

Au toucher, on trouve le col de l'utérus tuméfié et sensible. L'utérus est situé très-bas dans le bassin. L'orifice externe est béant et sa muqueuse renversée. Un mucus épais, albumineux, recueilli directement dans la cavité du col, a été soumis à l'examen microscopique. On n'aperçoit aucune ulcération, bien que la malade ait été soignée par trois médecins pour cette lésion. Les organes voisins paraissent sains.

J'ai déjà parlé de la métrite du col ou inflammation du parenchyme du col de l'utérus (1). Le cas actuel est un de ceux dans lesquels l'inflammation est limitée à la membrane muqueuse qui tapisse sa cavité. On la nomme endométrite du col pour la distinguer de l'endométrite du corps, de la métrite interne ou inflammation de la membrane muqueuse propre de l'utérus, qui est limitée à l'intérieur de la cavité de l'organe. Il serait naturel de supposer que ces deux affections coexistent souvent ; mais, en réalité, elles sont presque aussi distinctes et aussi peu liées l'une à l'autre que le sont par exemple la bronchite et la pneumonie franche.

Étendue de la muqueuse du col.

Ceux d'entre vous que la pratique n'a pas familiarisés avec cette maladie seront peut-être disposés à douter qu'une inflammation aussi limitée dans son étendue puisse réellement provoquer des symptômes aussi sérieux et déranger la santé d'une façon aussi persistante. Le col de l'utérus n'a qu'une longueur d'un pouce et quart à un pouce et demi. Mais la membrane muqueuse qui tapisse sa cavité présente une surface très-considérable. Ses rides ou replis sont nombreux ; elle se réfléchit sur l'arbre de vie utérin et plonge dans chacune des petites glandes qui se trouvent dans l'intérieur du col et dont le nombre, suivant le Dr Tyler Smith, s'élève à deux ou trois mille. Aussi, dans un cas ordinaire d'endométrite cervicale, l'étendue de l'inflammation est-elle plus considérable qu'on ne le suppose tout d'abord.

Lésion glandulaire.

Non-seulement la lésion est étendue, mais l'atteinte que subit nécessairement l'appareil glandulaire amène un trouble de sécrétion qui diminue les forces générales, complique la situation, augmente les souffrances et retarde la guérison. Tous les cas bien nets d'endométrite cervicale s'accompagnent

(1) Voyez page 237.

d'une leucorrhée plus ou moins abondante et rebelle. Cet écoulement est ordinairement considéré comme un flux utérin, bien qu'il ne provienne pas de la cavité de l'utérus. Aussi la majorité des auteurs parlent-ils comme d'un catarrhe utérin de cette leucorrhée du col qui n'est qu'un accident ou qu'une conséquence de l'inflammation iégeant dans la cavité de cet organe et au-dessous de son orifice interne. Ainsi appliquée, cette dénomination est mauvaise et susceptible d'induire en erreur; car la différence est aussi grande entre la nature de l'écoulement dans le catarrhe utérin vrai et dans la leucorrhée du col proprement dite, qu'entre les crachats rouillés de la pneumonie, et la sécrétion muco-purulente, teintée de sang, de la bronchite.

La leucorrhée du col n'est pas le catarrhe utérin.

L'accouchement, qu'il s'agisse d'un avortement, ou qu'il se produise à terme, est indirectement l'une des causes prédisposantes les plus puissantes de l'endométrite du col. Les modifications que subit l'utérus après la délivrance et qui ont pour but, grâce au processus de l'involution, de lui rendre aussi exactement que possible sa forme et son volume primitifs, peuvent s'accomplir d'une façon incomplète ou irrégulière et laissent l'organe dans une situation très-anormale. Dans cet état de *sub-involution*, les divers tissus de l'organe, y compris la muqueuse de la cavité du col, tendent à s'enflammer. C'est pour ce motif que cette forme d'endométrite, comme dans le cas que nous avons sous les yeux, se rattache souvent à l'accouchement. Lorsqu'une malade vous racontera que depuis la naissance de son dernier enfant elle a présenté des symptômes identiques à ceux dont se plaint Mrs..., il y aura une forte présomption en faveur d'une affection analogue. L'examen local pratiqué avec soin confirmera ou détruira vos prévisions.

Causes prédisposantes.

Accouchement.

La cachexie scrofuleuse prédispose aussi à cette forme d'inflammation utérine. Il ne saurait en être autrement, étant donnée l'action si puissante de cette diathèse sur l'appareil sécréteur.

Scrofule.

On peut en dire autant de la menstruation. L'afflux physiologique du sang sur le col de l'utérus et surtout sur la membrane vasculaire qui tapisse sa cavité peut aboutir à l'hypérémie et troubler le processus nutritif au point de provoquer une véritable inflammation. La dysménorrhée, une menstruation trop fréquente, tardive, peu abondante ou irrégulière agissent dans le même sens.

Menstruation.

La diathèse tuberculeuse est aussi une cause prédisposante très-puissante d'endométrite du col. Les altérations de nutrition, quelle que soit leur cause, l'allaitement trop prolongé, la succession trop rapide des grossesses, la faiblesse héréditaire de la constitution, la tristesse et la tension habituelles de l'esprit agissent dans le même sens.

Tuberculose.

Mes observations personnelles m'ont conduit à remarquer qu'il est encore une autre cause que l'on doit ranger dans cette catégorie. Je veux parler de l'influence de ce que l'on appelle les « climats bilieux ». Pour peu qu'il existe à un degré tant soit peu marqué des troubles hépatiques, comme cela arrive dans les pays à malaria, on remarque une prédisposition très-accusée à cette variété d'inflammation utérine. Les maladies organiques et fonctionnelles du foie gênent la circulation du sang veineux à travers les viscères pelviens (1). Dans les climats où tous les états pathologiques, de quelque nature qu'ils soient, portent le cachet de la « biliosité », cette cause est constamment en activité et la distance qui sépare la congestion de l'inflammation du col de l'utérus n'est pas si grande qu'elle ne puisse être facilement franchie. Nombre de femmes ont des endométrites du col qui sont dues uniquement à cette cause indirecte. Ce qui confirme cette manière de voir, c'est que l'on remarque que, après la catégorie si nombreuse des femmes scrofuleuses, ce sont les femmes brunes de teint et de cheveux, c'est-à-dire les femmes à tempérament bilieux, chez lesquelles on rencontre le plus souvent cette maladie et chez lesquelles aussi elle revêt la forme la plus rebelle. C'est là un point que ne doivent pas oublier ceux d'entre vous qui iront s'établir dans le Sud et dans l'Ouest.

Désordres biliaires.

Les causes déterminantes de cette maladie sont très-analogues à celles qui donnent souvent naissance à la métrite du col. L'arrêt brusque de l'écoulement menstruel, la dysménorrhée, le froid et l'humidité aux pieds, des vêtements mouillés, un corset trop serré, des jupes lourdes qui pèsent trop sur la taille, un exercice violent à l'époque menstruelle, les excès de coït, la rétention d'une partie de l'arrière-faix après une fausse-couche, l'usage d'injections pour empêcher l'imprégnation ou d'instruments pour provoquer l'avortement, les désirs sexuels non satisfaits, comme dans la nymphomanie, les déplacements utérins, la constipation opiniâtre avec paralysie ou constriction du rectum, l'ovarite, la blennorrhargie virulente, un voyage pénible en voiture ou à cheval, la station verticale prolongée, un pessaire mal ajusté, telles sont les causes les plus communes de cette maladie. Exceptionnellement, dans l'endométrite du corps, l'inflammation peut descendre de la cavité utérine dans la cavité du col. Ceci toutefois ne se produit presque jamais, sauf dans

Causes déterminantes.

(1) Voy. page 117.

l'état puerpéral, et alors l'endométrite du col est consécutive à l'endométrite proprement dite. Dans la vulvo-vaginite, qu'elle soit ou non spécifique, l'inflammation peut finalement envahir la cavité du col et s'étendre jusqu'à l'orifice interne de l'utérus. Mais ces cas sont relativement rares.

Il est une forme bénigne d'endométrite cervicale qui, dans bien des cas, se limite d'elle-même et que l'on rencontre quelquefois pendant le cours d'une épidémie de grippe. Vous avez pu en voir quelques exemples dans notre service pendant cet hiver. Les attaques de ce genre peuvent être primitives ou secondaires. Elles alternent quelquefois avec une inflammation catarrhale des autres conduits muqueux, des narines par exemple, de la gorge, des bronches et, peut-être même, de la muqueuse digestive. Chez les femmes qui sont sous l'influence de la cachexie scrofuleuse ou tuberculeuse, ainsi que chez celles qui sont profondément débilitées par d'autres causes, une endométrite du col qui survient ainsi d'une façon accidentelle a une grand tendance à la chronicité.

Grippe épidémique.

Le symptôme le plus saillant et le plus persistant (dans le cas où la maladie est très-marquée) est la leucorrhée. C'est la première anomalie qui attire l'attention de la malade et c'est celle que la majorité des praticiens se préoccupe, par-dessus tout, de soulager et de guérir. Elle débute ordinairement par une légère augmentation de la quantité normale de mucus que donne le col à l'état sain, augmentation que l'on voit s'accentuer un jour ou deux avant l'écoulement menstruel. Ou bien encore, cette leucorrhée peut suivre la menstruation et persister pendant quelques jours, après la cessation de l'écoulement cataménial. Quelquefois, elle présente le caractère intermittent et est alors causée par un exercice ou une excitation violente survenant à un moment quelconque de la période intermenstruelle. Plus elle tend à la chronicité, plus elle devient abondante et plus elle épuise la malade. Elle peut être crémeuse, visqueuse, fortement albumineuse et très-épaisse. Au bout d'un temps plus ou moins long, qui varie suivant les sujets, l'écoulement devient permanent. Toutes les fois que la malade se met debout, le col utérin sécrète une quantité appréciable de ce liquide. Lorsqu'elle se lève le matin après être restée couchée toute la nuit, ce produit peut même être abondant, comme il l'était encore il y a peu de temps dans le cas que nous avons sous les yeux. Quand il est sanguinolent, on remarque que le sang n'est pas intimement mêlé ou incorporé au mucus, comme il le serait s'il s'agissait d'un écoulement muco-sanguin provenant de la cavité utérine.

Symptômes.

Lorsque l'inflammation folliculaire qui occupe la cavité du col est devenue profonde et chronique et surtout si le sujet est scrofuleux, l'hypersécrétion change de caractère. L'examen au spéculum montre l'existence d'un mucus tenace, transparent, filamenteux, partant de l'orifice externe de l'utérus et pendant dans le vagin ou même, dans des cas exceptionnels, entre les grandes lèvres. Le Dr W. Tyler Smith compare l'aspect de cette sécrétion du col à celui du savon mou. « Il semble que la partie alcaline de l'écoulement se soit combinée avec les matières grasses et albumineuses pour former un composé savonneux (1). » Quand la maladie est plus avancée, alors même qu'il n'existe aucune érosion du col, ni aucune ulcération, des corpuscules de pus s'ajoutent à l'écoulement qui devient muco-purulent.

Dans la plupart des cas, cependant, il est puriforme et non purulent. Il est rare qu'il soit âcre et de nature à produire des excoriations, à moins qu'il n'existe une ulcération de l'utérus, ou que l'inflammation ne soit de nature spécifique, diphthéritique ou syphilitique par exemple; ou à moins encore que la santé générale ne soit très-affaiblie, par suite d'affections débilitantes, telles que la stomatite maternelle, les hémorrhagies, l'alimentation insuffisante et les altérations qu'elles provoquent dans la qualité du sang.

Écoulement puriforme.

Toutes ces données nous amènent à conclure que cette forme de leucorrhée ne doit être, à proprement parler, considérée que comme un symptôme et ne constitue pas une maladie essentielle. A ce point de vue, elle est analogue à une toux, à une hémorrhagie, à une hydropisie, à une diarrhée. Cette sécrétion directement recueillie sur le col et examinée au microscope présente l'aspect que vous montre le dessin tracé sur le tableau. Il y a des cellules d'épithélium cylindrique, des filaments de mucus, des corpuscules de pus, des globules sanguins et des particules graisseuses. Tous ces éléments flottent dans un plasma alcalin que fournissent les glandes du col. Le Dr Tyler Smith a remarqué que la transparence ou l'opacité, ainsi que la viscosité de l'écoulement, son aspect crémeux, savonneux, gélatineux, ou filamenteux et, en somme, tous ses caractères physiques dépendaient de l'alcalinité ou de l'acidité de la sécrétion à laquelle il est mêlé. Le mucus acide que sécrète le vagin altère la nature de l'écoulement leucorrhéique fourni par le col utérin absolument comme il modifie la qualité du sang qui sort par ce même conduit dans la menstruation ordinaire. C'est là un fait qu'il ne faut pas oublier.

La leucorrhée n'est qu'un symptôme.

Variabilité des caractères de l'écoulement.

(1) *The Pathology and Treatment of Leucorrhœa*, by W. Tyler Smith M. D., etc. Philadelphie, 1855, p. 64.

Je ne veux pas vous donner à entendre que cette forme de leucorrhée dépende dans tous les cas d'une métrite du col. Il n'en est pas ainsi. Il y a d'autres causes, telles que les obliquités de l'utérus, la présence de productions étrangères, l'ulcération du museau de tanche, la dégénérescence granuleuse, l'ovarite et autres affections analogues ou plus éloignées encore et agissant par voie réflexe, qui donnent quelquefois naissance à cet écoulement et le perpétuent, en stimulant d'une façon exagérée l'activité des glandes situées à l'intérieur du col. Mais je ne puis actuellement m'étendre plus longtemps sur ce sujet.

Leucorrhée du col due à d'autres causes.

Les sensations de tiraillement au voisinage et dans l'intérieur du bassin ne sont pas toujours aussi marquées ni aussi vives dans l'endométrite du col qu'elles le sont dans la métrite cervicale. Car, dans l'endométrite du col, celui-ci n'est pas nécessairement aussi tuméfié, ni aussi sensible; l'on remarque que la gêne et la douleur qui peuvent se manifester dans la région lombaire ou sacrée varient plutôt avec la qualité et la quantité de l'écoulement qu'avec la grosseur du col. Il faut tenir compte toutefois de la durée de la maladie, de l'état des forces de la malade, de sa résistance à la souffrance ou, au contraire de sa tendance à exagérer les caractères et l'intensité de la douleur. Elle se plaindra souvent de sensations d'abaissement, de symptômes de prolapsus poussant les viscères pelviens vers la vulve ; les douleurs rectales et le ténesme dans la station verticale ne sont pas rares. Dans ces circonstances, les mouvements, la pression, la toux, la station assise aggravent les symptômes.

Douleurs pelviennes.

Ces malades se plaignent aussi très-fréquemment de sensations de brûlure ayant leur siége soit dans l'intérieur du vagin, à l'orifice de l'utérus, ou dans la région ovarienne. Quelquefois, le col est tellement déplacé et tellement sensible que les rapports sexuels deviennent très-douloureux. Dans des cas plus rares, toutefois, l'état anormal des parties détermine une augmentation des désirs vénériens que la femme se sent dans la nécessité de satisfaire, même au prix de souffrances ultérieures. Les efforts de défécation ou de miction peuvent provoquer un écoulement de mucus par le col, et même par le vagin. Il y a presque toujours de la constipation ; celle-ci peut cependant, dans quelques cas, alterner avec de la diarrhée. La vessie est plus ou moins atteinte et la cystite ainsi que le ténesme vésical, la dysurie et la rétention sont loin d'être rares.

Sensations de brûlure.

La lésion locale a soit pour cause, soit pour effet des troubles de la digestion et du système nerveux et un affaiblissement de la santé générale. Dans les classes inférieures surtout, les malades de ce genre sont très à plaindre. Elles sont les victimes du vice, de l'ignorance, de l'égoïsme de leurs enfants et de leur famille, de leur propre imprévoyance et, trop souvent, hélas ! de l'incompétence de leurs médecins.

Effets généraux.

Chez un nombre considérable de femmes, atteintes d'endométrite du col, on trouve comme caractère particulier une altération de la vision, ou plutôt une faiblesse des yeux qui se refusent à tout usage. Cela est vrai non-seulement pour l'inflammation de la membrane muqueuse du col, mais encore pour toutes les autres maladies du col de l'utérus et, peut-être même, pour celles de l'ovaire. J'ai eu à traiter un commencement d'amaurose qui a été entièrement et rapidement guéri par l'ablation d'un petit polype muqueux qui se trouvait suspendu à l'orifice externe de l'utérus. Très-souvent des femmes se sont plaintes à moi de douleurs et de faiblesse des yeux immédiatement après l'application directe sur le col de lotions absolument inoffensives. Il n'est pas rare de voir ce symptôme se montrer d'une façon passagère après le coït; chez les femmes qui s'abandonnent d'une façon immodérée à leurs appétits sexuels, il peut devenir chronique et même incurable. Notre malade présente ces phénomènes à un degré marqué et, chez elle, vous avez remarqué qu'à mesure que l'irritation et l'inflammation de l'utérus cédaient, la faiblesse de la vue et les troubles concomitants s'amélioraient. Mon confrère qui s'occupe des affections oculaires m'apprend néanmoins que ces troubles symptomatiques de la vision ont une certaine tendance à persister, même après la guérison des troubles primitifs de l'utérus.

Faiblesse des yeux.

L'examen au spéculum pratiqué dans un cas d'endométrite cervicale chez une femme qui a déjà accouché, vous montrera presque certainement un col quelque peu tuméfié, à l'orifice béant, et, pour peu que l'écoulement leucorrhéique ait été abondant ou ait duré longtemps, un renversement du revêtement muqueux de la cavité de cet organe. Chez les vierges, cependant, et chez les femmes qui n'ont jamais conçu, ainsi que dans les cas très-bénins ou récents, la tuméfaction, le relâchement et le bâillement de l'orifice utérin, ainsi que la hernie de la muqueuse du col peuvent manquer ; mais il vous restera, même alors, d'autres signes, d'une égale valeur et qui vous permettront de diagnostiquer une endométrite du col. En d'autres termes, l'inflammation, dans ce cas, est limitée à la cavité du col : elle s'arrête en haut à l'orifice interne et en bas à l'orifice externe de l'utérus. Je suis convaincu que l'endométrite cervicale est beaucoup plus fréquente chez les jeunes filles qu'on ne le suppose généralement.

Examen au spéculum.

Chez ces dernières, la portion vaginale du col est rarement enflammée ; la muqueuse qui la tapisse n'est ni congestionnée, ni chaude, ni sèche, ni particulièrement sensible. Mais dans les cas confirmés, chez des femmes qui ont eu des enfants, vous remarquerez que la muqueuse située au voisinage et dans l'intérieur de l'orifice utérin est dans un état d'hypérémie et d'inflammation manifeste. Plus l'époque menstruelle est proche, plus ces parties sont congestionnées, et plus l'orifice du museau de tanche est ouvert et dilatable.

Si nous étudions le diagnostic de cette affection, nous sommes amenés à remarquer que la confusion de l'inflammation avec l'ulcération ou l'induration du col de l'utérus a produit les plus fâcheux résultats. Le Dr Bennett, par exemple, considère ces affections comme consécutives et inséparables et ces dénominations comme synonymes, sinon comme absolument identiques. Les erreurs dans le diagnostic, la confusion des idées relatives à la maladie, l'emploi irréfléchi des termes médicaux, entraînent nécessairement de fâcheuses conséquences, tout çela ne pouvant manquer de réagir sur le mode de traitement qui sera adopté. Si je vous enseignais que l'inflammation, l'ulcération et l'induration ne sont absolument qu'une seule et même chose, l'erreur que je professerais aurait son retentissement sur la santé de vos malades et de la société en général, car elle pourrait vous engager dans une fausse voie thérapeutique.

Diagnostic.

Rappelez-vous par conséquent que l'écoulement par le col de l'utérus des sécrétions que je vous ai décrites n'implique pas nécessairement l'existence d'une ulcération utérine. Prenez une pince à longues branches comme celle que je tiens à la main, enveloppez-la d'un peu d'ouate et introduisez-la, à l'aide du spéculum, jusqu'à l'orifice utérin. Approchez-la du col avec beaucoup de précaution. Puis tournez-la et retournez-la, comme je le fais, très-doucement; vous réussirez ainsi à enrouler et à enlever le mucus filamenteux à la façon d'une toile d'araignée. Si cette manœuvre est exécutée avec soin, elle mettra à nu la surface de la muqueuse et d'un coup d'œil vous jugerez si vous avez affaire à une inflammation simple ou à une ulcération. Mais si vous essayez d'enlever le mucus de la partie malade sans prendre ces précautions et en le balayant brusquement, vous léserez cette surface vasculaire si délicate et particulièrement ses villosités hypertrophiées : le col sera tellement baigné de sang que vous ne pourrez vous faire aucune idée précise de la lésion. Par la même raison, il convient d'être très-prudent dans l'introduction du spéculum, surtout si l'on se sert d'un instrument à quatre valves, ou cylin-

L'ulcération est un accident.

Conseil pratique.

drique, sous peine de blesser le col et de ne pas atteindre le but qu'on se propose.

Une simple érosion de l'orifice utérin peut être, — et elle est fréquemment — un accident de l'endométrite du col. L'écoulement leucorrhéique ne provient pas de la surface dénudée, mais bien de l'intérieur de la cavité du col. Si cependant l'ulcération est profonde et de nature granuleuse (surtout si les granulations sont exubérantes) et si la malade est scrofuleuse, la surface ulcérée pourra sécréter une grande quantité de pus.

L'écoulement ne vient pas d'une surface ulcérée.

Vous distinguerez l'endométrite du col de la métrite du même organe par l'absence du mouvement fébrile et de la sensibilité locale qui accompagnent presque invariablement cette dernière, par l'existence d'une leucorrhée, d'une congestion de la muqueuse au voisinage et dans l'intérieur du col, par le bâillement de l'orifice utérin, par le renversement, au lieu de l'état de rétraction, du revêtement muqueux, enfin par les relations avec les dyscrasies scrofuleuse et catarrhale. Bien que l'on voie quelquefois ces deux maladies coexister, cette complication n'est cependant pas fréquente.

Diagnostic. Métrite du col.

Le pronostic devra être porté avec réserve. Si vous vous engagez à guérir des cas de ce genre dans un temps donné, vous vous exposerez à de grands désappointements ; car c'est une affection naturellement chronique et rebelle. Il y a tant de causes qui peuvent, directement ou indirectement, modifier la vascularité de la partie enflammée et troubler ses fonctions glandulaires, que vos meilleures intentions seront souvent déçues et vos meilleures prescriptions souvent stériles. L'appétit génésique de la malade est quelquefois le plus redoutable obstacle à la guérison. Le médecin se trouve ainsi dérouté et voit échouer toutes ses tentatives. Que ce penchant s'éveille spontanément ou qu'il soit provoqué, qu'il soit satisfait ou réprimé, il a pour résultat d'annuler et de combattre tous les efforts, de créer des complications et de retarder la guérison.

Pronostic.

Le retour de la crise menstruelle ne fait que multiplier les incidents propres à cette maladie. Il en est de même de la position centrale et déclive de l'utérus et plus spécialement de celle de son col ainsi que de ses relations avec les organes voisins ou éloignés, toutes causes qui tendent non-seulement à perpétuer la maladie, mais encore à provoquer des rechutes, alors que la guérison paraissait être un fait accompli.

Traitement. — Rien n'est plus commun que de voir de jeunes médecins affirmer que quelques doses de tel ou tel médicament ont suffi pour guérir un cas de leucorrhée du col malgré l'excitation sexuelle, l'exacerbation menstruelle et tous les inconvénients qui constituent autant d'obstacles aux yeux de leurs confrères plus âgés et plus expérimentés. En fait, les médicaments peuvent avoir été parfaitement choisis et appropriés aux circonstances; mais c'est, il me semble, exagérer leur puissance que de leur attribuer des guérisons si promptes et si définitives dans des cas de ce genre. Une simple modification dans la nature ou la quantité de l'écoulement, ou même sa suppression complète ne constituent pas une cure radicale, car les rechutes sont la règle et non l'exception. Le médecin peut se vanter de l'habileté qu'il a déployée dans le traitement et affirmer une guérison; mais demain, dans une semaine, dans un mois, il peut survenir quelque cause excitante, dépendant soit de l'organisme de la malade, soit de ses relations familiales ou sociales, et qui bouleversera toute l'œuvre accomplie.

Cures rapides.

La plupart des causes déterminantes de l'endométrite du col peuvent être évitées et il sera nécessaire de soustraire votre cliente à leur influence. Vous veillerez à ce qu'elle n'éprouve aucune interruption brusque ou aucun trouble de la menstruation; vous exigerez qu'elle ait toujours les pieds chauds et secs, que ses vêtements la protégent convenablement et suffisamment, que les jupes prennent leur point d'appui sur les épaules et non à la taille, que ni le corps ni les membres ne soient serrés et que les rapports sexuels ne soient pas immodérés (surtout au moment ou aux environs des règles); vous surveillerez les déplacements utérins, la constipation, la dysménorrhée, la dysurie, l'ovarite, le blennorrhagie; vous empêcherez les promenades en voiture trop fatigantes, l'abus de l'exercice, l'usage des ceintures abdominales et des pessaires.

Causes d'excitation à supprimer.

Tant au point de vue prophylactique qu'au point de vue curatif, vous devrez surveiller, dès le début, et d'une façon constante, toute tendance aux inflammations scrofuleuses ou catarrhales. Si votre expérience se trouve plus tard d'accord avec la mienne, vous constaterez que l'indication capitale, en pareil cas, est de nourrir suffisamment les malades, de régulariser les fonctions d'assimilation et de rendre au sang ses qualités normales. En d'autres termes, vous ne devez pas vous borner à arrêter les déperditions, quelles qu'elles soient, qui épuisent la vitalité de vos malades, mais vous devez encore leur fournir des éléments nutritifs en quantité plus que suffisante pour compenser leurs pertes. Il est quelquefois tout aussi difficile de choisir un régime convenable et d'en régler

Nécessité du régime.

tous les détails suivant les indications que fournit chaque cas en particulier, que de faire choix d'un médicament ; et, à mon avis, le premier point n'est pas moins que le second indispensable à la guérison.

Régime convenable.

Le lait et les laitages, le pain, la crème, le bœuf, le mouton, les huîtres, le poisson, le poulet, le gibier, les soupes et les bouillons de diverse nature, pourvu qu'ils ne soient pas trop gras, les blancs d'œufs et les boissons fermentées peuvent remplir cette indication. L'huile de foie de morue a été remarquablement efficace dans un certain nombre de cas. Dans d'autres, l'emploi des phosphates acides a amélioré les digestions et fortifié la santé générale. L'eau-de-vie et le whiskey sont d'ordinaire interdits, mais on peut quelquefois permettre un vin naturel léger, ou l'extrait de malt. Les condiments et le café sont souvent nuisibles, tandis que les boissons acides sont non-seulement agréables, mais encore utiles.

Voyages et exercice.

Parmi ces malades, il y en a qui ne se rétabliront jamais tant qu'elles garderont la chambre. D'autres ont besoin d'un changement de pays et de milieu et il leur faut un voyage. D'autres encore ont, au contraire, besoin d'être maintenues au repos. Quant aux moyens de remplir ces indications, sans qu'il en résulte de conséquences nuisibles, c'est à vous qu'il appartiendra de les déterminer. Quand vous aurez réglé tous ces petits détails incidents dont la portée, je puis vous l'assurer, est beaucoup moins banale que ne l'est leur énumération, vous aurez accompli la moitié de la guérison et vous serez en mesure d'étudier les moyens thérapeutiques qu'il convient d'employer.

Injections vaginales.

Les injections vaginales, à part celles que comportent les soins de propreté, sont peu utiles dans cette affection. Car, à moins que la muqueuse qui recouvre la portion vaginale du col ne soit elle-même enflammée ou ulcérée, elles ne peuvent atteindre la partie malade. Et cependant vous remarquerez que la plupart des femmes qui ont déjà été en traitement pour cette affection ont l'habitude d'employer des injections médicamenteuses de diverses espèces. Pour débarrasser le vagin des écoulements anormaux qui proviennent du col de l'utérus, pour empêcher leur décomposition et aussi, dans le cas où l'endométrite du col serait spécifique, pour prévenir l'inoculation des parties voisines par le flux virulent, on pourra prescrire des injections de savon de Castille ou de glycérine et d'eau tiède.

Toutefois il est un moyen de soulagement encore préférable, c'est l'application topique de glycérine pure sur le col enflammé. Cette substance a la propriété de déterminer le libre écoulement du sérum hors des capillaires engorgés et d'écarter ainsi une des causes incidentes qui ont souvent pour effet d'éterniser la maladie. L'afflux du sang vers le col qui se trouve dans une situation déclive, sa stase en ce point, sont les principales causes de la sécrétion exagérée et anormale que fournissent les glandes de cet organe. En remédiant à cette gêne locale de la circulation, nous obtenons un résultat analogue à celui que donne l'extraction d'un corps vulnérant dans la fièvre par irritation des parties lésées. En outre, cet expédient est simple, pratique et inoffensif ; il ne gêne ni ne combat l'action de la médication interne. Il n'a aucun retentissement fâcheux sur la menstruation et ne comporte relativement aux autres organes, qui peuvent être ou ne pas être atteints, aucune manifestation éloignée ou réflexe. Pendant les six semaines qui viennent de s'écouler, ce traitement est le seul qu'ait suivi notre malade. Nous ne lui avons donné ni un grain ni une goutte d'un médicament quelconque, et cependant elle est presque guérie.

Emploi topique de la glycérine.

Un bon procédé pour appliquer la glycérine consiste à faire un tampon d'ouate un peu ferme, à la partie médiane duquel on attache un fil, afin de pouvoir plus facilement le retirer, à l'imbiber complétement de glycérine pure, et à l'introduire dans le vagin, le soir, une fois que la malade est au lit. Ce tampon doit être enfoncé jusqu'à ce qu'il porte sur le col et laissé en place jusqu'au lendemain matin, époque à laquelle on l'enlèvera. L'enlèvement du tampon sera suivi d'un écoulement plus ou moins abondant d'un sérum clair, qui est le produit de ce qu'on a appelé l'« insalivation ». Cette opération peut être répétée, suivant les circonstances, de une à trois fois par semaine, pendant la période inter-menstruelle.

Mode d'emploi.

Un autre moyen d'appliquer plus directement cette substance consiste à prendre un instrument comme celui que voici, c'est-à-dire une sonde utérine plate, à l'armer d'un peu d'ouate, ou d'une petite éponge douce que l'on imbibera de glycérine et à l'introduire dans la cavité du col, en la poussant jusqu'à l'orifice interne. On tourne alors doucement l'instrument ; puis au bout de quelques secondes, on le retire pour le charger de nouveau de glycérine et on l'introduit une seconde fois. L'ouverture, presque constante dans la plupart des cas, de l'orifice externe favorise l'emploi de ce procédé dont elle a suggéré l'idée. La malade devra rester quelque temps étendue, elle ne devra ni sortir en voiture ni marcher pendant les quelques heures qui suivront cette petite manœuvre. Dans des cas très-rares, la glycérine est nuisible à la muqueuse et ne peut pas être appliquée de la façon que nous venons

Autre procédé.

d'indiquer. Il faut toujours avoir grand soin de n'employer pour cet usage que de la glycérine de la meilleure qualité.

Si l'écoulement est purulent ou puriforme, on pourra ajouter à la glycérine la teinture de *Calendula*, dans la proportion d'une drachme pour deux onces de glycérine et deux onces d'eau distillée, et faire des applications locales de ce mélange. On peut encore employer de la même manière les teintures d'*Hydrastis*, d'*Hamamelis*, d'*Arnica* ou de *Baptisia*. Dans des cas exceptionnels, chez les sujets strumeux, si la maladie, par sa chronicité, est devenue très-rebelle, on peut mêler à deux onces de glycérine une drachme de teinture d'iode et porter ce mélange à l'aide d'un pinceau dans la cavité du col. J'ai quelquefois employé avec d'excellents résultats le collodion riciné.

Calendula, Hydrastis, etc.

Bien que, comme je vous l'ai déjà dit, dans la plupart des cas d'endométrite du col, l'orifice interne de l'utérus reste fermé néanmoins, comme il pourrait par hasard se trouver entr'ouvert, il n'est pas prudent de pousser des injections dans la cavité cervicale, parce que le liquide pourrait pénétrer dans l'utérus, ou même dans la cavité abdominale.

Injections dans la cavité du col.

Quelle que soit la nature ou l'étendue des déplacements de l'utérus dans cette maladie, les divers moyens mécaniques de support seront probablement plus nuisibles qu'utiles. Le seul pessaire que j'emploie en pareil cas est le tampon imbibé dont je viens de parler et que quelques-unes de mes malades portent pendant toute la journée. Exceptionnellement, le coussinet périnéal a un effet palliatif et permet de marcher modérément ou de prendre l'air en voiture. Mais les supports ordinaires et, particulièrement les pessaires à tige sont absolument nuisibles dans le traitement des déviations utérines qui relèvent de cette forme d'endométrite.

Pessaires.

Dans les cas très-rebelles, la compression de la muqueuse enflammée exerce une influence salutaire, non-seulement en diminuant l'abondance de l'écoulement, mais encore en guérissant la lésion qui en est la cause. Dans ce but, on peut, de temps en temps, introduire et laisser en place pendant quelques heures une éponge préparée, trempée dans une soluion phéniquée. Quelques chirurgiens préfèrent d'autres agents de dilatation. Les bougies d'ébène de Simpson réussissent quelquefois également bien. Les bougies et les suppositoires médicamenteux n'ont aucune valeur spéciale dans l'endométrite du col. La compression, toutefois serait nuisible dans les cas qui ne seraient pas chroniques et elle ne doit être employée qu'avec précaution.

Compression.

Quant aux caustiques, ils ne sont pas plus indiqués dans cette maladie qu'ils ne le sont dans le catarrhe nasal, la grippe, l'ophthalmie catarrhale ou le « rhume de cerveau ». Il serait tout aussi logique et tout aussi efficace d'employer indistinctement le nitrate d'argent ou l'acide chromique dans la leucorrhée du col que dans une de ces affections. Les médecins réussissent à guérir un catarrhe bronchique, rénal, ou intestinal, sans recourir à l'emploi local de l'alun, de l'acétate de plomb, ou même de l'acide phénique; pourquoi donc affirmeraient-ils qu'une inflammation analogue de la membrane muqueuse qui tapisse le col de l'utérus ne relève pas et ne peut pas relever au même titre de moyens curatifs plus doux. Théoriquement, il est certain que les adhérents de la doctrine de Bennett se trompent dans leurs déductions ; pratiquement, je crois qu'ils font plus de mal (inconsciemment, bien entendu) que n'en pourraient faire d'autres médecins, à quelque école qu'ils appartinssent. Quelle excuse en effet peut-on invoquer, lorsque, pour la guérir, on transforme une endométrite cervicale simple en une ulcération de l'orifice utérin? Quelle excuse trouvera, pour lui-même, un physiologiste intelligent qui tarira un écoulement provenant du col de l'utérus, sans se préoccuper des conséquences qui pourront en résulter pour la maladie?

Caustiques.

Je suis depuis longtemps d'avis que, dans le choix des médicaments généraux qui conviennent à cette forme de leucorrhée en particulier, les caractères physiques de l'écoulement, tels qu'on les signale d'ordinaire, ont été considérés comme plus importants et plus instructifs qu'ils ne le sont en réalité. La façon dont on classe les particularités de l'écoulement qui provient de la cavité du col présente des causes d'erreur. Une sécrétion albumineuse, dont la réaction est alcaline et qui, par un contact quelquefois prolongé avec le mucus acide du vagin, se mêle avec lui, ne peut évidemment conserver toutes ses propriétés; or c'est précisément après la production de ces modifications que l'on prend ce liquide altéré, pour en faire le criterium de la lésion actuelle et pour conclure de ses qualités au choix du médicament. Dans les conditions que nous venons d'indiquer, rien n'est plus naturel que de voir le flux tour à tour blanc, aqueux, laiteux, opaque, caséeux, grumeleux, jaunâtre, brunâtre, couleur de chair, ou même verdâtre. Puisque donc les conditions qui donnent naissance à ces caractères variables de l'écoulement leucorrhéique (dans l'endométrite du col et dans le catarrhe utérin) sont purement accidentelles, puisqu'elles dépendent du passage de ce flux à travers le vagin, je ne saurais trop insister sur ce point que ce n'est pas dans ces caractères qu'il faut chercher les données nécessaires à la thérapeutique.

Pratique trompeuse.

Faites une comparaison. Supposez que, dans un catarrhe nasal, on soumette d'abord l'écoulement à l'action du mucus vaginal, ou de tout autre mélange acide, et qu'on vous le donne ensuite comme représentant le véritable produit pathologique, quelle idée vous ferez-vous de la maladie en question? Allez plus loin et supposez qu'un médecin vous affirme qu'après ce mélange, la couleur et les autres caractères de l'écoulement sont de nature à indiquer le médicament qu'il faut choisir, que penserez-vous de ce médecin?

Règle pour l'examen de l'écoulement dans la leucorrhée cervicale.

Je vous conseille donc, pour vous faire une idée exacte de la sécrétion que fournissent les glandes du col dans la leucorrhée utérine, de ne vous fier ni aux renseignements que vous donnera la malade, ni même à l'examen que vous ferez vous-mêmes du liquide, après son mélange avec le mucus vaginal. Pour que cet examen soit sérieux, vous devez recueillir ce produit directement à la sortie du col ; cela est aussi nécessaire à la guérison qu'au diagnostic. Alors, comme dans le catarrhe nasal, vous aurez à faire au produit primitif, non altéré, et les renseignements que vous obtiendrez ainsi pour le choix du médicament seront, à cet égard, plus satisfaisants et plus dignes de foi. Je ne sais pas en vérité pourquoi, de temps en temps, nous n'examinerions pas, avec soin, une sécrétion leucorrhéique, comme nous examinons les crachats dans la pneumonie, et l'urine dans la maladie de Bright. En outre, cet examen devrait être fait de la même manière dans nos expérimentations pathogénétiques.

Sécretions naturelles et écoulements anormaux.

Je soupçonne que les qualités variables d'une sécrétion naturelle, comme, par exemple, le sang menstruel, l'urine ou la transpiration, lorsque ces liquides sont modifiés par la maladie, nous fournissent un bien meilleur criterium de l'état anatomique ou fonctionnel de l'organe ou des organes atteints, que ne peuvent le faire les propriétés physiques de produits qui, comme les crachats, les écoulements diarrhéiques, et le flux leucorrhéique du col, sont essentiellement pathologiques. Si cela est vrai, ces données seront également plus utiles pour nous guider dans le choix du médicament.

Les propriétés physiques de l'écoulement dans la leucorrhée du col sont le plus souvent, trop capricieuses et trop variables pour avoir la signification pratique qu'on a voulu leur attribuer. La leucorrhée en elle-même n'est qu'un symptôme, dont les divisions et les subdivisions ne servent qu'à exercer et à exaspérer la patience du médecin, et qui sont d'ailleurs quelquefois par trop transcendantes pour être vraiment pratiques. Si l'on a obtenu des guérisons (et cela est hors de doute) à l'aide de prescriptions dirigées contre la leucorrhée du col d'après ces indications obscures, il faut attribuer ce résultat à ce que les médicaments prescrits se sont trouvés accidentellement appropriés au soulagement des conditions principales et essentielles dont relevaient les symptômes. Il faut donc ne nous fier à ces indications que lorsque nous ne pouvons faire autrement.

Dans la leucorrhée vaginale, toutefois, l'épaisseur ou la transparence, la ténuité, la couleur et les caractères spéciaux de l'écoulement ont une valeur diagnostique plus significative. Si le flux a des propriétés âcres ou corrosives, on ne devra pas négliger l'interprétation clinique de ce fait. Car, sauf dans le cas d'affection maligne de l'utérus, de cancer médullaire, par exemple, de végétations en chou-fleur, etc., un écoulement de ce genre ne saurait provenir du col de l'utérus. Quand ces deux variétés de leucorrhée coexistent, ce qui arrive quelquefois, vous réussirez généralement à guérir d'abord celle d'origine vaginale, et plus tard celle qui dépend d'une endométrite du col.

Conseils pratiques.

Si vous pouvez faire remonter l'origine d'une endométrite du col à un refroidissement, ou à une grippe épidémique, quel que soit le temps qui s'est écoulé depuis le début de la maladie, vous agirez sagement en prescrivant le médicament ou les médicaments qui conviendraient à l'affection primitive. Le remède qui aurait guéri le refroidissement, la grippe, ou la fièvre catarrhale dont relève l'endométrite du col, pourra réussir à guérir celle-ci et à rétablir votre malade.

Il faudra aussi tenir compte de ce qu'on pourrait appeler la dyscrasie catarrhale, ainsi que des diathèses scrofuleuse et syphilitique. Il en sera de même de la prédisposition aux troubles biliaires, que celle-ci soit due à une idiosyncrasie spéciale, ou qu'elle dépende du climat, de la saison, d'un mauvais régime, ou d'une médication inopportune. Dans notre climat, la connaissance et l'étude de ces complications utéro-hépatiques sont indispensables. Mais, avant tout, vous devrez rechercher les indications les plus saillantes et les plus utiles dans les symptômes qui se rattachent ou qui sont liés à certains troubles concomitants de l'ovulation, de la menstruation et des appareils digestif, respiratoire et circulatoire, ou encore de la vessie et du rectum. Si vous adoptez rigoureusement cette méthode dans le choix du médicament, vous serez en mesure de distinguer les symptômes vrais de ceux qui ne sont qu'accidentels et souvent fallacieux.

Affections réflexes de l'ovaire.

Ainsi, si les principaux symptômes dont la malade se plaint sont imputables à l'*irritation ovarienne*, ou à un trouble de l'ovaire, les médicaments qui pourront être indiqués seront : *Belladona*, *Atropin*, *Apis mel.*, *Colocynth.*, *Phosphorus*, *Alumina*, *Platina*, *China*, *Hamamelis*, *Pulsatilla*,

Zincum val., *Lachesis*, *Caulophyllin*, *Lilium tig.*, *Conium*, *Podophyllin*, *Bufo*, ou tout autre médicament analogue.

Désordres éventuels de la menstruation.

S'il existe un *embarras menstruel*, qui donne aux symptômes son cachet spécial, vous pouvez étudier les pathogénies et les observations cliniques de *Bovista*, *Secale cor.*, *Sabina*, *Alumina*, *Ferrum acet.*, *Calcarea carb.*, *Lilium tig.*, *Baryta carb.*, *Sepia*, *Pulsatilla*, *Ammonium carb.*, *Senecin*, *Phosph. acid.*, *Cocculus*, *Helonin*, *Cantharis*, ou *Xanthoxylum*.

Complications utéro-digestives.

Contre les *complications de l'appareil digestif*, les médicaments les plus employés sont : *Nux vomica*, *Chamomilla*, *Arsenicum alb.*, *Mercurius*, *Graphites*, *Lycopodium*, *Colocynth*, *Veratrum alb.*, *Aloes*, *Opium*, *Sepia*, *Carbo veg.*, *Collinsonia can.*, *China*, *Sulphur*, *Hydrastis can.*, *Kreosotum*, *Plumbum*, *Pulsatilla*, *Alumina*, *Natrum mur.*, *Podophyllin*, *Æsculus hip.*, *Nitri, acidum*, *Nux moschata* et *Ferri et Strychni citras*.

Complications respiratoires.

Contre les complications qui atteignent la *respiration* : *Phosphorus*, *Bryonia*, *Sanguinaria*, *Calcarea phos.*, *Calcarea carb.*, *Silicea*, *Lycopodium*, *Stannum*, *Tartarus emetic.*, *Lachesis*, *Hyoscyamus*, *Drosera*, ou *Dulcamara*.

Troubles concomitants de la circulation.

Contre les symptômes qui se rattachent à la *circulation locale* ou *générale* : *Veratrum vir.*, *Bryonia alb.*, *Stannum*, *Apis mel.*, *Digitalis*, *Cactus grand.*, *Aconit*, *Gelseminum*, *Veratrum alb.* *Naja trip.*, ou *Belladona*.

Complications hystériques et nerveuses.

Contre les symptômes *nerveux*, et particulièrement contre ceux qui relèvent de l'hystérie, vous pourrez avoir à employer presque tous les médicaments que contient la matière médicale. Il est probable toutefois que ceux qui vous seront le plus utiles seront : *Hyoscyamus*, *Ignatia*, *Coffea*, *Moschus*, *Caulophyllin*, *Lilium tig.*, *Belladona*, *Atropin*, *Cocculus*, *Gelseminum*, *Cimicifuga*, *Causticum*, *Chamomilla*, *Agaricus musc.*, *Senecin*, *Tarantula* (?), *Scutellaria*, *Cypripedium*, et l'éther sulfurique.

Complications utéro-vésicales.

Si les symptômes *vésicaux* sont les plus douloureux et les plus importants, vous aurez recours aux médicaments qui sont le plus souvent et le plus ordinairement employés dans le traitement des maladies de la vessie et de l'urèthre. Cette catégorie comprend : *Cantharis*, *Cannabis sat.*, *Dulcamara*, *Belladona*, *Apis mellifica*, *Mercurius*, *Hyoscycamus*, *Camphora*, *Ferrum*, *Chimaphila umb.*, et *Eupatorium purpureum*.

Symptômes utéro-rectaux.

Lorsque les troubles *rectaux* prédominent, nous avons : *Aloes*, *Podophyllin*, *Nux vomica*, *Sulphur*, *Hamamelis*, *Collinsonia can.*, et *Æsculus hippocast.*

Je ne veux point vous donner à entendre que

je conseille d'administrer tous ces médicaments les uns après les autres ou indistinctement. En les rangeant par classes, je n'ai pas voulu vous épargner la nécessité d'en faire l'étude différentielle et de rechercher les cas auxquels ils conviennent ; j'ai tenu seulement à vous indiquer les divers symptômes qui, dans le traitement de cette affection incommode, peuvent réellement vous guider de la façon la plus sûre dans le choix des agents curatifs. Car, parmi ces médicaments, il n'en est presque pas un seul qui ne présente une relation spéciale avec les maladies du col de l'utérus.

Conclusion.

LEÇON VINGT-DEUXIÈME

Diagnostic différentiel de l'hydropisie de l'ovaire.

MESSIEURS,

J'ai l'occasion de pouvoir, ce matin, vous présenter une femme que l'on suppose atteinte d'une hydropisie de l'ovaire. Elle a été envoyée à cet hôpital il y a deux semaines par le Dr L. Pratt. Voici son histoire clinique :

OBSERVATION. — Mrs H..., âgée de 53 ans, veuve, a quatre enfants vivants dont le plus jeune est âgé de 17 ans. Elle fut atteinte de diphthérie, il y a six ans, au mois de février et elle était presque guérie, lorsque, le 1er mars, elle fut reprise. Elle eut alors des troubles graves du côté de l'estomac et des vomissements violents. Lors de cette rechute de diphthérie, les règles reparurent, d'abord modérément, puis abondamment. La perte ne tarda pas à devenir presque continuelle et durait en moyenne au moins deux jours par semaine; cet état continua pendant plusieurs mois. Dans la suite, l'écoulement devint menaçant par son abondance. Les médecins dirent à la malade que ces pertes étaient dues à la ménopause, et l'un d'eux prescrivit des écorces et des racines qui les arrêtèrent pendant près de deux mois ; après quoi, elles reparurent comme auparavant. Mrs H... consulta d'autres médecins, mais tous furent d'avis que la cause indiquée était la vraie et conseillèrent le repos et la tranquillité.

Il y a environ quatre ans, Mrs H... consulta le Dr Pratt; à cette époque l'écoulement était parfois fort abondant. Au printemps de 1868, il y a trois ans et demi, Mrs H... eut la fièvre typhoïde, et, pendant trois mois, l'écoulement cessa. Mais il reparut lorsque la fièvre fut guérie. Depuis lors jusqu'à l'époque actuelle, notre malade n'a jamais passé une semaine sans avoir de pertes ; ces pertes sont passives, s'aggravent de temps en temps et apportent toujours un certain soulagement, résultat que produit aussi une diurèse abondante.

En février dernier (il y a huit mois), Mrs H... remarqua pour la première fois un gonflement du côté droit qui lui parut avoir à peu près la longueur et l'épaisseur de la main. Elle peut se coucher indifféremment sur l'un ou l'autre côté, mais lorsqu'elle est restée étendue un certain temps sur un côté, si elle se retourne sur l'autre, elle éprouve la sensation de quelque chose qui remue, qui passe dans ce dernier côté et qui s'y fixe. Elle ne peut pas commodément manger étant assise, et il faut qu'elle soit debout ou couchée pour prendre ses repas. En deux mois, la tumeur abdominale a rapidement grossi. Elle appuie maintenant en haut contre le diaphragme et entrave la respiration. Avant cette époque, Mrs H... pouvait délimiter cette tumeur solide à travers la paroi abdominale; ceci lui est actuellement impossible. La dyspnée est plus forte lorsqu'elle est assise que quand elle est étendue. La mensuration de l'abdomen, prise sur la partie la plus saillante de la tumeur, donne quarante-huit pouces. La malade pèse cent soixante livres, mais depuis son entrée à l'hôpital, c'est-à-dire depuis quinze jours, elle a considérablement perdu de son embonpoint.

Elle a encore de temps en temps des attaques de vomissements, qui s'accompagnent ordinairement, mais non invariablement, d'une recrudescence dans l'hémorrhagie. Dans ces circonstances, l'écoulement ne cause pas de douleur, mais il est souvent précédé de nausées plus ou moins fortes.

Mrs H... n'a pas eu un rhume pendant ses six années de maladie. Elle a autrefois beaucoup travaillé dans son ménage et au dehors. Durant ces dix dernières années, elle a exercé la profession de sage-femme. Elle n'a pas eu de gonflement des pieds, des mains, ni de la face. Cependant, il y a environ neuf ans, juste avant la ménopause, elle a présenté de légers symptômes d'hydropisie; mais ils disparurent rapidement. Au début de sa « vie menstruelle », les règles coulaient librement, mais n'étaient pas très-abondantes. Elle a toujours beaucoup perdu à chacune de ses couches, qui lui procuraient en moyenne une année de maladie et d'indispositions. Elle a fait trois fausses-couches qui ont toutes été provoquées par un léger excès de fatigue, le transport d'un seau d'eau, par exemple. Il y a de temps en temps des écoulements provenant de l'utérus; ils sont de couleur jaunâtre, et quelque fois rougeâtre.

Cette observation recueillie textuellement de la bouche de la malade prouve suffisamment que nous avons à affaire ici à un cas compliqué. Il pourra vous servir de type pour votre pratique future, lorsqu'il s'agira de faire le diagnostic différentiel de l'hydropisie de l'ovaire, qui mettra souvent votre habileté à la plus rude des épreuves.

Tandis que notre malade est là confortablement couchée, je me propose de vous apprendre comment on distingue l'hydropisie de l'ovaire de l'ascite, de la grossesse, des fibromes et des tumeurs fibro-kystiques de l'utérus, de la physométrie, de la distension et du prolapsus de la vessie, des augmentations de volume du foie et de la rate, et des tumeurs causées par la rétention des règles, ou des matières fécales.

I. *Ascite.* — Dans la grande majorité des cas, l'hydropisie abdominale est consécutive à une maladie chronique et antérieure du foie, de la rate, d'une portion du tube digestif, des reins, ou, dans des cas rares, du cœur ou des poumons. Dans l'hydropisie de l'ovaire, cette règle est renversée, et le trouble général de la santé est la conséquence du développement de la tumeur.

Dans l'ascite, quand la malade est étendue sur le dos, les genoux ramenés vers l'abdomen, la tumeur abdominale s'aplatit à la région antérieure, et s'étale en « bombant » sur les côtés. Les flancs, ainsi que la surface antérieure du ventre, sauf la partie qui entoure l'ombilic, s'aplatissent et donnent un son mat à la percussion, tandis qu'autour du nombril il y a de la sonorité. Si la malade se tourne sur un côté, il y a matité de ce côté et sonorité de l'autre. Mais dans l'hydropisie de l'ovaire, le contour de la tumeur ne varie pas avec les changements de position de la malade, et le ventre ne s'aplatit pas quand elle est étendue sur le dos. Ses bords sont faciles à délimiter. On ne trouve à la région lombaire ni matité ni distension, mais une sonorité parfaitement claire et caractéristique, montrant bien que les intestins sont situés derrière un sac circonscrit, quel que soit d'ailleurs le contenu de ce sac. Ce signe est si net dans le cas que vous avez sous les yeux, que je suis certain que vous ne l'oublierez jamais. C'est un des principaux signes du diagnostic différentiel entre l'hydropisie de l'ovaire et l'ascite.

Posture.

Vous remarquerez combien ici le ventre gonflé est dur et tendu. Ceci est encore un signe diagnostique, car, dans l'ascite, les parois de l'abdomen sont, ou flasques, ou élastiques, et plus ou moins relâchées ; tandis que dans l'hydropisie de l'ovaire, elles sont aussi tendues que s'il y avait une tympanite intense.

Consistance de la tumeur.

Dans l'ascite, le toucher révèle dans le cul-de-sac de Douglas une fluctuation qui fait défaut dans l'hydropisie de l'ovaire. Dans l'ascite aussi, l'accumulation du liquide commence à la partie la plus basse et la plus déclive de l'abdomen, tandis que dans l'hydropisie de l'ovaire, la tumeur débute ordinairement dans la région hypogastrique droite ou gauche, ou dans l'une des fosses iliaques. L'hydropisie très-marquée des parois abdominales, quand elle existe, est presque toujours liée à une affection maligne. L'œdème concomitant, surtout celui des pieds, peut se montrer dès le début dans l'ascite, tandis qu'on ne le rencontre, dans l'hydropisie de l'ovaire, qu'à la dernière période de la maladie.

Toucher.

La ponction est un moyen très-utile pour distinguer l'une de l'autre ces deux affections. Une fois la sérosité retirée, dans le cas d'hydropisie de l'ovaire, on constate que la tumeur solide ou demi-solide ne flotte plus hors de portée, comme avant l'opération, mais que l'on peut alors très-facilement l'examiner et la saisir avec la main au travers de la paroi abdominale. Ainsi donc,

Ponction.

après la ponction, le volume, la forme et la situation de la tumeur seront si bien précisés, qu'il sera impossible de la confondre avec l'hypertrophie du foie, de la rate ou des glandes mésentériques qui pourrait accompagner l'ascite.

Il est important de se souvenir que, dans l'ascite, après la paracentèse, le liquide ne recommence à s'accumuler qu'avec lenteur, tandis qu'après l'évacuation d'un kyste de l'ovaire, cette accumulation est beaucoup plus rapide et plus persistante. Chez une de mes malades qui avait une hydropisie de l'ovaire et à qui j'avais retiré bien des gallons de liquide, la tumeur abdominale était redevenue aussi volumineuse que jamais à la fin de la première semaine.

Rapidité avec laquelle le sac ou kyste se remplit.

Dans des cas exceptionnels, cependant, l'ascite et l'hydropisie de l'ovaire peuvent coexister, et les deux séries de symptômes tendent alors à se confondre. Le diagnostic différentiel est plus difficile selon que le kyste est à une ou plusieurs loges, parce que, dans le premier cas, l'augmentation du volume abdominal a un aspect plus arrondi, plus uniforme et présente une plus étroite ressemblance avec l'augmentation propre à l'ascite.

Coexistence des deux affections.

II. *Grossesse.* — La grossesse se limite d'elle-même et son histoire générale est si précise, que vous pourriez croire qu'on ne risque guère de la confondre avec l'hydropisie de l'ovaire ; mais l'expérience nous prouve qu'il en est autrement ; car il arrive souvent que le chirurgien déclare la malade atteinte d'hydropisie de l'ovaire, tandis qu'en réalité, elle est enceinte, et que, l'incision abdominale pratiquée, il trouve un fœtus dans la matrice, au lieu d'un kyste de l'ovaire dans la cavité péritonéale. Cette erreur de diagnostic est si fréquente, qu'on n'exagérerait à coup sûr pas beaucoup en disant qu'un tiers au moins des cas de soi-disant hydropisie de l'ovaire, pour lesquels on vient consulter les gynécologistes, sont des grossesses authentiques.

Confusion fréquente.

Dans l'hydropisie de l'ovaire, la menstruation est quelquefois suspendue. Les sympathies réflexes de l'ovaire, en portant sur d'autres organes, peuvent simuler les symptômes propres à la gestation. La fonction digestive est presque nécessairement atteinte d'une façon plus ou moins sérieuse. Les glandes mammaires peuvent se développer et devenir sensibles comme dans la grossesse. Les seins peuvent se remplir de lait, et l'aréole peut même se dessiner très-nettement. Ordinairement, toutefois, dans l'hydropisie ovarienne, à moins que les deux ovaires ne soient malades, les règles se montrent irrégulièrement, ou bien avec trop de fréquence et d'abon-

Symptômes parallèles.

dance. L'année dernière, j'ai été consulté pour une hydropisie de l'ovaire par une femme de 36 ans qui, par suite d'une absence congénitale du vagin, n'avait jamais été menstruée.

Dans le cas que nous avons sous les yeux, nous excluons la grossesse, à cause des hémorrhagies fréquentes que présente Mrs H..., hémorrhagies qui, si elle était réellement enceinte, ne pourraient avoir pour cause qu'une insertion vicieuse ou un décollement partiel du placenta. En outre, l'hémorrhagie, chez elle, présente un caractère de chronicité trop marqué pour appartenir à la période de la gestation utérine. L'âge de la malade vous aidera quelquefois à distinguer l'hydropisie de l'ovaire de la grossesse.

Cas rare.

D'une façon générale, nous savons que, dans la grossesse, la tumeur abdominale présente des particularités de situation et d'accroissement qui peuvent quelquefois servir à la distinguer d'une augmentation de volume de l'ovaire. Ainsi, elle est primitivement intra-pelvienne; elle s'élève graduellement, ou plus rapidement, suivant les cas, vers le quatrième mois, et sa configuration globuleuse est facile à reconnaître à la palpation. Si elle dévie à droite ou à gauche de la ligne médiane, son bord est lisse et bien défini. Du quatrième au huitième mois, elle s'accroît de bas en haut. Elle prend la forme d'un gonflement général, et la malade ne la décrit jamais comme elle décrirait une « grosseur » qu'elle aurait dans le côté ou ailleurs.

Siége et développement.

Mais nous ne devons pas oublier que ces deux affections peuvent échapper à l'observation, ne pas être même soupçonnées, et que des semaines et des mois se sont quelquefois écoulés, avant qu'on vienne nous demander notre avis. Dans ces conditions, c'est à d'autres signes que nous sommes forcés d'avoir recours pour distinguer et soigner convenablement ces affections.

Le toucher peut être d'un grand secours pour le diagnostic. Dans les grossesses, après le cinquième mois, et surtout chez les multipares, le col de l'utérus est considérablement ramolli, gonflé, et compressible, et l'orifice externe de l'utérus est béant. Dans l'hydropisie de l'ovaire sans complications, sa forme, son volume, son état cartilagineux ne changent pas. Dans la grossesse au cinquième, ou après le cinquième mois, on s'attend à trouver le col au détroit supérieur, non loin du promontoire. Et, bien que dans l'hydropisie de l'ovaire, il soit souvent attiré en haut, ou relevé en avant, ou déplacé vers le côté malade, néanmoins, dans la plupart des cas, sa position ne différera pas sensiblement de celle qu'il occupe dans l'état de vacuité de l'utérus. Si l'orifice interne est ouvert, et si le doigt ne rencontre directement ni les membranes, ni le pla-

Modification du col dans les deux états.

centa, ni une partie quelconque de l'enfant, la femme ne peut pas être enceinte. L'introduction facile de la sonde utérine, sa libre pénétration jusqu'au fond de l'utérus vous permettront aussi d'exclure la possibilité d'une grossesse. Mais la sonde ne doit être employée que si la femme, dans le cas où elle serait enceinte, est près du « terme ».

Ne pas se baser sur le souffle utérin.

Le souffle utérin est un signe tellement équivoque de la grossesse, que, sauf au point de vue de sa valeur confirmative, nous ne devons pas y attacher une grande importance ; car on a constaté qu'il n'est pas dû, comme on le pensait à une certaine époque, à un développement plus considérable des vaisseaux et à un accroissement de la circulation sanguine au niveau du placenta, ou à travers cet organe. En d'autres termes, il n'est pas nécessairement lié à la circulation utéro-placentaire. On peut le rencontrer dans les cas de fibromes, de cancer et d'hypertrophie de l'utérus, de tumeurs siégeant dans l'épaisseur des ligaments larges, d'anévrysme de l'aorte abdominale, de tumeurs comprimant les artères iliaques, de sub involution de l'utérus après l'accouchement, ou d'augmentation de volume de l'ovaire avec ou sans hydropisie.

Les bruits du cœur fœtal sont un signe non équivoque.

Si vous êtes assez heureux pour découvrir les bruits du cœur fœtal, vous n'aurez plus aucun doute. Mais bien que ce soit là, quand on peut le constater, un signe non équivoque de grossesse, il serait néanmoins imprudent de conclure que votre malade n'est pas enceinte simplement parce que, malgré des explorations répétées, vous n'auriez pas réussi à le constater ; car il est quelquefois si éloigné, si obscur, ou si altéré, qu'on peut fort bien ne pas le distinguer d'autres bruits. Ou bien encore, la position du fœtus dans la matrice peut même empêcher absolument la perception des bruits de son cœur.

Coexistence possible.

Dans la grossesse avancée, si la position de l'enfant est favorable et si les parois abdominales sont minces, il est quelquefois possible de reconnaître par la palpation la tête ou les extrémités du fœtus. Des mouvements bien authentiques viendraient confirmer le diagnostic. Il est effectivement arrivé que le contour irrégulier de la tumeur ovarienne proprement dite a été pris pour le contour de l'enfant ; et l'on sait que les mouvements du fœtus dans la matrice sont sujets à de nombreuses contrefaçons.

Il est donc quelquefois plus difficile qu'on n'aurait pu s'y attendre, de se prononcer entre une hydropisie de l'ovaire et une grossesse. Dans des cas très-rares, l'hydropisie est un accident éventuel de la grossesse et disparaît après l'accouchement.

Si vous ne pouvez pas autrement établir votre diagnostic, le mieux sera d'agir comme s'il y avait grossesse, c'est-à-dire d'attendre que le temps propre à la gestation soit écoulé; car ordinairement une prompte décision n'est pas urgente. Si la femme est enceinte, la tumeur n'augmentera pas sensiblement de volume et ne se développera pas de bas en haut, après huit mois et demi. Lorsque dix ou douze mois se sont écoulés depuis que le gonflement a été remarqué pour la première fois, il est à peu près certain qu'il existe une tumeur qui reconnaît une autre cause que la grossesse. La seule exception à cette règle se rencontrerait dans le cas de grossesse extra-utérine, où la rétention du fœtus peut être indéfinie. Mais cette forme de grossesse est tellement rare, qu'elle mérite à peine d'être citée à ce propos; le terme normal de la grossesse est, vous le savez, de neuf mois, tandis que la durée moyenne de l'hydropisie de l'ovaire est d'environ trois ans.

Le temps comme élément de diagnostic.

III. *Fibromes utérins.* — Bien que l'hydropisie de l'ovaire puisse s'accompagner d'irrégularités de la menstruation, bien que l'écoulement puisse être, ou trop fréquent, ou trop abondant, ou réunir ces deux conditions, on ne peut cependant pas dire que les malades chez qui se présente cette forme d'hydropisie soient nécessairement sujettes aux hémorrhagies utérines. Il est un fait, c'est que la diathèse hydropique et la diathèse hémorrhagique sont antagonistes et n'existent jamais, ou presque jamais, concurremment chez la même personne. Mais, omettant à dessein l'hypertrophie physiologique du tissu musculaire de l'utérus, connexe du développement de cet organe dans la gestation, je dirai que l'hypertrophie musculaire pathologique consécutive à une fausse couche, ou à un accouchement régulier ou à une métrite, s'accompagne, dans la majorité des cas, d'une ménorrhagie plus ou moins prolongée et plus ou moins inquiétante. La statistique nous apprend que les hémorrhagies utérines ne se compliquent que *neuf* fois sur cent d'hydropisies de l'ovaire, tandis que sur cent fibromes utérins, *soixante-dix* donnent lieu à ce désordre. Il n'est pas tenu compte, dans cette statistique, des fibromes extra-pariétaux ou sous-péritonéaux, qui ne sauraient amener de semblables hémorrhagies.

Hémorrhagie.

Or donc, quand vous aurez une malade sujette à des pertes abondantes ou continuelles paraissant et disparaissant d'une façon tout à fait indépendante de l'époque menstruelle, si surtout elle n'est pas enceinte, et si vous constatez la présence d'une tumeur abdominale ou pelvienne de volume considérable, vous serez autorisés à soupçonner qu'il existe un ou plusieurs fibromes utérins. Et alors la tumeur sera probablement due à une hypertrophie du tissu musculaire de l'utérus, dont la circulation excessive sera soulagée par l'hémorrhagie qui, par son écoulement critique, remplira le rôle d'une soupape de sûreté.

Dans les fibromes utérins, la tumeur est dure et mobile; sa mobilité est caractéristique. Lorsque vous pouvez constater que vous imprimez un mouvement à la masse entière, en frappant avec le doigt sur la paroi postérieure du col de l'utérus, comme dans le ballottement, ou si, en introduisant la sonde utérine, vous pouvez soulever l'organe et vous convaincre, en appliquant la main sur les parois de l'abdomen, que toute la tumeur se meut en même temps que la sonde, il ne vous restera guère de doute sur l'existence d'un fibrome utérin. Quelquefois cependant, dans les cas de néoplasmes de cette nature, il peut arriver que l'utérus soit immobile, comme dans le squirrhe de cet organe.

Mobilité simultanée de l'utérus et de la tumeur.

La distance à laquelle la sonde pénétrera dans l'utérus n'est pas moins significative. Règle générale, si elle pénètre de plus de trois pouces, on peut dire que l'utérus est augmenté de volume, et l'accroissement de la cavité utérine est l'un des signes les plus certains et les plus constants de la présence de ces productions fibreuses. Dans les cas d'hydropisie de l'ovaire sans complications, si l'utérus est quelquefois allongé, c'est par suite de son déplacement et de la pression anormale que la tumeur de l'ovaire exerce sur lui. Les changements évidents de longueur et de volume de l'utérus que l'on constate dans les fibromes, n'appartiennent pas à proprement parler à l'histoire clinique de l'hydropisie de l'ovaire. Dans le cas que nous avons sous les yeux, vous remarquerez que la sonde pénètre dans l'utérus jusqu'à une profondeur de six pouces.

Longueur de la cavité utérine.

Cette révélation que nous fournit la sonde m'oblige à vous rappeler que ces deux affections peuvent exceptionnellement coexister. Je suis d'avis qu'elles existent toutes les deux chez cette malade. S'il en était autrement, les symptômes que nous avons constatés tout à l'heure par la percussion de l'abdomen ne seraient pas d'accord avec ceux que nous venons d'obtenir par l'exploration physique de l'utérus. En parlant du diagnostic différentiel de cette forme d'hydropisie et de l'ascite, nous avons reconnu et établi le fait que cette énorme tumeur abdominale était due à la présence d'un ou de plusieurs kystes de l'ovaire. Et maintenant par l'hémorrhagie à laquelle Mrs H... a été si longtemps sujette, ainsi que par la mobilité de la tumeur et la distance à laquelle on peut introduire la sonde, nous constatons qu'il y a en même temps une hypertrophie manifeste de l'utérus. Mon collègue, le professeur de chirurgie, va tout à

Coexistence possible.

l'heure trancher la question, en venant pratiquer l'ovariotomie (1).

Les fibromes s'accroissent lentement; il en est de même des tumeurs de l'ovaire à leur période initiale. Mais celles-ci se développent quelquefois rapidement dès le début; ou bien, après quelques mois de durée pendant lesquels elles n'ont que très-lentement augmenté de volume, elles remplissent brusquement l'abdomen, en provoquant une grande gêne et de vives souffrances. Les déplacements utérins et la leucorrhée sont un élément ordinaire et presque nécessaire de l'histoire des fibromes, tandis qu'ils manquent généralement dans l'hydropisie de l'ovaire.

Rapidité du développement.

IV. *Productions fibro-kystiques.* — Les fibromes qui sont attachés à la surface extérieure de l'utérus et qui sont situés au-dessous de son revêtement péritonéal, subissent quelquefois la transformation kystique. Dans ce cas, la tumeur, qui peut contenir plusieurs de ces fibromes dégénérés, peut acquérir un tel volume, qu'elle arrive à remplir la cavité abdominale, et à être prise pour une hydropisie de l'ovaire, pour une ascite, et même pour une grossesse. Cette ressemblance est si étroite que, dans bien des cas, les plus habiles spécialistes ont été dans l'impossibilité de distinguer une tumeur fibro-kystique d'une tumeur de l'ovaire, avant d'avoir fait une incision exploratrice. Heureusement, toutefois, ce genre de fibromes est relativement rare.

Difficulté du diagnostic.

La statistique du Dr Routh montre qu'il n'y a eu que trois fois ménorrhagie dans dix-huit cas de tumeurs fibro-kystiques. Spencer Wells a plusieurs fois reconnu la présence de ces fibrokystes de l'utérus, en retirant, par la paracentèse faite à l'aide d'un trocart, une sérosité claire contenant de 5 à 15 pour 100 de sang; les deux liquides étaient si intimement mélangés, qu'ils ne se séparaient qu'après plusieurs heures de repos.

La ménorrhagie manque dans cette forme de fibromes.

Sans m'étendre sur ces faits, ni sur les autres points qui vous aideront à distinguer l'hydropisie de l'ovaire des productions fibro-kystiques, je vous engage à vous reporter à une classification bien faite des symptômes les plus importants de ces deux affections, due au Dr Charles E. Lee et publiée dans le *New-York Medical Journal*, vol. XIV, page 474.

(1) L'ovariotomie fut pratiquée. L'utérus contenait un fibrôme intra-pariétal et l'abdomen un kyste volumineux de l'ovaire. La malade guérit parfaitement. Voyez *U. S. Med. and Surg. Journal*, vol. VII, p. 191.

KYSTES DE L'OVAIRE.	FIBRO-KYSTES DE L'UTÉRUS.
1° La maladie peut survenir à n'importe quelle époque, même avant la puberté.	1° Elle ne survient guère avant trente ans, — ordinairement de quarante à cinquante ans.
2° Développement rapide, demandant ordinairement moins de deux ans.	2° Développement lent, — demandant généralement plus de deux ans.
3° L'aspect du visage n'est pas changé, si la santé est suffisamment bonne.	3° « Faciès utérin » généralement marqué; — expression anxieuse et abattue.
4° Fluctuation uniformément étendue sur toute la surface de la tumeur.	4° Fluctuation limitée à certaines régions, — généralement à la partie supérieure, tandis que la partie inférieure est dure et mate.
5° L'examen vaginal révèle un léger déplacement de l'utérus; — la masse est lisse et distincte de l'utérus.	5° L'examen par le vagin montre l'utérus porté en haut ou déplacé. La masse ou bien n'est pas reconnue, ou bien se continue avec l'utérus.
6° L'utérus se meut indépendamment de la tumeur dès le début; — les adhérences pelviennes sont rares.	6° La mobilité de l'utérus indépendamment de la tumeur est limitée à la dernière période de la maladie; — les adhérences pelviennes sont fréquentes.
7° La ponction détermine l'affaissement complet des kystes uniloculaires; dans les tumeurs polykystiques, elle révèle la présence des endokystes.	7° La ponction ne détermine qu'un affaissement partiel et laisse la base de la tumeur ferme et indurée.
8° Le liquide est clair, couleur paille, séreux; ou visqueux, clair, muqueux et albumineux.	8° Le liquide est tantôt brunâtre, sanguignolent, séro-purulent, ou boueux, tantôt clair et jaunâtre, contenant de la lymphe ou de la cholestérine.
9° Mis à nu par la gastrotomie, le sac est opalin, ou blanc et éclatant, mais rarement vasculaire.	9° Le sac mis à nu est foncé, vasculaire, épais et souvent divisé en faisceaux par des bandes fibreuses.

V. *Physométrie.* — La distension de l'utérus par des gaz ne court guère de risques d'être confondue avec l'hydropisie de l'ovaire. Si cette augmentation de volume de l'abdomen était due à cette cause, la percussion donnerait dans toute l'étendue de la tumeur un son tympanique, au lieu de la matité que nous y constatons. Alors aussi, il serait facile de faire disparaître la tuméfaction sans avoir recours à une opération aussi grave que l'ovariotomie; nous n'aurions qu'à introduire une sonde d'homme dans la cavité du col, et l'utérus se débarrasserait immédiatement de son contenu. La physométrie s'accompagne toujours de manifestations hystériques plus ou moins gênantes, qui n'appartiennent pas à l'hydropisie de l'ovaire, et que l'on peut dissiper au moyen des anesthésiques.

Évacuation de l'utérus.

Anesthésiques.

VI. *Distension et prolapsus de la vessie.* — La sonde de femme habilement maniée et une combinaison de manœuvres externes et internes vous permettront de faire le diagnostic entre l'une ou l'autre de ces affections et l'hydropisie de l'ovaire.

VII. *Augmentation de volume du foie ou de la rate.* — L'hypertrophie du foie est presque invariablement liée à une affection chronique de cet organe. La forme d'hydropisie dont elle s'accompagne est l'hydropisie abdominale. Lorsqu'un épanchement s'est produit dans la cavité péritonéale, on reconnaît les signes physiques de l'ascite. Le bord du foie hypertrophié, qui est bien défini, l'absence de complications utérines, qui éveille votre attention, les troubles digestifs et généraux, qui sont significatifs dès le début, et le contour général de la tumeur vous aideront à distinguer une augmentation de volume du foie de la présence d'un ou de plusieurs kystes de l'ovaire.

Exploration physique.

Il en est de même du développement anormal de la rate. Les symptômes généraux qui l'accompagnent sont caractéristiques. L'existence d'une des formes de la fièvre intermittente, l'altération qualitative du sang avec leucémie et quelquefois anémie concomitante, vous aideront à reconnaître la lésion. L'exploration physique de l'abdomen et des organes génitaux internes rendra parfaitement clair le diagnostic entre une tumeur de ce genre et une hydropisie de l'ovaire. Le teint de la malade et la couleur normale des lèvres et des ailes du nez nous font, dans le cas actuel, exclure toute idée d'une hypertrophie de la rate.

Leucocytose.

VIII. *Tumeurs causées par la rétention des règles ou des matières fécales.* — Celles du premier genre peuvent dépendre d'une imperforation de l'hymen, d'une atrésie du vagin ou du col de l'utérus, ou de ces deux conduits à la fois, ou d'une oblitération du col utérin par une flexion ou une déviation de l'organe ou par un corps étranger obstruant son orifice. Dans tous ces cas, le toucher et l'introduction de la sonde utérine rendraient possible l'écoulement de l'accumulation menstruelle et feraient disparaître la tumeur. Les mêmes expédients resteraient sans effet dans l'hydropisie de l'ovaire.

S'il y avait une accumulation très-considérable de matières fécales, l'histoire antérieure de la maladie et, par-dessus tout, l'examen attentif de la tumeur, vous révéleraient la différence qui existe entre cet accident et la maladie que nous avons ce matin sous les yeux. La tumeur serait dure, irrégulière, bosselée au toucher, et on pourrait la suivre le long du rectum et du côlon. En vidant l'intestin avec des lavements d'huile, de savon de Castille, ou de substances analogues, on trancherait la question d'une façon absolument nette.

LEÇON VINGT-TROISIÈME

Aménorrhée.

MESSIEURS,

Pendant la vie menstruelle, c'est-à-dire, dans notre pays, entre la quatorzième et la quarante-cinquième année, il n'y a que deux états dans lesquels la non-apparition des règles puisse être considérée comme compatible avec la santé. Ces états sont la grossesse et l'allaitement. En toute autre circonstance, si cette fonction ne s'accomplit pas régulièrement, la femme n'est pas bien portante. Il y a donc un arrêt physiologique et un arrêt pathologique. Je ne vous parlerai ce matin que de l'arrêt pathologique.

Arrêt physiologique et pathologique des règles.

Le mot aménorrhée est un terme générique. Il comprend toute une catégorie d'affections caractérisées par l'absence de l'écoulement menstruel. Ce sont : 1° la menstruation *tardive;* 2° la *suppression* de l'écoulement; 3° la *rétention* des règles. Nous étudierons séparément ces divers états.

Définition et variétés.

I. *Menstruation tardive.*

Ce trouble consiste dans le non-accomplissement de la fonction menstruelle chez la femme qui a atteint l'âge de la puberté. C'est l'*emansio mensium* des anciens auteurs, qu'il ne faut pas confondre avec une simple suspension du flux chez une femme qui a déjà été réglée, ni avec les retards qu'on observe chez les femmes qu'on pourrait qualifier « d'irrégulières ». La jeune fille a atteint l'âge de 15 ans, peut-être même de 18 ou de 20 ans, et la fonction cataméniale n'est pas encore établie. Pour une raison quelconque, la première apparition des règles est retardée.

Emansio mensium.

Étiologie. — Cette anomalie peut souvent être attribuée à un arrêt de développement. L'époque de la puberté n'est réellement pas arrivée. La jeune fille n'est encore qu'une enfant. Ses yeux manquent d'expression, ses manières sont moins vives qu'elles ne devraient être, et ses mouvements n'indiquent pas

Retard de la puberté.

la mobilité gracieuse de son sexe. Ses formes et ses traits, sa démarche et ses fonctions organiques n'ont pas encore atteint leur harmonie caractéristique. Elle manque d'individualité sexuelle et ses traits, quelque peu masculins, n'ont pas encore pris le cachet particulier à la femme. Sa santé et sa fécondité sont atteintes par ce retard, et c'est alors une question importante d'en rechercher les causes, et d'y apporter les remèdes convenables. Car il ne s'agit pas seulement ici de son intérêt personnel, mais aussi de celui de ses parents, de ses amis et de la société en général.

Le retard de la menstruation peut être dû à des causes organiques, comme par exemple à une absence congénitale de l'utérus, des ovaires, des trompes de Fallope, ou même du vagin. Il peut encore être causé par des adhérences inflammatoires qui se seraient produites pendant le jeune âge dans une portion quelconque de l'appareil génital interne ou externe. Quelquefois, il dépend d'une idiosyncrasie. Dans certaines familles, l'établissement de la fonction cataméniale est toujours retardé jusqu'à l'âge de 15 ou de 20 ans.

Vices congenitaux.

Conséquence de l'inflammation.

La première apparition des règles est notablement influencée par le milieu ambiant et certaines conditions, telles que l'éducation, l'exercice, les relations sociales. Mais, plus fréquemment, leur retard est dû à un mauvais état de la santé générale. Dans beaucoup de cas, il y a une dyscrasie en voie de développement, la tuberculose, par exemple, qui entrave et interrompt la venue des règles. Les jeunes filles faibles, scrofuleuses, chlorotiques, sont très-sujettes à cette forme d'aménorrhée ; et dans la grande majorité des cas de cette nature, vous remarquerez que l'on prend souvent l'effet pour la cause. Quand toutes les forces générales sont diminuées, la digestion est défectueuse, le sang est vicié ou appauvri, et il y a de l'atonie, de la débilité, de la torpeur des diverses fonctions.

Conditions extérieures.

Cachexies.

Symptômes. — Il n'est pas rare, dans cette forme d'aménorrhée, que la malade se plaigne régulièrement chaque mois de symptômes semblables à ceux qui accompagnent ordinairement les règles. Elle éprouvera des douleurs dans les lombes, des tiraillements dans les reins, des souffrances dans les hanches, de la fatigue dans les jambes, une céphalalgie vive et prolongée, du malaise, de l'anorexie et de la constipation. Ces symptômes peuvent survenir et disparaître avec la régularité de « l'époque » proprement dite, mais ils ne s'accompagnent pas de l'écoulement caractéristique et nécessaire. Quelquefois, ils sont suivis d'une hémorrhagie par le nez, les yeux, les oreilles, les poumons, l'estomac

Symptômes de la menstruation sans écoulement.

ou l'intestin. Ou bien encore, à l'écoulement normal peut se substituer une leucorrhée vicariante.

Le retard de la menstruation est particulièrement significatif chez les jeunes filles prédisposées à une forme quelconque de phthisie. Il implique chez elles une cachexie fâcheuse, un abaissement de la nutrition et une grande tendance soit à l'hémoptysie, soit au développement d'une toux épuisante et d'un mouvement fébrile qui sont les signes précurseurs d'une affection grave de l'un ou de plusieurs des organes de la respiration. Quand une jeune fille qui a dépassé sa quatorzième année sans avoir jamais été réglée, a de la toux, de la dyspnée, des maux de gorge habituels ou fréquents, de l'enrouement ou de la douleur dans un des côtés, ces symptômes doivent être considérés comme les signes d'une mauvaise santé et d'une imminence morbide, à laquelle il faut se mettre en mesure de remédier immédiatement. Mais il faut vous souvenir que, dans ces cas, on peut faire beaucoup de mal en employant des médicaments qui « forcent » en quelque sorte la menstruation, et que l'on administre, en vue de provoquer l'écoulement, souvent à tort et à travers, sans se préoccuper de leurs conséquences, ni de l'état général que le trouble menstruel reconnaît pour cause.

Phthisie comme complication.

Danger des emménagogues.

Diagnostic. — Le diagnostic n'est ordinairement pas difficile. La règle (qui comporte toutefois quelques exceptions) est que la conception est impossible avant la menstruation. Vous aurez, par conséquent, moins de peine à distinguer cette forme d'aménorrhée d'avec la grossesse, que s'il s'agissait d'une suppression ou d'une rétention. Quand la menstruation est retardée par des causes organiques, il ne se produit pas de modifications dans le développement physique de la jeune fille, comme à la puberté. Les seins sont petits et rudimentaires, la taille est maigre et sans grâce et, par conséquent, les principaux signes présomptifs aussi bien que les signes positifs de la grossesse font défaut. Il n'y a aucune modification ni dans le col utérin, ni dans le volume de l'utérus et il n'y a pas de tumeur abdominale comme dans la gestation. Le temps s'écoule sans apporter aucun changement. Les maladies incidentes à ces deux états diffèrent aussi entre elles. Le moment où les règles devraient se produire peut, dans l'un et l'autre cas, être ou ne pas être reconnu.

Signes négatifs.

Comme cependant il peut se faire qu'une fille devienne enceinte sans avoir jamais été réglée, ou encore après un retard extraordinairement prolongé des règles, et avant leur apparition définitive, vous agirez sagement en réservant votre diagnostic. Car il pourrait se faire après tout que la cause du retard

Précaution.

cataménial fût très-normale et très-ordinaire et que la jeune fille ne fût point menstruée tout simplement parce qu'elle serait enceinte. Un examen physique attentif vous permettra de vous prononcer sur la présence ou l'absence des organes génitaux internes.

Pronostic. — Le pronostic peut être subordonné à l'existence d'imperfections organiques. Il va de soi que si l'utérus manque, ou s'il est incomplétement développé, vous ne pourrez pas promettre la guérison radicale des désordres menstruels. Il en sera de même dans le cas d'absence congénitale des ovaires, des trompes de Fallope et du vagin.

Vérité d'une vieille maxime.

Si l'aménorrhée est imputable à la mauvaise santé générale, ou à une affection locale, le pronostic sera celui de la dyscrasie ou de la lésion dont l'absence de menstruation n'est en réalité que la conséquence et le symptôme. Il faut peser les chances de guérison qu'offrent la scrofule, la tuberculose, les affections gastro-intestinales, la pleurésie et les états ou les altérations morbides du sang. En d'autres termes, tant à l'égard du pronostic qu'à l'égard du traitement, il faut nous souvenir que la femme que nous soignons « n'est pas malade parce qu'elle n'est pas réglée, mais qu'elle n'est pas réglée parce qu'elle est malade. »

Laisser aller les choses.

Traitement. — Lorsque vous serez consultés pour des cas de cette nature, ne vous laissez pas aller à faire des prescriptions à l'aventure, car beaucoup d'entre eux ne réclament aucune médication. Si la jeune fille est bien portante sous tous les autres rapports, si elle est saine, gaie, si elle a bon appétit, et se plaint seulement de « n'avoir rien vu », comme vous le dira la mère, ou une amie, conseillez-lui le grand air, le soleil, une société gaie, un voyage, un changement de résidence et de milieu, des distractions, faites-la sortir de pension, et puis laissez agir la nature. Si l'enfant reste bien portante (comme cela peut arriver pendant des mois et des années) elle aura tout avantage à ne pas prendre de médicaments. Il sera toujours temps de lui prescrire vos poudres et vos teintures lorsque ses souffrances et sa mauvaise santé s'accuseront nettement.

Traitement préventif.

Mais si, au contraire, les signes initiaux d'une affection grave viennent à se manifester, il faut en devancer et en arrêter le complet développement. En agissant ainsi, vous pourrez peut-être prévenir une phthisie menaçante, ou épargner à votre malade les souffrances que lui causeraient d'autres maladies et prolonger ainsi sa vie. Plus l'affection primitive sera chronique et compliquée, plus la guérison sera difficile, et plus vous aurez de votre côté de persévérance à déployer.

II. — *Suppression des règles.*

J'ai déjà parlé de la distinction pratique qu'il faut faire, et qu'il faut toujours avoir présente à l'esprit, entre la suppression et la rétention des règles (1). Cette distinction est basée sur ce fait que la menstruation, comme les autres fonctions de sécrétion et d'excrétion, comprend deux processus distincts, savoir : 1° la séparation ou l'exhalation des éléments d'un liquide particulier du sang; 2° l'issue ou l'échappement de ce produit par un conduit ou un orifice naturel. La suppression des règles se rattache exclusivement au premier de ces processus. Elle est liée à l'ovulation et à une sécrétion contingente de la membrane muqueuse utérine. C'est l'*aménorrhée radicale* de Raciborski. Lorsque, après s'être établie et avoir duré un temps plus ou moins long, cette fonction cesse pour des raisons autres que la grossesse, l'allaitement ou la ménopause (à moins qu'il n'y ait une obstruction du col de l'utérus), nous disons qu'il y a suppression des règles.

Distinction pratique.

Voici un cas intéressant dont l'observation a été recueillie par notre chef de clinique.

Observation. — «Il y a environ quatre semaines, Miss B..., âgée de vingt ans et qui habitait dernièrement l'Angleterre, se présentait au Dispensaire du Collége, avec les symptômes suivants : cessation des règles depuis quatre mois, céphalalgie frontale continuelle, douleurs vives à la région sacrée, douleurs s'étendant depuis le sacrum jusqu'aux omoplates, de temps en temps œdème des pieds et des chevilles, parfois douleurs descendant le long des membres, vertiges quand elle sort en plein air et constipation opiniâtre. Par moments aussi, elle accuse des douleurs qui passent d'une hanche à l'autre. Il n'y a ni leucorrhée ni épistaxis. Elle nous apprend que sa mère est morte de phthisie à l'âge de trente-sept ans, et que huit de ses sœurs à elle sont mortes vers l'âge de vingt et un ans, après une courte maladie, et en présentant des symptômes analogues à ceux dont elle vient de nous donner le détail.

D'après ce que j'ai pu apprendre, il n'y a pas de maladie héréditaire du côté du père. A l'époque de leur décès, aucune des huit sœurs ne présentait de symptômes évidents de phthisie ; mais elles ont paru s'en aller toutes après avoir, pendant un temps assez court, souffert, comme notre malade souffre aujourd'hui. Il y a un an, elle a été guérie à Bristol, en Angleterre, d'une suppression des règles qui avait duré sept mois. Elle m'a consulté trois fois. Je n'ai pu remédier qu'à son mal de tête, et je suis amené à croire qu'il doit y avoir un obstacle mécanique à la menstruation (probablement une position vicieuse de l'utérus). Sauf une légère congestion de la face, qui est

(1) Voyez page 37.

permanente, cette jeune femme ne présente aucun signe extérieur de désordres internes et, n'était son étrange histoire, je soupçonnerais peut-être une grossesse. Le médicament qui a diminué le mal de tête est *Apis mellifica*, mais au bout de quatre jours, il a cessé de produire son effet. »

Cette malade avait été réglée antérieurement ; il ne pouvait donc s'agir ici d'un retard menstruel semblable à ceux que nous avons décrits plus haut. Elle peut avoir une rétention du flux, par suite de quelque déviation utérine, comme le soupçonne le médecin, mais il n'est guère admissible que ses huit sœurs aient eu une aménorrhée due à la même cause, et toutes les huit au même âge. Le fait même que leur maladie s'est développée précisément à cet âge nous donne presque la certitude qu'elles ont été atteintes d'une tuberculose dont elles avaient hérité de leur mère et que la suppression menstruelle dont elles ont toutes souffert avait pour cause commune cette dyscrasie. Car il n'est pas rare que, dans une famille où la phthisie est héréditaire, toutes ou presque toutes les filles présentent cette maladie sous sa forme la plus funeste, vers l'âge de vingt ou vingt-trois ans. Et l'aménorrhée (*suppressio mensium*) en est l'accompagnement presque obligé.

Tendance héréditaire à la suppression.

La suppression des règles est plus commune que toute autre forme d'aménorrhée. Le praticien occupé est appelé presque chaque jour à la soigner. Elle peut survenir brusquement ou graduellement, et d'une façon presque imperceptible. Les femmes les plus saines et les plus vigoureuses, surtout celles qui sont un peu pléthoriques, sont plus exposées que les autres à la voir survenir brusquement. Celles qui sont leuco-phlegmatiques et qui ont de l'embonpoint sont sujettes à une diminution graduelle et à un arrêt définitif de l'écoulement avant l'époque de la ménopause.

Marche et fréquence.

Étiologie. — Les causes de la suppression menstruelle sont nombreuses et variées. La plus fréquente est le refroidissement auquel on s'expose en se mouillant les pieds, en dormant dans des draps humides, en quittant sans transition des vêtements épais pour un costume léger, en se débarrassant de sa « flanelle » pour être plus à l'aise dans sa toilette de bal. Les bains de pieds ou les bains de siége froids avant ou pendant le flux menstruel sont encore des causes très-communes de suppression. Les émotions produisent souvent le même résultat. Il faut ranger parmi ces dernières la crainte, la frayeur, l'inquiétude, la dépression morale, les excès de travail intellectuel, la réception de bonnes ou mauvaises nouvelles, la sollicitude pour un ami malade, l'incompatibilité d'humeur en ménage, l'émotion de comparaître comme témoin devant un tribunal et l'emprisonnement.

Causes accidentelles.

La suppression menstruelle survient incidemment dans les accès de fièvre et dans les inflammations locales, plus spécialement dans l'ovarite, l'endométrite, la pleurésie et l'entérite, ainsi que dans les cas de polypes, de fibrômes, d'hydatides et de môles. Elle est souvent due à un changement de climat. Une de mes malades en a été atteinte pendant trois mois, tandis qu'elle visitait les montagnes Rocheuses. Une autre voyait chaque année ses règles se supprimer, pendant qu'elle était dans les montagnes Blanches, sans qu'il en résultât de conséquence fâcheuse. Un voyage en mer peut produire le même effet. Un grand nombre des émigrantes qui arrivent à New-York présentent cette forme d'aménorrhée qui peut persister pendant plusieurs mois après leur débarquement. D'autres causes sont la chlorose, l'anémie et la pléthore. Il existe chez certaines femmes une sorte d'idiosyncrasie, en vertu de laquelle la fonction menstruelle se suspend à certains intervalles plus ou moins longs pour se rétablir ensuite. Les plus légères imprudences au moment des « époques » suffisent pour arrêter l'écoulement. Une gorgée d'eau glacée ou une glace, un aliment indigeste, une station verticale trop prolongée lors de cette période peuvent supprimer le flux. Hewitt a eu plusieurs fois l'occasion de remarquer « que les femmes sont sujettes à voir le flux menstruel se supprimer pendant un ou deux mois, lorsqu'elles commencent à habiter une maison dont l'escalier est de pierre et n'est pas recouvert d'un tapis, alors que, dans la maison qu'elles occupaient auparavant, l'escalier était de bois (1). »

Elle peut survenir dans les maladies aiguës.

Par suite de voyages et de changement de climat.

Causes banales.

Une suppression chronique et habituelle est un accident des périodes avancées de la phthisie. Dans quelques cas cependant, elle caractérise le début de la maladie. Vous serez consultés, pour remédier à cette suppression, par de jeunes femmes chez lesquelles elle est considérée comme la principale, et peut-être la seule cause de leur mauvaise santé. Une interrogation habile vous révélera que la malade a une toux légère, sèche, saccadée, sans expectoration, mais s'aggravant par l'exercice. Elle se plaindra de douleurs aiguës, lancinantes dans la poitrine, de dyspnée après le plus léger travail et surtout en montant un escalier. Elle se fatiguera facilement, sera faible, et n'aura plus de goût pour aucun aliment substantiel. Elle sera émaciée, aura perdu de son poids et sera plus pâle que d'habitude.

Par suite de maladies chroniques.

Ces symptômes existent depuis un temps déjà long, et se sont déve-

(1) *The Diagnosis and Treatment of Diseases of Women by Graílly Hewitt*. London, 1863, p. 44.

loppés d'une façon insidieuse, sans faire naître le moindre soupçon d'une affection pulmonaire. Mais, si vous êtes bons observateurs, vous noterez l'ordre dans lequel ils auront fait leur apparition, et vous vous convaincrez que, dans la majorité des cas, les troubles thoraciques ont précédé l'irrégularité menstruelle. En d'autres termes, le dépôt tuberculeux, ou la pneumonie étaient idiopathiques, tandis que l'aménorrhée était secondaire ou symptomatique.

Complications insidieuses.

Dans ces circonstances, le sang subit une détérioration qualitative, par suite de l'imperfection de l'hématose et des altérations de la nutrition. Toutes les fonctions glandulaires sont atteintes. Les ovaires, aussi bien que les glandes mésentériques, deviennent malades, et ne remplissent plus leurs fonctions que d'une façon très-irrégulière et très-imparfaite, si tant est qu'ils les accomplissent. Si le sang est trop pauvre pour fournir les éléments nécessaires au suc gastrique par exemple, il peut également être impropre à activer les modifications qui devraient se produire dans la vésicule de Graaf, dont la coopération est indispensable à l'ovulation.

C'est essentiellement une maladie glandulaire.

La sympathie intime qui existe entre les poumons et les ovaires, aussi bien qu'entre les poumons et l'utérus, ne doit jamais être perdue de vue. Dans tous les cas d'aménorrhée, il y a plus ou moins de tendance au développement d'une affection thoracique, et le plus souvent, l'arrêt des règles prédispose à l'hémorrhagie pulmonaire. C'est pourquoi l'hémoptysie est plus fréquente chez les femmes que chez les hommes. Et c'est ce qui explique aussi pourquoi la convalescence est plus longue chez les femmes à la suite de la pneumonie, de la bronchite, de la pleurésie, et même de la péricardite et de l'endocardite.

Sympathies ovario-thoraciques.

Bien des fois, il y a alternance entre les symptômes thoraciques et la diminution ou la suppression des règles. Ou bien encore, à chaque retour de l'époque menstruelle, il peut y avoir une véritable lutte, si l'on peut ainsi parler, entre les poumons et l'utérus. Voici un exemple que j'ai pu recueillir hier soir dans ma clientèle.

Observation.—Miss..., âgée de vingt ans, se plaint depuis les deux ans qu'elle a quitté la pension d'une toux très-fatigante, qui ne l'incommode à aucun autre moment qu'à l'époque menstruelle. Son apparition est le signe précurseur de la menstruation et Miss... est certaine que si, par hasard, elle oubliait l'époque à laquelle ses règles doivent venir, elle ne manquerait pas d'en être prévenue par cette toux, qui précède le flux de six à vingt-quatre heures, et disparaît aussitôt que l'écoulement est établi. Plus les règles tardent et moins le flux est abondant, plus la toux est marquée.

Une autre cause de suppression menstruelle a été reconnue et décrite par feu le profeseur Simpson. Elle consiste en ce qu'il a nommé la *super-involution* de l'utérus après l'accouchement.

Super-involution de l'utérus.

Cette anomalie dépend d'une sorte de marasme ou d'une résorption excessive des tissus utérins après l'accouchement : l'organe peut ainsi être réduit au tiers de son volume normal, et il devient impossible à sa surface muqueuse d'exhaler, comme à l'ordinaire, le sang menstruel. On suppose que, dans ce cas, les tissus subissent la transformation graisseuse, et finissent par s'atrophier et se rétracter, comme il arrive dans l'atrophie sénile chez les femmes qui ont dépassé l'âge critique. Une pareille modification organique donnerait lieu à un arrêt permanent des règles, et tout en restant relativement rare, pourrait succéder à n'importe quel accouchement, prématuré ou à terme. La *sub-involution*, ou défaut de résorption, à la suite de la grossesse et de la parturition, se rencontre toutefois beaucoup plus fréquemment, ainsi que j'aurai occasion de vous le dire plus tard. Elle est intimement liée à l'histoire clinique des obliquités utérines.

Symptômes. — Le symptôme le plus saillant est l'absence caractéristique de l'écoulement menstruel qui toutefois n'est qu'un symptôme et ne constitue pas en soi une maladie. Tous

Troubles des systèmes nerveux et vasculaire.

les signes concomitants indiquent qu'une portion quelconque de l'appareil génital interne, plus ordinairement l'utérus ou les ovaires, ainsi que les systèmes nerveux et vasculaire en général, sont dans un état anormal. L'arrêt de la fonction menstruelle s'accompagne de faiblesse, de lassitude, de douleurs, de fatigue continuelle, d'indifférence à l'égard de la famille ou de la société, de troubles digestifs, de constipation, de céphalalgie, d'oppression cardiaque, de palpitations, d'essoufflement, de mobilité d'humeur, de maussaderie, de douleurs névralgiques fugaces et de manifestations hystériques de nature diverse. Quelques femmes ont de la névralgie de l'ovaire, d'autres des espèces de coliques utérines, beaucoup ont des crampes ou des spasmes de l'un ou de plusieurs des muscles volontaires chaque fois que l'époque menstruelle revient et que le flux n'apparaît pas. Toutes, sauf celles qui sont réellement pléthoriques, présentent des symptômes d'asthénie, de sédation, de débilité et de torpeur générale des fonctions organiques. Elles maigrissent, deviennent exsangues, leur teint est presque transparent, et elles arrivent à une période de déclin qui se développe plus ou moins rapidement suivant l'état antérieur de leurs forces

Cachexie aménorrhéique.

et de leur santé. En résumé, il en résulte une sorte de cachexie qui devient bientôt chronique et quelquefois incurable, et qui, en se compliquant de troubles généraux inhérents à une mauvaise santé, constitue l'une des affections les plus rebelles auxquelles les femmes soient exposées. Il y a cependant des cas exceptionnels dans lesquels la menstruation peut demeurer suspendue pendant plusieurs mois et même pendant plusieurs années ; puis, finalement, elle se rétablit sans aucune conséquence fâcheuse. Un de vos condisciples de l'an dernier a cité le cas d'une femme qui, à sa connaissance, ne fut pas menstruée depuis quarante-six jusqu'à cinquante-trois ans, c'est-à-dire pendant sept ans. Après quoi, elle eut une fois ses règles, devint enceinte et accoucha à terme d'un enfant vivant et bien portant.

Diagnostic. — Le diagnostic différentiel de la suppression menstruelle et de la grossesse est le plus difficile que l'on puisse avoir à faire.

Grossesse.

La difficulté est encore accrue par ce fait, que si nous voulons, dans un cas donné, nous faire une opinion avant le quatrième mois, nous sommes complétement abandonnés à la merci et au caprice de la malade. Elle peut nous affirmer qu'elle n'est nullement en situation de devenir enceinte, alors que c'est le contraire qui est vrai. Ou, si elle est très-désireuse de devenir mère, elle affirmera qu'il n'y a que la conception qui ait pu causer chez elle un arrêt des règles, car elle n'a jamais présenté auparavant d'irrégularité menstruelle. Une confiance exclusive dans ses assertions peut nous égarer ; mais pendant les trois premiers mois, ses affirmations sont à peu près la seule base sur laquelle nous puissions asseoir notre opinion. Les symptômes réflexes et incidents, comme les nausées, la perte d'appétit, le malaise du matin, le gonflement des seins, sont identiques. Toutes les modifications qui surviennent dans les tissus de l'utérus à la suite de l'imprégnation débutent par le corps et le fond de l'utérus, et nous ne pouvons ni les atteindre, ni les constater avant le commencement de la douzième ou de la treizième semaine. Après cette époque toutefois, les signes les moins équivoques de la grossesse commencent à se manifester, et le diagnostic devient plus facile et plus

Temps.

certain. Dans les cas douteux, c'est le *temps* qui vous aidera à distinguer une suppression physiologique, due à la conception, d'une suppression absolument pathologique. Et même, si la rétention menstruelle vient compliquer le cas, vous serez quelquefois forcés d'attendre le cinquième, le sixième, ou peut-être le neuvième mois avant de pouvoir décider avec certitude si l'arrêt des règles est dû à une grossesse, ou bien à uue cause accidentelle ou morbide.

Toutefois, dans la suppression simple, on ne trouve pas de développement permanent et continu de l'abdomen, pas de tumeur, comme dans la rétention ou dans la grossesse.

Il est quelquefois difficile de décider si l'absence de l'écoulement est ou n'est pas un effet du « retour d'âge ». L'âge de la malade, les renseignements que vous recueillerez sur sa famille pourront vous aider à résoudre cette question. Si la femme a dépassé la quarantaine, l'irrégularité peut être due à l'âge, bien que certaines femmes continuent à être réglées plus longtemps encore.

Le retour d'âge.

Une de mes malades fut réglée jusqu'à sa mort, qui survint à l'âge de soixante-deux ans. Si la mère ou les sœurs de votre malade ont cessé d'être réglées de très-bonne heure, à trente ou à trente-cinq ans par exemple, ce renseignement pourra modifier votre diagnostic. Ordinairement, si la suppression est due à une cause pathologique, elle est précédée par un déclin général de la santé, et chaque mois, la malade se plaint de symptômes qui se rattachent très-nettement à l'époque cataméniale ; mais si, au contraire, la femme a atteint la ménopause, et si l'arrêt du flux est imputable à un arrêt physiologique de la fonction, les troubles de la santé, s'ils existent, ne se montrent que postérieurement à la ménopause, et l'exacerbation mensuelle fait défaut.

Traitement. — Vous avez déjà, sans nul doute, déduit les conséquences qui résultent de ces données pour le traitement de cette forme d'aménorrhée. Guérissez la maladie primitive, idiopathique, dont la suppression n'est qu'une conséquence secondaire, et, dans la grande majorité des cas, s'il n'y a pas d'obstacle organique, la fonction menstruelle se rétablira. Comme le dit le Dr William Hunter, dans ses leçons : « Quant aux règles, je suis d'avis qu'il ne faut pas vous en occuper, mais seulement essayer de rétablir la malade à tous autres égards. Si vous guérissez les autres désordres, vous guérissez l'irrégularité menstruelle, *qui est la conséquence, et non la cause de la maladie.* »

Régle essentielle.

Si la suppression est due à la chlorose, à l'ovarite, à la métrite, à la tuberculose au début, à la pneumonie, à la pleurésie, à la gastrite, à l'hépatite, au rhumatisme, ou à tout autre état ou processus anormal ou pathologique, l'indication qui se présente est de guérir l'affection primitive, après quoi nous serons en droit de compter sur la disparition de l'affection secondaire. Heureusement, nous savons que les médicaments ont des propriétés curatives communes aux diverses fonctions. Car non-seulement les divers organes de notre corps se rattachent les uns aux autres par leurs sympathies et leurs susceptibilités, mais ces sympathies et ces susceptibilités ont leur contrepartie dans la puissance curative de nos médicaments. Les différentes sections d'un cadre pathogénique exact et complet sont aussi étroitement rattachées que les divers chants d'un grand poëme antique.

Si donc, vous vous apercevez que le médicament qui est manifestement indiqué pour guérir la maladie dont l'aménorrhée dépend est également applicable à la suppression menstruelle, tant mieux. Mais entre une prescription de *Pulsatilla*, de *Sénecin*, ou de tout autre de nos médicaments simplement à titre d'emménagogue, et une prescription de fer, de seigle ergoté ou d'aloès à doses pondérables et faite dans la même intention, il n'y a, en réalité, aucune différence. Les deux méthodes sont antiphysiologiques et nuisibles.

Emménagogues.

Une longue expérience m'a démontré que *Calcarea carbonica* est peut-être le plus important et le plus utile des remèdes pour la guérison des irrégularités menstruelles liées à une affection thoracique. Elle me paraît spécialement convenir aux cas où les désordres pulmonaires se compliquent de troubles utérins chez les femmes faibles, mal portantes, scrofuleuses, présentant de l'aménorrhée, un appauvrissement du sang et une altération des fonctions de nutrition.

Contre les complications thoraciques.

Pulsatilla est indiquée chez les femmes qui ont les cheveux blonds et les yeux bleus, qui sont faibles, pâles et délicates, d'un caractère doux et aimable, qui pleurent facilement et ont une tendance à la mélancolie. C'est quelquefois un excellent médicament dans le cas de suppression menstruelle, compliquée d'ophthalmie. Mon attention fut attirée sur ce dernier point, il y a quelques années, par mon excellent ami, feu le Dr Lyman Kendall, de notre ville, qui me rapporta le cas suivant :

Contre la suppression alternant avec une ophthalmie.

Observation. — Mrs..., âgée de trente-deux ans, a eu de fréquentes attaques d'aménorrhée, qui duraient chaque fois de trois à six mois. La suppression se produisit sans cause apparente, et le retour de l'écoulement ne paraissait nullement être influencé par les médicaments qu'elle prenait. Sa santé générale était bonne. Elle n'avait jamais dû garder le lit ni ressenti aucune des conséquences fâcheuses de l'aménorrhée, sauf une inflammation rebelle et incommode des yeux. Les renseignements qu'elle nous donna nous apprirent que cette inflammation apparaissait et disparaissait régulièrement, et qu'elle alternait avec l'aménorrhée. Quand les règles se montraient promptement et régulièrement, la conjonctivite disparaissait complétement ; mais quand elles étaient supprimées, les yeux s'enflammaient de nouveau. Il y avait de la rougeur et du gonflement des paupières, du larmoiement au grand jour, de l'irritation et une sensation pareille à celle que produit du sable dans l'œil. *Pulsatilla* amena la guérison rapide et permanente des deux affections.

Je vais vous donner une idée des indications spéciales des autres médicaments dans l'énumération suivante :

Causes diverses.

a. Dans la suppression par CAUSES MORALES : — *Staphisagria* ou *Colocynth.*, si elle est due à l'indignation ou au chagrin ; *Opium* ou *Coffea* (joie soudaine et excessive) ; *Chamomilla* (colère), *Opium*, *Aconit* ou *Lycopodium* (frayeur).

b. Par ARRÊT DE LA TRANSPIRATION : — *Chamomilla*, *Cuprum*.

c. Par CHANGEMENTS DE TEMPS, FROID, HUMIDITÉ : — *Dulcamara*, *Rhododendron*, *Nux mosch.*, *Pulsatilla*.

d. Suppression avec PRÉDOMINANCE DES SYMPTÔMES MORAUX : — *Stramonium*, grande loquacité, tendance aux larmes et aux supplications à l'époque menstruelle ; *Natrum mur.* contre l'anxiété, la sollicitude, la mélancolie ; *Ignatia*, pour les soupirs et les sanglots hystériques ; *Hyoscyamus*, contre le délire accompagné de chants, les secousses et les contractions spasmodiques, et le rire immodéré ; *Belladona*, si la lumière et le bruit sont insupportables à la malade, lui donnent de grands maux de tête, et la rendent presque folle ; *Magnesia mur.* dans le cas de grande excitation habituelle ou accidentelle à l'époque où les règles doivent venir ; *Aurum met.* dans l'arrêt menstruel avec tendance au suicide ; *Macrotin* chez les sujets rhumatisants.

e. Quand l'affection s'accompagne de MAUX DE GORGE : — *Belladona*, *Magnesia mur.*, *Mercurius iodatus*.

f. D'OPHTHALMIE : — *Pulsatilla*, *Euphrasia*.

g. De GONFLEMENT DES SEINS : — *Conium*, *Zincum*.

h. D'HÉMORRHAGIE : — *Phosphorus*, si l'hémorrhagie vient des poumons, de l'estomac, de l'intestin ou de l'urèthre ; *Bryonia*, si les hémorrhagies sont accidentelles ou supplémentaires.

i. De TROUBLES DIGESTIFS : — *Kali carb.* contre les éructations aigres, avec douleurs abdominales lancinantes et fugaces, *Nux vomica*, *Arsenicum alb.*, *Podophyllin*, *Lachesis*, *Nux moschata*.

j. De GÊNE CARDIAQUE : — *Lachesis*, *Apis mellifica*, *Bryonia*, *Aconit*, *Lilium tig.*, *Macrotin*.

k. De TYMPANITE ABDOMINALE : — *Belladona*, *Phosphori Acid.*, *Chamomilla*.

l. D'HYDROPISIE : — *Apis mel.* contre l'anasarque accidentelle, l'enflure des pieds, l'infiltration du tissu cellulaire ; *Helleborus*, contre l'hydropisie abdominale, avec urine rare et fortement colorée ; *Arsenicum*. Le Dr G. W. Barnes (1) a publié « les succès qu'il a constamment obtenus avec l'*Apocynum can.* dans un nombre déjà considérable de cas d'aménorrhée chez des jeunes filles, qui présentaient du gonflement

(1) *Hale's New Remedies*, 1867, p. 83.

de l'abdomen et des extrémités. » Il a aussi obtenu « de bons résultats de ce médicament dans un cas au moins de cette maladie où ces derniers symptômes n'étaient pas très-accusés. »

m. De CHORÉE, D'HYSTÉRIE (1), etc. : —*Belladona*, *Gelseminum*, *Pulsatilla*, *Macrotin*, *Hyoscyamus*, *Coffea*, *Ferri et Strychn. citras* (à la 3e trit. déc.), *Cocculus*, *Cuprum*, *Causticum*.

Conseil pratique.

Je n'ignore pas que cette énumération n'a guère que l'avantage de suggérer des idées. Son plus grand mérite consiste à vous donner la possibilité de choisir entre deux ou plusieurs médicaments qui, sans cela, pourraient vous paraître également appropriés. Règle générale, cependant, dans l'aménorrhée fonctionnelle qui dépend de divers états pathologiques aigus ou chroniques, les symptômes propres à ces états, c'est-à-dire ceux qui vous serviraient de guides s'il n'y avait pas de suppression menstruelle, vous indiqueront les médicaments les plus convenables.

Contre la suppression idiopathique.

Mais si la suppression est idiopathique, ce qui est relativement rare, vous devrez naturellement chercher à stimuler l'activité fonctionnelle des ovaires et celle de la muqueuse utérine. Vous pourrez y réussir sans employer de brusques emménagogues : *Pulsatilla*, *Sepia*, *Calcarea carb.*, *Podophyllin*, *Apis mel.*, *Natrum mur.*, *Ferrum*, *China*, *Phosphorus*, *Sabina*, *Sulphur*, *Platina*, ou parmi les médicaments les plus nouveaux, *Senecin*, *Collinsonia* et *Asclepias in.* qui sont quelquefois prescrits avec de très-bons résultats. Le Dr C. D. Williams rapporte plusieurs cures remarquables obtenues avec *Xanthoxylum* (2).

Traitement général.

Le traitement général a souvent une importance même plus considérable que le traitement spécial. Dans la suppression temporaire qui suit quelquefois le mariage, ou un rapport sexuel isolé, ou un changement de climat et d'occupation, pour peu que vous ayez soin de ne pas trop médicamenter votre malade et que vous preniez la peine de régler ses habitudes, la fonction se régularisera d'elle-même. Dans tous les cas, la malade doit prendre l'air tous les jours. Des promenades au soleil, à pied ou en voiture, une société gaie, l'habitude de se tenir les pieds chauds et secs, les distractions, un régime approprié et nourrissant, sont d'utiles auxiliaires pour la guérison. Ces moyens vous aideront à rétablir les conditions vitales inhérentes à cette fonction et indispensables à son accomplissement régulier. Ils serviront aussi à fortifier l'organisme contre un degré d'asthénie complétement incompatible avec l'ovulation.

Chez les femmes qui sont prédisposées à un arrêt des règles, les plus

(1) Voyez, page 36.

(2) *United States Med. and Surg. Journal*, octobre 1871, p. 35.

grandes précautions doivent être prises lors de l'époque menstruelle, de peur que la moindre imprudence ne détermine cet arrêt. Chez un certain nombre d'entre elles, il suffira de leur recommander de rester étendues et tranquilles pendant un jour ou deux. Chez d'autres, l'apparition du flux devra être favorisée à l'aide de médicaments internes appropriés et administrés un peu à l'avance. Il y a aussi les bains de pieds, les bains de siége, les injections d'eau tiède dans le rectum, ou l'introduction de l'éponge préparée dans le col utérin quelques heures avant l'écoulement, ou la veille au soir. Dans quelques cas, l'introduction de la sonde utérine (qui, s'il n'y a pas de déviation de l'utérus, ne présente alors aucune difficulté) peut, en irritant l'orifice utérin, produire le même effet. L'habitude de prendre des spiritueux, comme du gin ou du whiskey, ainsi que des boissons chaudes, des bouillons d'herbes et autres liquides analogues, ne doit pas être encouragée, car le résultat indirect de ces palliatifs est de troubler le système nerveux et d'accroître la difficulté fonctionnelle.

L'époque menstruelle.

3. RÉTENTION DES RÈGLES.

Dans cette forme d'irrégularité menstruelle, il y a un obstacle anormal à l'issue de l'écoulement. L'ovulation s'est accomplie convenablement ; la sécrétion ou l'exhalation du sang menstruel à la surface de la muqueuse utérine a eu lieu, et ce sang est versé dans la cavité de l'utérus, mais il ne trouve pas d'issue. Le canal cervical, ou le vagin, ou ces deux portions de l'appareil génital sont en même temps fermées et il n'y a aucun moyen pour l'écoulement périodique de se faire jour au dehors.

Etiologie. — La rétention menstruelle peut avoir pour causes une atrésie du col, résultant d'une inflammation consécutive à l'accouchement ou à des cautérisations, une occlusion spasmodique de l'orifice interne, les flexions ou les obliquités de l'utérus, la présence de polypes ou de caillots qui obstruent le passage, l'atrésie du vagin ou l'occlusion de ce conduit par un hymen mal conformé. Dans des cas exceptionnels, elle peut être due à une sorte d'inertie utérine. Alors, il se fait une exsudation passive, mais la santé générale de la malade est tellement affaiblie et la fibre musculaire de l'utérus répond si peu au stimulus ordinaire que l'action péristaltique de cet organe n'est point éveillée comme elle devrait l'être. La force qui devrait ouvrir l'orifice interne et expulser le sang menstruel n'est pas mise en jeu. La sécrétion est emprisonnée, et la femme ne « voit » pas.

Causes accidentelles.

Symptômes. — Dans les cas de cette nature, le molimen menstruel est plus ou moins accusé. Les symptômes sont ceux qui accompagnent la menstruation normale, à l'exception de l'écoulement sanguin par la vulve. Les douleurs dans le dos et les reins, autour du bassin, et celles qui descendent le long des cuisses et des membres, le sentiment de pesanteur et de plénitude du bassin, les douleurs vives, s'aggravant par la station verticale ou la marche, la céphalalgie, le malaise, les frissons, la tension et les perturbations du système nerveux, et quelquefois la dyspnée, la diarrhée ou la dyssenterie revenant avec une certaine régularité sont autant de signes qui peuvent amener la malade à croire que les règles sont sur le point de venir. Néanmoins, au bout d'un certain temps, ces symptômes disparaissent et l'effort que l'écoulement avait fait pour s'établir reste stérile. Cet état de choses peut persister pendant des mois et même des années, au grand détriment de la santé générale.

Les symptômes des règles, sans les règles.

Diagnostic. — La rétention proprement dite du flux menstruel ne peut survenir que chez des femmes qui ont déjà été réglées ; aussi n'est-il pas facile de la confondre avec la menstruation tardive. Les efforts répétés de l'organisme pour expulser la sécrétion, à chaque retour du cycle mensuel, la nature et l'intensité des souffrances éprouvées, ainsi que l'histoire clinique du cas particulier vous aideront à distinguer cette forme de dérangement menstruel de la suppression des règles, ainsi qu'à la différencier de la ménopause et de la grossesse.

Pronostic. — Le pronostic variera suivant la cause de la maladie, l'âge de la malade et l'état général de la santé. Toutes choses égales, les cas récents sont plus favorables que les cas chroniques. Si le sang est altéré dans sa qualité, soit par un vice de nutrition, soit par résorption de matières organiques restées emprisonnées dans la cavité utérine, on devra craindre de plus sérieuses conséquences. Si, par suite de l'accumulation du liquide sanguin, les ovaires deviennent gravement malades, nous ne pourrons guère affirmer qu'une guérison prompte et radicale suivra le rétablissement des règles. Car il y a des cas exceptionnels, dans lesquels la disparition de l'obstacle qui empêchait l'écoulement, ne réussit pas à rétablir cette importante fonction.

Traitement. — L'indication capitale est d'écarter la cause de la rétention. On peut ordinairement remédier à l'atrésie du col à l'aide de l'emploi prudent et continu de la sonde utérine, des dilatateurs de Priestley, de Nott ou d'Atlee, des bougies d'ébène de Simpson et de l'éponge préparée ; rarement on est obligé de recourir à l'hystérotome. Je pourrais vous citer de nombreux cas dans lesquels l'emploi de ces moyens a guéri une rétention menstruelle due à une atrésie du col et qui était consécutive à l'état puerpéral ou à l'abus de la cautérisation.

Moyens chirurgicaux.

Si la rétention dépend d'un spasme de l'orifice interne de l'utérus, ces mêmes procédés de dilatation peuvent être nécessaires, mais il faut les combiner avec une médication interne et un traitement hygiénique destinés à combattre la tendance aux spasmes généraux et locaux. Il faudra alors lutter contre les dispositions hystériques de la malade et la placer dans des conditions favorables à la guérison. L'emploi local et général de l'électricité promet d'être d'un grand secours dans ces cas de nature spéciale.

Dilatation, etc.

Si l'utérus est incurvé ou tordu sur lui-même, il faut prendre les mesures nécessaires pour corriger et guérir la déviation. Le plus fréquent de ces déplacements est la rétroversion ; l'utérus est courbé comme une cornue, et la cavité cervicale est oblitérée à l'endroit où le corps de l'organe s'infléchit sur le col. Ces cas sont faits pour mettre à l'épreuve la patience du médecin ; mais, s'il possède une réelle habileté, il parvient à en guérir un grand nombre.

Les polypes et les caillots seront enlevés par l'excision et par la dilatation de la cavité du col. L'atrésie du vagin nécessite une dissection prudente des surfaces muqueuses adhérentes, à la suite de laquelle les bords avivés devront être séparés à l'aide soit d'un tampon huilé, soit des dilatateurs de Sims, jusqu'à ce que les surfaces soient cicatrisées. Si l'hymen est imperforé, il faut l'inciser pour donner issue au liquide accumulé. La méthode ancienne consistait, en pareil cas, à faire sur cette cloison une incision cruciale; mais l'évacuation trop rapide du liquide ayant été quelquefois suivie de conséquences graves, les auteurs modernes conseillent de faire une incision valvulaire.

Incision du col et de l'hymen.

Si la rétention est imputable à l'atonie de l'utérus, il faut rétablir et fortifier la santé générale, exciter et stimuler localement l'utérus à l'aide de l'électricité, prescrire des bains, des frictions le long de la colonne vertébrale et enfin faire usage des médicaments appropriés aux symptômes spéciaux et incidents, quelle que soit d'ailleurs la nature de ces symptômes.

LEÇON VINGT-QUATRIÈME

De la dysménorrhée par obstruction.

Messieurs,

Je tiens la relation suivante d'une de mes clientes, femme très-intelligente et très-aimable, qui, dans le but d'être utile à ses compagnes d'infortune, m'a autorisé à vous en donner lecture :

Observation. — Je ne sais pas au juste si pendant mon enfance j'avais une bonne santé ; mais j'étais active et j'avais un caractère vif et sensible. A l'âge de onze ans, mes règles se montrèrent, peut-être le chagrin et l'émotion que me causa la mort de ma mère furent-ils pour quelque chose dans leur apparition. Pendant environ une année, elles reparurent régulièrement, en ne déterminant que peu de douleur ; puis elles *cessèrent*, probablement parce que j'avais eu les pieds mouillés et que je m'étais trop fatiguée. Il en résulta de la toux, de la dyspepsie, et autres symptômes plus ou moins graves. Mon père appela un médecin qui, après plusieurs mois de traitement, ramena les règles ; mais celles-ci furent alors très-douloureuses.

A l'âge de dix-sept ans je me mariai ; puis j'habitai Boston quatre années pendant lesquelles j'éprouvai aussi de grandes souffrances morales ; chaque époque fut l'occasion de douleurs et j'eus recours à différents remèdes, que des amies m'indiquèrent, tels que le genièvre, par exemple, ou les injections de laudanum, de chloroforme, etc. Vers cette époque, je fus prise « d'attaques de vomissements », pendant lesquelles je rejetais de la bile claire et verte, la valeur d'une cuillerée, ou plus. Ces accès revenaient toutes les dix ou quinze minutes pendant douze heures, jamais pendant moins longtemps. Tandis que les vomissements et, quelquefois la diarrhée, persistaient, la douleur diminuait et finissait par disparaître. Les nausées et les vomituritions me quittaient brusquement, et sans cause apparente, car mon estomac ne gardait aucun médicament assez longtemps pour qu'il pût produire de l'effet. Ces attaques se renouvelèrent à des intervalles de trois, cinq et huit mois. Je fus traitée par des médecins d'Elmira, N. Y., de Boston, de Saint-Louis et de Chicago ; mais aucun d'eux ne put me soulager, ni reconnaître la cause de ces attaques paroxystiques.

Pendant la dernière moitié de cette période de dix années, ma santé générale s'est notablement altérée, et j'ai beaucoup souffert d'irritation et de gêne de l'estomac. Je n'ai jamais éprouvé aucun soulagement durable de ce côté.

Après quatre ans de séjour à Boston, je suis venue dans l'Illinois, et pendant plusieurs années, je me passai de soins médicaux. Enfin on me persuada d'essayer un traitement hydrothérapique à New-York, et c'est là que l'examen vaginal fut pratiqué pour la première fois. On me dit que j'avais tout simplement « une irritation de l'utérus et du vagin. » Je restai trois mois en traitement, mais je ne cessai pas de souffrir aux époques menstruelles.

Quelques années plus tard, je fus confiée aux mains d'un spécialiste renommé de cette ville qui me dit que j'avais une « hypertrophie et une rétroversion de l'utérus ». Pendant six mois il me cautérisa, et bien qu'il m'eût déclarée « guérie, » je n'en continuai pas moins à souffrir comme auparavant, au moment de mes règles.

Un an plus tard, j'allai dans un autre établissement hygiénique de New-York. Là, on m'apprit que « l'utérus était hypertrophié, induré, en rétroversion, fixé en bas, que sa structure était complétement altérée, et que ces modifications dataient de bien des années. » La nouvelle était quelque peu décourageante pour une femme que l'on avait déclarée guérie environ un an auparavant. Je restai quatre mois dans cette maison que je quittai sans être guérie, mais avec une certaine amélioration. Cependant la menstruation était toujours douloureuse.

Dans l'hiver de 1870, de vives douleurs précédèrent le flux menstruel pendant plusieurs heures; et, outre les symptômes qui me menaçaient d'une réapparition de mes anciennes infirmités, je constatai que ma vessie était notablement affectée. A cette époque, et après m'avoir soigneusement examinée, le Dr Ludlam reconnut que la maladie siégeait dans « le col de l'utérus, » qu'il trouva « à peu près entièrement fermé ». Grâce au traitement qu'il m'indiqua, j'éprouvai un soulagement presque immédiat; ma santé générale s'améliora, les troubles de la vessie disparurent, ceux de la digestion devinrent moins gênants; et je ne souffris plus que très-peu ou même pas du tout pendant la menstruation. Six mois se sont écoulés depuis la fin de ce traitement et la guérison semble permanente.

Peut-être devrais-je ajouter que mes douleurs siégeaient surtout dans l'abdomen et avaient le caractère de coliques. Les applications chaudes produisaient souvent et tendaient toujours à produire des évanouissements. La diarrhée accompagnait souvent les douleurs. Je ne pouvais prendre qu'une nourriture très-simple et en très-petite quantité. Les repas aggravaient toujours mes souffrances. Après environ trente années d'une menstruation douloureuse, j'ai enfin trouvé le soulagement que je cherchais.

La dysménorrhée par obstruction est un genre de menstruation douloureuse, qui dépend d'une occlusion ou d'une obstruction, partielle ou complète, de la cavité du col de l'utérus; il en résulte que le flux menstruel ne peut sortir, si tant est qu'il sorte, qu'avec de grandes souffrances, et une irrégularité

Définition.

plus ou moins marquée. Bien qu'il s'agisse ici d'une affection qui n'est nullement rare, l'histoire même de cette malade vous prouve qu'elle peut exister pendant des mois et des années, sans être ni reconnue, ni convenablement soignée.

Causes.

Les causes de cette maladie sont nombreuses. Quelquefois, elle dépend d'une malformation congénitale de l'utérus et du col, et alors, dès leur première apparition, les « époques » subissent un retard anormal et s'accompagnent de vives souffrances. Plus fréquemment cependant, la maladie est acquise et survient à une époque plus avancée de la vie menstruelle. Elle peut résulter d'une flexion de l'utérus, l'organe étant recourbé à la façon d'une cornue. Chez cette femme, dans le point opposé à la petite courbure, la cavité du col est oblitérée. La rétroversion et l'antéversion, le prolapsus et les autres déviations utérines ont moins de tendance que les flexions à provoquer cette forme de dysménorrhée et, dans toutes les formes de menstruation douloureuse, la rétroflexion est plus fréquente que l'antéflexion.

Déviations utérines.

Dans certains cas, l'orifice interne du col et sa cavité sont mécaniquement obstrués par la présence d'un corps étranger, tel qu'un polype, un fibrôme sous-muqueux, ou un caillot ancien et, malgré les plus violents efforts d'expulsion, le flux est partiellement ou totalement retenu dans l'intérieur de l'utérus. C'est pour cette raison que l'on voit souvent les auteurs décrire la rétention des règles dans le chapitre consacré à la dysménorrhée, et *vice versa*.

Productions intra-utérines.

Mais la dysménorrhée par obstruction reconnaît encore plus souvent pour cause une forme d'endométrite du col dans laquelle le revêtement épithélial de la cavité cervicale s'exfolie et se détruit : il en résulte des adhérences qui s'établissent entre les deux parois opposées du canal. Ces adhérences, qu'elles soient traumatiques, qu'elles succèdent à l'accouchement, ou qu'elles soient le résultat d'une pratique fâcheuse très-répandue, je veux parler de la cautérisation, déterminent une atrésie qui obstrue et ferme hermétiquement le conduit.

Atrésie du col.

Règle générale, on admet que les femmes qui ont eu des enfants que l'accouchement se soit d'ailleurs produit prématurément ou à terme — sont à l'abri de la dysménorrhée. Mais cette forme de la maladie succède souvent à des érosions ou à des lésions dépendant du travail de l'accouchement, ou encore aux inflammations locales qui peuvent survenir au voisinage et dans l'intérieur du col ou du vagin pendant l'état puerpéral.

L'emploi brutal et inconsidéré des caustiques dans le traitement de l'ulcération utérine (emploi contre lequel je vous ai souvent mis en garde), est très-nuisible sous ce rapport. Le cautère actuel, ou le cautère potentiel qu'on lui substitue, la potasse caustique, détruisent l'épithélium du col et rien ne s'oppose à l'occlusion de l'orifice par l'inflammation adhésive consécutive. Dépouillées de leur épithélium, ces surfaces se réunissent, comme le feraient vos doigts si l'épiderme qui les sépare et les protége était enlevé par une brûlure, et si le chirurgien chargé du pansement négligeait de les tenir écartés jusqu'au renouvellement de la couche épidermique. J'ai observé un grand nombre de ces cas, et je suis persuadé que la contraction, la cicatrisation et même l'atrésie du col sont souvent la conséquence des cautérisations les plus énergiques et les plus imprudentes, aussi bien que des plus légères par lesquelles passent un si grand nombre de nos malades avant de se confier à nos soins. Le cas que je viens de vous citer en est un exemple frappant. Mrs.. . avait déjà souffert de dysménorrhée pendant plusieurs années. Les symptômes étaient suffisamment accusés pour être significatifs, et pour fournir eux-mêmes la solution du problème, fût-ce à un étudiant de première année. Mais comme si l'on avait voulu rendre sa menstruation non-seulement difficile mais encore impossible, il a fallu cautériser cette personne.

Cautérisation.

Les symptômes de cette maladie ne sont nullement limités au siége de l'obstruction ; ils se manifestent à l'intérieur du bassin, dans les lombes et dans les membres, ils sont analogues à ceux qui accompagnent ordinairement le molimen menstruel : mais ils sont, dans ce cas, notablement aggravés. Lorsque la malade n'a jamais été enceinte, la cavité utérine est si petite, que l'exhalation menstruelle, provenant du revêtement muqueux, ne tarde pas à la remplir, et il en résulte un sentiment de distension et de gêne marquée. Il y a presque toujours de la douleur et des battements de l'utérus, ainsi que du ténesme utérin. Chez les femmes qui ont eu des enfants, et qui paient ultérieurement tribut à cette forme de dysménorrhée, l'utérus, si sa capacité n'est pas en réalité plus grande, présente du moins plus de tolérance à l'égard du flux emprisonné. Aussi ces femmes n'ont-elles pas d'ordinaire des douleurs aussi vives que celles qui font partie de la classe précédente.

Symptômes.

Chez les unes comme chez les autres, cependant, la présence et la pression du sang, qui ne trouve pas d'issue suffisante, provoquent de la part de l'utérus des contractions péristaltiques qui ont pour but de vaincre l'obstacle et d'expulser ce liquide, comme si on avait affaire à un accouchement. Mais les contractions de l'utérus sont beaucoup moins énergiques, parce que les

Ténesme utérin.

fibres de son plan musculaire n'ont pas atteint, comme à la fin de la grossesse, leur complet développement et il arrive souvent qu'elles sont plus douloureuses que dans le travail vrai. L'antagonisme qui existe entre les fibres musculaires qui entourent l'orifice de l'utérus, d'une part, et le corps et le fond de l'organe, d'autre part, tend non-seulement à causer des souffrances atroces dans l'intérieur du bassin, mais encore à déterminer tout un ensemble de symptômes réflexes, analogues à ceux que l'on rencontre dans l'avortement et dans le travail à terme.

Parmi les fonctions qui se trouvent ainsi indirectement atteintes et troublées, la digestion est le plus souvent compromise. Il y a presque toujours des vomissements douloureux et rebelles, à chaque retour de l'époque menstruelle, quelle qu'en soit la durée. Ils dépendent d'une constriction de l'orifice interne et surviennent de la même façon que ceux qui se montrent lors de la période de rigidité de cet organe, pendant le travail, ou au moment où la partie qui se présente franchit l'anneau que forme le col énormément dilaté. Si, cependant, le liquide trouve une voie, si petite qu'elle soit, et si la sécrétion cataméniale peut sortir, même partiellement, la douleur et les nausées peuvent disparaître. Mais à moins que l'écoulement ne s'établisse sans retard bien notable et avec une certaine abondance, les vomissements persisteront probablement. Un point clinique très-curieux, que je ne me charge pas d'expliquer, mais que j'ai souvent observé, c'est que ces vomissements continuent presque inévitablement pendant environ douze heures. Notre malade dit qu'elle vomissait « toutes les dix ou quinze minutes pendant douze heures, mais jamais pendant moins longtemps ».

Troubles réflexes.

On rencontre un certain nombre de dysménorrhées par obstruction, dans lesquelles l'arrêt et les troubles de la menstruation donnent lieu à des désordres digestifs très-complexes, que beaucoup de médecins ne peuvent ni expliquer, ni guérir. Les fonctions gastro-intestinales sont compromises, comme elles le sont souvent dans les premiers mois de la grossesse. Par suite des connexions vasculaires ou nerveuses qui relient l'utérus à l'estomac, ou à une portion quelconque du gros intestin ou de l'intestin grêle, ou au foie, ou bien à tous ces organes en même temps, on voit se produire diverses formes d'indigestion, l'inanition, la constipation et les affections biliaires auxquelles donne si souvent naissance une menstruation pénible et irrégulière.

Indigestion.

Dans cette variété de dysménorrhée, comme dans toutes les autres, il est impossible que la vessie et le rectum ne se ressentent pas des efforts prolongés que fait l'utérus pour se débarrasser de son contenu. Aussi, peut-on presque tou-

Complications vésicales et rectales.

jours constater, soit avant, soit après l'époque, un ténesme vésical et rectal, variable suivant les sujets. Cette douleur accidentelle répond à celle qui est spéciale à la première période du travail de l'accouchement.

Troubles nerveux.

Concurremment avec le ténesme des organes pelviens, il y a souvent, ou, pour mieux dire, habituellement, un ensemble de symptômes nerveux plus ou moins marqués et plus ou moins inquiétants. La céphalalgie, l'agitation, l'insomnie, la jactitation, les spasmes et même les convulsions sont loin d'être rares; toutefois, tous ces symptômes disparaissent dès que le flux est établi, absolument comme ils disparaissent dans l'accouchement, lorsque la rigidité de l'orifice utérin cesse, et lorsque la partie qui se présente a franchi l'obstacle. Il est une forme de spasme, très-douloureuse et très-gênante, et à laquelle quelques-unes de ces malades sont sujettes, ce sont les spasmes qui affectent les muscles de la région postérieure de la tête, du cou, et de la partie supérieure de la colonne vertébrale et qui produisent ainsi l'opisthotonos. Les spasmes douloureux, cloniques, qui provoquent les crampes des fléchisseurs des doigts de la main et du pied ne sont pas rares non plus. Quelques femmes sont, dans ces moments, sujettes à une cécité passagère, et vous verrez souvent la pupille se dilater d'une façon notable, puis se contracter de nouveau. Chez les femmes qui sont nettement hystériques, il peut exister, pendant les paroxysmes, une inégalité pupillaire très-manifeste.

Rareté de la ménorrhagie.

Dans la véritable dysménorrhée par obstruction, il est rare que les efforts persistants et douloureux de la nature, pour rétablir l'écoulement, finissent par le rendre trop abondant. A ce point de vue, elle diffère des dysménorrhées congestive, spasmodique, ou membraneuse qui toutes tendent à être accompagnées ou suivies de ménorrhagie. La quantité de l'écoulement n'est pas proportionnée à l'intensité de la douleur. Le flux est peu abondant, intermittent et, comme dans le cas que je vous ai cité, la période inter-menstruelle est généralement prolongée et irrégulière.

Stérilité à la suite de dysménorrhée par obstruction.

Quand l'obstruction est congénitale, ou quand la cause qui lui a donné naissance est antérieure au mariage, la malade reste stérile; car ce même obstacle mécanique, qui empêche l'issue des règles, s'oppose aussi à la pénétration du sperme dans la cavité utérine. Si l'occlusion de l'orifice du col est consécutive à la cautérisation, ou à une inflammation puerpérale chez une femme qui a eu un ou plusieurs enfants, la stérilité peut résulter de la même cause.

Diagnostic.

Si la dysménorrhée dépend d'une malformation congénitale du col, celle-ci sera facile à reconnaître par l'emploi convenable d'un spéculum de Sims et de la sonde utérine auxquels on joindra le toucher.

Exploration physique. — *Introduction de la sonde.*

Si l'affection a pour origine une inflammation puerpérale ; si elle est consécutive à la propagation jusque dans la cavité du col d'une vaginite simple ou spécifique ; si elle dépend d'une obliquité utérine, ou de la présence d'un produit étranger ; ou, si, enfin, elle est le résultat de la cautérisation, l'histoire des antécédents, la connaissance des traitements antérieurs faciliteront le diagnostic. De ce seul fait qu'à la première tentative vous n'aurez pas réussi à introduire la sonde dans la cavité utérine, vous ne devrez pas conclure, sans autre preuve, à l'existence d'une dysménorrhée par obstruction. Car alors même que la muqueuse utérine est saine, dans l'intervalle qui sépare deux menstruations, l'orifice interne est, dans nombre de cas, si hermétiquement fermé qu'il faut beaucoup d'adresse et d'habitude pour parvenir à introduire l'instrument. Mais si la cavité du col n'est pas absolument imperméable, vous réussirez certainement avec un peu de patience et d'adresse. Vous pourrez quelquefois insinuer une petite sonde de Sims, alors qu'un instrument plus volumineux, et surtout rigide, ne saurait être introduit sans employer trop de force et sans causer des douleurs inutiles. J'ai à peine besoin de vous rappeler que vous pénétrerez de la sorte beaucoup plus facilement dans la cavité utérine à l'époque menstruelle qu'à tout autre moment.

Le flux ; ce qu'il signifie.

Vous ne devez pas perdre de vue que, dans cette forme de dysménorrhée, la rétention des règles n'est pas nécessairement complète ou totale. Ce qui caractérise cette maladie, c'est la présence d'un obstacle mécanique à l'écoulement menstruel, obstacle qui peut ou non produire une obstruction complète et un arrêt des règles. Le praticien qui ne se rend pas nettement compte de ce fait est exposé à de graves erreurs dans le diagnostic et le traitement de cette maladie ; car la dysménorrhée par obstruction ressemble aussi peu à l'endométrite du col et à l'ulcération de l'utérus qu'à la périmétrite ou à l'hématocèle ; et une confusion de ce genre serait à la fois inexcusable et dangereuse.

Pronostic.

Le pronostic variera suivant les causes de la maladie, et aussi suivant les conséquences qu'aura eues l'irrégularité menstruelle. Si l'on peut remédier, par des moyens chirurgicaux, à la malformation congénitale existante, on obtiendra la guérison. Si l'obstacle, acquis ou accidentel, quelle qu'en soit la nature, peut être enlevé, on a des chances de réussite. Le succès, toutefois, dépend beaucoup des modifications directes ou indirectes imprimées à la santé générale par les troubles persistants de la fonction menstruelle. Si la dysménorrhée date de plusieurs années, il se peut qu'une endométrite symptomatique, une gastrite, une gastro-entérite, une ovarite, une cystite, des désordres chroniques de l'appareil biliaire et digestif, la tuberculose, des affections du système nerveux, ou une altération du sang, aient mis la malade dans un état qui ne permette plus de compter sur une guérison complète. Et cela se voit alors même que l'écoulement aurait fini par se rétablir d'une façon normale. Aussi ne devrez-vous promettre qu'avec beaucoup de réserve la guérison radicale de cette pénible affection.

Traitement. — La gynécologie moderne, — et ce n'est pas un des résultats les moins satisfaisants qu'elle ait atteints, — nous a fourni les moyens de guérir cette maladie dans le plus grand nombre des cas. La nature même de ses causes doit vous amener à conclure que le traitement de la dysménorrhée par obstruction est principalement du ressort de la chirurgie. La médication interne qui convient au soulagement et quelquefois à la guérison des autres formes de dysménorrhée, n'a ici que peu ou point d'action durable. La cause de la souffrance est physique, mécanique, tout comme dans un cas de calcul biliaire ou vésical et, bien que l'emploi des traitements généraux nous permette de modérer la douleur et les autres symptômes incidents, il n'en demeure pas moins évident que la guérison de la maladie est subordonnée à la suppression de sa cause.

Traitement chirurgical.

Si l'occlusion siége à l'orifice externe, une légère incision peut suffire pour ouvrir le canal cervical. Si, comme cela arrive le plus souvent, c'est l'orifice interne qui est bouché, il sera prudent d'avoir recours d'abord à la dilatation et de réserver l'incision comme dernière ressource. La dilatation est également applicable à la plupart des cas d'atrésie de la cavité du col de l'utérus.

Lorsque le passage est très-étroit, vous emploierez d'abord une petite sonde de cuivre, que vous pourrez introduire tous les trois ou quatre jours, jusqu'à ce que le canal soit un peu élargi ; vous pourrez employer ensuite la sonde ordinaire, les petites bougies, la laminaria, les tentes d'écorce d'ormeau, les dilatateurs d'Atlee, de Priestley ou de Nott, et finalement l'éponge préparée. Et, bien que (pour profiter de la tendance du col à se dilater) il soit avantageux de commencer ce traitement à l'époque menstruelle, il importe de le continuer aussi pendant la période inter-menstruelle. Règle générale, ces opérations ne peuvent guère être supportées que

Dilatation.

deux fois par semaine; encore faudra-t-il quelquefois les pratiquer moins fréquemment.

Introduction des instruments.

Tout comme pour le cathétérisme chez la femme, il vous faudra beaucoup d'adresse pour introduire ces instruments, surtout jusqu'à ce que des tentatives réitérées vous aient fait connaître le trajet et la courbure du canal dans chaque cas particulier. Car la direction de ce conduit est tellement modifiée par la position de la malade, par l'état de plénitude ou de vacuité de la vessie, du rectum et de l'utérus lui-même, ainsi que par les obliquités de ce dernier organe, que tous les préceptes que je pourrais vous indiquer n'auraient guère d'utilité pratique si vous ne preniez soin de les adapter au cas que vous aurez à traiter. Règle générale, la sonde de cuivre est préférable à la sonde rigide que l'on emploie ordinairement. La sonde de Sims est trop flexible et pourrait se replier sur elle-même contre les rugosités du col, ou contre le point rétréci. Si l'utérus est en rétroflexion, il faudra placer la malade en semi-pronation ou même, si cela est nécessaire, la mettre sur les coudes et les genoux, afin que le fond et le corps de l'organe reprennent, sous l'influence de la pesanteur, leurs rapports normaux, et de façon aussi que lorsqu'on introduit la sonde, la pointe de l'instrument puisse prendre une direction normale par rapport à l'axe du détroit supérieur. Les cas les plus difficiles sont ceux dans lesquels la cavité du col est sinueuse et tortueuse. On peut, ou non, employer le spéculum pour faciliter l'introduction de la sonde ou des tentes. Dans tous les cas ordinaires, je préfère ne pas avoir recours au spéculum; mais peut-être trouverez-vous avantage à vous en servir.

Insuccès de la dilatation.

On a beaucoup parlé de la fréquence des insuccès de la dilatation dans le traitement de cette maladie, ainsi que des fâcheuses conséquences qui en résultent quelquefois. Mon opinion personnelle qui nécessite quelques mots d'explication et qui est basée sur l'expérience et non sur la théorie est que la dilatation, lorsqu'elle est judicieusement employée, réussit beaucoup mieux et est beaucoup moins nuisible qu'on ne le suppose généralement. J'incline à attribuer les insuccès qu'elle a donnés entre les mains de quelques médecins à un manque de précautions de leur part dans le choix et dans l'application des instruments; peut-être, aussi, faut-il faire la part de la trop grande hâte qu'ils avaient de guérir leurs malades, sans se préoccuper des conséquences ultérieures.

Dangers qu'on lui attribue.

Il est hors de doute que la métrite du col, la cellulite, la péritonite, des spasmes, des convulsions, et même du tétanos hystérique ont parfois suivi l'emploi des moyens de dilatation et de l'éponge préparée; mais il est vraisemblable aussi que si l'on avait recueilli l'histoire exacte et complète de ces cas, on se serait aperçu soit que les tentes avaient été faites avec des substances mal choisies, soit qu'elles étaient trop volumineuses ou avaient été introduites avec trop de force dans la cavité du col, soit encore qu'elles avaient été laissées trop longtemps en place. Une de mes malades avait des souffrances tellement vives, qu'elle ne pouvait pas supporter, pendant plus de dix minutes, un petit dilatateur d'ébène, dont l'introduction ne présentait aucune difficulté. Si je n'avais pas pris la précaution de rester auprès d'elle et d'observer l'effet produit, si je m'étais borné à recommander de laisser l'instrument en place, pendant plusieurs heures, elle aurait pu être dangereusement malade par le fait seul de cette imprudence.

Il paraîtra sans doute incroyable, surtout à ceux d'entre vous qui sont déjà un peu avancés, qu'un médecin intelligent puisse être assez imprudent pour introduire une tente d'écorce d'ormeau ou de laminaria chez une malade qu'il a fait venir dans son cabinet, et à qui il permet ensuite de faire plusieurs milles en diligence ou en chemin de fer pour retourner à son domicile, avant que cet appareil soit retiré. Ce n'est pourtant pas rare, surtout lorsqu'il s'agit de médecins de grandes villes pratiquant principalement dans les classes inférieures de la société. C'est à l'abus, et non à l'usage de dilatation qu'il faut attribuer les fâcheux effets qu'on impute si souvent à ce procédé.

Pratique barbare.

Pourvu qu'il n'y ait ni inflammation aiguë de la muqueuse du corps ou du col, ni ulcération, ni cicatrices étendues ou profondes à rompre, je pense que le col de l'utérus peut être dilaté, dans une partie ou dans la totalité de son étendue, avec autant de sécurité, sinon avec autant de rapidité, que l'urèthre de la femme. Dans des cas exceptionnels, après qu'on a remédié à l'obstruction par la dilatation, on la voit reparaître six ou huit mois après.

Conclusions relatives à la dilatation.

Un manque de soin dans le choix de la substance employée pour la confection de la tente donne quelquefois lieu à de fâcheuses conséquences. Les tentes d'écorce d'ormeau sont utiles et commodes et donnent de très-bons résultats, lorsqu'elles sont lisses et assez petites pour se mouler sur le canal qu'elles doivent traverser. Mais lorsqu'on a besoin d'une tente plus volumineuse, elles sont trop rigides et trop droites pour convenir à la plupart des cas. Une grosse tente de laminaria se dilate trop lentement pour être de quelque utilité pratique. L'introduction simultanée de plusieurs petites tentes, afin d'obtenir une dilatation synergique, est une opération mal conçue et qui ne donne pas de résultats satisfai-

Des différentes tentes.

sants. Les bougies dures de caoutchouc sont de calibre varié, et on peut les courber et leur donner la forme qu'on désire en les chauffant à la lampe; ce sont là des conditions qu'on peut invoquer en leur faveur; mais elles sont trop mousses pour être utiles dans les premières périodes du traitement, alors que le passage est très-étroit. Si l'éponge préparée est vieille, elle durcit, et ne convient plus à cet usage. Il y a plus, si on la maintient en contact avec les liquides du col de l'utérus, elle se décomposera plus facilement. Mais, comme maintenant nos tentes d'éponge sont phéniquées, il est fort probable que quelques-unes des conséquences fâcheuses qu'on attribue à leur emploi seront ainsi évitées dans l'avenir.

Précautions relatives à la dilatation.

L'étourderie hâtive et peu judicieuse avec laquelle on a quelquefois pratiqué la dilatation a soulevé, dans l'esprit de bien des gens, une opposition contre cette méthode. Il y a des médecins qui se dépêchent de dilater le col contracté dans la dysménorrhée par obstruction, comme un chirurgien se dépêcherait d'amputer une jambe ou d'exciser les amygdales. Ils veulent achever de suite l'opération et les conséquences malheureuses qui peuvent en résulter sont presque invariablement attribuées aux instruments employés, tandis qu'elles devraient l'être à un manque de réflexion chez l'opérateur. La vraie méthode consiste à « tâter le terrain » comme on dit, et à prendre tout son temps pour vaincre l'obstacle sans qu'il en résulte aucun choc pour l'organisme de la malade, ni aucun risque de voir se produire les affections que j'ai citées parmi les conséquences possibles de l'opération. Si vous ne pouvez pas réussir en un mois, mettez-en deux, trois, six, s'il le faut, en avançant graduellement vers la guérison; cela vaut mieux que de vous hâter, pour arriver ensuite à condamner l'ensemble de la méthode. La dilatation du col, pratiquée avec précaution et persistance, est le seul moyen auquel j'aie eu recours dans le cas que je vous citais au début de cette leçon. Je l'ai employée beaucoup d'autres fois avec le même succès.

Incision du col de l'utérus.

Lorsque vous avez consciencieusement essayé la dilatation, et qu'elle ne vous aura pas donné les résultats que vous en attendiez, ou si, après un soulagement passager, il se produit une rechute sérieuse, si enfin vous êtes convaincus qu'il est impossible d'obtenir à l'aide de ce moyen une guérison radicale, l'incision du col sera une dernière ressource. Je ne veux pas dire que vous ne deviez jamais avoir recours à ce dernier procédé sans avoir essayé la méthode de dilatation; je pense seulement qu'il est prudent et préférable de réserver cette opération, et cela pour deux raisons : d'abord parce qu'elle comporte de vrais dangers, et ensuite parce que le moyen le plus simple, s'il réussit, est aussi le plus sûr des deux. Mais il est hors de doute qu'il y a des cas où il est indispensable d'inciser, ou de fendre le col.

Quant au manuel opératoire, je ne puis mieux faire que d'attirer votre attention sur les remarques que fait à ce sujet mon ami, le docteur T. G. Comstock, de Saint-Louis (1).

« La malade est placée bien au jour dans la pronation latérale gauche, légèrement inclinée sur la poitrine, les genoux bien ramenés contre l'abdomen, et les hanches reposant sur le bord du matelas ; on introduit alors le spéculum (nous employons généralement celui de Cusco) et on engage bien l'utérus entre les valves. Au moyen d'un ténaculum en fil métallique, on saisit cet organe, on l'attire en bas, et on le fixe, en glissant l'une des anses du ténaculum sur le bord du spéculum ; puis, à l'aide d'une paire de ciseaux courbes ou angulaires de Sims, dont une des lames a été introduite avec précaution dans l'intérieur de l'orifice assez profondément pour inciser jusqu'à la jonction du col avec le vagin quand on viendra à rapprocher les branches, on sectionne le col d'abord du côté droit, puis du côté gauche. L'opération est alors à moitié achevée. On retire les ciseaux et on introduit l'hystérotome. L'instrument que nous employons est celui du docteur White; il a à peu près l'aspect de la sonde utérine ordinaire, mais il est armé de deux lames cachées, que l'on règle au moyen d'une vis placée dans le manche. On introduit cet instrument dans la cavité du col jusqu'à ce qu'il ait pénétré d'un pouce un quart ou même davantage au-dessus de la première incision ; alors on fait sortir les lames avec précaution, et on retire l'instrument, qui sort en incisant de chaque côté l'orifice utérin. On a conseillé d'introduire de nouveau l'instrument et de pratiquer de nouvelles sections de l'orifice interne, tombant exactement à angle droit sur les premières ; mais l'utilité de cette dernière recommandation reste douteuse. Après l'incision, il se produit une petite hémorrhagie (quelquefois même une hémorrhagie très-grave, bien que sur plus de trente opérations, nous ayons été assez heureux pour n'en pas rencontrer), que l'on arrête par des lavages à l'eau glacée, par des applications d'une solution de persulfate de fer diluée dans trois parties de glycérine ; puis on fait pénétrer un cône d'ouate saturée de la même préparation entre les surfaces incisées. Au-dessous de ce premier appareil on applique un épais tampon de coton humecté et destiné à maintenir l'ouate qui sépare les surfaces incisées du conduit utérin. On met ensuite avec précaution la malade sur le dos, on lui recommande le calme et un régime simple. Je ne touche pas

(1) *U. S. Medical and Surgical Journal*, vol. VII, p. 134.

ordinairement au pansement avant trente-six heures environ ; j'introduis alors le spéculum, et je retire toute l'ouate. On fait pénétrer doucement la sonde utérine, et on la passe sur les surfaces incisées pour les empêcher de se réunir. Puis on trempe de l'ouate dans un mélange composé d'une drachme d'acide phénique par once de glycérine, on l'introduit, et on la pousse aussi haut que possible entre les surfaces incisées; et on maintient le tout avec une quantité suffisante de coton trempé dans de la glycérine pure.

« Pour que l'opération réussisse, il faut changer le pansement tous les deux jours, pendant deux semaines, recourir de temps en temps à la sonde utérine. Quelquefois, le canal paraîtra se contracter malgré l'opération ; dans ce cas, on peut introduire une tige de laminaria, et la maintenir en place pendant environ douze heures ou même davantage, en plaçant au-dessous du coton imbibé de glycérine.

« Cette opération doit toujours être pratiquée immédiatement après une époque menstruelle, afin que la malade soit guérie pour l'époque suivante. Il faut à partir du moment de l'incision dix-sept ou dix-huit jours pour que la cicatrisation soit complète. L'opération peut être faite avec ou sans chloroforme. Nous préférons employer le chloroforme. »

Au lieu du spéculum de Cusco, j'emploie celui de Sims, et au petit ténaculum de fil métallique que préconise le Dr Comstock, je substitue volontiers celui de Nott. Pour pratiquer les incisions, j'ai toujours employé l'hystérotome de Simpson, en m'abstenant le plus souvent de la première section faite avec les ciseaux, qui me paraît inutile dans les cas ordinaires, où il n'y a ni induration spéciale, ni hémorrhagie utérine, ni fibrômes intra-utérins, ni hypertrophie simple ou conique du col. Il peut être nécessaire de répéter l'opération deux et même trois fois.

Modifications.

Si l'opération n'est pas pratiquée avec beaucoup de soin, on peut craindre une hémorrhagie soudaine et mortelle, une hématocèle, une péritonite, une cellulite, ou une endométrite. Le danger de ces accidents est proportionnel à l'étendue et à la profondeur des incisions pratiquées sur l'orifice interne, ainsi que sur la portion abdominale du col de l'utérus, au-dessus de l'insertion du vagin. Le résultat dépendra aussi de la prédisposition que peut présenter la malade à la fièvre traumatique et à l'inflammation, ainsi que des circonstances accidentelles qui peuvent favoriser ou retarder la guérison. Après l'opération, la malade devra garder le lit pendant un certain nombre de jours. On a vu survenir des péritonites mortelles, faute de cette précaution, et cela même à une époque tardive, comme le dixième jour après l'incision.

Dangers de l'opération.

Précautions.

Dans tous les cas, la malade et ses amis immédiats devront être préalablement instruits de la nature de l'opération proposée, des dangers qui lui sont inhérents, et de la possibilité d'avoir à la répéter plusieurs fois avant d'obtenir une guérison que l'on puisse considérer comme complète.

Dysménorrhée névralgique.

Observation. — Je suis appelé le 16 septembre 1860, auprès de Mrs...., âgée de 21 ans, grande, élancée, d'un tempérament nervoso-sanguin et d'un caractère très-aimable. Je la trouve souffrant de douleurs névralgiques intenses dans les régions utérine, lombaire et ischiatique. Elle a eu ses règles comme d'habitude, il y a plus de quinze jours, et pendant les dix jours qui ont précédé ma première visite, ces paroxysmes névralgiques avaient pris le type intermittent et se reproduisaient chaque après-midi.

Ma malade eut ses premières règles à l'âge de 13 ans. Il n'y a jamais eu de rétention du flux, mais elle a toujours énormément souffert. Elle s'est mariée, il y a environ six mois, mais elle n'est pas enceinte et n'a du reste éprouvé, depuis son mariage, aucune modification menstruelle. En février dernier, pendant qu'elle habitait West New-York, elle a été prise d'une diphthérie grave, qui a été suivie de rhumatisme ou de névralgrie rhumatismale dans le bras gauche. Lorsque les règles reparurent le mois suivant, il y eut transport de cette douleur sur les régions lombaire et utérine. Depuis lors l'« époque » a toujours été marquée par les plus vives souffrances. Celles-ci ne présentent guère de rémission bien accusée, sauf huit jours à peu près avant les règles. Pendant le jour et la nuit qui précèdent immédiatement l'apparition du flux cataménial, les souffrances sont presque intolérables. La malade devient extrêmement nerveuse, est agitée, excitée ; elle a du délire, ou des crampes ou des spasmes du caractère le plus inquiétant.

Contre la névralgie, j'ai prescrit tour à tour *Arsenicum*, *Cocculus*, *Coffea*, *Hyoscyamus*, et au moment du retour de l'écoulement qui est très-faible, *Apis mellifica* et *Caulophyllin*. Ces médicaments ont été administrés, à plusieurs reprises, à des intervalles convenables; chacun des deux derniers a tout d'abord un peu diminué la gravité des symptômes; mais ils sont bientôt restés sans effet.

Dans l'après-midi de la troisième journée de l'écoulement, Mrs... a eu des convulsions hystériques graves dont on s'est rendu maître avec *Moschus* à la troisième trituration décimale. Ce médicament toutefois n'a eu d'autre résultat que de la rendre plus sensible à ses souffrances.

Après un traitement très-assidu suivi pendant tout l'intervalle qui a séparé cette époque menstruelle de la suivante, — intervalle pendant lequel la névralgie n'a été qu'incomplétement soulagée, — le retour des règles, qui eut lieu le 25 octobre, a été marqué par des symptômes absolument semblables à ceux de l'époque précédente. Au bout de six semaines de tentatives consciencieuses, on n'avait rien gagné.

Convaincu que cet état de choses provenait d'une cause locale, je proposai l'exploration vaginale. En introduisant mon doigt avec précaution vers l'orifice externe de l'utérus, — manœuvre qui me permit de constater que les parois vaginales étaient presque aussi fortement contractées que dans le vaginisme, et qui causa à la malade de vives souffrances, — je trouvai l'utérus en place et l'extrémité inférieure du col parfaitement normale au toucher. En montant un peu plus haut pour m'assurer de l'état de la portion supérieure du col, mon doigt pénétra dans une rainure qui s'étendait sur tout le pourtour du col, au niveau de la jonction de la portion vaginale de cet organe avec le segment inférieur de l'utérus : cette constriction très-marquée m'amena à la conclusion qu'il y avait un spasme très-accusé des fibres circulaires du col de l'utérus, ou en d'autres termes, un rétrécissement du col, qui le plaçait à peu près dans les même conditions que si une ligature avait été portée sur ce point.

La sonde de Simpson passa sans difficulté jusqu'à l'orifice interne, mais aucune manœuvre ne réussit à la faire pénétrer jusque dans la cavité utérine. Une sonde plus petite, construite exprès, fut alors introduite, puis une sonde ordinaire, et enfin ce petit instrument en argent qui ressemble à un pessaire intra-utérin de Simpson put traverser complétement le canal cervico-utérin.

Cet instrument fut soigneusement mis en place à neuf heures du soir un jour avant l'époque où les règles étaient attendues. On recommanda à la malade de rester tranquillement couchée sur le dos aussi longtemps que possible, afin d'empêcher le déplacement ou la chute de l'instrument. Elle le conserva jusqu'à minuit, c'est-à-dire pendant trois heures, — puis il sortit spontanément. La malade eut une assez bonne nuit. Le lendemain matin, l'écoulement parut ; il était plus abondant qu'à l'ordinaire, et n'avait jamais été aussi peu douloureux depuis des années. Une fois seulement pendant cette période, le flux sembla diminuer ; quelques doses d'*Apis mellifica* le rétablirent, sans ramener la névralgie.

Contrairement à mon attente, l'amélioration semble permanente. Pendant la période inter-menstruelle qui a suivi, la malade a paru très-bien portante ; elle a pu sortir en voiture presque tous les jours, aller en soirée, danser et chanter (car son talent de cantatrice est très-apprécié) ; elle a été en somme la femme la plus heureuse de la ville. Les seuls troubles ultérieurs qu'elle ait éprouvés sont survenus six mois plus tard ; ils consistaient en une légère attaque de colique utérine, qui a rapidement cédé à *Ignatia*.

Ce cas présente plusieurs particularités remarquables dont la connaissance peut vous intéresser. En dehors de son caractère chronique et de l'intensité des souffrances éprouvées, le fait même que la maladie a été traitée avec un insuccès marqué par plusieurs médecins éminents, dans différentes villes de notre pays, doit nous conduire à rechercher les causes de ces échecs successifs. La plus manifeste de ces causes est évi-

Importance de l'exploration physique.

demment l'absence de diagnostic exact. Le mari m'a assuré que l'exploration vaginale n'avait été proposée que par un seul médecin, qui n'avait pas été autorisé à la pratiquer. C'est pour ce motif, — parce qu'ils ne se sont pas livrés aux investigations nécessaires, — que tous ses confrères, parmi lesquels se trouvaient des praticiens distingués appartenant aux deux Écoles, ont été impuissants à procurer la guérison. Mon prédécesseur immédiat avait même dit aux amis de la malade que tous les moyens qu'on pourrait employer n'amèneraient qu'une amélioration passagère, et avait en conséquence autorisé le libre usage du sulfate de morphine, que cette dame, lors de ma première visite, prenait *ad libitum* et à des doses incroyables.

Une semblable omission, quels qu'en soient les motifs, n'est guère excusable. Assurément, comme médecins, nous devons respecter à la fois toutes les délicatesses de la femme, et toutes les réserves que conseillent et qu'apportent nos confrères dans les cas ordinaires où l'exploration physique n'est ni nécessaire, ni justifiée; mais quant à permettre que des scrupules, si délicats qu'ils puissent être, viennent entraver la guérison, quant à supposer qu'une médication générale, aveuglément choisie, puisse faire disparaître un obstacle mécanique de ce genre, cela constitue, en tout cas, de la part du médecin, une négligence et une étourderie des plus graves.

Redressement de l'utérus.

Il est à remarquer que, dès que les moyens convenables ont été employés, le diagnostic n'a présenté aucune difficulté, et que le soulagement apporté par une seule introduction du dilatateur a été complet et permanent. J'ai revu ma malade trois ans plus tard, et elle n'avait eu aucune récidive. Dans cette opération, il n'a été fait aucune section des fibres contractées du col; car, ainsi que vous pouvez vous en apercevoir, cet instrument n'est nullement tranchant. La simple introduction d'une petite sonde, puis d'une autre plus volumineuse, n'a pas suffi pour donner un résultat; car un premier emploi de ces instruments n'a aucunement diminué les douleurs et les souffrances. Il n'y avait point de signes d'inflammation actuelle ou antérieure; et lors même qu'il y en aurait eu, il serait impossible d'admettre qu'un traitement si simple et si passager ait pu en venir à bout d'une façon presque instantanée et aussi complète.

Amélioration complète due à un simple expédient opératoire.

Il s'agissait donc évidemment, dans ce cas, d'une névralgie, d'une névrose pure, dépendant d'une contraction permanente de quelques-unes des fibres circulaires de la partie supérieure du col de l'utérus, ne présentant pas d'inflammation ou d'altérations consécutives à ce processus, et se manifestant

Une névrose.

aussi bien au moment des règles qu'à leur période d'intervalle.

Dans la plupart des cas de dysménorrhée névralgique, la douleur et les souffrances se limitent à l'époque menstruelle. Une détermination sanguine anormale vers l'utérus, un léger retard dans l'apparition de l'écoulement, une irritation ou un déplacement accidentels de la matrice, une ulcération ou une inflammation de cet organe peuvent déterminer l'attaque. Les douleurs sont limitées à la région du bassin ou de l'ovaire, ou bien elles revêtent le caractère névralgique et se localisent en d'autres points; on constate alors de la céphalalgie névralgique, ou de la névralgie de la face, des dents, des yeux, des doigts, des orteils, des mamelles, des espaces intercostaux, de l'estomac, des intestins, ou même du cœur. Dans de tels cas, les souffrances cèdent d'ordinaire lorsque l' « époque » est passée. Exceptionnellement cependant, comme dans l'observation actuelle où le spasme et l'irritation du col étaient continus, la douleur et les souffrances qui siégent dans des points éloignés ne s'amendent pas, mais persistent, au contraire, pendant tout le mois. C'est là un fait qu'il ne faut pas oublier; sans quoi, le caractère permanent de cette forme de névralgie secondaire pourrait vous amener à penser qu'elle est complétement indépendante de l'utérus.

Symptômes de la dysménorrhée névralgique.

Chez les femmes qui sont prédisposées à cette forme de dysménorrhée et qui ont de la propension aux névralgies, les causes les plus légères peuvent la provoquer. Une de mes clientes, très-digne de foi, qui savait observer et qui souffrait de cette affection depuis bien des années, avait remarqué que, si elle mangeait peu la veille des règles, ses souffrances étaient notablement diminuées. Elle avait pris l'habitude de ne prendre à l' « époque » que des aliments légers et en petite quantité, jusqu'à ce que le flux se fût librement établi. Un bon repas fait au début de la période menstruelle décuplait ses souffrances.

Causes de cette dysménorrhée.

Toutes les habitudes du corps ou de l'esprit qui sont de nature à amener une prostration ou une perturbation du système nerveux sont susceptibles, chez les personnes impressionnables, de provoquer cette forme de menstruation douloureuse. Les souffrances incidentes comme dans la névralgie sont toujours périodiques et paroxystiques. La prédisposition à cette variété particulière de trouble nerveux, qui atteint la fonction menstruelle et détermine de grandes souffrances, s'étend quelquefois sur toute une famille. Il n'est pas rare de voir toutes les filles d'une même mère, pendant les premières années de leur vie menstruelle ou même de leur mariage, souffrir de ces troubles fonctionnels. Il n'est pas rare non plus de rencontrer les formes les plus graves de dysménorrhée névralgique chez les femmes dont la vie conjugale a été malheureuse et qui, soit qu'elles soient physiquement impropres au coït, soit qu'elles y répugnent, ou qu'elles le pratiquent avec excès, subissent les fâcheuses conséquences de rapports sexuels frauduleux, ou trop énergiques, ou trop fréquents.

Lorsque le flux s'établit, la douleur disparaît ordinairement, si éloigné que soit son siége. Mais quelquefois le soulagement est encore plus direct et plus positif. Hier encore, une dame me disait qu'elle se sentait toujours le cœur léger et l'esprit plein de gaieté dès le moment précis où commençait l'écoulement; tandis que, quelques minutes auparavant, elle était maussade, irritable et extrêmement sensible aux plus légères contrariétés. Ce soulagement réagit quelquefois de façon à provoquer des crises hystériques, des pleurs, des cris ; il peut aussi être suivi d'un sommeil tranquille et réparateur. Dans des cas très-rares, on voit lui succéder des désirs sexuels désordonnés, allant jusqu'à une nymphomanie passagère.

Relation entre l'écoulement et l'intensité de la douleur.

Quelquefois, mais non toujours, vous trouverez les indications spéciales et caractéristiques du médicament dans la nature, le degré d'intensité, le siége et les caractères particuliers de la douleur, quel que soit l'endroit où elle siége. Ces détails sont tellement variables, ils se prêtent si peu à une classification, que vous serez forcés de choisir dans la liste des médicaments qui conviennent à la guérison des névralgies de toute nuance et de toute forme.

Indications des médicaments internes.

Ayant observé qu'une cause aussi insignifiante que le fait d'avaler une ou deux petites cuillerées d'eau froide suffit quelquefois à déterminer une contraction spasmodique du col de l'utérus, et par suite une menstruation insuffisante et douloureuse, mon ami, le Dr M. F. Page, a prescrit plusieurs fois, avec le plus grand succès, *Gelseminum* 1, quinze gouttes dans une demi-tasse d'eau chaude, à prendre par petites cuillerées, toutes les cinq minutes, jusqu'à ce qu'une amélioration fût obtenue, et, à partir de ce moment, à des intervalles plus éloignés. Dans cette forme de dysménorrhée, à l'époque ou aux approches de la ménopause, il a aussi grande confiance dans *Veratrum viride*, cinq gouttes dans la même quantité d'eau chaude, et répéter la même dose toutes les dix ou quinze minutes. Toutefois il arrive souvent que le médicament qui a procuré de l'amélioration dans un cas sera, dans un autre, absolument sans effet, alors même que les symptômes présenteront la plus grande analogie.

Eau chaude au lieu d'eau froide.

Gelseminum.

Veratrum viride.

Quelquefois, cette affection peut être guérie d'une façon très-rapide et très-satisfaisante, et sans aucune conséquence fâcheuse, par l'emploi des moyens locaux. La dilatation, pratiquée avec précaution, peut suffire, — comme elle a suffi chez ma malade, — pour paralyser et vaincre le spasme et l'hyperesthésie du col de l'utérus qui sont la véritable cause de tout le mal. Dans la dysménorrhée spasmodique et névralgique, je crois qu'il vaut mieux pratiquer cette opération avec des dilatateurs solides qu'avec l'éponge préparée. Celle-ci m'a paru, dans plusieurs cas de ce genre, déterminer une notable aggravation des souffrances, surtout lorsqu'elle est introduite avant l'apparition des règles.

Dilatation.

LEÇON VINGT-CINQUIÈME

La chirurgie et la thérapeutique dans les maladies utérines.

MESSIEURS,

La ligne de démarcation entre la raison et la folie, entre la vie animale et la vie végétative, n'est pas plus obscure que celle qui sépare les indications chirurgicales des indications thérapeutiques dans la guérison d'un grand nombre de maladies. Ceci est particulièrement vrai dans le traitement des maladies des femmes. Quand doit-on compter, pour les guérir, sur l'intervention chirurgicale, quand doit-on tout attendre de l'action des médicaments? C'est là un double problème qui n'est pas résolu. Les uns affirment que, dans cette spécialité, la chirurgie est presque toute-puissante, tandis que les autres proclament que, seule, la médication constitutionnelle est capable d'atteindre le but que l'on poursuit.

Valeur de la chirurgie utérine.

Quiconque a étudié attentivement la gynécologie sait que, dans ce dernier quart de siècle, la chirurgie utérine, de rudimentaire qu'elle était, est devenue presque parfaite. Elle nous a fourni les moyens de diagnostic les plus universellement approuvés et les plus pratiques, ainsi qu'une multitude de ressources pour soulager et guérir certaines maladies qui étaient l'opprobre de la médecine. Elle a inventé des instruments pour remplir d'anciennes indications; elle a refait la pathologie spéciale des affections de l'appareil génital ; elle a transformé nos opinions, nos tendances et nos ressources, au plus grand bénéfice de la santé des femmes. Elle constitue une branche nouvelle de la médecine; elle a enrichi et amélioré notre littérature ; elle a donné essor à une spécialité des plus utiles et qui, déjà plus populaire qu'aucune autre, attirera à soi, dans un avenir rapproché et dans tous les pays, les médecins les plus distingués par leur talent.

Réclamations exagérées.

Une conséquence très-naturelle de ce progrès rapide dans la faveur populaire et professionnelle, c'est qu'on s'est adressé d'une façon presque exclusive et parfois déraisonnable à la chirurgie dans le traitement des maladies des femmes. Le Dr Bennet pose en axiome que l'ulcération et l'induration du col de l'utérus sont au fond de presque toutes les maladies particulières au sexe féminin. La cautérisation locale guérit souvent ces deux états et, grâce à cette habile confusion, les caustiques sont devenus des spécifiques. La généralisation exerce son attraction sur le médecin qui se plaît aussi aux manœuvres chirurgicales, et la mise en scène fait un succès à l'opération. Désormais, ces expériences et ces déductions servent de base à un traitement local que l'on applique indistinctement à toutes les affections de l'appareil de la génération.

Exemples.

Sir Jas. Simpson incise le col pour remédier à la dysménorrhée par obstruction. Sims transforme ses ciseaux en utérotome et perfectionne l'opération. La même opération ne tarde pas à être conseillée pour la guérison de la stérilité et de la rétroflexion utérine. On l'applique ensuite aux hémorrhagies utérines rebelles, et on en fait un procédé d'exploration et un moyen de faciliter l'excision des fibrômes utérins. Aujourd'hui, dans une multitude de cas, on fend le col de l'utérus et les résultats sont des plus variés. C'est une opération favorite : le sang coule et l'on incise dans l'obscurité ; — il y a là une attraction proportionnée aux risques que l'on court.

La thérapeutique utérine négligée dans la pratique.

Les diverses modifications et les divers usages du spéculum utérin, la sonde, les tentes d'éponge ou autres, l'aiguille exploratrice, l'endoscope, l'exploration physique par la palpation, l'auscultation et la percussion ont attiré l'attention et la confiance presque exclusives des gynécologistes. Armés de ces instruments et de ces procédés, habitués à les employer dans le diagnostic et dans le traitement, il n'est nullement étonnant qu'ils en soient arrivés à ne compter presque exclusivement que sur ces moyens, et que les droits d'une thérapeutique concomitante et conservatrice aient été négligés ou méconnus. Ils considèrent l'idée de joindre un traitement médical au traitement chirurgical de l'ulcération utérine, de la métrite du col ou de l'endométrite par exemple, comme superflue. Puisque leurs ressources sont suffisantes, puisque ce qu'il y a à faire est fait, pourquoi se proposerait-on d'y ajouter ou d'y substituer des moyens moins attrayants, moins brillants, moins séduisants, moins *à sensation*? Car nous aurons beau nous flatter, il demeure évident que, dans cette catégorie de maladies, l'action des médicaments internes les mieux choisis n'est pas et ne peut pas être instantanée. Le soulagement qu'ils apportent dans les affections chroniques de l'utérus et de l'ovaire en particulier ne se manifeste qu'après bien des jours. Ils accomplissent leur œuvre tranquillement, sans rien de l'éclat et de la séduction d'un exploit chirurgical, c'est-à-dire d'une de ces batailles sanglantes qui coûtent souvent si cher. C'est un axiome en obstétrique, que, naturel ou provoqué, le travail le plus rapide n'est pas le plus sûr. Dans la chirurgie utérine, les risques sont proportionnés à la hardiesse et à la célérité de l'opérateur, deux qualités qui sont presque inséparables de son emploi.

Il est non moins évident que le développement disproportionné de la chirurgie utérine est dû à des causes qui peuvent être expliquées et évitées. Permettez-moi d'attirer votre attention sur quelques-unes d'entre elles.

Scepticisme à l'égard des médicaments.

A. *Le scepticisme croissant dans l'esprit des spécialistes à l'égard des effets et de l'efficacité de la médication interne.* — L'exercice d'une spécialité médicale pousse invariablement le médecin, pourvu qu'il soit instruit et réfléchi, à avoir moins de confiance que le praticien ordinaire, dans le traitement général envisagé comme moyen de guérison. L'oculiste et l'auriste ne s'abandonnent guère à la faiblesse vulgaire de médicamenter leurs malades. Ceux qui traitent exclusivement, et avec le plus d'habileté, les maladies des organes respiratoires ont plus de confiance dans les mesures hygiéniques que dans les médicaments. Chez les spécialistes de toutes classes, plus leurs titres scientifiques sont élevés et plus le champ de leurs observations est large, plus leur confiance est faible dans la valeur du traitement général. Car ces hommes sont suffisamment instruits pour savoir peser et distinguer tous les cas, et leur connaissance de la physiologie et de la pathologie leur donne l'assurance que, non-seulement, toutes les parties souffrent avec l'organe ou le membre malade, mais que, par la même raison, tout ce qui abaisse la vitalité générale diminue les chances de guérison.

Abandon des idées anciennes.

Ceux qui s'occupent de la pathologie utérine arrivent nécessairement à des conclusions semblables, à moins que leurs idées sur la médecine et sur sa valeur réelle ne soient stéréotypées et plus ou moins antiques ; ils abandonnent peu à peu la vieille thérapeutique et apprennent à n'avoir plus de confiance que dans la chirurgie moderne, avec ses expédients locaux et ses ressources multiples. Un gynécologiste un peu cultivé ne songerait, à notre époque, pas plus à avoir recours à la saignée générale dans l'hystérie qu'à l'emploi des emménagogues dans l'aménorrhée. Quand le Dr Thomas conseille de respecter la constipation dans l'endométrite, cela veut dire non-seulement qu'il se rend un compte exact des indications qui se présentent pour la guérison de cette maladie, mais qu'en proscrivant les purgatifs, il a intérêt à éloigner des causes fréquentes de désordre dans les affections utérines (1).

(1) *A Practical Treatise on the Diseases of Women*, by T. Gaillard Thomas M. D., etc., etc. Philadelphie, 1872, p. 227.

Sans nous arrêter plus longtemps à cette idée, il me suffira d'appeler votre attention sur ce fait que l'étude et la pratique de cette spécialité, comme de toutes les autres, ont eu un double résultat : 1° elles ont stimulé le développement d'une branche spéciale de la chirurgie ; et 2° elles ont diminué la confiance universelle dans la médication générale pour la guérison des maladies organiques ou fonctionnelles localisées.

B. *La préférence naturelle qu'accordent les médecins ainsi que leurs malades à l'intervention chirurgicale, au détriment du traitement interne, toutes les fois que cette intervention est possible.* —

La chirurgie est plus populaire.

Comparé au chirurgien, le médecin a une situation très-désavantageuse, et la récompense de son habileté et de sa patience est souvent peu proportionnée au temps et aux soins qu'il a consacrés à la guérison de maladies compliquées et dangereuses. Bien qu'ils puissent être également habiles l'un et l'autre, chacun dans son département scientifique, mon ami, le professeur de chirurgie, acquerra probablement plus de notoriété par l'amputation d'une jambe ou l'excision d'une tumeur que ne ferait mon collègue de la chaire de médecine en guérissant un cas de méningite cérébro-spinale, de maladie de Bright ou d'angine de poitrine. Il résulte de tout cela que, involontairement, nous faisons grand cas d'une opération manuelle, tandis que c'est une chose tout ordinaire et sans importance pour le médecin de tirer son malade d'affaire, d'une façon plus tranquille.

La thérapeutique ne devrait pas être négligée.

Nous ne critiquons pas cette tendance, bien qu'elle ait quelquefois conduit à de déplorables résultats. Car il est impossible qu'un si grand nombre de travailleurs actifs et capables consacrent leur vie à l'étude et à la pratique de la chirurgie utérine sans l'amener à un certain degré de perfection. Et plus son champ d'expérience sera populaire et vaste, plus le nombre de ceux qui la pratiquent avec compétence sera grand, plus son étude sera ancienne en date, plus sa littérature sera complète, plus grands, plus marqués et plus durables seront aussi les avantages qu'en retireront à la fois la médecine et l'humanité.

Nécessité de son étude.

Mais un des résultats les plus frappants de cette préférence pour la chirurgie est la négligence que l'on apporte à l'étude des relations curatives de nos médicaments avec ces maladies que nous considérons ici en particulier. Nous étudions avec le plus grand soin la thérapeutique spéciale des autres affections, et il ne nous est pas permis de transporter ces données dans un autre département de la médecine. En pathologie interne, tous les moyens de recherche et d'analyse clinique sont mis à contribution en vue d'arriver à choisir convenablement le médicament ou les médicaments. Les symptômes sont pesés, les signes sont traduits dans un langage familier, tout enfin est fait, au point de vue médical, pour atteindre la guérison par l'action des forces vitales.

Si nous pouvions montrer, en gynécologie, des résultats thérapeutiques comparables à ceux de la chirurgie utérine, obtenus d'une façon aussi scrupuleuse et aussi exacte, qui pussent supporter une sévère analyse et qui fussent d'un maniement aussi facile, notre puissance serait doublée, et notre spécialité comprendrait les deux grandes divisions de l'art de guérir : la médecine et la chirurgie.

C. *Les avantages et l'habileté comparativement limités de ceux qui s'occupent spécialement de thérapeutique utérine.* — Les séductions de la chirurgie et la généralisation de sa pratique parmi les médecins et les spécialistes diminuent le nombre de ceux qui travaillent à préciser et à déterminer la thérapeutique spéciale des maladies de l'appareil génital. Et la tendance des personnes qui sont atteintes de ces maladies à apprécier les tentatives de soulagement et de guérison d'après les souffrances qu'elles éprouvent et les dangers qu'elles courent entre les mains du chirurgien diminue le nombre de celles qui seraient disposées à attendre patiemment les résultats possibles de médicaments convenablement choisis. Ajoutez que ceux de nos médecins qui pourraient accomplir cette tâche avec le plus de compétence sont ordinairement lancés dans la pratique générale. On peut dire, sans porter atteinte à leur renommée ou à leur talent, que l'une des raisons pour lesquelles la chirurgie utérine a distancé sa rivale, c'est que ceux qui s'occupent exclusivement de médecine ont un champ moins large ouvert à leur activité.

Désavantages du spécialiste.

D. *La tendance à employer, dans le traitement interne, des médicaments désagréables et même nuisibles.* — On se figure généralement que, lorsque les organes génitaux internes de la femme sont malades, ils réclament des médicaments plus actifs que ceux que l'on prescrirait pour une maladie analogue ayant son siége dans un autre organe ou dans un autre appareil. Cette manière de voir est adoptée par beaucoup de médecins qui, pourtant, n'hésitent pas à reconnaître la merveilleuse délicatesse des sympathies nerveuses et vasculaires de l'utérus et de ses annexes. Ils affirment néanmoins qu'il est quelquefois nécessaire de médicamenter ces malades d'une façon très-active, sous peine de ne retirer aucun avantage des remèdes administrés à l'intérieur.

Erreur capitale.

Il en résulte que, dégoûtées ou effrayées par un pareil traitement, ces malades se remettent entre les mains de médecins qui ne les médicamenteront pas du tout, mais qui auront exclusivement recours à d'autres moyens de soulagement.

E. *La théorie qui tend à substituer exclusivement la médication générale à la chirurgie dans le traitement des désordres de l'appareil génital.* — La chirurgie est le complément de la thérapeutique, comme une main est le complément de l'autre, ou comme l'œil droit est celui de l'œil gauche. Prétendre qu'il est possible à tous égards de substituer l'une à l'autre, ou de détrôner l'une au profit de l'autre, c'est condamner l'accoucheur à l'usage d'une seule main, ou le micrographe à l'usage exclusif d'un seul œil, en leur refusant le droit de se servir en aucune circonstance de l'autre main ou de l'autre œil. Pratiquement, l'accoucheur est ambidextre, et si le micrographe ne se sert que d'un œil à la fois, il les emploie alternativement tous les deux. Chacun de ces organes a sa sphère d'activité, sa fonction, et ils doivent se partager la tâche à accomplir; car bien que l'un d'eux puisse être préféré à l'autre, par suite d'une idiosyncrasie, de l'habitude, de l'éducation ou de certaines circonstances, il n'en demeure pas moins vrai que leur dualité fait partie, et cela d'une façon indispensable, de notre organisation individuelle.

Chirurgie et thérapeutique.

Il en est ainsi des relations de la médecine et de la chirurgie. Toutes deux sont nécessaires, à leurs places respectives ; quant à savoir laquelle occupera le premier rang, cela dépendra de la tournure d'esprit, des habitudes et de l'éducation du médecin, et aussi, comme nous l'avons montré, de diverses circonstances accessoires. Quiconque déclare l'une ou l'autre superflues, ou proteste contre l'emploi de l'une ou de l'autre, agit d'une façon déraisonnable. C'est tout simplement une question de délimitation et puisque tout le champ nous appartient, nous pouvons bien, de temps en temps, déplacer une barrière pour augmenter notre moisson.

Elles sont toutes deux nécessaires.

Pour remédier à cette infériorité de la thérapeutique utérine, il serait nécessaire :

1. *D'avoir une série de nouvelles pathogénésies relevées par des femmes, avec un soin et un jugement extrêmes.* — La santé de la femme est soumise à de nombreuses éventualités plus ou moins critiques ; aussi est-il très-difficile de trouver une femme, qui, par elle-même et par son milieu, puisse, d'une manière satisfaisante, se prêter aux expérimentations ; d'autre part, les médecins vraiment capables de diriger ces enquêtes ne sont guère moins rares, car la démonstration du pouvoir curatif d'une substance exige du médecin qui entreprend

Nécessité de nouvelles expérimentations pathogénétiques féminines.

son étude qu'il soit au courant de toute la pathologie utérine, qu'il ait soumis son médicament aux plus minutieuses recherches et qu'il ait éliminé les symptômes propres à l'individu (puberté, menstruation, accouchement, ménopause, etc.), aussi bien que ceux qui résultent de son milieu spécial (mariage, famille, église, relations sociales, etc.). Il faut tenir compte de ces susceptibilités particulières au sexe féminin et qui ne laissent pas que de nous embarrasser. Il faut, en un mot, que l'observateur note et classe uniquement les symptômes dérivant incontestablement de l'action pathogénétique.

Si ce travail, qui exige du temps et de la patience, n'a pas encore été accompli, cela n'autorise nullement ceux qui espèrent un avenir meilleur pour la thérapeutique utérine à se laisser aller au découragement. Je vous en conjure, prenez sur vous la ferme résolution d'ajouter aux connaissances que nous possédons déjà sur ce sujet des données pratiques et positives qui, en fournissant un soulagement à la souffrance, prouveront que la science et l'humanité n'ont pas perdu à vos études.

Supposez en effet que nous ayons sur *Calcarea carbonica*, sur *Sepia* ou sur tout autre médicament, une série complète d'expériences relatives à leur influence particulière sur l'organisme de la femme, et dirigées par un spécialiste habile ; n'est-il pas hors de doute que l'influence salutaire de cette découverte laisserait bien loin derrière elle celle qui résulterait de l'invention d'un nouvel instrument, cet instrument fût-il aussi précieux que la sonde utérine ?

2. *D'accorder la plus grande attention au diagnostic différentiel des maladies de l'appareil génital de la femme.* — Cette condition est nécessaire parce qu'elle intéresse non-seulement le traitement rationnel de ces maladies, mais encore la littérature gynécologique. Si le praticien garde ses erreurs pour lui, elles disparaissent à sa mort ; mais s'il vient à les publier, il en perpétuera le souvenir, et en assurera la répétition. Aussi doit-il bien voir ce qui est, et bien faire ce qui est à faire.

Étude du diagnostic.

Sans manquer au respect que nous devons à ceux qui, directement ou indirectement, ont contribué à nous enseigner les applications de la matière médicale aux maladies des femmes, il faut bien avouer que leurs travaux auraient été plus fructueux, s'ils avaient été plus versés dans la pathologie et le diagnostic des affections utérines. L'histoire clinique de plusieurs centaines de cas qui ont été publiés confirme la vérité de cette remarque et montre l'absence de culture dans cette direction. Si chaque femme qui prend un médicament pour en obtenir les effets physiologiques était soigneusement examinée, au point de vue physique et moral,

Étude de la pathologie.

avant, pendant et après l'expérience ; si l'on pouvait écarter d'elle toutes les vicissitudes qui sont capables de troubler les sympathies de son appareil génital et de bouleverser sa santé, l'évolution et l'ensemble des symptômes fourniraient, relativement à l'action du médicament, le meilleur critérium que nous puissions obtenir. Et si chaque médecin était parfaitement rompu au diagnostic des symptômes contingents ou de ces désordres passagers et personnels, propres à toutes les femmes ; s'il savait distinguer les phénomènes réellement pathologiques et persistants, qui ne s'amendent pas spontanément, et qui guérissent difficilement, ceux qui relèvent d'une émotion psychique et non d'une action médicamenteuse, nos richesses cliniques décupleraient de valeur.

Il y a là une voie ouverte à ceux qui veulent se rendre utiles et se distinguer ; car c'est à notre École si pratique, qu'il appartient de développer le côté *médical* de la question. Il nous faut sur l'action à la fois pathogénique et clinique des médicaments qui conviennent à l'organisme de la femme, des données que nous ne possédons pas actuellement. C'est une condition *sine quâ non* du progrès. Ce résultat, nous ne pouvons pas l'obtenir par l'étude *exclusive* de la symptomatologie suivant la méthode ancienne : 1° parce que nous devons mettre à profit les ressources et les appareils de la chirurgie, afin de nettement déterminer avant l'expérimentation l'état du sujet.

Étude de la pathogénie.

Etude de la symptomatologie.

2° En les négligeant en effet, nous ne pourrions pas connaître la variété, l'étendue, la nature ou le siége des lésions propres à un cas donné, savoir si elles sont fonctionnelles ou organiques, et nos affirmations de guérison seraient invalidées par notre ignorance.

3° Les tissus qui composent l'appareil génital interne ont, soyez-en persuadés, comme ceux des autres systèmes, une histoire et des relations pathologiques et thérapeutiques qui leur sont propres, tout aussi bien qu'ils ont une histoire et des relations anatomiques, physiologiques et chirurgicales spéciales.

Ménorrhée. — Épistaxis du col utérin.

Observation. — Miss M..., âgée de 19 ans, est souffrante depuis plus de quatre ans. Elle n'est forcée de garder la chambre qu'à des intervalles irréguliers ; elle est d'autre part active, capable de marcher et d'aller en voiture et, dans une certaine mesure, de remplir ses devoirs de société, de voir ses amies. Elle a commencé à avoir ses règles à 15 ans. La première époque a été très-douloureuse et très-difficile. L'écoulement étant définitivement établi, il a persisté pendant trois semaines sans interruption. Après un intervalle de cinq jours, il a recommencé, mais sans souffrance considérable. Cette fois encore, il a continué presque jusqu'à la fin du mois, pour reparaître de nouveau avec la régularité de l'écoulement mensuel normal. C'est ainsi que, pendant quatre ans, le flux a été presque continuel. Le temps le plus long pendant lequel Miss M... en a été débarrassée, pendant ces quatre ans, n'a pas dépassé sept jours. La perte de sang n'est pas excessive; l'écoulement est passif, ne s'accompagne d'aucune douleur, et continue pendant le sommeil et pendant la veille. Quelquefois, sous l'influence d'une forte excitation (spectacle, concert, bal, etc.), qui procure une distraction à l'esprit, l'écoulement cesse temporairement pour reparaître ensuite. Le même effet a été noté après une promenade en voiture et un voyage en chemin de fer; mais ces arrêts sont de courte durée.

Quand la perte s'arrête, Miss M... ne souffre d'aucune incommodité, sauf «un afflux de sang à la tête» accompagné de vertige plus ou moins marqué, de céphalalgie, de congestion de la face, de troubles de la vision et d'une sensation de lourdeur et de mollesse, avec tendance au sommeil. Le reste du temps, elle a l'esprit très-net et ne manque pas de gaieté ; pourtant elle se sent un peu affaiblie et énervée par cette perte de sang continuelle. L'appétit est bon. Il n'y a ni douleur ni gêne intra-pelviennes, pas d'hémorrhoïdes, pas de constipation, pas de troubles urinaires. La seule souffrance que l'on note est un endolorissement et une fatigue dans la région des ovaires, surtout du côté gauche, à l'époque menstruelle et après un exercice inaccoutumé. Durant toute sa vie menstruelle, la mère de Miss M. a été sujette à des hémorrhagies analogues.

L'aspect général de cette jeune fille n'indique pas qu'elle soit malade. Elle a parcouru à pied plusieurs blocs de maisons pour venir au Dispensaire ce matin, et elle est moins fatiguée qu'on n'aurait pu le supposer. Son teint est légèrement coloré par l'exercice au grand air, car sa sœur nous dit qu'elle est ordinairement assez pâle, excepté lorsque l'hémorrhagie vient de cesser et que le sang lui monte à la tête.

Il est quelquefois très-important, dans des cas de cette nature, de déterminer le rapport qui existe entre une hémorrhagie utérine passive et la fonction cataméniale. Si l'écoulement remonte au début même de l'établissement de cette fonction, à la puberté, comme dans le cas actuel, ou s'il cesse habituellement peu de temps avant « l'époque » pour reparaître ensuite d'une façon régulière, vous pouvez en conclure que c'est essentiellement un désordre menstruel. Il y a quelques exceptions à cette règle, par exemple, dans les cas de carcinome médullaire et de polypes sous-muqueux, et peut-être aussi dans l'endométrite syphilitique ; mais, dans la plupart des cas, le mode et l'époque de l'apparition de l'écoulement, et sa pério-

Rapport avec la menstruation.

Règle de diagnostic.

dicité régulière dans la suite (alors même que la période serait plus longue ou plus courte qu'à l'état normal) peuvent être considérés comme une preuve de ses rapports avec le phénomène de l'ovulation.

Il n'est pas difficile d'expliquer ces phénomènes. L'injection physiologique de la muqueuse utérine, qui est une des conditions de la sécrétion menstruelle, diminue et disparaît après les règles, chez la femme bien portante ; mais si la femme se porte mal, cette plénitude anormale des vaisseaux peut persister, alors même que l'écoulement menstruel a eu lieu ; et il restera alors une congestion passive d'une portion de la muqueuse utérine. Cet engorgement pourra disparaître sous l'influence d'une hémorrhagie profuse et abondante, comme dans la ménorrhagie ou même dans la métrorrhagie ; ou bien encore, il peut céder à une sorte d'épistaxis du col, ou d'écoulement passif, dans lequel le sang, localement accumulé en excès, vient sourdre au dehors et s'échappe plus lentement. Dans le premier cas, l'hémorrhagie critique et alarmante est brusque et de courte durée ; dans le second, elle n'est autre chose qu'une prolongation ou une continuation des règles, ne s'accompagnant d'aucun symptôme bien sérieux, et durant jusqu'à ce que le mois soit presque ou tout à fait terminé, et que les menstrues soient au moment de reparaître. L'une est aiguë, active, irrégulière dans ses apparitions ; l'autre est chronique, passive et nettement périodique.

Explication physiologique.

Il y a une autre raison qui fait que l'hémorrhagie de cette femme, malgré sa longue durée, doit être classée parmi les hémorrhagies menstruelles et considérée comme un cas de ménorrhée essentielle ; c'est que la quantité de l'écoulement n'est pas influencée par l'exercice, ni par toute autre circonstance, d'une façon plus marquée qu'elle ne le serait dans la menstruation ordinaire. Si cette hémorrhagie était liée à la présence d'un fibrome sous-muqueux ou interstitiel, d'un polype, d'une ulcération, d'une dégénérescence cancéreuse, ou d'un engorgement veineux, la quantité du sang perdu varierait suivant les habitudes de la malade. Elle ne serait surtout pas diminuée par une promenade en voiture ou un exercice prolongé.

Particularité de l'écoulement.

Si nous envisageons ce genre d'hémorrhagie comme un phénomène critique jusqu'à un certain point, et si nous nous souvenons de « l'habitude » qui a été créée pour l'économie par sa durée presque continuelle, pendant plusieurs années, nous devons naturellement nous attendre à ce que l'arrêt provoque des désordres et des souffrances dans les divers organes. De là le « flux de sang à la tête » qui se montre quand l'écoulement cesse et qui disparaît dès qu'il se rétablit. La même cause provoquera quelque-

Sa nature critique.

fois une violente attaque de névralgie faciale ou de céphalalgie avec des nausées, des vomissements, du délire, de l'hystérie, des spasmes, du coma, ou même des convulsions.

Pour vous montrer que cette maladie n'est pas rare et que le cas que vous avez sous les yeux est un cas type, je vais vous lire quelques extraits d'une lettre que j'ai reçue il y a peu de jours du Dr R. C. Sabin, du Wisconsin, qui suivait nos cours en 1871-72 :

OBSERVATION. — « Ma malade a actuellement 18 ans. Elle a commencé à être réglée à 15 ans, et l'écoulement a été presque continu depuis cette époque. Le temps le plus long pendant lequel elle en a été débarrassée n'a pas dépassé deux semaines, et cette interruption avait été causée par un voyage en chemin de fer. L'écoulement est clair, liquide, de couleur rouge vif, et sans odeur. Après avoir duré un mois ou six semaines, il devient filant et épais, puis il cesse pendant deux ou trois jours. La santé de la malade est toujours troublée quand l'écoulement s'arrête; il y a des étourdissements, des bouffées de chaleur à la face, de la cécité, etc. Ces symptômes disparaissent quand le flux se rétablit, l'urine est foncée et exhale une odeur forte et nauséabonde.

« La malade, qui est de constitution scrofuleuse, est petite, charnue et tourmentée par de fréquentes éruptions humides. Cette perte continuelle ne paraît pas le moins du monde diminuer son poids. Elle avait beaucoup d'embonpoint, étant enfant. Elle va en pension et a bon appétit; sa santé générale paraît bonne.

« Miss M... a pris, à différentes époques, *Sepia*, *Pulsatilla*, *Calcarea carb.*, *China*, *Hamamelis* et *Ferrum*. Ce dernier médicament améliore son état général et diminue temporairement la quantité de l'écoulement. *Hamamelis* l'arrête aussi pendant quelques jours; mais alors la malade éprouve un grand malaise jusqu'à la réapparition du flux.

Dans les cas de ce genre, vous ne devrez jamais manquer de pratiquer attentivement l'examen vaginal avant d'émettre votre opinion sur la nature et le traitement de la maladie. Vous pourrez trouver le col de l'utérus sensible au toucher, enflé, congestionné, ou en état d'hyperplasie aréolaire; ou bien ce sera un petit polype muqueux qui aura suffi à perpétuer le mal. L'exploration bi-manuelle et le double toucher pourront vous révéler une irritation ou une inflammation de l'ovaire qui vous rendront compte des symptômes et vous mettront sur la voie du traitement à employer.

Nécessité d'un examen physique.

Il est quelquefois important de savoir si ce désordre ou d'autres analogues sont héréditaires. Vous rechercherez spécialement la diathèse hémorrhagique, et vous vous informerez si la malade n'a pas été chlorotique ou anémique. L'histoire clinique de la maladie doit aussi tenir compte des modifications

Circonstances modificatrices.

qui peuvent résulter d'une grossesse, d'un avortement, ou de l'allaitement. Parmi les autres modifications qu'il ne faut pas négliger, il y a le mariage, les rapports conjugaux immodérés, la résidence dans les montagnes, dans les pays marécageux ou à malaria, les excès de boissons alcooliques. Car ce sont là pour l'affection dont nous nous occupons autant de causes que l'on peut éviter.

L'hémorrhagie peut persister sans altération manifeste de la santé.

Le fait de la persistance, pendant plusieurs années, de l'hémorrhagie chez notre malade et chez la cliente du Dr Sabin prouvent que ce phénomène peut continuer indéfiniment sans altérer gravement la santé, et peut durer de la puberté à la ménopause et ne s'arrêter qu'à cette limite forcée. Ordinairement, toutefois, les femmes qui sont dans ce cas ne survivent que difficilement à l'âge critique, parce que l'arrêt de l'écoulement habituel tend à provoquer dans d'autres points des manifestations morbides de nature plus sérieuse.

Stérilité consécutive.

Une des plus fâcheuses conséquences de cette forme d'hémorrhagie utérine est la stérilité. Quel que soit l'état de la santé générale chez les femmes dont la circulation pelvienne est ainsi constamment mise à contribution, la vitalité des organes génitaux internes est abaissée. Et, alors même que l'ovulation s'accomplirait convenablement, la membrane qui tapisse l'appareil génital n'est pas dans un état de nature à favoriser la conception. En outre, il y a de grandes chances pour que l'écoulement sanguin lui-même empêche la fécondité des rapports sexuels. Aussi serez-vous consultés pour des cas de stérilité qui, directement ou indirectement, se rattacheront à des hémorrhagies analogues à celle dont cette femme se plaint depuis quatre ans.

Médecine et chirurgie.

Traitement. — Je ne connais guère dé cas, dans tout le cadre de la pratique médicale, qui soient plus propres que celui-ci à démontrer l'efficacité d'une médication interne convenablement choisie et combinée avec un régime hygiénique approprié. Voici une hémorrhagie qui dépend d'un trouble pathologique de l'une des plus importantes fonctions du corps. Elle a une histoire clinique bien définie. Ses symptômes sont significatifs. Ses causes sont palpables et l'on peut les éviter. Le diagnostic et le pronostic ne présentent aucune difficulté. Le traitement est analogue à celui d'autres états morbides, et les moyens thérapeutiques peuvent suffire exclusivement.

Ne pas confondre avec les « hémorrhagies nécessaires. »

A tous ces points de vue, un cas comme celui que vous avez sous les yeux diffère de l'hémorrhagie utérine qui accompagne ou qui suit un accouchement ou un avortement, ainsi que des pertes de sang habituelles et excessives qui sont la conséquence de productions intra-utérines.

Dans ces derniers cas, l'hémorrhagie est accidentelle et plus ou moins dangereuse. Elle est une simple éventualité, à laquelle il faut remédier sans retard, sans quoi, la vie de la malade pourra être sacrifiée. La simple méthode qui consiste à vider l'utérus et à assurer sa contraction peut suffire. Mais dans la forme passive de l'hémorrhagie utérine liée à la menstruation, les moyens chirurgicaux sont ou impuissants ou nuisibles et on ne rencontre point d'indication aussi générale. Nous sommes donc forcés de ne compter que sur la thérapeutique utérine.

Thérapeutique générale.

Dans le choix du médicament, ou des médicaments, nous ne devons pas négliger la signification de certaines conditions ou de certains états accidentels, par exemple, des différentes dyscrasies, dont chacune a sa portée clinique particulière. Ainsi :

Contre la diathèse hémorrhagique.

Si la malade est prédisposée aux hémorrhagies, des médicaments tels que : *China*, *Ipeca*, *Sabina*, *Platina*, *Secale cornutum*, *Ferrum*, *Nux vomica*, *Natrum mur.*, *Hamamelis*, *Trillium*, *Rhus tox.*, *Calcarea carb.*, *Belladona*, *Crocus*, *Carbo veg.*, *Phosphorus*, *Arsenicum alb.*, *Sulphuris acidum*, *Nitri acidum*, peuvent être indiqués. On mettra la malade aux boissons fraîches acidulées, et on lui enjoindra de garder autant que possible le repos, surtout pendant la première semaine ou les premiers dix jours de l'époque menstruelle.

Contre la chloro-anémie.

Si elle est chloro-anémique, le médicament devra viser les symptômes les plus saillants. Parmi ceux-ci, on notera ceux qui indiquent une atteinte profonde des fonctions nerveuses et circulatoires, aussi bien que des fonctions digestives et menstruelles. Et, que l'hémorrhagie soit la cause de l'altération qualitative du sang, ou qu'elle en soit la conséquence, le cas devra être traité comme une chlorose avec complications graves (1).

Contre la cachexie scrofuleuse.

Dans le cas de scrofulose confirmée avec ménorrhée, j'estime qu'il est de la plus haute importance de satisfaire aux besoins physiologiques de l'organisme avant d'aborder le traitement. D'abord choisissez un régime convenable, qui soit assimilable et assimilé. Il devra contenir une proportion convenable d'aliments oléo-albumineux. Ceux-ci devront être cuits et préparés d'une façon agréable et engageante et pris à une heure convenable de la journée. L'appétit sera stimulé par les distractions et l'exercice au grand air; car la fonction hématopoiétique, à

(1) Voyez page 80 de ce volume.

laquelle le système glandulaire lymphatique est spécialement destiné, doit s'accomplir convenablement; sans quoi, la qualité du sang sera si gravement altérée qu'il en résultera presque certainement une hémorrhagie.

Les principaux médicaments qui conviennent à cette cachexie et aux symptômes auxquels elle peut donner naissance, sous cette forme d'épistaxis du col, sont : *Calcarea carb.*, *Calcarea phos.*, *Hepar sulphuris*, *Silicea*, *Baryta carb.*, *Iodium*, *Phytolacca*, *Carbo veg.*, *Mezereum*, *Merc. sol.*, *Merc. jod.*, *Sulphur*, *Nitri acidum*, *Muriatic. acidum* et *Sulphuris acidum*.

Contre la cachexie syphilitique.

Dans quelques cas rebelles de cette forme d'hémorrhagie utérine passive, vous remarquerez que, lorsque les médicaments les plus soigneusement choisis ont échoué, il vous arrivera quelquefois de réussir en donnant des médicaments antisyphilitiques. C'est ainsi que *Kali jodatum*, *Kali hyd.*, *Thuja*, *Merc. præcip. ruber*, *Nitri acidum*, en atténuations variables à votre gré, vous tireront quelquefois d'embarras. Je n'ai pas besoin de vous dire que si vous réussissez en les administrant avec l'idée que la lésion est sous la dépendance du virus syphilitique, il n'est ni prudent ni nécessaire de dire à la malade et à ses amis le motif qui vous a fait choisir spécialement cette catégorie de médicaments.

Contre les complications ovariennes.

On retrouve très-souvent, derrière ces affections hémorrhagiques, une maladie de l'ovaire, que vous devrez prendre grand soin de ne pas méconnaître. Car, en règle générale, l'ovarite précède l'hémorrhagie et elle est la cause à la fois de sa longue durée et de son retour périodique. Ceci est particulièrement vrai lorsque l'écoulement chronique et anormal date de la puberté. Les médicaments les plus propres à guérir cette complication sont : *Belladona*, *Colocynth.*, *Hamamelis*, *Lilium tigr.*, *Lachesis*, *Carbo veg.*, *Conium*, *Veratrum vir.*, *Platina*, *Mercurius corr.*, et *Pulsatilla*. En un mot, les symptômes capitaux qui appartiennent en propre à la lésion de l'ovaire, lorsque l'ovarite et l'hémorrhagie coexistent, vous guideront plus sûrement dans le choix du médicament que la quantité, ou même la qualité de l'écoulement sanguin.

Changement de climat.

Comme il est possible qu'un changement de climat aide à la guérison, une personne qui a habité un pays de montagne pourra être envoyée dans la plaine, tandis qu'une autre, qui aura résidé dans un pays bas et marécageux, sera envoyée dans des régions plus élevées. Quelquefois on réussira en faisant quitter les prairies pour le bord de la mer, et *vice versâ*. Le but à atteindre est une rénovation complète à l'aide d'un changement des conditions extérieures. Un voyage en mer, des bains d'eau salée, peuvent encore être très-utiles.

S'il est nécessaire que des malades comme Miss M... prennent suffisamment d'exercice, il est également important de ne pas les laisser aller trop loin dans cette voie. L'équitation, la machine à coudre, le patinage ou la danse, par exemple, ne feraient qu'aggraver les troubles existants. Il faudra un exercice plus doux et moins actif.

Exercice.

J'ai plus de confiance, en pareil cas, dans *Nitri acidum* à la seconde dilution décimale que dans tout autre médicament. Toutefois, ce n'est point un spécifique. La malade le prendra quatre fois par jour, et nous tiendra au courant des résultats obtenus.

Nitri acidum.

Tumeur fibro-kystique de l'utérus.

Je vais terminer cette leçon par quelques considérations sur le cas de tumeur fibro-kystique de l'utérus que je vous ai présenté la semaine dernière à l'hôpital.

Observation. — Mrs. C. D..., âgée de 31 ans, Anglaise, a remarqué, pour la première fois, il y a dix ans, dans la région inguinale droite, une grosseur du volume à peu près d'une orange. Cette tumeur n'a pas paru s'accroître le moins du monde jusqu'après son mariage qui a eu lieu deux ans après. Mrs. D... ne tarda pas à devenir enceinte et l'augmentation du volume de la tumeur fut proportionnée au développement de l'utérus gravide. Après l'accouchement, qui eut lieu à terme, le médecin remarqua cette tumeur et il fut surpris de ne pas voir un second enfant suivre le premier. Mrs. D... sevra son baby à treize mois et, depuis cette époque, la tumeur s'est accrue plus rapidement et a distendu énormément l'abdomen.

Mrs. D... a été réglée d'une façon normale depuis son mariage et n'a jamais été sujette aux hémorrhagies. L'utérus est en place, la sonde pénètre à une profondeur de trois pouces seulement et la mobilité de l'organe, qui est indépendant de la tumeur abdominale, est nettement constatée. Le mouvement d'ondulation est perceptible et tous les signes sont ceux d'un kyste de l'ovaire.

Le diagnostic porté, vous vous en souvenez, fut celui d'hydropisie de l'ovaire. Le lendemain, en votre présence, une incision fut pratiquée sur la tumeur. On trouva des adhérences de tous les côtés et sur toute l'étendue de la tumeur. Lorsqu'on fut venu à bout de les rompre et lorsque, la tumeur ayant été isolée, on se mit en devoir de l'extraire, on s'aperçut qu'elle était attachée par un pédicule grêle au côté droit du corps de l'utérus, tout près du fond de cet organe. Vous vous rappelez qu'une ponction pratiquée dans la masse de la tumeur avec le trocart de Spencer Wells n'avait donné issue à aucun liquide. Le pédicule fut lié et la tumeur, qui pesait vingt livres, fut enlevée comme dans les ovariotomies qui ont été pratiquées devant vous, pendant ce semestre.

Il y avait donc ici une erreur de diagnostic, dont je suis responsable. J'avoue le fait et, contrairement à la coutume de la plupart de ceux qui enseignent, je me propose de vous dire comment cette erreur a pu être commise, et comment vous pourrez, à l'avenir, en éviter de semblables.

Erreur de diagnostic.

Lorsque je constatai que la cavité utérine n'était pas augmentée de volume, et que la sonde, bien qu'elle touchât le fond de l'utérus, ne pénétrait que de trois pouces, et lorsque je me fus assuré que la malade n'avait jamais été sujette à des hémorrhagies, je trouvai très-naturel et très-logique de repousser l'idée que la tumeur pût être un fibrome, soit sous-muqueux, soit interstitiel ; et, d'autre part, lorsque, la sonde étant dans l'utérus et ma main étant appliquée sur l'abdomen, je constatai qu'il était possible d'imprimer à la matrice des mouvements étendus, sans changer en rien la position ou les rapports de la tumeur, je me crus autorisé à déclarer qu'il ne s'agissait nullement là d'une production utérine. Car, même s'il se fût agi d'un fibrome sous-péritonéal, il y aurait eu simultanéité, synchronisme pour ainsi dire, entre ses mouvements et ceux de l'utérus, tandis qu'ici l'utérus était mobile, et la tumeur immobile.

Symptômes trompeurs.

L'opération nous permet maintenant de comprendre pourquoi nous ne nous sommes pas rendu un compte exact de ces anomalies, et pourquoi ce signe différentiel si important entre les tumeurs de l'utérus et celles qui n'appartiennent pas à cet organe a été pour nous sans valeur dans le cas actuel. Le pédicule était long de trois pouces ou même davantage ; il était grêle et bien isolé. La tumeur était solidement maintenue de tous côtés par des adhérences. La longueur, la forme et le siége du pédicule permettaient à l'utérus de se mouvoir librement, sans mettre en mouvement la tumeur, alors même que celle-ci n'aurait pas été si solidement fixée aux parties voisines.

Le Dr Atthill, en parlant de la valeur diagnostique de la mobilité de l'utérus, lorsqu'elle est indépendante de celle de la tumeur dans des cas de ce genre, dit : « Cependant, même dans ce cas, l'erreur est possible, car si une tumeur fibreuse part de l'utérus, en étant rattachée à celui-ci par un pédicule modérément long, ou même court, il pourra se faire que nous puissions imprimer à l'utérus des mouvements assez étendus pour nous permettre de conclure qu'il est libre, et, d'autre part, il est possible que, dans un cas de maladie de l'ovaire, l'utérus soit si bien fixé par des adhérences qu'il soit dépourvu de toute mobilité (1). »

Dans la plupart des tumeurs fibro-kystiques de l'utérus, les kystes sont petits. La fluctuation sentie au travers des parois abdominales est par conséquent trompeuse. Le mouvement d'ondulation n'est pas pathognomonique de l'hydropisie de l'ovaire, car vous avez pu le constater dans le cas actuel, et pourtant il n'y avait aucune maladie de cet organe. Sa présence est expliquée, elle aussi, par ce que nous a révélé l'opération. Lorsque mon collègue a ouvert la cavité péritonéale, on a remarqué qu'elle contenait une couche de liquide ascitique, qui ne pouvait pas obéir à la pesanteur et quitter la paroi antérieure de l'abdomen à cause des adhérences. Les fibromes sous-péritonéaux sont rarement uniques et, lorsqu'ils sont multiples, le bord de chacun d'eux peut être délimité plus facilement, et la nature probable de la tumeur peut ainsi être déterminée à l'avance.

Diagnostic différentiel quelquefois impossible.

En examinant ce cas, je ne vois donc pas comment il aurait été possible de décider d'une façon positive si les symptômes étaient ceux d'un fibrome utérin, ou ceux d'une hydropisie de l'ovaire. En d'autres termes, le diagnostic différentiel de ces deux affections (surtout lorsqu'il y a fibro-kyste unique) est, dans l'état actuel de nos connaissances, imparfait et même impossible. Nous ne pouvons guère les distinguer qu'après une incision exploratrice.

Une observation analogue et très-intéressante m'a été rapportée par le Dr B. R. Westfall, de Macomb, Illinois ; je vais vous donner lecture de ses notes :

Observation.

« 30 *novembre* 1868. — Je suis appelé pour voir Mrs S..., âgée de 32 ans et qui accouche pour la seconde fois. Ayant remarqué que l'abdomen paraissait extrêmement volumineux, j'appliquai la main sur la paroi abdominale, et je sentis deux tumeurs distinctes, de volume à peu près égal et qui, pendant les contractions utérines, étaient suffisamment isolées l'une de l'autre pour me permettre de tracer leurs limites respectives. Pensant que l'une des deux était une tumeur ovarienne, j'interrogeai la malade pour savoir si *elle* l'avait remarquée. Elle me dit qu'elle s'était aperçue de la présence des deux tumeurs quelques mois après la conception, et qu'elle croyait qu'elle accoucherait de deux jumeaux. Elle n'avait j'amais ressenti ni aucune douleur ni aucun malaise qui pussent lui faire soupçonner une maladie. Le travail marcha et se termina heureusement. Le rétablissement fut aussi rapide que d'habitude :

(1) *Clinical Lectures on the Diseases peculiar to Women, by* Lombe Atthill, M. D. etc. Dublin, 1871.

j'examinai la tumeur fréquemment dans la suite, et je constatai chaque fois une rapide diminution de volume. Au bout de trois mois, je n'en trouvais plus trace.

En octobre 1870, je fus appelé pour examiner de nouveau ma malade qui s'était aperçue qu'elle était enceinte et que la tumeur était de nouveau en voie de développement. Je trouvai celle-ci située comme auparavant à gauche de l'utérus, et d'un volume à peu près égal à celui de cet organe. Elle continua à s'accroître dans la même proportion que le fœtus. La malade n'en ressentit aucune incommodité, si ce n'est que ce grand poids la gênait lorsqu'elle était debout. L'accouchement et la convalescence se passèrent d'une façon aussi satisfaisante qu'auparavant, mais la tumeur ne diminua pas de volume aussi rapidement que la première fois, et ne disparut jamais complétement. Au moment de son plus petit volume, elle avait à peu près la grosseur et la forme d'un œuf d'oie. Elle resta quelque temps dans le *statu quo*.

20 *octobre* 1871. — Neuf mois après l'accouchement, la menstruation se rétablit et la tumeur commença à augmenter de volume et à s'accroître d'une façon perceptible, à chaque époque menstruelle. L'accroissement était brusque, et surtout marqué quelques jours avant le moment où les règles devaient venir. Quinze mois après sa naissance, l'enfant fut sevré et, depuis cette époque, l'augmentation de volume fut encore plus rapide et finit par atteindre des dimensions qui donnaient à la malade l'aspect d'une femme au septième mois de sa grossesse.

10 *janvier* 1872. — On résolut de pratiquer l'ovariotomie. Le chirurgien qui soignait Mrs. S..., et qui avait diagnostiqué un kyste, fit une ncision et, ayant introduit un trocart, ne vit sortir aucun liquide. La tumeur fut reconnue pour un fibrome. La malade mourut trente heures après l'opération. »

Si cette même erreur n'avait pas été fréquemment commise par des hommes d'une grande expérience et d'une sagacité professionnelle éprouvée, j'aurais été beaucoup plus contrarié du résultat obtenu dans le cas de Mrs. D... Spencer Wells dit : « Il est très-difficile, peut-être impossible, de distinguer un kyste multiloculaire de l'ovaire d'une tumeur fibro-kystique de l'utérus, lorsque les kystes sont volumineux, et lorsque le lien qui unit la tumeur au reste de l'utérus est de forme allongée. J'ai enlevé une fois une tumeur de ce genre que plusieurs médecins très-expérimentés avaient crue ovarienne. Le kyste contenait environ vingt-six pintes de liquide. Le pédicule qui le rattachait à l'utérus avait trois ou quatre pouces de longueur et l'utérus pouvait se mouvoir d'une façon tout à fait indépendante de la tumeur. Ce ne fut que lorsque j'arrivai à la section du pédicule que je sus à quoi m'en tenir.»

Le Dr C. Lee cite un cas de production utérine fibro-kystique prise pour une hydropisie de l'ovaire, dans lequel l'utérus, « *qui était parfaitement mobile sur la sonde, ne permettait pas le plus léger mouvement à la tumeur abdominale.* » Dans le mémoire du Dr Lee sur le *Diagnostic différentiel des tumeurs de l'ovaire et des tumeurs fibro-kystiques de l'utérus* (1), vous trouverez les détails de dix-huit cas dans lesquels on avait diagnostiqué une tumeur de l'ovaire et qui, après la section et la séparation de la tumeur d'avec ses attaches péritonéales, furent reconnus pour des cas de tumeurs extra-utérines.

Spencer Wells a, dans quelques cas, pu distinguer un fibro-kyste de l'utérus d'une hydropisie de l'ovaire, en obtenant par la paracentèse une sérosité claire renfermant de 5 à 15 pour 100 de sang. Ces deux liquides étaient chez notre malade si intimement mélangés qu'ils ne se séparèrent qu'après plusieurs heures de repos. On ne peut, du reste, ni toujours ni même souvent, obtenir par la ponction ce liquide spécial. Car, suivant Kœberlé, dans le fibro-kyste utérin, il peut être ou jaunâtre, clair, séreux et riche en lymphe ou en cholestérine, ou bien brunâtre, épais, séro-purulent ou sanguin. Ce qui veut dire que, en tant que symptôme distinctif et considéré isolément, ce signe n'a pas plus de valeur que les autres.

(1) *New York Medical Journal*, vol., XIX, p. 452.

LEÇON VINGT-SIXIÈME

Ulcération aphtheuse de l'orifice et du col de l'utérus.

Messieurs,

L'histoire clinique de cette malade nous fournit l'occasion de vous présenter quelques observations sur une forme d'ulcération utérine qui, bien qu'elle ne soit pas très-commune, n'en est pas moins une affection très-gênante.

Observation. — Mrs. S..., âgée de 40 ans, mère de quatre enfants, est malade depuis dix-huit mois. Elle est pâle et a l'aspect usé d'une personne dont les forces ont été épuisées par des pertes abondantes ou une nourriture insuffisante. Elle a une leucorrhée légère, mais l'écoulement n'a aucun rapport avec la période menstruelle et, d'après sa description, il paraît être exclusivement vaginal. Il y a, par moments, une vive sensation de brûlure dans le vagin et au col de l'utérus ; elle s'aggrave quand la malade reste longtemps debout, ou sort en voiture. Elle tend aussi à devenir plus vive le soir. Quelquefois, il y a de la strangurie ; mais elle est de courte durée et peu intense. Il n'y a pas beaucoup de gêne ni de douleur intra-pelviennes. L'appétit est pauvre et capricieux. La nourriture « ne paraît faire aucun bien ». Le système nerveux est ébranlé. Mrs S... ne peut pas dormir, est extrêmement anxieuse au sujet de ses enfants et, en somme, « rien ne marche plus du tout ». A l'examen, on trouve le vagin considérablement enflammé, chaud et sec; la lèvre antérieure du col est le siége d'un ulcère aphtheux qui est grand comme deux fois l'ongle du pouce. Le seul traitement que Mrs. S... ait suivi a consisté en une série de cautérisations bi-hebdomadaires continuées pendant quatre mois et, à la suite desquelles, sa santé est devenue si mauvaise qu'elle a été obligée de les interrompre.

Cette forme d'ulcération utérine commence par une légère éruption vésiculaire ou herpétique qui siége sur le col. Les vésicules qui sont aussi délicates que celles de la varicelle crèvent bientôt, l'épithélium se détache et l'on voit apparaître de petits points ayant l'aspect de lait caillé. A l'aide d'un pinceau, on peut aisément enlever ces petites plaques et la surface dé-

Période éruptive.

nudée représente un véritable ulcère. Si plusieurs de ces vésicules sont confluentes, elles finissent par donner lieu à une plaque étendue d'ulcération. Quelquefois les ulcérations sont petites, jaunes et à contours réguliers ; d'autres fois, elles sont beaucoup plus étendues, à base enflammée et à contour irrégulier et déchiqueté. Par moments, la sérosité qui s'écoule des vésicules est âcre, produit des excoriations et propage ainsi l'affection aux surfaces voisines.

Symptômes.

Les principaux caractères de l'ulcère aphtheux sont les suivants : il est peu profond, il est précédé et ordinairement accompagné par une éruption herpétique sur le col de l'utérus ; enfin le revêtement épithélial essaie sans cesse et en vain de se reconstituer. La surface de cet ulcère, telle qu'on la voit au spéculum, est à moitié cachée sous un revêtement anormal qui s'exfolie et se reproduit constamment. Sous ce rapport, cet ulcère ressemble à l'ulcère aphtheux de la stomatite et, comme ce dernier, il est l'indice évident d'une altération de nutrition, d'une sorte de cachexie scorbutique.

Diagnostic.

Le diagnostic est très-important, car il joue un grand rôle dans la direction que l'on donne au traitement. Les seules formes d'ulcération utérine avec lesquelles celle-ci puisse être confondue sont les ulcères diphthéritiques et syphilitiques. On distinguera l'ulcère aphtheux de l'ulcère diphthéritique par la délicatesse et l'imperfection d'organisation de la membrane qui le recouvre et qui, sous le rapport de la couleur et de l'épaisseur, est très-différente du dépôt caractéristique de la diphthérie. Les symptômes généraux concomitants sont beaucoup plus graves dans la diphthérie que dans les cas ordinaires d'ulcération aphtheuse.

L'ulcération syphilitique est d'une teinte rouge foncée et jamais de nuance claire ou jaune, et les symptômes généraux constitutionnels sont totalement différents de ceux qui se rencontrent dans la forme aphtheuse d'ulcération utérine.

Causes.

Les principales causes de cette maladie sont une nutrition défectueuse, l'appauvrissement du sang, la chlorose, la tuberculisation des ganglions mésentériques, la gastrite ou la gastro-entérite chroniques et l'épuisement qui peut résulter de la gestation et de l'allaitement.

Traitement.

Le traitement est très-simple et, s'il est convenablement choisi, il est couronné de succès. Presque tout dépend de l'exactitude du diagnostic de la maladie. Des cas de ce genre guérissent quelquefois sans qu'on y pense et sans que le médecin ni la malade se rendent compte de ce qui s'est passé. Plus souvent, cependant, ils sont aggravés par le traitement adopté. Ce r sultat doit bien souvent être attribué à ce fait que le médecin ne distingue pas toujours la variété particulière d'ulcération à laquelle il a à faire et que les moyens choisis sont mal appropriés, trop violents et, par conséquent, nuisibles. Il est loin d'être rare de voir des cas très-simples de cette nature persister pendant des mois et, finalement, être presque ou même entièrement sacrifiés sur l'autel de la cautérisation.

Laissez-moi vous dire, Messieurs, que dans tout ce qui a trait à notre art, je ne connais aucune tentation comparable à celle qui pousse le médecin à diagnostiquer et à prétendre guérir les plus graves désordres utérins, alors que ceux-ci, en réalité, n'existent pas. Il n'est pas rare que les malades ne déclarent souffrir de quelque infirmité particulière et qu'à tort ou à raison elles ne réclament un traitement énergique. On a l'habitude de céder à leurs caprices et d'attacher surtout une grande importance à tous les genres d'expédients locaux.

Des milliers de femmes ont été ainsi cautérisées pour des ulcérations utérines qui, avant l'application d'un escarrotique, n'avaient aucune existence réelle. Quantité d'entre elles ont fait pénitence en portant des pessaires ou autres appareils de sustentation pour des déplacements utérins qui n'existaient que dans leur imagination ou dans celle du médecin. Celui-ci, qui tenait à découvrir une maladie, les a condamnées au lit, aux traitements les plus irrationnels et a abusé ainsi de leur faiblesse native.

Pratique répréhensible.

Le médecin qui soigne une jambe cassée ou une petite vérole doit être habile en diagnostic et, dans une certaine mesure, honnête. Son égoïsme peut le pousser à faire à ses malades autant de visites que possible et à extorquer d'énormes honoraires pour ses services ; mais, en ce qui touche la nature de l'accident ou de la maladie, il n'a, relativement, guère occasion de tromper le patient ou ses amis. Mais, lorsqu'il est consulté pour une femme que l'on suppose souffrir de quelque infirmité de l'appareil génital, les conditions changent. Il fait en quelque sorte son diagnostic dans l'obscurité, et qui viendra le contredire? Son opinion et son habileté n'ont guère à redouter la critique, ou la compétition salutaire d'un concurrent. Et de là résulte, dans la spécialité qui nous occupe, une tentation à laquelle ne savent pas résister ceux qui cherchent leur profit dans des situations plus ou moins troubles.

Bennett et nombre d'autres auteurs moins illustres ont fait du col de l'utérus le centre de la pathologie féminine ; trop de médecins en font le foyer de leurs intérêts pécuniaires et le torturent par cupidité personnelle et par manque de conscience, aussi bien que par manque de savoir.

Voici une pauvre femme dont la maladie locale est le signe d'une cachexie constitutionnelle. Elle est malade de la tête aux pieds. Son organisme tout entier est troublé. Quelques petites vésicules se sont développées sur son col utérin, la muqueuse s'est rompue et un ulcère aphtheux a fait son apparition. Cette ulcération s'est perpétuée parce que l'état général dont elle dépendait n'a pas été guéri. Un instant de réflexion vous prouvera que la cautérisation est contre-indiquée. Car, alors même que ses effets locaux seraient avantageux et inoffensifs, elle ne saurait faire de bien au point de vue général. La cause persistant, l'effet se reproduirait.

Maladie constitutionnelle et non purement locale.

Il est pour ces cas une méthode de guérison plus habile et plus heureuse, dans laquelle on s'attache à corriger l'état vicieux de l'organisme, exactement comme on le ferait dans un cas de stomatite des nourrices (1). Vous pourrez prescrire un régime composé surtout d'aliments azotés. Le bœuf sous forme de biefstecks ou de bouillon, la soupe aux huîtres, le blanc d'œuf et le lait sont les alimeuts qu'il faut préférer. Pour corriger l'état strumeux, les végétaux acides seront aussi nécessaires. Les pommes cuites au four, les pêches, les raisins, les oranges ou la limonade sont presque toujours agréables et utiles. Quand les malades ont renoncé au thé et au café, je leur prescris quelquefois d'en reprendre l'usage, en vue de modérer les phénomènes de désassimilation.

Améliorer la santé générale.

Dans la première période vésiculeuse et dans les cas anciens ou lorsqu'une nouvelle poussée de vésicules se produit de temps à autre, *Cantharis*, *Rhus tox.*, ou *Aurum muriaticum* suffisent ordinairement.

Dans la période vésiculeuse.

Il existe aussi un état aphtheux de la bouche et de la muqueuse alimentaire; vous pourrez vous trouver bien de prescrire *Arsenicum album*, *Hydrastin*, *Nux vomica*, *Belladona*, *Mercur. iodat.*, *Nitri* ou *Sulfuris acid.*

Contre l'état aphtheux.

Je crois qu'il est avantageux, dans cette forme d'ulcération utérine, surtout, d'employer localement le médicament que l'on administre à l'intérieur. On peut l'employer avec de l'eau, ou de la glycérine, ou un mélange de ces deux substances comme véhicule. Une injection très-simple et très-commode consiste à ajouter une cuillerée à potage de glycérine à de l'eau de savon de Castille. Outre les médicaments déjà nommés, *Coptis trifolia*, *Borax*, *Kali bichromatum* et, depuis ces dernières années, *Carbolic. acid.* en solution faible méritent d'être mentionnés. Si la suppuration est très-considérable, comme cela arrive quelquefois, les injections de *Calendula* peuvent être employées avec avantage. S'il y a de la vaginite chronique

Traitement local.

(1) Voyez page 184.

avec leucorrhée abondante et desquamation de l'épithélium vaginal, l'injection que vous choisirez, quelle que soit sa nature, devra être mise en contact avec toute la membrane muqueuse de ce canal, à l'aide d'un instrument comme celui que voici, c'est-à-dire d'un spéculum cylindrique perforé de nombreux trous, de la dimension d'un gros grain de plomb. Contre la forme herpétique de cette maladie, Leadam recommande de faire des injections avec une solution faible de *Thuya occ.* et de les répéter deux ou trois fois par jour.

Objections contre les astringents, etc.

L'objection qui s'élève contre l'emploi topique des astringents, comme, par exemple, de l'acide tannique, de l'alun et de l'acétate de plomb, dans des cas de ce genre, est que ces médicaments ne possèdent aucune relation curative spéciale ou spécifique avec la maladie elle-même et, ensuite, qu'ils sont très-susceptibles de déterminer une modification de la circulation qui tendrait à atteindre la fonction menstruelle et, par cela même, à compliquer le cas.

Prescription.

Nous donnerons à Mrs. S... *Arsenicum alb.* 3, trois fois par jour. Son régime se composera de pain et de lait, avec du bœuf, des pommes de terre et des tomates à son dîner. Une fois par jour, elle boira un verre de bonne limonade fraîche et elle ne laissera pas passer la journée sans faire une promenade à pied ou en voiture. Elle emploiera aussi l'injection de glycérine et de savon tous les soirs et tous les matins (1).

Ulcération diphthéritique de l'orifice utérin.

Symptômes constitutionnels.

Dans cette variété d'ulcération utérine, les symptômes constitutionnels correspondent à ceux que l'on rencontre dans la diphthérie, lorsqu'elle affecte d'autres membranes muqueuses, comme, par exemple, les fosses nasales et les voies respiratoires. On trouve les mêmes traces d'empoisonnement du sang, la même prostration, les mêmes phénomènes concomitants et les mêmes conséquences que lorsque la gorge est le siége d'un dépôt pathologique.

Symptômes physiques.

L'examen vaginal révèle l'existence d'une ulcération sur l'une ou sur les deux lèvres du col qui est couvert, ou presque couvert, d'un dépôt hétéromorphe. Ce dépôt, ou pseudo-membrane, est un produit étranger qui, dans un temps donné, s'exfolie. Dans quelques cas, au lieu d'une ou deux ulcérations de grandes dimensions, il y a un grand nombre de plaques petites, blanchâtres, brillantes, dont la grandeur varie depuis celle d'un pois

(1) En quatre semaines, la malade fut guérie. Elle ne prit aucun autre médicament.

jusqu'à celle d'une noisette. Ces plaques peuvent être ou ne pas être cohérentes. Au toucher, elles donnent une sensation rugueuse ou sèche qui est tout à fait spéciale.

La pseudo-membrane qui recouvre l'ulcération diphthéritique, ou la plaque, est d'abord très-adhérente et ne peut pas être détachée, sans qu'on emploie plus ou moins de force et sans qu'il en résulte une hémorrhagie. Au bout d'un peu de temps, cependant, le frottement des parties pendant les mouvements, dans la marche ou la station assise, ou bien l'introduction sans précaution du doigt ou du spéculum peuvent la détacher. Une fois enlevée, elle laisse à vif une ulcération saignante, douloureuse, rebelle, qui suppure et qui peut ou non se recouvrir spontanément d'une nouvelle couche analogue à la peau de chevreau mouillée. Suivant Becquerel, la formation de ces fausses membranes précède le développement de l'ulcération ou du chancre diphthéritique. Ces ulcères ne peuvent être diagnostiqués avec certitude que lorsqu'il y a des vestiges de la pseudo-membrane.

Pseudo-membrane.

Règle générale : plus la surface de l'ulcération diphthéritique est étendue, plus celle-ci est superficielle ; plus ses dimensions sont petites, plus elle est profonde. Plus l'ulcération est profonde, plus l'écoulement est abondant. Quelquefois le liquide qui s'écoule est âcre et corrosif et, comme dans la diphthérie nasale en particulier, il détruit, ou quelquefois infecte par inoculation les tissus voisins. Cet écoulement est toujours fétide et, lorsqu'il provient directement de la surface ulcérée, il présente l'odeur diphthéritique spéciale. La diphthérie vraie peut être transmise à d'autres personnes par l'inoculation de ce virus.

Profondeur de l'ulcération et écoulement.

L'ulcération diphthéritique de l'orifice utérin est rarement une affection idiopathique. La gorge et d'autres parties sont généralement atteintes les premières, puis viennent la vulve, le vagin et le col de l'utérus. Comme dans l'ulcération syphilitique, la partie supérieure du vagin et le col sont moins souvent le siége de la lésion que la partie inférieure du vagin et la vulve. On a remarqué que, comme les autres formes de diphthérie, ce genre d'ulcération utérine a surtout des chances de se produire pendant le règne épidémique de la variole, de la rougeole et de l'érysipèle. Bien des affections obscures de l'appareil génital résultent, sans aucun doute, de ce que la femme a été longtemps exposée à la diphthérie et s'est fatiguée à soigner des sujets atteints de cette maladie. Dans ces cas, la membrane muqueuse utéro-vaginale est probablement le siège d'une inflammation ou d'une ulcération diphthéritique, sans que l'on en soupçonne rien.

Maladie secondaire.

Si l'ulcération diphthéritique de l'orifice et du col de l'utérus se produit pendant la grossesse, elle causera probablement l'avortement ; si c'est pendant la période puerpérale, elle peut envahir la cavité utérine ; dans ces cas, on a rencontré à l'autopsie des plaques pseudo-membraneuses qui tapissaient l'utérus lui-même.

Le Dr Tilt cite un cas dans lequel il affirme que la malade a eu une ulcération diphthéritique de l'orifice utérin par suite de piqûres de sangsues. Mais, pour produire une ulcération de cette nature, il est nécessaire que la cause spécifique entre en jeu. Car cet agent spécifique, quel qu'il soit, est aussi indispensable dans ce cas que dans l'angine ou la conjonctivite diphthéritiques. Les seuls cas d'ulcération diphthéritique de l'orifice de l'utérus et du vagin que j'aie traités se sont montrés chez des femmes qui, en veillant et en soignant des sujets atteints de diphthérie, avaient acquis une prédisposition à cette forme de la maladie et l'avaient ainsi gagnée. Il est possible et même probable que quelque désordre antérieur, du côté de l'appareil génital, ait, dans chacun de ces cas, déterminé la localisation de la lésion sur l'utérus plutôt que sur la gorge. Lorsque règne une épidémie de diphthérie, il faut examiner très-soigneusement au spéculum cette catégorie de malades.

Cause.

Le traitement ne doit pas différer essentiellement de celui qui convient aux autres formes de la diphthérie. S'il est un médicament qui mérite d'être mentionné avant les autres, c'est *Cantharis*. Et cela, non pas seulement à cause de son indication fréquente dans les autres formes de diphthérie, mais aussi à cause de son action thérapeutique spéciale sur le col de l'utérus. *Mercurius iod.*, *Kali bich.*, *Kali brom.*, *Phytolacca*, *Nitr. acidum*, *Iodium*, et *Hepar sulphuris* peuvent rendre de grands services, sous le bénéfice de leurs indications particulières.

Traitement.

Localement les injections de teintures d'*Hydrastis* ou de *Calendula*, ou de l'un quelconque des médicaments ci-dessus dénommés, étendues d'eau ou de glycérine, ou de ces deux substances à la fois, rendent quelquefois de grands services. Si l'écoulement est d'une fétidité très-repoussante, le chlorate de potasse, dans la proportion d'une demi-drachme pour quatre onces fluides d'eau distillée et employé de la même manière, est un bon antiseptique. Il en est de même d'une solution faible d'acide phénique, de créosote, ou de permanganate de potasse. L'objection que l'on peut faire à ce sel de potasse est tirée de sa couleur. Mon ami, le Dr W. Holcombe, a fait usage du *Kali bichromicum*, à la dose d'un demi-grain du médicament brut dissous dans un grand verre d'eau, « en injection contre les ulcérations du col de l'utérus et contre la leucorrhée, avec de bons

Traitement local.

résultats ». Cet agent peut aussi être employé pour améliorer les ulcérations diphtéritiques et la diphthérie vaginale.

Cellulite pelvienne. — Périmétrite. — Abcès pelviens.

Je vais maintenant vous montrer un cas de cellulite pelvienne. Cette malade vient de l'hôpital où je la traite depuis plus d'une semaine. Voici son histoire clinique, telle qu'elle a été recueillie par le médecin résident :

Observation. — Mrs. S..., âgée de 30 ans, a été, il y a trois mois, accouchée au forceps d'un enfant mort. Elle fut ensuite, au dire de son médecin, atteinte de la fièvre puerpérale. Lorsqu'elle est entrée à l'hôpital, elle se plaignait d'une douleur aiguë dans la région iliaque droite, douleur qui s'aggravait au toucher et par le mouvement. Il y avait une tumeur (pour laquelle on lui a appliqué des vésicatoires) dans la fosse iliaque droite, tumeur à contour irrégulier et que l'on pouvait très-nettement sentir au-dessus du bord du bassin. Le membre correspondant était rétracté. Mrs. S... ne pouvait pas se coucher sur ce côté et avait de la diarrhée, avec des selles noires, brillantes. Elle se plaignait de crampes dans la région utérine, quand elle allait à la garde-robe. Brûlure pendant la miction. Émaciation. Pouls à 85, faible. Enduit sur la langue. Hier, Mrs. S... a commencé à avoir un écoulement de pus assez abondant, provenant de l'utérus, et les symptômes se sont déjà un peu amendés. Jusqu'à ce moment, le vagin était chaud, sec et très-sensible. La tumeur pouvait être reconnue par le toucher et était située sur le côté droit du col de l'utérus et dans le haut de la paroi antérieure du vagin.

Synonymie. — Cette maladie a reçu plusieurs noms qui ne servent qu'à jeter la confusion dans l'esprit ; c'est ainsi qu'on trouve les dénominations suivantes : cellulite pelvienne, cellulite péri-utérine, périmétrite, paramétrite, abcès pelvien, abcès intra-pelvien, abcès de l'utérus, abcès et inflammation des ligaments larges. Le terme de cellulite péri-utérine, proposé par le Dr Thomas, qui localise la lésion d'une façon plus précise et qui implique l'idée d'une maladie de l'utérus, est peut-être celui qui soulève le moins d'objections.

Tissu cellulaire pelvien.

Vous savez que le bassin est tapissé par un fascia qui se réfléchit sur les muscles contenus dans cette cavité ainsi que sur les organes pelviens et qui sert à les protéger, à les renforcer et à les séparer. Or, entre les couches de ce fascia pelvien, lorsqu'elles sont en contact l'une avec l'autre, aussi bien qu'entre le fascia et l'organe qu'il recouvre ou qu'il sépare d'autres organes, se trouve interposée une certaine quantité de tissu cellulaire lâche. Ce tissu est surtout abondant entre les replis des ligaments larges, vers la portion abdominale du col utérin, entre l'utérus et la vessie, au voisinage de l'urèthre, dans le septum recto-vaginal et dans l'espace recto-sacré. Il y a des dissidences considérables entre les auteurs relativement à la présence de ce tissu aréolaire entre le péritoine et l'utérus lui-même, la majorité affirmant qu'il y en a si peu qu'il est presque superflu de le mentionner. Par suite, il y a des médecins pour qui la cellulite péri-utérine proprement dite est une sorte de mythe, un des raffinements du diagnostic utérin.

Mais je ne crois pas qu'il y ait antagonisme entre l'autorité de l'anatomiste et l'expérience du gynécologiste, lorsque celui-ci découvre que l'inflammation siège quelquefois dans le tissu aréolaire qui environne l'utérus, car cette forme de la maladie est surtout un incident de l'état puerpéral. Et, si nous nous souvenons des modifications qui surviennent dans les autres tissus utérins par suite de la conception, je ne vois aucune raison de douter qu'il y ait, pendant la grossesse, un accroissement et un développement analogues de ce tissu cellulaire. Les auteurs n'ont, à ma connaissance, rien dit sur ce sujet. Il peut, néanmoins, être vrai que ce tissu en particulier, comme la tunique musculaire de l'utérus, se produise et disparaisse ensuite pour remplir certaines indications physiologiques très-importantes et que ce développement consécutif et cette disparition constituent une des causes prédisposantes de la cellulite, envisagée comme l'une des éventualités du travail prématuré ou à terme. En tout cas, je vous soumets cette idée qui me semble offrir quelque chose de pratique.

Suggestion importante.

La cellulite péri-utérine est donc une inflammation du tissu connectif au voisinage de l'utérus et dans l'intérieur du bassin. Ainsi que je l'ai dit, lorsqu'elle n'est pas traumatique, elle est l'une des suites, ou l'un des dangers de l'état puerpéral. La gestation et le travail de l'accouchement sont, par conséquent, ses causes prédisposantes les plus puissantes. C'est une maladie moins fréquente que la péritonite puerpérale et la phlébite, mais probablement plus commune que ne l'avaient pensé beaucoup de praticiens. (*La malade sort.*)

Sa fréquence.

Les auteurs divisent cette maladie en trois périodes, mais j'en distinguerai quatre. La première est la période de congestion, la deuxième celle d'épanchement, la troisième celle d'absorption ou de résolution et la quatrième celle de suppuration. J'ajoute la période de résolution, parce que je crois qu'un traitement approprié nous permet quelquefois de guérir nos malades, sans permettre à la maladie d'atteindre la période de suppuration.

Quatre périodes.

Première période, ou période de congestion. — La congestion peut s'établir brusquement, quelques heures après l'accouchement, ou bien elle peut tarder jusqu'à ce que quelques jours ou quelques semaines se soient écoulés, et elle peut survenir alors d'une façon insidieuse. Les symptômes sont ceux qui marquent le début d'une fièvre inflammatoire. Il y a un frisson plus ou moins marqué qui peut, ou non, être répété. Si le frisson manque, il est souvent remplacé par des sensations de froid qui sont quelquefois douloureuses, persistantes et proportionnées à l'épuisement de la malade. La réaction fébrile est très-marquée ; la chaleur de la peau est souvent intense, le pouls plein, fort et rapide, ou, chez les sujets faibles, accéléré, fréquent et irritable. La langue est recouverte d'un enduit, et il n'est pas rare qu'il y ait des nausées avec tendance au vomissement.

Symptômes.

Ces symptômes s'accompagnent ou sont suivis presque immédiatement de douleur et de gêne intra-pelviennes. La localisation de cette douleur varie avec le siége de l'inflammation. Si le tissu cellulaire placé entre les ligaments larges est atteint, la douleur sera ressentie dans le côté correspondant du bassin ; si le tissu cellulaire qui entoure le col de l'utérus est le siège de la lésion, elle sera profonde, très-vive et se manifestera dans la partie supérieure du vagin ; tout contact avec cet organe, même le toucher le plus délicatement pratiqué, sera insupportable. Si le péritoine est aussi enflammé, la douleur sera aiguë et lancinante. La plus grande partie de la douleur est cependant attribuée à la pression de l'épanchement (qui s'est répandu dans le tissu cellulaire) contre les organes voisins. La vessie, dans bien des cas, le rectum, dans d'autres, sont ainsi mécaniquement comprimés, ce qui donne naissance à de la strangurie et à du ténesme que n'amendent point les remèdes ordinaires. Très-souvent et plus spécialement après la formation de la tumeur causée par cette accumulation de sérum, la souffrance est lancinante et paroxystique. Ordinairement, elle n'est pas diffuse, mais bien localisée et circonscrite dans son étendue : dans les cas aigus, la période congestive ne dure que quelques heures.

Douleur intra-pelvienne.

Seconde période ou période d'épanchement. — Comme dans la péritonite ou dans la pleurésie, la période d'épanchement succède généralement à la précédente avec assez de rapidité : la sérosité s'échappe des capillaires dans les mailles du tissu aréolaire, infiltre celui-ci et se solidifie comme si elle était rejetée de l'organisme. Un phénomène analogue se produit dans les vésicules pulmonaires lors de la période d'hépatisation de la pneumonie. La tumeur qui en résulte varie dans sa forme et dans ses dimensions, suivant les circonstances ; si l'espace compris

Formation de la tumeur.

entre les fascia est limité et d'une forme particulière, le « gonflement » aura la même étendue, la même configuration. La tumeur atteint rapidement son maximum de volume et sa consistance s'accroît de plus en plus, ou parfois elle se ramollit. Si la malade est dans un état de faiblesse et d'adynamie, le coagulum ne sera pas ferme et la tumeur restera flasque ou deviendra plus molle, à peu près comme il arrive dans l'hématocèle pelvienne. Dans beaucoup de cas, la tumeur est extrêmement sensible au toucher ; dans d'autres, il n'en est pas ainsi.

Dans la majorité des cas de cellulite péri-utérine, la tuméfaction est située dans la partie latérale du bassin. Vous pourrez la rencontrer dans l'une ou l'autre des régions iliaques, et sa présence sera surtout bien reconnue à l'aide de l'exploration bi-manuelle. L'index de la main droite étant introduit dans le vagin, pour examiner l'orifice et le col de l'utérus, ainsi que le cul-de-sac de Douglas, on examine en même temps la région iliaque au travers de la paroi abdominale, avec la main restée libre. La tumeur se trouvant ainsi entre les deux mains, son volume, sa forme et sa consistance, qu'elle reste au-dessous du bord du bassin ou qu'elle le dépasse, pourront être assez exactement précisés. S'il reste quelques doutes, on pourra introduire le doigt dans le rectum, et explorer toute la partie des parois postérieure et latérale de l'utérus qui se trouve à portée. Règle générale, l'utérus est fixe ou n'est que très-légèrement mobile.

Siége.

Un des premiers symptômes qui indiquent l'épanchement est la chaleur locale du vagin avec gonflement et sensibilité au toucher, le tout se faisant sentir surtout d'un côté de ce canal et restant limité à un point. Plus tard, la paroi du vagin qui recouvre la tumeur s'épaissit et s'indure. Elle peut, ou non, garder sa sensibilité.

Symptômes.

Si la tumeur se développe dans l'une ou l'autre des fosses iliaques, le membre correspondant sera ordinairement mais non toujours fléchi. Cette rétraction de la cuisse soulage la douleur en relâchant les muscles dans le voisinage immédiat de la tumeur. Elle est involontaire et la malade se plaint plus ou moins vivement, lorsque le membre est placé dans l'extension.

Si la femme est dans l'état puerpéral, le lait et les lochies sont ordinairement supprimés : cette suppression complique le cas et atteint plus particulièrement le système nerveux. Le délire, l'insomnie, l'agitation, les spasmes, les convulsions, la manie même en ont été les conséquences. Dans des cas plus rares, il y a rétention d'urine et, plus rarement encore, suppression presque totale de cette sécrétion. Le vomissement accompagne fréquemment

Symptômes incidents.

la cellulite pelvienne, peut-être, comme le suggère le Dr Atthil, à cause de la coexistence ordinaire d'une endométrite.

Cette période d'épanchement et la tumeur qui en résulte peuvent persister sans se modifier pendant un temps variable, allant d'une semaine à un mois. Leur durée n'a pas de limite fixe. Quelquefois, par suite d'une rechute, la congestion s'établit de nouveau; il en résulte un autre épanchement et, la sérosité se répandant plus abondamment, il y a un accroissement brusque et marqué de la tumeur. Ou encore, l'inflammation étant passive, la tumeur devient insensiblement plus volumineuse ; ou bien elle peut se former primitivement dans la fosse iliaque droite et, après un temps plus ou moins considérable, atteindre de telles dimensions qu'elle vienne remplir la fosse iliaque gauche. La succession de plusieurs tumeurs de ce genre dans la même région est loin d'être rare.

Marche et durée.

Troisième période, ou période de résolution. — La période de résorption, ou de résolution, est celle dans laquelle la tumeur peut rester quelque temps dans le *statu quo* et, finalement, disparaître sans se terminer par suppuration. Comme vous devez le penser, si, pour une raison quelconque, par exemple par suite d'une cachexie, d'une grande faiblesse résultant d'une maladie antérieure, d'inanition ou d'une médication immodérée, la vitalité de la malade est très-atteinte, la résolution sera impossible et la suppuration surviendra presque inévitablement. Aussi, dans ces conditions, que nous avons grande chance de rencontrer, la troisième période manquera souvent complétement.

La troisième période peut manquer.

Mais si la malade jouissait antérieurement d'une santé vigoureuse, si la gestation et le travail n'ont pas épuisé ses ressources nutritives et nerveuses, si elle a reçu tous les soins que comporte son état et surtout s'il n'y a pas, pour le moment, de constitution épidémique (érysipèle ou affections puerpérales), on peut voir la tumeur entrer tranquillement en résolution et disparaître graduellement. Si le gonflement est dû à du sérum épanché et non à de la lymphe coagulable, il pourra se résorber plus facilement.

Conditions favorables à la résolution.

Quatrième période ou période de suppuration. — Cependant, si la tumeur est abandonnée à elle-même, ou mal traitée, comme cela a lieu dans la majorité des cas, la maladie tend à se terminer par suppuration. Au début, les symptômes sont variables comme ceux de toute espèce d'abcès. La douleur et la sensibilité au toucher qui avaient pu cesser tendent à reparaître.

Symptômes.

La tumeur peut redevenir très-sensible et le mouvement ou la pression exercée sur elle par un effort pour se tenir debout, pour uriner ou pour aller à la selle, peuvent provoquer des souffrances extrêmes. Le membre ne peut plus être mis dans l'extension ; la malade se plie sur elle-même, dans son lit. Une sorte de fièvre hectique à type rémittent s'établit ; il y a des sensations de froid, alternant avec une grande chaleur et des exacerbations fébriles dans la soirée, qui induisent quelquefois le médecin en erreur. Quand la malade dort, il y a une transpiration profuse, épuisante, comme dans les plus mauvais cas de phthisie. La face et la peau sont pâles ; la physionomie prend cette expression caractéristique, bien connue des chirurgiens, et qui révèle la présence de formations purulentes dont l'économie cherche à se débarrasser. Le pouls continue à être rapide, bien qu'il ait perdu de sa force. Il y a de l'anorexie et une grande débilité, avec ou sans diarrhée.

Fièvre hectique concomitante.

Alors même que la tumeur aurait jusque-là été ferme au toucher comme du fibro-cartilage, ou presque comme un squirrhe, elle peut commencer à se ramollir. Ce ramollissement peut être reconnu, soit par la palpation abdominale, soit par la palpation vaginale, soit par les deux combinées. Il peut survenir graduellement ou se développer plus rapidement. Plus la malade est faible, moins elle présente de résistance à ce processus, et plus vite apparaît la fluctuation. Celle-ci s'observe, dans la plupart des cas, à la partie supérieure du vagin, sur un des côtés du col utérin, ou directement derrière lui, dans le cul-de-sac postérieur.

Siége de la fluctuation.

« Par suite d'une disposition spéciale des couches des fascias pelviens, lorsque du pus s'est formé dans le cours d'une cellulite pelvienne, siégeant dans la moitié supérieure du petit bassin, — et c'est là, il faut vous en souvenir, le siége le plus commun de la maladie, — il tend toujours à prendre cette direction et à se frayer une issue, soit à la base inférieure des ligaments larges, soit dans le cul-de-sac postérieur du vagin. C'est dans ces points où la lame du fascia paraît singulièrement mince et faible, que l'on commence ordinairement à découvrir la fluctuation (1). »

Cette fluctuation peut être due à la présence d'un épanchement de la partie liquide du sang, ou d'un épanchement de pus. Mais si la maladie a persisté, comme dans le cas que nous avons sous les yeux, pendant un temps considérable, si elle s'est accompagnée de fièvre inflammatoire, si elle a été suivie de fièvre hectique, de transpiration abondante après le

Diagnostic de la présence du pus.

(1) *Clinical Lectures on the Diseases of Women, by Sir J. Y. Simpson.* D. Appleton and Co. New York, 1872, p. 72.

sommeil, si le pouls a été fréquent, irritable, vous aurez raison de croire à la présence du pus dans la tumeur.

Il est important de se souvenir qu'après s'être formé, le pus peut se frayer spontanément une issue par la vessie, l'utérus, le vagin ou le rectum. S'il s'est formé au détroit supérieur, il peut obéir à la pesanteur, fuser le long du trajet des muscles, glisser sous les fascias pelviens et sortir avec les vaisseaux fémoraux, de façon à se diriger vers l'aine. Quelquefois, il passe en arrière, à travers la grande échancrure sciatique, et forme un abcès dans la région de la hanche; il peut même se diriger vers le grand trochanter. Dans des cas rares, il perfore à la fois l'utérus et la vessie, laissant une fistule entre ces deux organes. Plus rarement encore, il s'épanche dans la cavité péritonéale. Sur soixante-dix cas de cellulite pelvienne puerpérale, le Dr Mac Clintock, de Dublin (1), a trouvé que trente-sept s'étaient terminés par suppuration et issue du pus. Vingt-quatre fois, l'abcès s'est ouvert à l'extérieur et, sur ces vingt-quatre fois, vingt fois il s'est vidé par la région iliaque, deux fois au-dessus du pubis, une fois par la région inguinale et une fois près de l'anus. Six autres fois, le pus s'est ouvert un chemin par le vagin, cinq fois par l'anus, et deux fois par la vessie.

Procédés divers d'élimination.

Relativement à la nature essentielle de cette maladie, il y a longtemps que je partage et que je professe l'idée mise en avant par Virchow, que la cellulite pelvienne est, en réalité, une sorte d'érysipèle. Son histoire clinique, ses allures épidémiques et sa thérapeutique spéciale la rapprochent de l'érysipèle plus que de toute autre maladie. Il est très-probable que beaucoup de cas de cette affection ont été pris pour des péritonites puerpérales, et que la propagation de cette dernière maladie par certains ferments doit, à la vérité, être expliquée par l'inoculabilité du poison érysipélateux, comme dans le cas d'érysipèle phlegmoneux.

Nature essentielle de la cellulite pelvienne.

Alliance probable avec l'érysipèle.

Causes. — Je vous ai déjà rappelé que la cellulite pelvienne est une des éventualités de l'état puerpéral. Elle peut résulter de lésions produites lors d'un accouchement normal, il est vrai, mais pendant lequel la femme a été privée de tout secours. L'une de ses causes les plus fréquentes est la lésion traumatique du col de l'utérus, par suite de la pression qu'exerce sur cet organe la partie qui se présente, et spécialement la tête, pendant l'accouchement. Dans l'avortement, elle peut être consécutive à une lésion analogue du col de l'utérus. Aussi, est-elle comparativement fréquente

Parturition.

(1) *Clinical Memoirs on the Diseases of Women.*

lorsque l'avortement a été provoqué par des moyens qui sont presque nécessairement nuisibles.

La cellulite puerpérale est une des conséquences des interventions chirurgicales dans l'avortement, surtout lorsqu'on a tardé d'une façon peu justifiée à recourir au forceps ou à d'autres instruments, ou lorsque ceux-ci ont été employés d'une façon imprudente et maladroite et lorsque la malade n'a pas été dans la suite convenablement soignée et surveillée. Ces causes sont relativement plus actives, lorsque l'organisme est affaibli, et lorsqu'il y a tendance à la scrofule, à la phthisie et même à certaines maladies aiguës, à la pneumonie et à l'érysipèle, par exemple.

Conséquence de la dystocie.

La cellulite non puerpérale peut résulter de l'introduction avec trop de force, ou du maintien trop prolongé de la sonde et de l'éponge préparée ou autres moyens dilatateurs. Un pessaire intra-utérin, qu'on porte habituellement, fût-il le meilleur du monde, peut également provoquer la maladie. L'incision du col de l'utérus, pratiquée en vue de guérir une dysménorrhée obstructive, ou pour enlever des fibrômes et pour en prévenir le développement, ou même pour arrêter une hémorrhagie utérine, est encore une cause assez fréquente. Cette affection s'est montrée à la suite de l'amputation du col, de l'ovariotomie, de la ligature d'un polype, de l'excision de tumeurs hémorrhoïdales, de l'opération des fistules recto- ou vésico-vaginales, et de celle que l'on pratique pour les ruptures du périnée. On l'a vue aussi résulter de l'emploi de caustiques très-actifs, comme la potasse à la chaux, du port trop prolongé de pessaires vaginaux, d'un coït immodéré et excessif, et enfin de la propagation de la métrite parenchymateuse et de l'ovarite au tissu aréolaire situé dans le voisinage de l'utérus et entre les lames des ligaments larges.

La cellulite danger de la chirurgie utérine.

Maladies coïncidentes. — La cellulite péri-utérine parcourt rarement toute sa marche sans être plus ou moins compliquée d'autres maladies. Cela est vrai du reste de presque toutes les affections que vous serez appelés à traiter. La ligne de démarcation qui sépare la pneumonie de la pleurésie, ou le rhumatisme de la névralgie par exemple, est bien plus marquée, bien plus nette dans les livres qu'elle ne l'est au lit du malade. De même, vous remarquerez très-souvent que cette forme de cellulite est plus ou moins confondue avec la pelvi-péritonite, l'ovarite et l'endométrite et, alors, son histoire clinique et ses symptômes seront nécessairement modifiés.

Diagnostic. — Ce fait complique le diagnostic. Si vous n'êtes pas plus habiles que vos prédécesseurs, vous serez quelquefois bien embarrassés pour distinguer la pelvi-péritonite, l'hématocèle pelvienne, les fibromes utérins et la cellulite pelvienne. Permettez-moi donc de réclamer toute votre attention pour cette étude de diagnostic.

Difficulté du diagnostic.

Le tissu aréolaire pelvien étant situé entre les lames des ligaments larges et au-dessous de la tunique externe de l'utérus et, ces lames et cette tunique étant constituées par des replis du péritoine, on peut supposer que, dans l'inflammation de ces deux espèces de tissus, les symptômes seront nécessairement distincts, pour ne pas dire pathognomoniques et faciles à reconnaître. Règle générale, la douleur dans la première période, avant l'épanchement, est moins aiguë dans la cellulite que dans la pelvi-péritonite. Dans la première, si l'exsudation de la partie liquide du sang est abondante, il en résulte une augmentation de la souffrance, tandis que dans la seconde, comme dans la pleurésie ou dans la synovite, l'épanchement est suivi d'une diminution, sinon d'une rémission complète de la douleur; celle-ci peut reparaître, mais, dès ce moment, elle est moins aiguë et son caractère est complétement changé.

Pelvi-péritonite.

Dans la plupart des cas de cellulite, la sensibilité au toucher, la douleur et la chaleur locale sont rapportées à la fosse iliaque, et c'est là qu'elles commencent à se manifester. La même chose arrive dans l'ovarite puerpérale, lorsque le revêtement péritonéal de l'ovaire s'enflamme. Mais, dans la cellulite, la douleur ne change pas de siége et elle ne tend pas non plus à se généraliser dans toute l'étendue de l'abdomen, tandis que ces deux symptômes sont propres à l'ovarite survenue chez une femme récemment accouchée.

J'ai copié sur le tableau le parallèle du Dr Thomas qui donne les signes différentiels de la cellulite péri-utérine et de la pelvi-péritonite (1).

CELLULITE PÉRI-UTÉRINE.	PELVI-PÉRITONITE.
1° Tumeur facile à atteindre, se trouvant ordinairement d'un côté de l'utérus, et pouvant être sentie au-dessus du bord du bassin.	1° Tumeur, quand toutefois on peut la reconnaître, placée très-haut, — seulement dans le cul-de-sac vaginal, et ne s'étendant pas au-dessus du détroit supérieur.
2° Tendance à la suppuration.	2° Suppuration moins fréquente.
3° Sensibilité de l'abdomen principalement au niveau de la fosse iliaque.	3° Sensibilité excessive de l'abdomen au-dessus du bord du bassin.
4° Tuméfaction se montrant ordinairement sur le côté du bassin.	4° Tuméfaction se montrant près de la ligne médiane ou sur cette ligne.
5° Tendance peu marquée aux rechutes mensuelles.	5° Tendance très-marquée aux rechutes mensuelles.

(1) *A Practical Treatise on the Diseases of Women, by T. Gaillard Thomas, M. D. etc.* Third. Edition, 1872, p. 461.

6° Rétraction fréquente de la cuisse.	6° Rétraction rare de la cuisse.
7° Douleur vive et continue.	7° Douleur excessive et souvent paroxystique.
8° Physionomie peu altérée.	8° Physionomie très-anxieuse.
9° Pas de nausées ni de vomissements excessifs.	9° Nausées et vomissements souvent excessifs.
10° Il n'y a pas nécessairement de déplacement de l'utérus.	10° Le déplacement de l'utérus est la règle.
11° L'utérus n'est immobile que dans une mesure limitée.	11° L'utérus est immobile de toutes parts.

Plusieurs de ces signes réclament une explication : si, par exemple, l'inflammation dans la cellulite était toujours limitée au ligament large d'un côté ou de l'autre, la tumeur pourrait invariablement être atteinte sans difficulté, à l'aide d'une pression verticale sur la fosse iliaque du côté correspondant. Mais, en fait, son siége n'est point aussi constant. Il peut arriver que le tissu connectif qui entoure le segment inférieur de l'utérus, ou celui qui environne le col utérin, soit enflammé, tandis que celui qui sépare les lames du ligament large restera parfaitement indemne. Dans ce cas, nous ne devrons pas rencontrer la tumeur au détroit supérieur, mais nous pourrons constater sa présence par le vagin et par le rectum. Dans des cas exceptionnels de cellulite pelvienne, il est absolument impossible de localiser la tumeur.

La péritonite est plus que la cellulite directement en rapport avec les troubles menstruels et avec le retour du cycle cataménial. Le début et le peu de durée de la douleur péritonéale sur la ligne médiane et l'absence de toute tendance marquée à la suppuration vous permettent ordinairement de distinguer cette maladie de la cellulite pelvienne. Par suite de l'extension de l'inflammation, dans cette forme de péritonite, l'induration, s'il en existe, n'est pas toujours limitée à la ligne médiane, comme l'était la douleur au début de l'attaque. Quand une inflammation blennorrhagique, ou même simple, se propage de la cavité utérine au travers des trompes de Fallope et envahit l'abdomen et le bassin, elle tend plutôt à donner naissance à une péritonite qu'à une cellulite. Vous ne devez pas oublier non plus que, tandis que la pelvi-péritonite est une affection très-commune en dehors de l'état puerpéral, la cellulite pelvienne ne survient presque jamais que chez les femmes récemment accouchées.

Coexistence des deux affections.

Il faut reconnaître toutefois que la ligne qui sépare ces deux maladies n'est pas toujours très-nette. Car soit en raison de la contiguïté des tissus atteints, ou de la coexistence fréquente de ces deux lésions, soit à cause de l'imperfection des moyens de diagnostic différentiel dont nous disposons, un fait subsiste, c'est que ces deux affections peuvent se combiner à notre insu et que nous sommes quelquefois exposés à les prendre l'une pour l'autre.

Bien que la cellulite et l'hématocèle pelvienne atteignent toutes deux leur maximum de fréquence après l'accouchement, les états généraux de l'organisme dans lesquels elles surviennent de préférence n'en sont pas moins très-différents. Ainsi l'hématocèle pelvienne est la conséquence d'un état de faiblesse et d'adynamie, dans lequel le sang est devenu de mauvaise qualité par suite de pertes excessives de ce liquide comme dans l'hémorrhagie utérine, ou de la rupture d'un ou plusieurs petits vaisseaux pendant le travail. Elle est aussi incidente à la diathèse hémorrhagique. Ni l'une ni l'autre de ces conditions n'appartiennent à l'étiologie de la cellulite pelvienne.

Hématocèle pelvienne.

Dans l'hématocèle pelvienne, la formation de la tumeur n'est précédée ni par la congestion locale, ni par les symptômes propres à la première période d'une inflammation aiguë, comme dans la cellulite. Elle se manifeste brusquement et s'accompagne de signes de prostration, d'anéantissement et de collapsus. La tumeur, dans l'hématocèle, varie de consistance, mais elle n'est jamais dure et ligneuse au toucher, comme dans la cellulite. Plus le sang est appauvri, plus la tumeur est molle. Dans la cellulite, la tendance à la suppuration fait que la tumeur se ramollit avec le temps; c'est la modification inverse qui survient dans la tumeur de l'hématocèle; elle devient graduellement plus dure qu'elle ne l'était au début.

Les fibromes utérins surviennent insidieusement et s'accroissent très-lentement. A moins qu'ils n'occasionnent des troubles mécaniques, ils ne sont pas sensibles au toucher et ne causent de douleurs ni dans l'utérus ni dans les parties adjacentes. S'ils sont sous-muqueux ou interstitiels, ils sont caractérisés par des métrorrhagies fréquentes et des hémorrhagies intermenstruelles, ce qui n'arrive pas dans la cellulite. La tumeur, dans le cas de fibrome, est ferme et ne donne pas au toucher la sensation œdémateuse; elle n'a aucune tendance à la suppuration. Les fibromes n'immobilisent pas l'utérus, comme cela arrive souvent avec la tumeur de la cellulite.

Fibromes utérins.

Si, toutefois, vous ne pouvez pas préciser autrement la nature de la tumeur pelvienne, vous pouvez y introduire par sa surface vaginale une aiguille exploratrice. Si vous ramenez une ou deux gouttes de pus sur l'instrument, c'est un signe positif d'abcès; si vous ne ramenez que du sang et que celui-ci soit d'une couleur pourpre foncé, vous pourrez avoir affaire à une hématocèle; enfin si vous ne ramenez aucun produit anormal, ce symptôme négatif vous donnera de bonnes raisons de croire qu'il s'agit probablement d'un fibrome utérin. C'est là un excellent moyen de diagnostic qui peut devenir très-précieux entre vos mains. Car la santé de votre malade, aussi bien que votre propre réputation, dépendent de votre habileté dans le diagnostic.

Suites. — La suite la plus ordinaire de cette forme de cellulite est l'abcès pelvien. Il arrive souvent qu'une seule évacuation du contenu de la tumeur est insuffisante. Dans bien des cas, ces abcès continuent à donner du pus pendant des mois et même pendant des années. Les symptômes concomitants varient avec le siége de la tumeur et les moyens d'évacuation. Il sort des quantités incroyables de pus, et les forces et la vitalité de la malade peuvent être absolument et à tout jamais minées.

Abcès récidivant.

Un autre résultat assez fréquent de cette affection est la stérilité. Il n'est pas rare de voir une femme perdre son premier-né par suite d'un accouchement laborieux, avoir de la cellulite pendant la période puerpérale, puis recouvrer une santé parfaite sous tous les rapports, à cela près qu'elle reste stérile pour l'avenir. Dans ce cas, l'inflammation cellulaire a suspendu la fonction de reproduction. C'est là souvent aussi le résultat indirect d'un avortement criminel.

Stérilité.

Troubles menstruels.

La menstruation est quelquefois très-gravement atteinte, soit par suite de complications ovariennes, avec cellulite, soit par suite d'une obstruction partielle ou totale des trompes de Fallope ou du col de l'utérus.

Parmi les autres suites, il faut ranger certains déplacements utérins et les fistules vésico- ou recto-vaginales qui sont quelquefois causées par la destruction des cloisons qui séparent soit la vessie, soit l'intestin du vagin.

Pronostic. — Le pronostic doit être porté avec beaucoup de réserve. Si l'on peut obtenir la résolution de la tumeur et prévenir des récidives graves, la malade guérira probablement. La guérison dépendra beaucoup des forces et de l'état général de la malade. S'il y a affaiblissement notable, le cas laissera moins d'espoir. Le pronostic sera également aggravé, s'il existe quelques-uns de ces désordres chroniques et incurables de la digestion qui peuvent compliquer cette maladie. Cependant, vous ne devrez jamais désespérer de guérir même le plus mauvais cas, tant que la malade ne sera pas à la mort et tant que vous pourrez lui fournir les ressources physiologiques nécessaires à sa guérison.

État général et maladies concomitantes.

Si la maladie règne épidémiquement, vos prévisions seront d'autant plus réservées. Si elle survient pendant les mois d'hiver ou de printemps, pendant des temps mauvais ou orageux, alors que règnent l'érysipèle, la diphthérie, la scarlatine, la dysenterie et autres maladies de la même famille, ce sont là autant de chances défavorables. Les cas qui ont pour origine une lésion traumatique sont généralement plus graves que ceux qui doivent être rapportés à des causes plus ordinaires.

Constitution épidémique.

Si la maladie envahit d'autres organes, comme cela arrive lorsque le pus qui s'est formé trouve une issue par l'utérus ou par la vessie, la terminaison peut être funeste, en raison des complications graves qui en résultent. Si l'abcès se vide dans la cavité de l'abdomen, la malade est exposée à mourir subitement.

Mais l'heure de notre conférence vient de toucher à sa fin et je remets à plus tard le traitement de la cellulite.

LEÇON VINGT-SEPTIÈME

Cellulite pelvienne (*suite*).

MESSIEURS,

En terminant ma dernière leçon, j'ai fini mes remarques sur la pathologie spéciale de la cellulite péri-utérine. Pour bien vous montrer que cette maladie peut après une marche erratique se terminer par un abcès pelvien et que les médecins sont exposés à commettre, dans ces cas, des erreurs de diagnostic, je vais vous lire l'observation recueillie de la bouche même d'une malade qui est en traitement.

OBSERVATION. — J'ai 28 ans et je suis accouchée il y a deux ans de mon premier et unique enfant. J'avais joui d'une santé parfaite pendant ma grossesse, sauf que j'avais eu mal à un sein, ce qui était dû à une imprudence de ma part. Le travail commença à sept heures du soir et dura jusqu'à une heure du matin : j'accouchai d'un enfant mort. J'étais traitée par une sage-femme qui me donna des poudres, un peu de vin, et qui me fit boire abondamment de l'infusion de cannelle, pour accélérer les douleurs qu'elle trouvait trop lentes. De dix heures du soir à une heure du matin, j'éprouvai une douleur continue et je finis par accoucher debout. L'enfant qui, deux heures avant la délivrance, vivait encore, était volumineux.

Pendant plusieurs jours après l'accouchement, je perdis une grande quantité de sang en caillots, et exhalant une odeur repoussante. J'éprouvai presque immédiatement des douleurs dans le bas des côtés et dans les aines et, cinq jours après, je fus prise d'un frisson très-vif, suivi d'une fièvre brûlante. Mon lait disparut vingt-quatre heures plus tard. Le flux devint jaunâtre et aqueux, de sanguin qu'il était. Un médecin fut appelé et déclara que j'avais une fièvre puerpérale. Il prescrivit des médicaments pour combattre la fièvre, et ordonna des injections vaginales avec de l'eau phéniquée. Tout d'abord, je parus aller mieux, mais, au bout de quelques jours, la douleur dans les côtés reparut. Le médecin m'examina au spéculum, et dit que j'avais des ulcérations sur le col de l'utérus. Il les brûla deux fois par semaine pendant environ deux mois avec le nitrate d'argent ; mais, avant qu'elles fussent guéries, je fus, un matin, prise dans les intestins de crampes vives, qui durèrent toute la journée et furent suivies de frissons et de fièvre. Ces crampes revenaient tous les deux ou trois jours, et étaient très-douloureuses. Le médecin me prescrivit de l'élixir parégorique, puis du laudanum.

Dans le milieu du mois de mai suivant, je fus forcée de changer de résidence. Le voyage que je fis en voiture fut très-douloureux et, au bout de quelques jours, je me trouvai plus mal que jamais. Je commençai à avoir une douleur vive et continue dans la région iliaque gauche, et le médecin, après un nouvel examen, déclara que j'étais menacée d'une tumeur de l'ovaire et d'une induration du ligament large gauche. Un liniment verdâtre fut appliqué sur tout le côté de l'abdomen et l'enflure disparut graduellement; mais le ligament (celui de Poupart) est toujours resté dur. Je pris à cette époque beaucoup de fer et de l'iodure de potassium que je continuai jusqu'à ce que mon estomac ne pût plus le supporter.

Pendant l'été, il s'établit une diarrhée, avec du ténesme et une douleur qui persistait après chaque évacuation. Ceci dura plusieurs mois et me laissa l'intestin dans une très-grande faiblesse. Mon état s'améliora pourtant graduellement et, finalement, le médecin m'ordonna de sortir. La marche était difficile et douloureuse. Au mois d'août, pendant que j'étais en plein air, je pris un grand froid et je redevins très-malade, avec des crampes dans l'estomac et dans l'intestin, des vomissements, de la diarrhée et un ténesme épouvantable. Un autre médecin fut appelé en consultation : mon état fut jugé très-dangereux. Les praticiens dirent que j'avais un commencement de péritonite, avec gonflement considérable de l'utérus et inflammation générale.

La fin de septembre arriva, sans que je fusse encore capable de me lever ; la diarrhée et les douleurs continuèrent et me rendirent si faible et si misérable que, dans le mois de janvier suivant, je résolus d'essayer de l'homœopathie et, en conséquence, j'envoyai chercher le Dr S... En un mois, la diarrhée et la douleur cessèrent complétement, mon appétit revint et je repris de l'embonpoint et des forces. Je me trouvai en réalité tellement mieux que j'acceptai une proposition qui me fut faite d'aller en Europe. Mais, vers le milieu de mars, je commençai à ressentir une douleur très-marquée dans le côté droit (région iliaque) qui, jusqu'à ce moment, avait été en bon état. Ces douleurs devinrent bientôt si vives que je perdis toute espèce de repos. Rien d'anormal ne pouvait être perçu ou senti dans cette région. Les douleurs ressemblaient à un déchirement et s'étendaient depuis la hanche droite jusqu'au genou, en passant par l'aine. Toutes les souffrances que j'avais endurées auparavant n'étaient rien en comparaison de celles-ci. Pendant six semaines, je ne dormis pas une fois sans le secours de l'hydrate de chloral dont une très-petite quantité, du reste, me suffisait.

Le Dr S... crut que mes souffrances étaient dues à de la névralgie et, pensant que l'air de la mer me guérirait très-probablement, me conseilla de ne pas renoncer à mon idée d'aller en Europe. C'est pourquoi, bien que j'eusse remarqué la présence de deux petites grosseurs dans l'aine gauche, je ne m'en préoccupai pas, vu qu'elles n'étaient pas douloureuses. Je quittai Chicago pour New York, dans les derniers jours de mai. Le voyage me fut très-nuisible, les grosseurs augmentèrent de volume et je fus obligée de me mettre au lit presque immédiatement après mon arrivée à New York.

Le 1er juin, le Dr F... vint me voir et, après m'avoir complétement examinée, me dit que je ne présentais aucun signe indiquant que j'eusse jamais eu une tumeur ovarienne, que les glandes étaient gonflées, que ma maladie serait longue et incommode, mais qu'il pensait que je guérirais avec des soins convenables. Il ne voulait pas m'effrayer en me disant que j'avais déjà eu un ou plusieurs abcès.

Le premier de ces abcès fut ouvert par le médecin le 8 juin et le second une semaine plus tard. Même après qu'ils eurent été vidés, les mouvements dans le lit étaient très-difficiles et la marche tout à fait impossible. L'écoulement de pus continua à être abondant pendant un mois, et, comme j'avais renoncé à mon projet de voyage, je ne me trouvai pas assez bien portante pour retourner à Chicago le 12 juillet. Le Dr F... craignait que le chemin de fer ne déterminât la formation d'un autre abcès; mais mon voyage ne parut pas me faire autant de mal que le premier.

Arrivée chez moi, je fis venir le Dr R. Ludlam et, bien que j'eusse encore, par moments, des souffrances très-vives, je pus me lever et m'asseoir dans un fauteuil devant le feu. La marche était encore difficile et je m'en abstenais. Le grand incendie éclata au commencement d'octobre, ma maison fut brûlée, et l'on s'attendait à me voir entièrement abattue par cette secousse ; mais, en ceci, nous fûmes agréablement déçus, car je ne me sentis jamais si bien portante que pendant les six mois qui suivirent cet événement. L'un des abcès (son orifice) se ferma complétement, et l'autre cessa, pour ainsi dire, de donner du pus.

A la fin de mars, je commençai à éprouver un retour des anciennes douleurs dans le côté gauche, ce qui fut attribué à ce que je m'étais trop fatiguée pendant mes courses. J'eus des frissons et de la fièvre, et le médecin craignit qu'un nouvel abcès ne se formât. Trois semaines plus tard, un abcès vint à se montrer juste au-dessous de la cicatrice laissée par le premier. Il fut ouvert et donna issue à du pus, mais en moins grande quantité qu'auparavant. Sous tous les autres rapports, et à l'exception de ce désordre local, je suis bien portante.

Outre les symptômes dont cette malade nous a donné le détail avec tant d'intelligence, il en est d'autres qu'a révélés l'examen physique.

Symptômes additionnels. Pendant que le dernier abcès était en voie de formation, le toucher révélait dans le cul-de-sac vaginal gauche un gonflement de la grosseur d'un œuf de poule à peu près. Cette tumeur était un peu molle et très-sensible, en sorte que, lorsque j'appuyais le doigt sur elle, ma malade était près de s'évanouir. Le bord gauche de l'utérus et le col étaient tuméfiés et bouffis, ou œdématiés. On sentait que le cul-de-sac de Douglas était épaissi, induré et moins souple qu'à l'état normal, de façon à faire croire (probablement au moment où la malade éprouvait un ténesme si marqué du rectum) qu'il y avait aussi une tumeur rétro-utérine. Le vagin était chaud et sec. Les manœuvres combinées, avec pression sur la fosse iliaque gauche, ne pouvaient pas être supportées. Le tissu péri-rectal était également induré. La vessie et l'urèthre ne paraissaient pas avoir été atteints. La palpation abdominale n'était pas douloureuse. L'utérus était repoussé du côté opposé, c'est-à-dire à droite (latéro-version droite), déplacement qui pouvait expliquer les attaques vives et prolongées de névralgie dont cette personne avait souffert plus d'un an auparavant.

Je ne dois pas négliger de vous faire remarquer que, dans ce cas, les deux premiers abcès se sont vidés au-dessus et le dernier au-dessous du ligament de Poupart. La malade prend *Calcarea carbonica*, 3, le matin, l'après-midi et le soir.

Traitement. — On a dit qu'en pratique il n'y avait pas grand avantage à pouvoir faire un diagnostic exact entre la cellulite pelvienne et les maladies qui lui ressemblent. Mais je suis, Messieurs, d'un avis tout différent. Car, supposez qu'un médecin vienne vous dire qu'il importe fort peu que son malade ait une pleurésie ou un érysipèle et que le traitement sera le même, en substance, quel que soit le nom de la maladie, que direz-vous de lui et quelle confiance pourra-t-il vous inspirer? Et si nous lui demandons de distinguer la pleurésie de l'érysipèle, pourquoi ne lui demanderions-nous pas aussi de séparer, quand cela est possible, la péritonite de l'érysipèle ? En d'autres termes, s'il y a dans l'anatomie pathologique de l'inflammation des différences qui varient selon qu'elle siége dans tel ou tel tissu en particulier, et si ces différences caractérisent toujours la maladie en question, pourquoi n'auraient-elles aussi aucune influence sur le traitement? Puisque les symptômes, la marche et le mode de terminaison de ces maladies sont, en réalité, si dissemblables, y a-t-il une raison valable pour traiter l'inflammation d'une membrane séreuse comme si elle était identique à l'inflammation du tissu cellulaire? Je ne le pense pas.

Inductions basées sur un diagnostic exact.

Je sais bien que l'on peut à force de raffinements, — et l'on est très-tenté de le faire, — mélanger tellement les symptômes qui différencient les maladies, qu'on ne leur laisse plus aucune signification particulière, et que l'on en arrive à exclure toute idée pratique touchant la pathologie et la thérapeutique. Mais c'est là une vue extrême. Nous devons avoir et nous aurons toujours une théorie de la maladie dont nous entreprenons la guérison. Et, quoi que vaille cette théorie, elle fournira à notre esprit le schéma de la pathologie spéciale de cette affection. Toutes choses égales, plus nous avons, à ce sujet, des vues nettes et correctes, plus nous avons de chances de réussite, car le médecin qui sait aussi exactement et aussi précisément que possible ce qu'il désire guérir mettra ordinairement le plus grand soin dans le choix des moyens qu'il emploie pour atteindre son but.

Déductions pathologiques.

Actuellement, notre connaissance clinique de la nature, des particularités, des complications et des tendances de la cellulite nous permet non-seulement de traiter les symptômes qui se manifestent dès le début de la maladie, mais encore de prévoir et d'éviter ceux qui pourraient survenir dans la suite. Lorsque nous sommes appelés auprès d'une malade comme l'une ou l'autre de celles dont je vous ai parlé et qui font le sujet de ces remarques, nous devons nous préoccuper de mettre un terme à l'inflammation ou, tout au moins, à quelques-unes de ses plus graves conséquences.

Quelles sont donc les conséquences que nous désirons éviter autant que possible? Les indications consistent : 1° à empêcher l'exsudation de la partie liquide du sang ou du sérum dans les mailles du tissu aréolaire intra-pelvien; 2° si l'épanchement est déjà produit, à favoriser sa résorption et sa disparition; 3° à empêcher la suppuration ou la formation de l'abcès. Ces indications générales concernent donc les trois dernières périodes de la cellulite pelvienne, auxquelles elles correspondent, savoir : l'épanchement, la résolution et la suppuration.

Indications générales.

En considérant ces questions dans l'ordre indiqué, vous arriverez peut-être à vous faire une idée aussi juste que possible de la thérapeutique spéciale de la cellulite pelvienne. Nous aurons aussi bien le droit de croire que nous possédons des médicaments capables d'agir sur le tissu cellulaire congestionné et de prévenir les épanchements qui pourraient s'y produire, que de croire que nous en avons d'analogues pour la première période de l'inflammation des séreuses. Il n'y a aucune raison pour que nous ne puissions pas, en nous y prenant à temps, empêcher, dans bien des cas où la cellulite est imminente, la maladie de dépasser la période de congestion. Nous devons pouvoir juguler cette maladie, comme nous le faisons quelquefois pour la pleurésie, la péritonite, la synovite et la pneumonie.

Empêcher l'épanchement.

Il va de soi que, si la malade est particulièrement susceptible, si les conditions internes aussi bien que les circonstances extérieures s'unissent pour favoriser le développement de la maladie, et par-dessus tout, si nous ne sommes pas appelés au début, ou peu après, si nous ne savons pas à quelle maladie nous avons affaire, les chances d'épanchement seront beaucoup plus grandes. Notre devoir est bien simple. S'il y a des médicaments capables de faire disparaître ou de diminuer l'accumulation et la stagnation des globules rouges ou blancs dans les vaisseaux du tissu connectif et de prévenir ainsi les conséquences ultérieures, nous devons les prescrire d'une façon intelligente.

Les effets bien connus d'*Aconit*, pour calmer la fièvre, régulariser la circulation, provoquer des sueurs ou une diurèse critiques et mettre un terme aux inflammations locales commençantes, en font un médicament très-utile, dans cette période de la maladie. La maladie étant consécutive à la parturition et liée, comme elle l'est, dans la plupart des cas, à la fièvre traumatique, plus l'emploi de ce médicament est précoce, mieux cela vaut. Je préfère, quant à moi, le donner à la seconde ou à la troisième atténuation décimale, et, dans ces circonstances particulières, répéter la dose toutes les quinze, vingt ou trente minutes.

Aconit.

Si la malade a extrêmement souffert pendant le travail, si ce travail a été très-prolongé, ou s'il ne s'est achevé qu'avec l'intervention d'instruments, *Arnica* peut être employée localement et à l'intérieur. Il n'y a aucune objection sérieuse à l'emploi alternatif d'*Arnica* et d'*Aconit* pour remédier à ces symptômes. Les doses d'*Arnica* doivent toutefois être séparées par des intervalles plus longs que les doses d'*Aconit*, et si vous le préférez, vous pouvez employer des dilutions plus élevées.

Arnica.

Belladona a une relation spécifique avec la cellulite, surtout lorsque celle-ci revêt le type ou le caractère érysipélateux. Au début de la maladie, elle peut même être préférable à *Aconit* pourvu que la fièvre ne soit pas très-intense et que les symptômes nerveux prédominent. Administrée de bonne heure et sans perdre de temps, elle peut suffire pour prévenir l'inflammation, surtout chez les femmes nerveuses et délicates, qui présentent un arrêt des lochies, du météorisme abdominal, de la céphalalgie, du délire et de la photophobie. Beaucoup de médecins expérimentés et dignes de confiance prescrivent *Aconit* et *Belladona* alternativement, pour combattre les symptômes, et pensent que ces médicaments, ainsi administrés, rendent de grands services. Pourrait-on dans ce cas obtenir les mêmes résultats prompts et satisfaisants à l'aide de ces médicaments administrés isolément? Mon expérience ne me permet pas de me prononcer sur ce point, et je ne crois pas que l'expérience isolée d'un seul praticien puisse résoudre cette question.

Belladona.

Il est un autre médicament qui peut, je crois, rendre d'incalculables services dans la période de début de la cellulite puerpérale, comme il en rend dans la péritonite puerpérale, c'est *Veratrum viride*. Ceux d'entre vous qui assistaient à la séance de l'Académie de médecine de Chicago, tenue le mois dernier (février 1872), se rappelleront l'excellent rapport du Dr W. H. Burt, de cette ville, sur les effets physiologiques et toxiques de cette substance (1). La merveilleuse propriété qu'elle possède d'influencer et de

Veratrum viride.

(1) Voyez *U. S. Med. and Surgical Journal*, vol. VIII, p. 268.

régler les mouvements vasculaires, de régulariser la circulation et, pour ainsi dire, d'effacer des congestions locales qui aboutiraient presque inévitablement à l'inflammation, commence à être utilisée par les médecins de toutes les Écoles.

Le résultat de mon expérience, tel que je l'ai exposé devant l'Académie, pendant la discussion du Mémoire du Dr Burt, m'a donné la conviction que ce médicament possède une relation spécifique avec l'appareil génital de la femme. Quelle est au juste cette relation, voilà ce que je ne saurais dire; mais *Veratrum v.* me semble particulièrement propre à diminuer et à écarter les inflammations puerpérales. Depuis bien des années, j'ai l'habitude de le prescrire toutes les fois que, chez une accouchée, je vois apparaître les premiers symptômes d'une congestion pelvienne ou péritonéale; et, toutes les fois que mes instructions ont été fidèlement suivies, le résultat a été des plus heureux. *Veratrum viride* ramène le lait et les lochies, lorsque ces flux ont été brusquement supprimés, il calme les perturbations nerveuses, diminue la tympanite et le ténesme vésical ou rectal, et jugule ordinairement la maladie. Lorsque je suis appelé à temps, il est rare que je ne réussisse pas à écarter une cellulite menaçante à l'aide de ce médicament. J'ai l'habitude de le donner à la seconde ou à la troisième dilution décimale. Dans les cas urgents, la dose doit être répétée toutes les vingt minutes, ou toutes les demi-heures, quatre ou cinq fois de suite, puis moins souvent.

Vous trouverez le détail de quelques cas très-intéressants d'érysipèle guéris par l'emploi local et général de *Veratrum viride* dans le traité de *Matière médicale* du Dr Hale (1).

Outre l'emploi fidèle de l'un ou de plusieurs de ces médicaments internes, on retire des avantages, sans risque aucun pour la malade, de

Adjuvants locaux.

l'application locale de la chaleur sèche au moyen de flanelles, d'une assiette que l'on plonge dans l'eau bouillante, que l'on enveloppe dans un linge, et que l'on place directement sur l'endroit douloureux. On se sert aussi de serviettes que l'on trempe dans l'eau chaude et que l'on tord ensuite avant de les mettre sur l'abdomen. Il faut réitérer fréquemment ces applications. Mais ce qu'il y a encore de mieux, c'est le simple et vieux cataplasme de son que je vous ai si souvent recommandé quand il y a menace d'une inflammation puerpérale de nature quelconque.

Dans la période d'épanchement qui ne peut pas être évitée dans beaucoup de cas, et dans la majorité de ceux pour lesquels vous serez appelés

(1) *The Homœopathic Materia Medica of the New Remedies, by E. M. Hale, M. D. etc.* Seconde édition, 1867, p. 1053.

dans la clientèle privée, vous rencontrerez certainement l'indication d'une autre classe de médicaments. Au premier rang de ceux-ci, se trouvent *Apis mellifica*, *Arsenicum alb.*, *Bryonia*, *Rhus toxicodendron*, *Digitalis*, *Cantharis*, *Mercurius sol.*, *Stibium*, *Helleborus niger*, *Colchicum* et *Sulphur*, qui pourront être administrés suivant les symptômes particuliers, ou le groupe de symptômes que l'on aura constatés.

Dans la période d'épanchement.

Relativement à l'emploi d'*Apis mel.*, qui est un médicament très-précieux à cette période de la maladie, je suis d'avis que si beaucoup des médecins qui l'ont employé ont échoué, c'est qu'ils se servaient d'une préparation infidèle. En 1868, mon ami le Dr J. D. Craig, de Niles (Mich.), m'envoya une trituration de ce médicament, préparée par lui et qu'il avait prescrite avec d'excellents résultats. Sa méthode consiste à extraire le dard de la mouche à miel, ainsi que la poche à venin, à l'aide de pinces, et à les triturer ensuite avec du sucre de lait dans la proportion de deux grains de sucre pour un dard. C'est ce qu'il appelle la première trituration, avec laquelle on peut faire les suivantes, suivant la manière ordinaire. J'ai prescrit cette préparation dans la seconde période de la cellulite et dans l'hydropisie avec de bons résultats, et je puis par conséquent vous la recommander.

Apis mellifica.

Mais, si vous désirez faciliter la résolution et contre-balancer la tendance à la suppuration (deux indications qui sont identiques), il est indispensable que vous soumettiez votre malade à un bon régime. Si la digestion est atteinte, si la malade ne prend pas de nourriture ou ne la supporte pas, il faut remédier à ce désordre aussi promptement que possible. Et après, il faut veiller à ce qu'elle ne tombe pas dans cet état d'inanition que vous voulez justement éviter. Car, dans la plupart des cas de ce genre, la quantité de sérum épanché, le volume de la tumeur et le danger de la formation d'abcès sont en rapport direct avec les modifications qualitatives du sang et avec la destruction trop rapide des tissus qui se produit dans l'organisme. Et, si vous ne fortifiez pas la malade contre ces dangers en relevant ses forces, vous vous apercevrez, lorsqu'il sera trop tard, ou bien qu'il s'est produit une infiltration passive mais très-étendue de sérosité, ou que du pus s'est déjà formé et cherche une issue.

Régime convenable.

C'est pourquoi, dans ces circonstances, ne vous laissez pas induire en erreur par l'état fébrile. Si l'on pouvait désirer un pareil résultat, une diète sévère serait assurément le meilleur moyen de déterminer la fièvre hectique et les symptômes qui l'accompagnent. Car plus votre malade est faible, plus elle est exposée à avoir de la fièvre et à ne se débarrasser de sa tumeur

Précaution.

que par la suppuration. Dans l'état puerpéral surtout, quand les forces ont été minées par la gestation, et quand les femmes sont encore sous l'influence de l'accouchement, il y a une prédisposition marquée à la *diathèse suppurative* de Trousseau. Si vous persistez à maintenir un régime alimentaire insuffisant, les médicaments les mieux choisis ne vous tireront pas d'embarras. C'est là un des états dans lesquels une bonne nourriture rend plus de services que les médicaments. Je crois fermement que la malade qui était devant vous, à ma dernière leçon, serait morte pendant la première semaine qu'elle a passée à l'hôpital, si elle n'avait pas été convenablement nourrie.

Stimulants.

Je ne connais rien de plus avantageux dans quelques-uns de ces cas que certaines préparations alcooliques. Il n'y a aucun danger d'activer l'inflammation ou la fièvre, en employant de bonne eau-de-vie ou du whiskey. Cette stimulation sera bien supportée et pourra aider à franchir une passe dangereuse. L'alcool agit bien surtout quand on le mélange à quelque substance nutritive, comme du lait, des blancs d'œufs, ou du consommé. Le punch au lait peut être donné par cuillerées à potage, toutes les heures ou à intervalles plus éloignés, suivant les circonstances, et continué jusqu'à ce que la crise soit passée. Le vin ne suffit pas, les liqueurs fermentées seront plus utiles dans la suite.

Émollients.

Certains moyens externes peuvent conduire au même résultat. J'ai grande confiance dans le cataplasme de son que je vous ai déjà recommandé. Il peut être appliqué jour et nuit, pendant un temps illimité. Lorsque l'induration, ou plutôt la tumeur, est au-dessus du bord du bassin, un excellent expédient, pour faciliter sa résolution, est l'application locale d'huile camphrée, qui se compose, comme vous le savez, de résine de camphre dissoute dans de l'huile d'olives. On en fera de larges onctions sur la région enflammée que l'on recouvrira ensuite d'une épaisse couche de coton. Si la douleur est très-aiguë et, plus particulièrement, si elle est ovarienne, on ajoutera une partie de teinture d'*Hamamelis* à quatre parties d'eau chaude et on fera avec ce mélange des applications locales au moyen de compresses. Si la cellulite est d'origine traumatique, on emploiera *Arnica* de la même manière. Un vésicatoire enlèverait de la vitalité aux tissus et serait positivement nuisible; il en serait de même de la teinture d'iode. Le repos absolu est indispensable à la guérison.

Pour provoquer la suppuration.

Règle générale pour le traitement de la période suppurative : évitez, si vous le pouvez, l'écoulement du pus; provoquez-le, si cela est nécessaire. Si vous découvrez qu'il se forme réellement un abcès, peu importe le lieu où la fluctuation commence à se manifester, donnez à la malade *Hepar sulphuris*,

Calcarea carb., *Mercurius sol.*, *Sulphur*, ou tout autre médicament que réclameront les symptômes. Ou, si l'écoulement est déjà trop abondant et trop ancien, arrêtez-le à l'aide de *Silicea.*

Les cataplasmes émollients de farine de graine de lin, d'écorce d'ormeau ou de pain et de lait, les fomentations chaudes et le bain de siége pourront quelquefois soulager la douleur et hâter la formation et l'écoulement purulent. Vous pouvez encore faire des applications d'eau chaude dans le vagin au moyen d'un siphon.

Si l'abcès se dirige vers l'extérieur (ce qui est à souhaiter), il peut et doit être ouvert dès qu'il est prêt à se vider. Attendez que le tégument qui recouvre la tumeur soit ramolli et aminci, et ayez soin de pratiquer l'ouverture aussi bas que possible, afin de ne pas ouvrir la cavité péritonéale. Il est prudent d'inciser près du ligament de Poupart, et, de préférence, en partant de la partie médiane de ce ligament et en se dirigeant de dedans en dehors, pour éviter la gaîne des vaisseaux fémoraux. Quelques auteurs recommandent, lorsqu'on ouvre ces abcès, de faire une incision valvulaire, pour empêcher l'introduction possible de l'air dans la cavité abdominale.

Comment il faut ouvrir l'abcès.

A moins que l'on ne perçoive une fluctuation très-marquée de la tumeur, sur une portion de la paroi antérieure du vagin, ou que l'aiguille exploratrice ne vous ait assuré de la présence du pus sur ce point, on n'est pas autorisé à ouvrir l'abcès par le vagin, car on risque, dans ce cas, de blesser l'un des viscères pelviens. Mais lorsqu'il y a un point fluctuant, on peut le ponctionner avec beaucoup de précaution et évacuer le pus, comme on le ferait s'il s'agissait d'une tumeur sanguine accessible. Il est plus prudent, comme dans l'hématocèle, d'ouvrir un abcès de ce genre par la cloison vaginale que par le côté rectal de la tumeur, cette dernière région étant plus riche en petits vaisseaux. On doit, toutes les fois que cela est possible, vider la poche entièrement, de peur qu'une fistule chronique ne vienne à se former.

Une fois l'abcès vidé, on peut mettre encore des cataplasmes, pendant quelque temps ; puis on pansera avec une lotion de *Calendula,* ou avec une solution faible d'acide phénique dans de l'eau. Si des fistules se sont produites, on pourra injecter l'un ou l'autre de ces mélanges.

Traitement ultérieur.

Mrs S... prend maintenant *Apis mellifica* 3, toutes les trois heures. On continue les applications locales d'huile camphrée et elle est au régime le plus substantiel que puisse fournir l'hôpital.

Vaginisme.

Observation. — Mrs N..., âgée de 23 ans, mariée, a eu une mauvaise santé depuis l'âge de quatorze ans. Ses règles firent alors leur apparition, pendant qu'elle était en pension. Elle a présenté tous les symptômes ordinaires d'une dysménorrhée spasmodique, à chaque retour menstruel. Le sang, après le premier jour, coulait librement, et continuait d'ordinaire pendant environ une semaine. Elle s'est mariée à dix-huit ans. Bientôt après son mariage, la dysménorrhée a cessé et la menstruation est devenue facile et normale, jusqu'à l'époque actuelle. Mrs N... n'a jamais eu d'enfant, ni fait de fausse couche. Elle a été réglée, comme d'habitude, la semaine dernière. Une leucorrhée légère et passagère succède quelquefois au flux cataménial.

Elle se plaint de grande fatigue après le plus léger effort. Cette fatigue est surtout marquée à certains intervalles qui n'ont aucun rapport appréciable avec le cycle menstruel. En tous autres moments, elle est active, vigoureuse et peut se promener à pied ou à cheval. Elle a une douleur assez vive et un endolorissement le long de la partie supérieure de la colonne vertébrale, depuis es vertèbres cervicales supérieures jusqu'aux dernières vertèbres dorsales. Si elle s'assied, si elle se tient debout, si elle écrit, elle remarque une augmentation de la douleur, qui ne paraît pas être influencée par les changements de température. Quelquefois, elle dit éprouver une sensation de brûlure le long de cette portion de la colonne, ou encore dans la région de l'ovaire gauche. Occasionnellement, la douleur passe du dos à l'ovaire. Tant qu'elle siége dans ce dernier point, la région iliaque gauche est sensible au toucher et, involontairement, la malade rétracte la cuisse ou la fléchit sur l'abdomen.

Mais elle se plaint principalement d'une douleur et d'une extrême sensibilité au toucher qui siégent à l'orifice du vagin. Cet orifice est tellement sensible et le plus léger contact est tellement douloureux que les rapports conjugaux sont rendus presque impossibles. Depuis plus de quatre ans, elle ne s'y est résignée qu'un très-petit nombre de fois, et alors elle a souffert un martyre indescriptible.

L'examen physique montre que les parties sont parfaitement normales; seulement, juste en dedans de l'orifice vaginal, il existe une grande sensibilité au toucher et, au moment où le doigt vient à toucher les caroncules myrtiformes, il se produit un spasme immédiat de la tunique musculaire du vagin. Ce canal se resserre alors au point de ne permettre l'introduction du doigt qu'au prix de violents efforts. La partie supérieure du vagin est flasque et de capacité suffisante. L'utérus est bien à sa place et ne paraît modifié sous aucun rapport. Il n'y a rien du côté de la vessie ni du rectum.

Cette affection est très-douloureuse et les femmes en souffrent quelquefois, en silence, pendant des années, sans avoir le courage de réclamer le secours d'un médecin. Je crois que, sous des formes plus bénignes, elle est plus fréquente qu'on ne le suppose généralement. Elle peut survenir chez les vierges, ou chez les femmes mariées, mais jamais chez celles qui ont eu un ou plusieurs enfants.

Les symptômes sont semblables à ceux dont notre malade a donné le détail. Il y a presque toujours à la région spinale de la sensibilité, de l'endolorissement et de la gêne, qui sont généralement localisées entre les épaules et le long de la portion cervicale de la colonne. Quelquefois cependant ces phénomènes se montrent plus bas et la malade les décrit comme une faiblesse du dos et des hanches. L'endolorissement ou la faiblesse sont paroxystiques et s'aggravent par l'exercice, mais plus spécialement par l'excitation génésique. Le retour des paroxysmes alterne souvent avec une douleur de l'ovaire, ou une sensation de brûlure et une irritation dans cet organe. Il n'est pas rare qu'une toux hystérique, de l'aphonie, des maux de tête, ou une tendance à des spasmes généraux accompagnent cette irritation spinale. La dysménorrhée spasmodique et la strangurie compliquent souvent ces cas et ajoutent leur contingent de souffrances. (*La malade sort.*)

Symptômes.

Mais le symptôme particulier et distinctif du vaginisme est l'hyperesthésie de la vulve et de l'extrémité externe du vagin : celle-ci est tellement sensible que même le plus léger contact détermine la contraction spasmodique du sphincter du vagin et l'occlusion de ce canal. Le sphincter anal peut se fermer en même temps. Le siége et l'étendue de cette surface douloureuse varient suivant les sujets. Chez les vierges, elle peut être limitée à la face externe de l'hymen, et cette membrane, dans ces cas, est plus épaisse et plus solidement organisée que d'habitude. Chez les femmes mariées, dont l'hymen a été rompu, la sensibilité est souvent plus marquée en un des points situés le long des caroncules myrtiformes ou des attaches de cette membrane. Les caroncules peuvent être extrêmement sensibles. Dans beaucoup de cas, le point le plus douloureux est situé sur le côté du méat urinaire, ou près de cet orifice ; dans d'autres, il est aux environs de l'orifice de la glande vulvo-vaginale, et, quelquefois, à la fourchette.

Hyperesthésie locale.

Dans ces conditions, le contact du doigt, d'un pinceau ou d'une plume, peut causer une véritable torture, et, même, amener des convulsions. Le coït est impossible, et l'on ne peut pas introduire le plus petit spéculum sans provoquer les plus violentes douleurs ; dans quelques-uns des cas que j'ai traités, l'orifice vaginal était si complétement et si étroitement resserré, que je ne pouvais pas introduire mon petit doigt, ni même une sonde de femme dans le vagin, sans déployer une force exagérée. L'acte sexuel ne peut s'accomplir que d'une façon plus ou moins incomplète, et au prix de souffrances tellement vives, que les époux sont obligés d'y renoncer. La plupart de ces malades avouent ou qu'elles font lit à part, ou qu'elles ne cèdent à l'ardeur de leur mari qu'à de très-longs intervalles. Ordinairement, ces femmes restent stériles. On a vu cependant, malgré ces circonstances embarrassantes, la conception se produire et la guérison spontanée survenir à la suite de la gestation et de la parturition.

Causes.

Si ces symptômes persistent pendant des années, si la malade est soumise à tous les tourments moraux qui en sont la conséquence indirecte et aux éventualités pathologiques qu'un pareil état du système nerveux devra presque nécessairement faire naître, la santé générale finira par être atteinte et déclinera plus ou moins rapidement. La malade vieillira prématurément, maigrira, deviendra dyspeptique, hypochondriaque et ne sera plus qu'une misérable « épave nerveuse ». Les plus tristes conséquences peuvent en résulter pour son ménage et pour sa famille. Elle aura de la tendance à croire, et il se pourra même que son médecin lui dise, qu'elle a une affection incurable de l'utérus. Son mari s'éloignera probablement d'elle et son mariage ne sera qu'un leurre.

Cette maladie se complique fréquemment d'une dysménorrhée spasmodique, qui peut en être la cause ou l'effet. Quelquefois elle tire son origine d'un prurit de la vulve, dû à une éruption quelconque. Enfin, elle peut encore reconnaître pour causes des végétations du méat urinaire, la vulvite folliculeuse, le ténesme vésical, uréthral ou rectal, les hémorrhoïdes, les fissures de l'anus ou de la vulve, la vaginite, les déplacements utérins, l'irritabilité de l'utérus, les névromes nodulaires du vagin ou de la vulve, ou le contact d'un écoulement âcre dans la leucorrhée utéro-vaginale.

Les femmes les plus cultivées et les mieux douées, celles qui sont d'un caractère élevé et d'une nature impressionnable sont les plus sujettes à cette affection. Cela est surtout vrai pour celles de ces femmes qui ont une prédisposition héréditaire à l'hystérie et qui sont exposées aux différentes formes de l'irritation spinale. Toutes les femmes comprises dans cette vaste catégorie sont extrêmement exposées à contracter des mariages mal assortis et à souffrir de certains antagonismes personnels qui heurtent leur sensibilité et troublent leur équilibre génésique. Il peut arriver, par exemple, qu'une femme délicate, sensible, impressionnable qui, si elle était convenablement mariée, serait parfaitement heureuse et satisfaite, se trouve unie à un homme dont les approches brutales lui causent de plus en plus de répugnance et de dégoût et finissent par développer chez elle cette sensibilité morbide qui va ruiner sa santé et son bonheur. J'ai vu un cas de ce genre dont le spectacle était certainement l'un des plus douloureux auxquels il m'ait été donné d'assister dans ma carrière professionnelle. Il n'y a pas d'influence toxique dont le contre-poison soit plus difficile à trouver que celle qui résulte d'une pareille incompatibilité.

Vous n'aurez aucune difficulté à poser le diagnostic. Examinez d'abord la malade à l'aide du toucher : si elle est extrêmement nerveuse et craintive, si elle tremble comme quelqu'un qui a la fièvre, si elle a des convulsions, au moment où vous touchez la vulve, s'il y a un spasme manifeste du sphincter du vagin qui ne permette l'introduction du doigt dans ce canal qu'au prix d'une torture plus ou moins vive, vous ferez mieux de vous arrêter et de placer la malade sous l'influence d'un agent anesthésique. Quelques bouffées d'éther ou de chloroforme calmeront ses appréhensions, vaincront sa résistance, diminueront l'hyperesthésie de la membrane muqueuse vulvaire, et par-dessus tout, relâcheront les muscles contractés et permettront au doigt ou au spéculum d'entrer avec la plus grande facilité.

Diagnostic.

Le Dr Sims nous a donné les caractères distinctifs du vaginisme dans une de ses phrases laconiques : « L'hyperesthésie est un signe diagnostique ; le spasme, un signe pathognomonique (1). »

Le pronostic est, en général, favorable. Si, cependant, la maladie était le résultat d'une lésion profonde des centres nerveux, comme cela arrive quelquefois, bien que très-rarement, il n'y aurait guère de chance d'obtenir une guérison radicale. Il faut tenir compte aussi de la durée de la maladie et des incursions qu'elle a pu faire dans le reste de l'organisme. Mais, dans presque tous les cas de vaginisme, vous pouvez compter sur la guérison, pourvu que vos instructions soient suivies et que votre malade ait la patience d'attendre le résultat.

Traitement. — Le traitement est à la fois médical et chirurgical. Les médicaments les plus fréquemments indiqués sont ceux qui sont propres au soulagement et à la guérison des désordres intercurrents, plus particulièrement de ceux de la menstruation, de l'innervation et de la digestion, ainsi que des douleurs et des souffrances qui se montrent du côté de la vessie, de l'urèthre et du rectum. Ces médicaments doivent être soigneusement choisis et appropriés. Je ne sache pas qu'aucun d'eux possède une relation curative particulière avec le vaginisme considéré isolément, ni qu'on ait rapporté une seule guérison bien authentique de cette maladie par l'emploi de la seule médication interne. *Belladona*, *Atropina*, *Thuya*, *Macrotin*, *Sepia*, *Cocculus*, *Conium*, *Platina*, *Nux vomica*, *Pulsatilla*, *Hyoscyamus*, *Ignatia*, *Mercurius*, tels sont ceux qui sont ordinairement indiqués. Si cela est nécessaire (et cela l'est souvent), on pourra employer l'un d'entre eux, conjointement avec le traitement chirurgical.

Traitement médical.

(1) *Clinical notes on uterine surgery, by J. Marion Sims, M. D. etc., etc.* New York, 1866, p. 320.

Ainsi qu'il arrive d'ordinaire dans les questions de gynécologie, les auteurs sont divisés relativement à l'emploi de l'instrument tranchant pour la guérison radicale du vaginisme. Mon opinion personnelle, basée sur de nombreux cas traités avec succès, c'est qu'à moins qu'il n'y ait une raison particulière pour chercher une guérison très-rapide, il vaut mieux essayer d'abord des moyens plus doux. Céla est surtout vrai dans les cas qui ne sont pas très-graves.

Traitement chirurgical.

Un des moyens indiqués pour vaincre cette tendance au spasme de la fibre musculaire vaginale est la dilatation du canal, ou plutôt de sa portion rétrécie, à l'aide de bougies graduées. On peut couper en deux une bougie rectale ordinaire et enduire l'une des moitiés avec du cérat simple, de la glycérine, de l'huile d'olive, ou avec une pommade contenant une partie d'extrait de belladone pour six d'axonge ou de cérat simple. Cette bougie sera introduite avec beaucoup de précautions et laissée en place, suivant les circonstances, pendant un temps qui variera de quelques minutes à une heure, ou même davantage, et au bout duquel, elle sera retirée. La malade devra nécessairement garder pendant ce temps la position horizontale. On peut être obligé de commencer avec un très-petit instrument de ce genre ; mais on arrivera graduellement à en employer de plus gros, et leur présence sera supportée sans souffrances. On apprendra assez vite à la malade à les introduire et à les retirer elle-même. Au bout de quelque temps, avec un régime convenable, des médicaments appropriés et des habitudes réglées sous tous les rapports, vous verrez que vous pourrez introduire la bougie rectale du plus fort calibre sans faire souffrir la malade et que la guérison sera effectuée. L'interdiction absolue du coït pendant tout le temps de la dilatation est une condition du succès.

Dilatation.

Observation. — Mars 1862. Mrs... me consulte pour être guérie d'un état d'irritabilité et de sensibilité du vagin qui, pendant ses trois années de mariage, a été pour elle une cause de souffrances cachées et un obstacle positif aux rapports sexuels. C'est une femme très-intelligente, d'une nature franche. Elle est très-désireuse que je fasse quelque chose pour la soulager, car elle craint surtout que son mari ne se détache d'elle et que sa famille et ses amies ne continuent à la plaisanter sur sa stérilité.

A l'examen physique, il n'y avait rien d'anormal du côté des organes génitaux externes, sauf l'hyperesthésie de la vulve et de l'orifice vaginal. Le contact le plus léger et le plus délicat du doigt produisait immédiatement le spasme vaginal et causait à la malade les mêmes souffrances qu'elle disait éprouver dans l'acte conjugal. Je lui fis inhaler de l'éther sulfurique et ces symptômes disparurent. La dilatation à l'aide de bougies enduites de cérat simple belladoné fut commencée et continuée tous les deux jours, pendant deux semaines, puis tous les jours pendant une semaine, et tout obstacle aux rapports sexuels fut ainsi écarté. Mrs... devint bientôt enceinte et elle a maintenant un fils, un magnifique garçon de neuf ans. Elle ne prit aucun médicament.

Dans la plupart des cas auxquels ce mode de dilatation s'adapte également bien, la guérison ne s'effectue pas toujours aussi rapidement. Elle demande généralement environ deux mois, quelquefois un peu plus et quelquefois moins. Si vous le préférez, vous pouvez vous servir d'une série de dilatateurs coniques en verre, comme ceux que je tiens à la main, au lieu d'employer les bougies. Ces dilatateurs ont été inventés par le Dr Sims et donnent de très-bons résultats. Les bains chauds et l'électricité sont d'utiles adjuvants de ce traitement, dans lequel j'ai une grande confiance. Scanzoni a traité cent cas de vaginisme par une méthode très-analogue et il a guéri toutes ses malades sans avoir recours à l'instrument tranchant.

On cite un très-petit nombre de guérisons par l'excision d'une tumeur irritable que l'on rencontre quelquefois à l'orifice de l'urèthre.

Excision de tumeurs irritables.

D'autres cas ont été guéris par l'ablation de névromes vaginaux; la guérison de vaginites, de fissures et de maladies que l'on pouvait traiter localement et généralement a produit le même résultat.

Le Dr Tilt conseille de pratiquer la dilatation forcée des muscles constricteurs du vagin par un procédé absolument semblable à celui

Opération du docteur Tilt.

qu'employait récemment devant vous votre professeur de chirurgie pour vaincre un spasme du sphincter anal. Après avoir anesthésié la malade, il introduit ses deux pouces, appliqués dos à dos, dans l'orifice vaginal, puis il élargit celui-ci de force, pendant cinq ou six minutes. On introduit alors un tampon ou un dilatateur que l'on maintient en position pendant plusieurs jours à l'aide d'un bandage en T. Ce mode de traitement toutefois n'est pas applicable lorsqu'il coexiste, ou lorsqu'il subsiste une affection utérine ou vaginale.

Le Dr Sims pratique en arrière des incisions profondes à droite et à gauche de la ligne médiane du vagin. La malade doit être placée sur le

Opération du docteur Sims.

dos, complétement anesthésiée à l'aide de l'éther ou du chloroforme. Alors avec une paire de ciseaux courbes, enlevez les restes de l'hymen. Pour séparer les grandes lèvres latéralement, pour ouvrir le canal aussi largement que possible et pour tendre fortement la fourchette, introduisez l'index et le médius de la main gauche dans le vagin. Puis avec un bistouri ordinaire, faites à travers le tissu vaginal une incision située un peu sur la droite et dirigée de haut en bas vers le raphé du périnée, formant ainsi l'un des côtés d'un V ; puis portez le bistouri du côté gauche, et incisez obliquement en vous dirigeant vers la première incision de façon à la rejoindre sur le raphé. Suivez ensuite la direction même du raphé jusqu'à ce que votre incision ait la forme d'un Y. De cette façon, l'incision intéresse le sphincter vaginal dans une étendue d'environ un demi-pouce, mais sans le traverser complétement, et elle devra différer suivant les sujets et l'état de développement des tissus.

S'il y a une hémorrhagie considérable, la compression, les applications locales de glace ou de persulfate de fer l'arrêteront. Si l'écoulement de sang est abondant, mais non excessif, on peut introduire le dilatateur immédiatement, et la pression qu'il exercera servira à l'arrêter. Ordinairement, le dilatateur n'est appliqué que vingt-quatre heures après l'opération; il est maintenu en place par un bandage; après quoi, il est gardé « deux heures le matin et deux ou trois heures le soir, suivant la tolérance de la malade. » Le Dr Sims dit : « J'ai souvent été étonné de la rapidité avec laquelle les incisions guérissent, le processus étant apparemment facilité par la pression du dilatateur en verre, que l'on doit porter chaque jour deux ou trois heures, et jusqu'à ce que, les parties étant entièrement guéries et la sensibilité au toucher ayant disparu, on puisse déclarer la malade apte à remplir sans douleur ses devoirs conjugaux (1). »

Ainsi donc, en un mot, l'opération de Sims est préférable à celle de Burns, qui consistait à diviser le nerf honteux. Quelques cas très-intéressants de guérison par la méthode de Sims ont été rapportés par les Drs H. B. Clarke, T. G. Comstock, W. Tod Helmuth et par d'autres encore. Vous trouverez un intéressant mémoire sur ce sujet par un de nos anciens élèves, le Dr W. A. Burr, de Nebraska, dans le dernier numéro du *United States Medical and Surgical Journal* (2).

Dans quelques-uns des cas que j'ai traités, lorsque les restes de l'hymen paraissaient constituer le foyer de l'hyperesthésie, je les enlevais avec des ciseaux courbes et j'achevais la guérison au moyen de la dilatation et sans incision. C'est ce traitement que j'adopterai dans le cas que vous venez d'avoir sous les yeux.

Autre expédient.

Il y a des attaques de vaginisme accidentelles et passagères, que l'on peut guérir à l'aide d'un expédient plus simple, mais non moins utile. On fait un mélange composé de chloroforme, une drachme, huile d'olives et glycérine, une once de chacune, on en imbibe un tampon de coton que l'on place dans le vagin,

Anesthésie locale.

(1) *Bulletin of the N. Y. Academy of Medicine*, vol I, p. 434.
(2) Volume VII, p. 367.

pourvu toutefois que le spasme vaginal n'en empêche pas l'introduction. S'il en est ainsi, on pourra l'introduire dans le rectum et le spasme cessera très-rapidement. On pourra ensuite avoir recours à un traitement médical et hygiénique approprié, afin de guérir radicalement les états ou les maladies dont ces paroxysmes dépendent.

Physométrie.

Observation. — Mai 1864. Mrs B..., âgée de vingt-quatre ans, d'un tempérament sanguin et nerveux, est mariée depuis six ans et mère de deux enfants. Elle est accouchée du plus jeune il y a un an, pendant les émeutes de la ville de New York. Elle dit avoir eu un accouchement court et facile, après lequel elle s'est bien portée jusqu'au troisième jour ; mais, à ce moment, comme on faisait courir le bruit que la maison qu'elle habitait allait être incendiée ou détruite, elle fut obligée de changer de domicile. L'endroit où elle se rendait n'étant distant que de quelques minutes, elle insista pour faire le trajet à pied, ce qu'elle accomplit, non sans grande excitation morale. Le résultat fut une suppression, d'abord partielle, des lochies, qui devint complète après le cinquième jour.

Au bout de peu de temps, les symptômes que Mrs B. présente actuellement commencèrent à l'incommoder et persistèrent pendant toute l'année. Ils consistent en une augmentation du volume de l'abdomen, circonscrite, située sur la ligne médiane et s'étendant du pubis jusqu'à l'ombilic. Les dimensions de cette tumeur augmentent tellement par moments que la malade a l'aspect d'une femme arrivée au septième mois de sa grossesse. D'autres fois, et surtout après une bonne nuit, elles se réduisent notablement; toute excitation en provoque l'accroissement.

Lorsque la malade s'étend, la tumeur obéit à l'influence de la pesanteur, ou roule vers le côté sur lequel elle est couchée, mais sans changer aucunement de forme et sans qu'il y ait de borborygmes. Elle est, avons-nous dit, circonscrite, et présente toujours une sonorité tympanique. Les parties voisines donnent à la percussion des bruits normaux. Les sensations de Mrs B... se sont bornées à une sorte d'endolorissement par suite de la pression de dedans en dehors et à de la distension. Elle a conscience d'avoir, à certains moments, laissé échapper des flatuosités par le vagin, mais elle n'a jamais eu d'éructations.

Quelquefois, dit-elle, cette tumeur ou ce gonflement semblait lui remonter dans l'estomac et dans la gorge. De temps en temps, elle a de la céphalalgie et de la congestion de la face, surtout dans l'après-midi. C'est une femme très-intelligente, qui est sûre de n'avoir jamais eu auparavant aucun trouble utérin ni urinaire, et à tous les autres points de vue, elle est bien portante. Elel n'a pas pu nourrir son enfant.

Il s'écoulera peut-être bien longtemps avant que vous rencontriez un cas aussi net de cette curieuse affection. Elle est assez rare pour que beaucoup de médecins, ayant une grande pratique, ne l'aient jamais pu constater directement. Si vous remarquez les caractères physiques de cette fausse tumeur, vous observerez que ses contours sont aussi bien définis que ceux d'un kyste de l'ovaire. Elle peut être très-dure ou céder à la pression comme un ballon mou ; à la percussion, elle donne un son tympanique que vous entendez très-distinctement. La tumeur change de position quand la malade se couche sur un côté ou sur l'autre, elle roule et oscille dans une certaine mesure, mais il n'y a ni saillie à la région lombaire ni aplatissement de la surface antérieure de la tumeur, quand la malade est couchée sur le dos, comme cela arrive dans l'ascite.

La tumeur.

La physométrie, ou collection de gaz dans l'utérus, est presque toujours, directement ou indirectement, rattachée à la gestation ou à l'état puerpéral. Quelquefois, cependant, elle survient pendant la menstruation, ou bien encore à la suite d'hydatides utérines, de môles, de polypes, et de toutes les tumeurs intra-utérines susceptibles de décomposition, soit avant, soit après qu'elles ont rompu leurs connexions avec l'utérus. Soit à titre de cause, soit à titre d'effet, les symptômes hystériques existent toujours dans les cas de ce genre, comme dans les autres formes de tympanite auxquelles les femmes sont plus spécialement, mais non exclusivement, sujettes. Les lochies, le lait et les règles se suppriment. Quelquefois cependant les seins se remplissent, comme ils le font dans la grossesse. Les symptômes nerveux prédominent.

Les causes les plus communément admises de cette singulière infirmité sont la rétention et la décomposition, dans l'utérus, du fœtus, d'une portion quelconque de l'arrière-faix après l'accouchement, ou bien des modifications analogues survenues dans des fragments de productions intra-utérines que la nature n'aura pas réussi à expulser, ni le médecin à enlever. Le gaz qui se forme consécutivement à la décomposition des matières organiques est fétide et il est emprisonné dans la cavité utérine par l'occlusion spasmodique de l'orifice du col.

Causes.

Décomposition des matières organiques retenues dans l'utérus.

Il est possible que des changements analogues se produisent dans l'excrétion menstruelle, ainsi que dans la membrane (caduque menstruelle) qui s'exfolie quelquefois pendant ce processus ; celle-ci, retenue par l'occlusion du col, pourrait subir aussi une décomposition chimique. L'arrêt des lochies peut aussi amener le développement de cette variété de tumeur utérine. Cette cause devient plus puissante lorsqu'elle se joint, comme dans le cas actuel, à des appréhensions et à des inquiétudes, ou encore à une exposition précoce aux intempéries atmosphériques et à un excès de fatigue, succédant presque immédiatement à la naissance d'un enfant.

Quelques auteurs attribuent l'augmentation de volume de la matrice, dans la physométrie, à l'emprisonnement dans ce viscère de l'air atmosphérique, soit qu'il y soit attiré par une sorte de succion, soit qu'il s'y introduise, lorsque l'orifice utérin est ouvert pour l'expulsion de certains produits. L'air profite de ce passage pour se précipiter dans l'utérus vide et le remplir. Le Dr Harley cite un exemple dans lequel l'introduction de l'air dans le vagin alternait avec son expulsion par ce conduit (1). Un phénomène de ce genre peut, à ce que l'on croit, se produire exceptionnellement dans l'utérus.

Succion de l'air par l'utérus.

Mais il y a des cas dans lesquels, à moins de l'attribuer à une émotion morale, il est impossible de découvrir la cause de l'affection. En supposant l'existence d'une prédisposition à l'hystérie, il n'y a aucune raison valable pour que des flatuosités en excès ne puissent pas être sécrétées, ou formées dans l'utérus aussi facilement qu'elles le sont manifestement dans l'intestin ou dans l'estomac, sous l'influence de causes analogues. Et rien n'est plus commun que la tympanite hystérique consécutive aux émotions morales, chez les malades de cette catégorie. Mais je ne m'attarderai pas à multiplier les remarques sur ce sujet.

Causes morales.

Le diagnostic est beaucoup plus facile qu'il ne l'était, il y a quelques années. Vous n'avez qu'à mettre la malade sous l'influence du chloroforme ou de l'éther, et les caractères différentiels de ce genre de tumeur se manifesteront d'eux-mêmes. Car s'il s'agit d'un cas de physométrie ou d'une fausse tumeur de nature quelconque, l'augmentation de volume disparaîtra complétement. Vous pourrez vous assurer que l'accumulation s'est faite dans l'utérus et non dans l'intestin, en introduisant une petite canule, ou une sonde d'homme, par l'orifice utérin. Plaçant alors l'extrémité externe de l'instrument dans une cuvette remplie d'eau, vous pourrez vider la tumeur et vous assurer que des gaz s'en échappent réellement. J'ai fait hier cette expérience sur notre malade et je suis par conséquent certain de mon diagnostic.

Diagnostic.

Le traitement consiste à enlever toutes les substances en décomposition qui peuvent être demeurées dans l'utérus et à prévenir leur rétention ultérieure. Le col peut être maintenu ouvert, afin de faciliter le libre écoulement de ces substances, ainsi que l'issue des gaz, à l'aide de l'éponge préparée et

Traitement.

(1) *Transactions of the Obstetrical Society of London*, vol. IV, p. 173.

des moyens ordinaires de dilatation. Si la maladie est récente et si les lochies ont été supprimées, il faut autant que possible, les rappeler. Si la malade est hystérique, cette tendance doit être combattue à l'aide de moyens appropriés d'ordre médical, moral et hygiénique. Si le volume excessif de la tumeur est trop incommode, on pourra le vider un certain nombre de fois, pour soulager la malade. Mrs B... prendra *Belladona* 3, toutes les quatre heures pendant la journée (1).

(1) En un mois, Mrs B... était rétablie et la menstruation était redevenue normale.

LEÇON VINGT-HUITIÈME

Aménorrhée, avec prolapsus utérin et vomissements rebelles.

MESSIEURS,

Je crois que nous occuperons d'une façon très-profitable la première partie de cette leçon en étudiant un cas tiré de ma pratique particulière. Il m'a beaucoup intéressé et pourra contribuer à votre instruction. Il s'agit d'une aménorrhée avec prolapsus utérin et vomissements rebelles. La malade m'a donné par écrit le détail de ses symptômes.

OBSERVATION. — Je suis âgée de 22 ans et mariée ; j'ai souffert pendant six ans de troubles gastriques opiniâtres, revenant par intervalles. Cette affection se manifesta, pour la première fois, après une forte attaque de diarrhée. Puis revinrent des vomissements d'aliments digérés en partie ou qui n'avaient encore subi aucun changement. Ce symptôme m'incommodait surtout le soir, après souper, mais il pouvait aussi se montrer après les autres repas. Le café, la pâtisserie et toute nourriture forte, les légumes frais, et plusieurs espèces de fruits étaient les premières choses que rejetait mon estomac. Conséquemment, mon régime fut réduit à la viande et au pain. Pendant un temps, toutes les viandes fraîches furent bien supportées ; mais à la fin, le bifteck devint le seul aliment que je pus tolérer.

Le trouble de la digestion survint pour la première fois vers la fin de l'été et continua pendant plusieurs mois. Il reparut l'année suivante à la même saison et dura jusqu'au milieu de l'hiver, avec suppression des règles pendant trois mois. Ces différents désordres me causèrent de violents maux de tête et du ballonnement de l'estomac et de l'abdomen. Ceci ne m'empêcha pas d'engraisser, pour maigrir ensuite au retour des règles. La saison d'après, je retirai grand profit d'un séjour de neuf mois à Saratoga. Après y avoir pris les eaux, je retournai chez moi, guérie en apparence. J'eus alors deux années de bonne santé relative ; elles ne furent passagèrement troublées que par quelques symptômes de l'ancienne affection qui s'amendaient généralement, grâce à la discipline de mon régime.

La troisième attaque fut précédée, accompagnée et suivie d'une fièvre bilieuse et d'une dysenterie, affections qui me rendirent très-malade pendant plusieurs semaines. Le trouble gastrique ne me quitta pas comme d'habitude lorsque vint l'hiver. Les symptômes persistèrent pendant plus d'une année ; es nausées et les vomissements augmentèrent de fréquence et de violence.

Il y avait en outre grande âcreté dans les matières que je rejetais, de l'angoisse et des sensations de brûlure. Il me semblait avoir l'estomac rempli d'un grand nombre de quartiers de pomme en perpétuel mouvement. La constipation et le gonflement du ventre étaient constants. Les médicaments paraissaient impuissants; tous les aliments étaient abandonnés l'un après l'autre; mes forces décroissaient graduellement : je devins nerveuse, mes nuits furent agitées, je faisais des rêves désagréables et une fièvre intermittente sourde finit par s'établir. La viande ou toute autre nourriture solide ne pouvait plus passer et bientôt l'organisme tout entier tomba dans une prostration et une débilité complètes.

La région de l'estomac devint alors très-dure à la main, mais extrêmement sensible au toucher. Pendant sept mois, la menstruation fut entièrement suspendue. Depuis septembre jusqu'au milieu de décembre, je devins de plus en plus faible. Je commençai alors insensiblement à aller mieux, mais les vomissements continuèrent presque chaque jour, pendant environ quatre mois encore. Depuis six mois, je n'avais pris aucune nourriture solide quelle qu'elle fut et je vivais exclusivement de bouillies. Pendant deux autres mois, je n'avais avalé que du lait et du bouillon léger et filtré.

Le premier vomissement de pus eut lieu en septembre et, à partir de ce moment, je continuai à rejeter de cette matière. En novembre, elle devint plus abondante et fut rejetée jusqu'à une fois par heure dans la journée. Le plus abondant de ces vomissements purulents fut précédé d'une faiblesse avec difficulté de respirer et engourdissement. Outre le pus, il y avait un liquide clair qui causait dans la gorge, dans la bouche et sur les lèvres une vive sensation de brûlure et de cuisson et une mousse épaisse, ressemblant à du blanc d'œuf battu dont la présence n'était pas constante.

Une excitation intense, des nuits agitées et souvent sans sommeil ainsi que de vives douleurs dans la tête, dans le dos et dans les hanches épuisèrent terriblement ma constitution délicate. Pendant six mois, à l'exception d'un petit nombre de jours, les vomissements revenaient par intervalles d'une à six heures. Je fus alitée pendant quatre mois.

Tel était l'état dans lequel je trouvai la malade lors de ma première visite. Elle était mariée depuis quelques mois. Son mari et sa famille étaient extrêmement inquiets. Si, à certains moments, elle avait le teint rosé des Anglaises, elle avait habituellement l'aspect d'une femme qui ne pouvait pas vivre longtemps. Un examen plus approfondi, et pratiqué de temps en temps, suivant que la malade était plus ou moins apte à le supporter et suivant que l'occasion se présentait, révéla les symptômes additionnels suivants :

Ordinairement, pendant le temps de ces vomissements, l'appétit était impérieux et presque vorace et il y avait une grande dépression morale. Pendant plusieurs mois après que les vomissements furent devenus presque quotidiens, il n'y eut pas ou presque pas d'amaigrissement; les joues étaient rouges et les yeux brillants, comme en parfaite santé, mais le teint avait une nuance bleuâtre particulière, surtout le matin. Les pieds et les mains qui, à d'autres moments, étaient presque aussi froids et aussi décolorés que du marbre, devenaient chauds et brûlants. La transpiration avait une odeur forte et désagréable. Cette odeur s'accentuait avec la fréquence et l'abondance des vomissements de pus. Pendant bien des semaines, l'estomac fut tellement sensible que la malade pouvait dire à quel moment l'aliment y entrait et dans quelle partie de l'organe il se trouvait. Il y a à noter cette sensation bizarre qui, pendant plusieurs mois, précéda la maladie et faisait croire à ma cliente à la présence de quartiers de pommes au niveau du cardia. Elle éprouvait en même temps une faiblesse comme par inanition et qui ne faisait qu'augmenter, lorsqu'elle mangeait.

Chacune de ces attaques était caractérisée par un arrêt plus ou moins prolongé des règles. La malade se plaignait aussi de faiblesse et d'endolorissement dans les lombes et dans les hanches, ainsi que de tiraillements, de dysurie passagère et de constipation opiniâtre.

Ma première impression fut qu'il y avait un ulcère perforant de l'estomac, et comme vous devez le supposer, mon pronostic fut très-réservé. A ma seconde visite je découvris la complication menstruelle, et la troisième entrevue me décida à demander l'examen des parties, qui me fut accordé. Je trouvai la vulve en état d'hyperesthésie, avec une constriction considérable de l'orifice vaginal. L'utérus était en prolapsus sur le plancher du bassin et extrêmement sensible au toucher. A l'aide d'une petite manœuvre délicate, l'organe fut soulevé autant que cela était possible, vers le détroit supérieur, et j'ordonnai à la malade de se coucher principalement sur le côté gauche. Je prescrivis *Nux vomica* 3, une dose à prendre toutes les trois heures.

Le prolapsus comme cause excitante.

Le lendemain matin les douleurs pelvienne et sacrée avaient disparu, le mal de tête avait diminué, les vomissements avaient été moins fréquents et la malade avait bon espoir. Bref, elle garda le lit pendant encore trois semaines environ, à cause du prolapsus et aussi du flux menstruel qui reparut dans les quinze jours. Tous les quatre ou cinq jours, l'utérus était, à l'aide de l'index, remis en place. *Calcarea carbonica* 3 fut après *Nux vomica* le seul médicament que prit la malade, à l'exception de *Caulophyllin* et de *Coffea*, qui furent donnés incidemment, pour provoquer le repos et le sommeil. La menstruation devint normale sous tous les rapports. Les troubles gastriques diminuèrent au point que la malade put prendre avec plaisir et garder presque toute espèce de nourriture. Sa « fièvre intermittente sourde » disparut, et toute son ancienne gaieté lui revint. En quelques semaines, sa santé fut parfaitement rétablie. Au

Effets de la remise en place de l'utérus.

Histoire ultérieure.

bout de six mois elle devint enceinte, et maintenant elle a un enfant brillant de santé et âgé d'environ un an. Elle a traversé la période de la gestation sans vomissements et celle du travail et de l'allaitement, sans aucun symptôme fâcheux ou inaccoutumé. Deux ans se sont écoulés depuis et elle n'a point vu reparaître sa maladie.

Considérations pratiques.

Mon but, en vous rapportant ce cas, n'est point de faire des réflexions sur l'un ou l'autre des médecins qui m'ont précédé, mais de signaler quelques points pratiques qui vous seront utiles dans votre clientèle. Le premier de ces points, c'est que votre habileté dans le diagnostic et votre succès dans le traitement dépendront de la façon consciencieuse dont vous examinerez et vous analyserez le cas qui vous sera soumis. On a beaucoup parlé de l'importance de la « totalité des symptômes », comme base de traitement. Dans un cas ardu et compliqué comme celui-ci, la « totalité des symptômes » comprend beaucoup de choses. Elle classe et dispose les symptômes gastriques, digestifs et nerveux comme les plus saillants et ceux qui peuvent le mieux suggérer des indications; mais on s'aperçoit que les médecins qui se vantent de prescrire d'après ces données ont une grande tendance à négliger les complications menstruelles et utérines, ou tout au moins, ne leur accordent pas l'importance qu'elles méritent. Et ce fait explique plusieurs de leurs insuccès. Car si nous attachons une importance exagérée au caractère des matières rejetées ou à la fréquence et aux autres particularités des vomissements, comme pouvant servir à interpréter la nature de la maladie et à indiquer le remède spécifique et convenable, il en résultera que notre pathologie se trouvera en défaut et que notre thérapeutique prendra une mauvaise direction.

Symptômes dominants.

Dans un cas de cette nature, il est quelquefois très-difficile et même impossible de décider quelle est la catégorie de symptômes qui a réellement la plus grande signification. Pour établir notre jugement, nous ne devons pas nous en tenir aux faits bruts et constatables à première vue, mais il nous faut en rechercher les causes et la nature, car nous risquerions fort de tenir pour caractéristiques et suffisants les signes qui sautent le plus aux yeux, alors qu'en réalité ils ne le sont pas.

Déductions pratiques.

Ce cas est probant. Il y avait un prolapsus grave de l'utérus, qui se renouvelait évidemment chaque fois que le malade souffrait de troubles gastriques. La cause de sa maladie était mécanique, et quand elle entrait en jeu, elle agissait suivant un mode identique. Le trouble fonctionnel réflexe de l'estomac a été si grave et a duré si longtemps, qu'il a fini par déterminer une ulcération non douteuse de cet organe. Mais même lorsque les symptômes dépendant de cette ulcération étaient à leur maximum de gravité, il n'y avait en eux rien de caractéristique relativement à la cause de ces désordres et au meilleur moyen de les guérir.

Importance réelle des symptômes essentiels.

La seconde proposition c'est que, tout en prenant soin de ne point exclure arbitrairement ou par négligence quelques-uns des symptômes, nous ne devons point accorder aux autres, indistinctement et sans de bonnes raisons, une importance exagérée. La déviation utérine et l'arrêt menstruel étaient ici les particularités capitales. Dès qu'on y a eu remédié, les symptômes gastriques plus éloignés ont disparu. Il serait imprudent de conclure de cela que les pessaires et les emménagogues sont les meilleurs remèdes des ulcérations stomacales accompagnées de vomissements ; aussi bien que de déclarer que ces phénomènes sont invariablement dus à un prolapsus, ou à quelque autre cause agissant en dehors de l'estomac. C'est là une conclusion qui intéresse à la fois le médecin et les malades. Le tact seul permet au médecin de débrouiller l'écheveau emmêlé de la maladie.

Moyens de réussir.

Quiconque, dans un cas de maladie utéro-gastrique, pourra distinguer la lésion primitive de la lésion secondaire, trouvera du même coup le traitement qui convient à ces cas complexes et qu'il n'aurait pu instituer sans cela. Il pourra, en connaissance de cause, emprunter son remède à la chirurgie ou à la médecine, en s'en rapportant à son expérience, aux auteurs, à nos ouvrages de matière médicale, ou à cette « cérébration inconsciente », qui nous est si nécessaire dans la pratique.

Dangers des vomissements excessifs.

Vous comprendrez facilement combien l'irritabilité extrême et persistante de l'estomac dans un cas de cette nature peut finalement amener les plus sérieuses conséquences. Quand les aliments sont presque continuellement rejetés, il est impossible que la malade soit convenablement nourrie. Ses fonctions d'assimilation sont forcément entravées, aussi bien que la digestion, la circulation, la respiration et l'innervation. La santé générale se mine, une affection organique peut indirectement résulter de ces troubles et arriver jusqu'à l'épuisement et la mort.

Nature grave des désordres utéro-gastriques.

Les maladies d'une portion quelconque de la muqueuse gastro-intestinale sont plus graves lorsqu'elles se compliquent de désordres utérins et menstruels. Chez les femmes, les dérangements intestinaux, les indigestions, les constipations et les diarrhées sont plus graves quand il y a complication de troubles intra-pelviens, comme, par exemple, de déplacements utérins, de métrite chronique du col, d'ovarite, de rétention menstruelle, de leucorrhée et de ménorrhagie. L'action indirecte et éloignée de ces différentes lésions — qui compliquent, même lorsqu'elles ne l'ont pas causé, le désordre alimentaire, — et l'absence de tout signe bien évident de troubles utérins ou menstruels, peuvent amener le médecin à les négliger, en tant que facteurs principaux de la maladie. Si nous ajoutons à cela que l'examen physique des organes pelviens, qui serait nécessaire, est ordinairement la dernière chose à laquelle on pense dans ces circonstances, vous verrez comment il est possible que des maladies aussi compliquées résistent au traitement et se terminent fatalement.

Ces affections ne comportent pas plus une description unique qu'un seul genre de traitement. Quelle que soit la cause indirecte, c'est elle qui doit être combattue d'abord. Il se peut que sur cent cas de vomissements chroniques et persistants il n'y en ait pas un seul qui dépende aussi directement que celui-ci d'un déplacement utérin; mais la possibilité même de cette corrélation ne doit pas vous échapper, à cause de son importance pratique.

La chirurgie et la médecine ne s'excluent pas.

Il n'y a pas et il ne doit pas y avoir de contradiction entre les indications chirurgicales et les indications médicales que peut présenter à la fois un même cas. L'utérus peut être remis en place et le col au besoin dilaté; des topiques peuvent être appliqués sur le museau de tanche, sans que le traitement général, basé sur des indications différentes, doive, pour cela, être interrompu.

Irritabilité utérine. — Hystéralgie.

Observation. — Mrs J..., âgée de vingt-sept ans, mariée, ayant trois enfants dont le plus jeune a deux ans, est malade depuis neuf ans. Elle est naturellement délicate et impressionnable. Elle s'est mariée à dix-huit ans, et est partie immédiatement pour faire son voyage de noces, qui comportait une excursion dans une ville éloignée et une visite de quinze jours chez les parents de son mari. Lorsqu'elle fut de retour chez elle, elle se sentit le système nerveux fortement ébranlé. Elle attribue ce fait au manque de sympathie qu'elle éprouvait pour son mari et au désaccord qui existait entre eux; son mari, dit-elle, ne l'a jamais comprise, et ne s'est jamais donné la peine de lui être agréable. Pendant qu'elle était jeune fille, après l'âge de quatorze ans, elle a beaucoup souffert aux périodes menstruelles, plus spécialement pendant les dix ou douze premières heures. Pour combattre ces douleurs, elle prenait ordinairement du thé chaud, du genièvre et gardait le lit. Depuis la naissance de ses enfants, elle n'a plus souffert de cette dysménorrhée; mais elle n'a pas été bien portante un seul instant. Les principaux malaises ont un caractère fugace. Elle est très-souffrante quand elle sort et quand elle rentre, le matin et le soir. Les seules douleurs qu'elle éprouve sont des douleurs fulgurantes, erratiques et passagères, siégeant principalement dans la partie inférieure du dos et de l'abdomen. Par intervalles, elle est forcée de rester au lit pendant plusieurs jours. Souvent, il y a de la strangurie, surtout après le coït, qui la fatigue et l'énerve toujours. La menstruation est régulière, mais moins abondante qu'elle ne devrait être. Mrs J... est surtout heureuse quand elle est dans une nombreuse société; lorsqu'elle peut s'oublier et se distraire, il lui semble qu'elle est « comme tout le monde ». Pour cette raison, elle aime à sortir de chez elle et à faire des visites. Ses nuits sont agitées, et elle rêve de tous les événements agréables ou non de sa vie passée. Ses pieds sont toujours froids.

L'examen ne révèle aucun signe de maladie organique dans le voisinage ou dans l'intérieur du bassin. L'utérus est très-irritable et sensible au toucher. Il paraît légèrement augmenté de volume, mais n'est pas déplacé. Lorsque le doigt vient à toucher cet organe, elle éprouve cette tension douloureuse et cette sensation désagréable et insupportable qu'elle a toujours ressentie pendant les rapports sexuels.

Pas de lésion définie.

Il y a un grand nombre de maladies dont voici un exemple, et dans lesquelles la lésion organique évidente de l'utérus et de ses annexes est le plus pitoyable critérium que l'on puisse trouver de la nature véritable de l'affection, des souffrances qu'elle implique et des difficultés qui entravent la guérison. L'utérus irritable n'est ni enflammé, ni ulcéré, ni congestionné, ni déplacé. Il n'y a pas de lésion de tissu en connexion nécessaire avec cette maladie. Elle ne donne lieu à aucun écoulement caractéristique ou critique. Les dimensions de l'organe sont normales, ses rapports anatomiques ne sont pas modifiés, et il n'y a aucun obstacle particulier qui s'oppose à la menstruation, à la conception, à la parturition.

Hyperesthésie spéciale.

Ainsi donc, en ce qui concerne son anatomie pathologique, cette affection, comme l'azote, se distingue par ses caractères négatifs. Le fond de cette maladie est l'excitabilité et l'irritabilité de l'utérus, dont les sympathies et les relations nerveuses sont exagérées et désordonnées. L'inflammation de cet organe ou des organes voisins peut exister comme conséquence ou comme complication, mais elle n'est pas un facteur essentiel. De même aussi, dans quelques cas, il y a des symptômes incidents d'irritation spinale et de troubles réflexes de tous les genres imaginables, qui sont des phénomènes contingents, s'ajoutant à l'exaltation morbide de la sensibilité utérine.

La maladie est, dans le plus grand nombre des cas, comprise entre les limites de la vie menstruelle. Elle se montre chez les femmes mariées ou non mariées, mais elle est plus fréquente chez les premières. Celles qui ont été enceintes, qu'elles soient ou non arrivées à terme, passent pour y être plus sujettes que celles qui n'ont jamais conçu. Il y a toutefois bien des exceptions à cette règle. En général, les femmes qui sont faibles, nerveuses, impressionnables et qui ont été sujettes à des irrégularités légères, spasmodiques et douloureuses de la menstruation, sont très-exposées à cette affection dans le reste de leur existence. Un mariage malheureux, une perte d'argent ou d'une position sociale, le manque d'occupation, le désappointement, la solitude, la crainte de quelque infirmité féminine, l'usage immodéré du thé et du café, le chagrin, la jalousie, l'avortement fréquent, les grossesses trop rapprochées, les idées érotiques et les excès vénériens sont autant de causes dont il faut tenir compte. Les diathèses rhumatismale et névralgique prédisposent fortement à cette forme d'hystéralgie.

Causes prédisposantes.

Les causes déterminantes sont nombreuses aussi. Tout ce qui peut, directement ou indirectement, exalter la susceptibilité et les sympathies nerveuses de l'utérus (alors même que le stimulus serait naturel et inoffensif dans des circonstances différentes) a de grandes chances de nuire, surtout si ce stimulus est trop souvent mis en jeu et sans ménagements. Les émotions qui, convenablement contrôlées, sont saines et utiles, peuvent se liguer avec les passions, pour déranger le système nerveux utérin et l'une des fonctions ou toutes les fonctions qui ont quelque rapport avec lui. Sous leur influence, l'utérus peut devenir tellement irritable que la menstruation peut se supprimer, ou devenir intermittente, ou trop rare ou trop abondante, ou même très-douloureuse. Ou bien encore, cette irritabilité utérine peut amener la stérilité.

Causes déterminantes.

Les désirs sexuels non satisfaits ont, dans bien des cas, des effets à peu près identiques à ceux des excès vénériens. Les femmes n'ont pas seulement les passions et les désirs sexuels de l'homme ; mais elles ont encore ces crises périodiques, qui s'accompagnent d'une exaltation et d'une excitation particulières du système génital, et qu'elles ne traversent pas toujours impunément. Ces crises impliquent certaines vicissitudes qui troublent l'innervation utérine, et qui se perpétuent naturellement par leur fréquent renouvellement. L'excitation et la réaction qui peuvent se produire sont si exagérées qu'il est presque impossible de les maîtriser. Il en résulte un état d'irritabilité de l'utérus et de tout l'appareil génital.

D'autres causes de ce genre sont : l'accomplissement passionné et trop fréquent, ainsi que les fraudes de l'acte sexuel, sans égard pour l'état physique ou moral de la femme ; l'équitation ; les promenades prolongées pendant ou immédiatement après les règles ; des relevailles trop promptes après l'accouchement et surtout après l'avortement ; la lactation trop prolongée ; les fausses couches fréquentes ; l'usage d'injections astringentes ou froides, en vue de prévenir la conception ; la constipation par paralysie du rectum ; la danse ; le patinage ; les coups et les chutes sur la colonne vertébrale ; les efforts musculaires excessifs ou le travail de la machine à coudre ; la station verticale trop continue, ou la station assise dans une situation contrainte, à un pupitre ; le prolapsus, la rétroversion ou la rétroflexion de l'utérus ; la pression de la vessie, de l'intestin, des ovaires, ou de quelque tumeur pelvienne ou abdominale contre l'utérus ; les obstructions mécaniques ou spasmodiques du col utérin ; l'ulcération du vagin ou de la vulve ; la nymphomanie ; le vaginisme et l'irritation ovarienne. L'utérus est généralement exempt de cette forme d'irritation, jusqu'au moment de la puberté.

Conséquence d'un avortement précoce.

Quelques-uns des cas les plus rebelles et les plus douloureux d'irritabilité utérine que j'aie jamais traités sont survenus chez des femmes qui, étant mariées depuis plusieurs années, n'avaient pas eu d'enfant. Dans beaucoup de ces cas, la conception s'est produite presque immédiatement après le mariage, mais pour des raisons qui leur ont paru légitimes à cette époque, et sans avoir une idée exacte du danger qu'elles couraient, ces personnes ont forcé les règles à reparaître et, en somme, ont pratiqué des avortements. Ces pratiques viennent-elles à réussir : l'utérus se vide de son contenu ; mais il y a des conséquences indirectes qui se manifesteront dans l'avenir et altéreront alors la santé et le bonheur de ces femmes. Je pourrais vous raconter l'histoire de mainte belle personne qui paie un lourd tribut à cette affreuse maladie, et qui donnerait tout au monde pour avoir un enfant. Toute sa vie elle aura le remords d'avoir, quelques semaines après son mariage, avalé les « pilules infaillibles » d'un misérable, ou suivi les funestes conseils d'une commère.

Conséquence des cautérisations.

Une autre source féconde d'irritabilité utérine, c'est cette cautérisation téméraire du col dont je vous ai parlé si souvent. Il y a certaines femmes sur l'organisme délicat desquelles cette espèce de cruauté raffinée réagit de la façon la plus nuisible. Et c'est une chose singulière que l'indifférence et l'aveuglement des médecins qui ont habituellement recours à cette pratique. Laissez-moi vous citer un cas, pour lequel j'ai été appelé hier :

Observation. — Mrs..., femme active, intelligente, âgée de vingt-deux ans, d'un tempérament nerveux, mère d'un enfant de deux ans, n'est pas bien portante depuis six mois. Ses soucis de ménage, ses ennuis avec les domestiques, la chaleur de la température, les fatigues d'une trop nombreuse société l'ont beaucoup affaiblie physiquement et moralement. Elle n'a à se plaindre d'aucun symptôme positif, si ce n'est d'un mal de tête qui s'accompagne de nausées et auquel elle est sujette et qui revient maintenant plus souvent et plus vivement.

Pendant plusieurs semaines, elle a tâché de se guérir au moyen de médicaments qu'elle avait chez elle, et finalement au moyen de toniques de divers genres, que lui recommandaient quelques-unes de ses amies. Mais les symptômes persistèrent comme auparavant. Elle continua à s'occuper de son ménage, à faire ses courses dans les magasins et au marché, et comme d'habitude, alla à l'église et à l'école du dimanche.

Finalement, sur l'avis d'une voisine, elle consulta une femme-médecin, qui cautérisa le col de l'utérus et renouvela cette opération deux fois par semaine. Cela dura deux mois, et il n'y eut de relâche qu'au moment des règles. Depuis la première application du caustique, Mrs... se sentit beaucoup plus malade ; mais on lui conseilla de persévérer, lui assurant que l'amélioration était une chose certaine. Ce traitement barbare et répété l'énervait de plus en plus ; elle ne pouvait plus dormir, elle passait ses nuits à se promener dans sa chambre ; elle avait perdu le peu d'appétit qui lui restait ; elle avait froid et était prise de faiblesses avec perte de connaissance pendant un temps assez long ; elle se découragea, se désespéra et tomba dans une mélancolie profonde. Son mari me rapporte qu'elle devient véritablement folle pendant les heures qui suivent l'application des caustiques. D'autre part, il se déclara une strangurie fort douloureuse, et après la deuxième semaine une leucorrhée corrosive et cuisante, bien qu'il n'y ait jamais eu le plus léger symptôme de l'une ou l'autre de ces affections auparavant.

A la fin de la septième semaine, après avoir subi douze fois ce « traitement », Mrs... conclut résolûment que sa santé serait entièrement ruinée, si elle persévérait dans cette voie. En conséquence, elle congédia son médecin et m'envoya chercher.

Symptômes. — Il serait tout à fait impossible de vous énumérer tous les symptômes de cette curieuse maladie. En général, la douleur est hors de proportion avec la lésion utérine. Elle varie de siége et de nature. Ordinairement elle est localisée en quelque point de la partie inférieure du dos, ou bien dans l'intérieur ou au voisinage du bassin ; mais très-souvent elle est située dans la tête, la colonne vertébrale, la poitrine ou l'abdomen. Les douleurs sont passagères, paroxystiques et névralgiques, ne s'accompagnant la plupart du temps d'aucun trouble constitutionnel profond ou spécial. Elles sont notablement influencées par les émotions, et sont aggravées ou soulagées suivant l'état mental. La position modifie le retour et la gravité des paroxysmes. La plupart des femmes qui ont un utérus irritable éprouvent de la difficulté à garder la position verticale pendant

Siége de la douleur.

Effets de la position et du mouvement.

un temps un peu long. Elles ne peuvent pas rester debout ou assises pendant plus de quelques minutes, sans éprouver de grandes souffrances, et il leur est presque impossible de monter ou de descendre un escalier. Souvent la position horizontale est la seule supportable. Ces malades ont parfois une frayeur mortelle de la défécation et de la miction, l'un ou l'autre de ces actes tendant à être suivi de douleurs excessives, d'épuisement et de faiblesses. Quelquefois il y a un désir irrésistible d'uriner, surtout lorsque la malade est couchée; puis le besoin d'aller à la selle la tourmente dès qu'elle se met sur son séant. Et pourtant la composition de l'urine peut ne pas être modifiée et la constipation peut persister.

A ces symptômes il faut ajouter ceux qui simulent certaines affections locales et qui se présentent aussi dans l'hystérie. Les plus communs de ces désordres sont la dyspnée, l'aphonie, les palpitations du cœur, l'angine de poitrine, la pleurésie, les névralgies et le gonflement des seins, surtout avant ou pendant la menstruation, les douleurs et l'irritation de l'ovaire, la céphalalgie, les névralgies faciale et sus-orbitaire, la gastrodynie, la dyspepsie, les vomissements chroniques, la dépression morale, la monomanie, l'engourdissement des extrémités, la paralysie musculaire et la roideur et l'impuissance des articulations.

Ressemblance avec d'autres maladies.

Les symptômes nerveux comprennent l'insomnie, la distension gazeuse de l'abdomen, la dépression morale, la tristesse sous l'influence des émotions, une grande mobilité dans les sentiments, l'aigreur ou la tendance soupçonneuse du caractère, l'absence d'empire sur soi-même, la lassitude, l'indifférence, l'hypochondrie, une extrême susceptibilité à l'égard du ridicule ou des reproches, des changements d'humeur, de la jactitation, de l'agitation, des spasmes locaux ou généraux, des tremblements, des paralysies partielles et des modifications circonscrites dans la température de la partie affectée.

Symptômes nerveux.

Naturellement, tous ces symptômes ne se rencontrent pas dans tous les cas d'irritabilité utérine; mais, pour un d'entre eux qui manque, vous en trouverez dix ou vingt autres. En un mot, les symptômes sont sujets aux mêmes variations et sont, au moins pour un grand nombre, aussi inexplicables que ceux de l'hystérie, à laquelle cette affection se rattache si étroitement. Ils s'aggravent généralement à l'époque menstruelle, et sont considérablement influencés par l'état psychique de la malade. Elle souffrira vivement, par exemple, d'une douleur qui alarmera sa famille et qui la rendra sérieusement malade. Une amie viendra l'inviter à sortir en voiture, ou à faire une visite, et aussitôt les symptômes disparaîtront.

Symptômes capricieux.

La famille est terrifiée de la voir se lever si vite ; et le médecin qui l'a laissée chez elle une heure auparavant, pourra la rencontrer à plusieurs milles de sa maison, allant porter des aumônes à des malheureux ou se promener pour son plaisir.

Nature contradictoire de la maladie.

Une malade qui ne peut pas rester assise dans un fauteuil pendant plus de cinq minutes, pourra s'étendre à moitié dans sa voiture et se promener ainsi pendant des heures ou pendant toute la journée, sans donner le moindre signe de fatigue ou de souffrance. Ou bien, elle s'occupera des affaires de son ménage, de l'église, ou de quelque entreprise charitable, avec toute la puissance d'exécution d'une personne qui se porte bien et qui est capable de supporter n'importe quelle fatigue. Et pourtant, en ce qui touche le contrôle qu'elle peut exercer sur ses mouvements, elle n'a pas plus de volonté qu'un enfant.

Examen physique.

L'examen par le vagin, comme dans le cas de Mrs. J., révèle un état de sensibilité plus ou moins marquée de l'utérus. Le col est douloureux au toucher, et si l'on pousse l'organe vers le détroit supérieur, on fait énormément souffrir la malade. Dans quelques cas, la douleur à la pression est limitée à un petit point. Les manœuvres les plus délicates, pratiquées en vue d'introduire la sonde ou le spéculum, occasionnent plus de souffrance que d'habitude. Quelquefois, on sent l'utérus comme gonflé et légèrement augmenté de volume. Il y a des occasions où il est plus ou moins en prolapsus, et dans des cas très-rares, il est soit en rétroflexion, soit en rétroversion.

Coccygodinie.

Diagnostic. — Cette maladie est quelquefois confondue avec la coccigodynie. Mais dans celle-ci, qu'elle ait pour cause une violence subie pendant le travail, ou bien une chute ou un coup, la malade ne peut pas s'asseoir carrément, ni se relever sans éprouver immédiatement une douleur des plus atroces, qui est toujours rapportée à la pointe du coccyx. Dans l'irritabilité utérine, la douleur n'est pas toujours si limitée et la malade peut ordinairement s'asseoir pendant dix ou quinze minutes, avant que la douleur et la sensation pénible surviennent. Dans la première de ces affections, la position couchée est aussi douloureuse que la position assise droite ; il n'en est pas ainsi dans la seconde.

Dans la première, la douleur névralgique a de grandes chances d'augmenter quand la malade va à la selle et la pression exercée par le doigt dans une direction quelconque détermine un paroxysme local : dans l'irritabilité utérine, la douleur qui accompagne les selles ne diffère pas de celle que produit ordinairement la constipation, et la pression sur le coccyx ne cause aucune douleur bien caractéristique ni bien violente.

Vous distinguerez cette affection des maladies organiques de l'utérus par l'absence des écoulements qui se produisent dans l'ulcération utérine et dans la leucorrhée. On ne saurait la confondre avec la dysménorrhée, car, bien que l'irritabilité utérine tende à s'aggraver à l'époque des règles, les manifestations douloureuses ne sont pas liées à la menstruation et continuent souvent d'une époque menstruelle à l'autre.

Maladies organiques de l'utérus. Dysménorrhée.

Traitement. — Toute prédisposition, héréditaire ou acquise, de la malade, doit, si cela est possible, être écartée afin que les remèdes appropriés puissent agir d'une façon plus efficace. Il en est de même de toutes les causes déterminantes, si, toutefois, vous pouvez les découvrir, ce qui dans certains cas est extrêmement difficile. Remplir ces indications est une tâche qui demande beaucoup de temps et énormément de tact; mais, si vous possédez l'entière confiance de votre malade, et si vous montrez suffisamment de persévérance, vous réussirez à lui rendre la vie supportable, sinon à accomplir une cure radicale.

Eloigner les causes.

En général vous devrez vous rappeler que les malades de ce genre sont faibles, débilitées et mal nourries. Si elles prennent une quantité suffisante de nourriture, celle-ci ne les soutien pas comme elle devrait le faire à l'état normal. Elles ont une inclination trop prononcée et exclusive pour le thé, le pain grillé, les gâteaux secs et diverses petites friandises qui ne peuvent guère les nourrir. Elles sont très-sujettes à avoir de la répugnance pour les viandes, pour le lait et pour toute espèce de nourriture animale; par suite de leurs habitudes, il se développe une sorte de dyscrasie névralgique, qui est souvent sous-jacente aux formes les plus graves d'hystéralgie, et qui peut même en être la cause.

Reconstituer les forces générales.

La première chose à faire, chez de pareilles malades, est de restaurer leurs forces et leur vigueur générales, en stimulant la digestion et en lui fournissant des aliments convenables. Ne leur permettez pas de grignotter dans leurs chambres et forcez-les à se mettre à table avec leur famille et de gagner ainsi de l'appétit.

L'air pur et le soleil sont indispensables ; mais la quantité et la nature de l'exercice doivent dépendre de la force primitive de la malade, des complications et du cours particulier de la maladie. Plus la tendance hystérique est accusée, plus doivent être grandes la force de volonté de la malade et sa résolution de surmonter les obstacles physiques qu'elle rencontre sur sa route. Il y a de ces malades qu'il faut presque pousser dehors pour qu'elles fassent l'effort nécessaire pour marcher ou sortir en voiture,

Air et exercice.

et pour qu'elles se persuadent que la locomotion est dans le domaine des choses possibles.

Mais il serait exagéré d'affirmer que toutes les malades se ressemblent sous ce rapport, car il en est quelques-unes qui feraient des courses trop longues ou trop éloignées, et qui ont besoin d'être modérées dans leur ardeur, tandis que d'autres sont absolument trop faibles et trop souffrantes pour prendre un exercice actif qui ne ferait qu'aggraver leur état. Il faut s'enquérir scrupuleusement des efforts que coûte à la malade une promenade à pied ou en voiture. Si elle peut faire trois quarts de mille, sans danger et même avec bénéfice pour sa santé, il serait peut-être imprudent et nuisible de lui faire achever complétement le mille. Les longs voyages sont plus supportables pour cette catégorie de patientes qu'ils ne l'étaient avant l'invention des « *sleeping-cars* » ; mais, en dépit de ce perfectionnement, les excursions en chemin de fer ne sont pas toujours très-bien supportées. Lorsque cela est possible, il est mieux de prendre le bateau.

Il n'est pas toujours facile de régler dans tous leurs détails les habitudes de ces malades. Mais une fois que vous avez trouvé le point sur lequel doit porter votre réforme, il faut résolûment vous mettre à l'œuvre, vous emparer de l'esprit de votre cliente de façon à la diriger selon vos idées, tout en lui laissant croire qu'elle n'en fait qu'à sa guise.

Conseil pratique.

Une erreur très-commune dans le traitement de l'irritabilité utérine consiste à croire que la chirurgie utérine, à laquelle on recourt ordinairement, aide à la guérison ; elle est au contraire plus nuisible qu'utile. Il n'y a pas une seule opération à pratiquer dans un cas d'hystéralgie, sans complications. Les caustiques, l'instrument tranchant, l'éponge préparée, l'hystérotome, la sonde, les pessaires de toute espèce sont autant d'instruments de torture, qui aggravent invariablement la maladie. Ce n'est que lorsque quelques-uns des états accidentels qui forcent à y avoir recours viendront se surajouter à l'irritabilité utérine, que le médecin intelligent se résoudra à les employer.

Intervention chirurgicale contre-indiquée.

Pour calmer les douleurs spinales, sacrées et pelviennes, diverses applications topiques sont permises et utiles : ce sont les mêmes que dans les autres formes de névralgie. L'eau salée sur le dos, les frictions sèches, et de haut en bas, le long de la colonne vertébrale, l'eau chaude ou froide appliquée localement, la douche en pluie, les pédiluves, l'habitude de porter une épaisse couche de coton le long du dos, ou de la soie sur la peau pour isoler le corps et le protéger contre les brusques change-

Moyens topiques.

ments électriques, les badigeonnages de la région douloureuse avec le collodion riciné, les ventouses sèches, les emplâtres poreux ou d'arnica, le magnétisme, l'électricité, les ceintures et les plaques galvaniques et l'emploi d'injections vaginales douces et calmantes, tels sont les plus communs et les plus utiles de ces expédients.

Pourquoi il faut les employer.

J'eus, un jour, une consultation avec un vieux médecin pour un cas de diphthérie. Nous étions d'accord sur la médication interne, lorsque mon ami me conseilla de prescrire une application topique extrêmement simple, dans le seul but d'occuper la garde et les personnes qui veillaient, avec quelque chose qui pouvait ne pas être bien utile, mais en somme n'était nullement dangereux. Car, me disait-il, vous savez que « le diable trouve moyen de faire faire le mal, même par les gens qui se croisent les bras ».

Partant de ce principe, et vous rappelant la tendance de la nature humaine à dépasser la mesure, surtout en ce qui touche les soins à donner aux malades, vous ferez bien de détourner le besoin d'activité de la garde et de l'entourage à l'aide d'une petite besogne inoffensive, qui leur enlèvera le prétexte de faire du mal, involontairement bien entendu.

Pas de traitement spécifique.

Il est inutile que je répète ce que j'ai déjà dit du choix des médicaments lorsque j'ai parlé du traitement de l'hystérie (1). Il n'y a pas de spécifique pour le soulagement et la guérison de l'irritabilité utérine. Si l'on se place dans les conditions convenables, si l'on réussit à les maintenir, les médicaments donneront les résultats les plus marqués ; sinon ils resteront impuissants. Les symptômes sont si complexes et si souvent contradictoires que vous aurez une grande difficulté à choisir le vrai médicament.

Les médicaments nouveaux.

Il est fort probable que parmi les médicaments nouveaux qui, dans ces derniers temps, ont attiré l'attention, nous pourrons trouver des ressources plus sûres pour la guérison des divers troubles nerveux symptomatiques d'une affection ou d'une irritation utérine. Quant à moi, je suis arrivé à avoir une grande confiance dans *Macrotin*, *Gelseminum*, *Caulophyllin*, *Lilium tigrinum* et *Senecin*. Les autres médicaments de cet ordre sont *Scutellaria*, *Ambra grisea*, *Cypripedium* et *Veratrum viride*. Mais les vieux polychrestes ne doivent pas être oubliés.

Mrs. J. prendra une dose de *Macrotin* trois fois par jour; on lui

(1) Voyez page 277.

appliquera l'électricité le long de la colonne vertébrale deux fois par semaine, le mardi et le vendredi soirs. Je crois qu'il vaut mieux dans ces cas employer l'électricité le soir que dans la matinée. Il faut enfin que notre malade s'arme d'une bonne philosophie et de résignation, et ne se laisse ni trop tourmenter ni trop fatiguer par les mille affaires du ménage.

Traitement.

LEÇON VINGT-NEUVIÈME

La sonde utérine.

MESSIEURS,

Pendant que nous attendons ce matin qu'on introduise notre première malade, je vais vous parler de la sonde utérine. Et de façon à rendre mes réflexions aussi pratiques que possible, je disposerai mon sujet de la façon suivante : 1° pourquoi, 2° quand et 3° comment nous devons recourir à l'emploi de ce précieux instrument.

1° Pourquoi, ou dans quel but employons-nous la sonde ?

Vous savez sans doute que cet instrument, dont vous trouverez plusieurs modèles sur cette table, est en usage depuis des siècles. Les anciens en faisaient un agent *curatif*. Ils ne l'employaient guère que pour remettre l'utérus en position, lorsqu'il avait été déplacé. Mais, entre les mains des gynécologistes modernes, il est regardé presque exclusivement comme un auxiliaire du *diagnostic*. Grâce à lui, nous pouvons reconnaître :

Dans le diagnostic.

a. Certaines maladies du col utérin. — Si nous connaissons les dimensions et la longueur normale du col de l'utérus, nous pouvons, en introduisant cet instrument, décider s'il s'agit d'une hypertrophie, d'une atrophie ou d'une immobilité de cette partie de l'organe, d'une imperforation, d'une métrite cervicale, ou d'un polype, ou d'un déplacement utérin. L'atrésie, l'oblitération et les flexions du col, aussi bien qu'une occlusion plus ou moins permanente de l'orifice interne de l'utérus, dans la dysménorrhée mécanique et spasmodique, peuvent aussi être reconnues au moyen de cet instrument.

Dans les maladies du col.

b. Dans les maladies qui affectent la cavité et le corps de l'utérus. — La facilité même de l'introduction de la sonde à travers l'orifice interne de l'utérus pendant la période intermenstruelle fera supposer que tout n'est pas normal dans l'intérieur de cet organe. C'est un signe d'endométrite, ou de la présence de quelques produits accidentels, comme, par exemple, de fibromes sous-muqueux ou interstitiels, de

Dans les maladies de la cavité utérine.

polypes, d'hydatides, de végétations en chou-fleur, ou d'une dégénérescence cancéreuse.

c. Pour mesurer le volume de l'utérus. — A l'état sain, l'utérus non imprégné mesure environ deux pouces et demi de l'orifice externe au fond. Mais cet organe est tellement extensible, tellement susceptible de développement et de variations de capacité et de volume, par suite de causes tant pathologiques que physiologiques, que nous pouvons quelquefois tirer de grands renseignements de sa mensuration. C'est la sonde utérine qui donne les meilleurs renseignements sur ce point spécial. En introduisant l'instrument dans la direction de l'axe de l'organe, et en lui faisant parcourir toute la longueur, nous obtenons, à l'aide du curseur, les dimensions longitudinales. Si celles-ci atteignent quatre ou six pouces, ou davantage, la femme n'étant ni enceinte ni récemment accouchée, nous sommes certains d'avoir affaire à quelque désordre pathologique. Par ce moyen donc, nous sommes à même de diagnostiquer une hypertrophie longitudinale de l'utérus, dont j'ai un exemple très-intéressant, que je vous soumettrai à la première occasion. Par ce moyen aussi, nous pouvons reconnaître une rétraction incomplète ou excessive de l'utérus, consécutive à l'accouchement, aussi bien que les augmentations de volume dues au développement dans la cavité de cet organe de diverses variétés de tumeurs fibreuses ou autres. Ainsi dans le cas de Mrs H...., qui fut en votre présence opérée d'un gros kyste de l'ovaire, l'utérus mesurait six pouces, et était considérablement augmenté de volume (1). Afin d'avoir une mensuration exacte, il est préférable d'employer la sonde graduée.

Pour mesurer le volume de l'utérus.

Dans l'hypertrophie utérine.

d. Pour vérifier la mobilité de l'utérus. — Dans des cas qui sont loin d'être rares, l'impossibilité de faire mouvoir l'utérus est un moyen de diagnostic d'une grande valeur. Pour ceci, nous introduisons la sonde et nous observons si, en le faisant mouvoir latéralement, l'utérus bouge avec elle : s'il remue, c'est qu'il est libre et n'a point contracté d'adhérences pathologiques. Si, au contraire, il ne se meut pas avec l'instrument, nous acquérons la preuve de modifications anormales qui le fixent aux parties voisines.

Ce signe se rencontre dans le cancer du segment inférieur de l'utérus et dans certains cas confirmés de cellulite pelvienne, et plus souvent, dans la pelvi-péritonite. Nous le rencontrons aussi, mais plus rarement, dans les cas anciens et chroniques de rétroversion et de rétroflexion, dans lesquels l'organe est rivé, pour ainsi dire, au rectum et aux tissus pelviens postérieurs.

Dans le carcinome utérin.

(1) Voyez page 324.

Voici, comme vous le savez, un moyen de différencier les tumeurs utérines des tumeurs ovariennes ou des autres tumeurs abdominales.

Dans les tumeurs utérines.

Placez la main gauche sur l'abdomen et faites mouvoir la sonde dans l'utérus avec l'autre main, comme je viens de l'indiquer : si le mouvement de l'utérus est communiqué à la tumeur, ou, en d'autres termes, si l'utérus et la tumeur se meuvent simultanément dans la même direction et dans la même étendue, nous sommes certains que la tumeur est utérine. Mais si l'utérus peut se mouvoir indépendamment de la tumeur, il est hors de doute que celle-ci est extra-utérine.

e. Dans le diagnostic des déplacements utérins. — Il vous est certainement venu à l'esprit que tout déplacement considérable de l'utérus implique nécessairement une déviation de son axe. La direction de son plus long diamètre, et par conséquent de sa courbure, est changée. Pour connaître la direction qu'a prise l'organe luxé et l'étendue du déplacement, particulièrement dans les cas de flexion et de version, nous ne pouvons guère compter que sur la sonde. Si l'utérus est en place, ce que nous pouvons appeler la courbure pelvienne de l'instrument (de même que nous parlons de la courbure pelvienne du forceps) regarde en avant, vers la symphyse du pubis, et sa pointe correspond à l'axe du détroit supérieur. Mais s'il est incliné en avant, ou en arrière, ou latéralement, la courbure ou la concavité de l'instrument se trouvera dirigée vers la vessie, le rectum, ou la fosse iliaque droite ou gauche, suivant le cas. La sonde utérine de Sims, qui est une sonde modifiée ou atténuée, est alors quelquefois très-utile.

Dans les déviations de l'utérus.

Dans le prolapsus, la sonde entre plus facilement et sa pointe prend la direction de l'axe du détroit inférieur ou du vagin et regarde vers la concavité du sacrum ou vers l'éminence sacro-vertébrale. Dans la procidence, l'orifice étant au point le plus inférieur de la tumeur, la sonde est facilement introduite. Par ce moyen, nous distinguons la procidence de l'inversion ; car, dans cette dernière, l'orifice est impossible à trouver avant que l'organe ait été remis en place.

Depuis ces dernières années, ainsi que je l'ai dit, la sonde ne sert pas souvent à corriger la position de l'utérus. Dans des cas exceptionnels cependant, on peut encore l'utiliser dans ce but. Les Drs Elliott, Sims et d'autres ont apporte à l'ancien instrument des modifications qui le rendent plus sûr et plus commode.

Dans le replacement de l'utérus.

2° *Quand doit-on introduire la sonde ?*

J'ai connu des médecins pour qui la sonde était inutile, parce qu'ils n'avaient pas assez de tact pour découvrir, ou parce qu'ils n'avaient jamais appris qu'il y a certains moments plus avantageux pour l'emploi de cet instrument. Règle générale, je crois que l'introduction de la sonde est plus aisée dans les premières heures de la journée. Si vous voyez votre malade dans la matinée, avant qu'elle soit levée ou fatiguée, l'opération sera plus facile et vous renseignera mieux que si vous attendez jusqu'au soir ou jusqu'au moment du coucher.

Le matin.

Il est bon quelquefois d'opérer quelques heures ou un jour avant les règles. La dilatation préparatoire qui précède le flux fait bâiller l'orifice interne, et le rend moins irritable qu'à l'ordinaire : la sonde passe alors rapidement, et presque sans douleur ni gêne.

Avant le flux menstruel.

Vous ne devez pas essayer de l'introduire quand il y a de l'excitation, de l'agitation et des craintes. Cela ne serait pas prudent non plus dans le cas de ramollissement du col, si les règles étaient absentes, parce que la femme pourrait être enceinte, et que vous provoqueriez une fausse couche. Il serait également inutile et même nuisible de recourir à la sonde immédiatement après l'accouchement ou trop tôt après la menstruation.

Quand la malade est calme.

3° *Comment doit-on introduire la sonde?*

A moins que le col de l'utérus ne soit fermé par une atrésie de son canal, ce qui est relativement rare, la principale difficulté dans l'introduction de la sonde se rencontre à l'orifice interne. Cette obstruction est causée soit par une déviation du canal utéro-cervical en ce point, soit par un état d'irritabilité des fibres musculaires, qui forment une sorte de sphincter autour de l'orifice, et se contractent spasmodiquement à l'approche de l'instrument.

Difficulté à l'orifice interne.

C'est une erreur très-répandue de supposer que l'utérus sain est presque droit, tandis qu'en réalité il ne l'est pas. Cruveilhier et d'autres anatomistes ont montré que, même chez les petites filles, le fond de l'organe est projeté en avant vers la vessie, comme dans l'antéversion. A la jonction du col avec le corps de l'organe, il existe une courbure qui a la forme d'un angle obtus, ainsi que cela se voit très-nettement sur ce magnifique modèle et sur les figures dessinées sur le tableau.

Obliquité de l'axe utérin.

Eh bien, pour pénétrer dans la cavité utérine, l'instrument doit suivre cette courbure à partir de l'orifice utérin interne ; sans quoi, sa pointe ne peut pas atteindre le fond. Si la courbure, ou la flexion en avant, était invariable et uniforme chez toutes les femmes, on serait peu gêné de ce côté ; mais il n'en est pas ainsi. Car nous constatons que, même chez les personnes bien portantes, il y a de grandes différences, non-seulement dans la forme, le volume et la position de l'utérus, mais encore dans le trajet et la direction de son canal. Ainsi s'explique le fait auquel j'ai déjà fait allusion : quand un premier cathétérisme a révélé les particularités individuelles d'une malade, cette opération devient moins difficile par la suite. Il y a toutefois bien des exceptions à cette règle.

Variations de la courbure utérine.

C'est à cause des variations de trajet et de courbure du canal utérin chez les différents sujets à l'état sain ou maladif, qu'il est préférable d'employer une sonde flexible, capable de s'adapter à la courbure actuelle, au lieu d'une sonde rigide, qui ne céderait pas et qui demanderait plus de force pour être introduite. Pour cette raison, la sonde de cuivre, et, dans quelques cas, la sonde de baleine sont préférables à la sonde démodée de Simpson. Cette sonde de cuivre s'insinuera d'elle-même, tandis que, bien des fois, l'ancienne sonde ne passerait qu'au prix des efforts les moins justifiables. Lorsque le canal utérin est courbé à angle aigu et forme un coude, ou lorsque l'utérus est tordu sur lui-même en spirale, on peut quelquefois introduire une sonde de Sims, comme celle que je tiens à la main, et la retirer avec assez de soin pour qu'elle conserve la forme de l'organe. On donnera ensuite la même courbure à une sonde de plus gros calibre qu'on pourra passer avec plus de facilité.

Du choix de l'instrument.

Quant à la meilleure position à donner à la malade, elle dépend beaucoup du cas que l'on veut examiner. Ordinairement, il vaut mieux que la femme se couche sur le côté gauche, sur un lit ou sur une chaise longue, les cuisses fléchies sur l'abdomen et les jambes fléchies sur les cuisses. Cette position vous permettra de trouver le col plus facilement et de donner une direction convenable à la pointe de l'instrument, lorsqu'elle aura pénétré dans le canal cervical. Si la malade est couchée sur le dos et si l'utérus n'est pas en prolapsus, et plus particulièrement si le vagin est long et si vous avez l'index court, vous éprouverez une difficulté considérable à parvenir jusqu'au museau de tanche. Et, lorsque vous y serez parvenu, votre doigt ira porter sur la lèvre antérieure, et l'organe fuira dans la concavité du sacrum, de façon qu'il vous sera presque impossible d'introduire la sonde, même dans l'orifice externe.

Position de la malade.

Il y a des cas exceptionnels dans lesquels l'utérus est déplacé par en haut, et qui, quelle que soit la position de la malade, rendent très-difficile l'application de l'instrument. On recommande alors de mettre la malade debout, le dos appuyé à un mur, pendant qu'on pratique l'opération. Mais ordinairement ceci n'est pas nécessaire.

Exception.

S'il y a rétroversion ou rétroflexion, la femme peut être mise sur le lit, la chaise longue ou la table, comme pour l'introduction du spéculum de Sims. Elle sera placée sur le côté gauche, reposant fortement sur l'abdomen, avec la cuisse droite fléchie et la gauche allongée. Ou, si ceci ne suffit pas, la pesanteur aidant pour amener le fond de l'utérus en avant, de façon que la sonde puisse passer facilement, la femme se placera sur les genoux et les coudes. Avant qu'elle ne se mette sur les genoux, vous ferez bien de saisir le col, de crainte qu'il ne recule et ne vous échappe ainsi. Cette indication peut être remplie au moyen du ténaculum utérin, de la pince à griffes ordinaire. Ce qui réussit également bien, et est moins douloureux, c'est d'introduire la sonde aussi loin qu'elle peut aller avant de basculer, et de la maintenir dans l'intérieur du col, pendant que la femme change de position.

Dans les déplacements en arrière.

Pour l'antéversion et l'antéflexion, il faut avoir soin de recommander à la femme de rester étendue sur le dos pendant un certain nombre d'heures avant l'opération ; elle devra aussi se garder d'uriner à moins de nécessité absolue, pendant un temps à peu près égal, afin que l'accumulation du liquide dans la vessie favorise le redressement de l'utérus ; car il ne faut pas oublier que l'état de plénitude ou de vacuité de la vessie et du rectum exerce une notable influence sur la facilité du cathétérisme utérin.

Dans les déplacements en avant.

Quelques médecins ont l'habitude d'employer toujours le spéculum, afin d'introduire plus aisément la sonde. Depuis l'invention du spéculum de Sims en particulier, cette pratique est devenue très-fréquente. Voici mon opinion personnelle : si, dans des cas rares, il peut être nécessaire d'employer conjointement ces deux instruments, dans la pratique ordinaire nous pouvons réussir aussi bien, et même mieux, sans le spéculum et le ténaculum. Vous devez apprendre à introduire la sonde utérine sans le secours de la vue tout aussi bien que vous apprenez à vider la vessie d'une femme, à l'aide du seul toucher, sans découvrir son corps en aucune façon.

Emploi combiné du spéculum et de la sonde.

Quand on veut se faire la main à ce genre particulier d'exercice, il est certaines petites choses dont on doit tenir compte. Ainsi, il faut placer la malade dans une position convenable, s'assurer de la direction de la courbure utérine, se servir d'un instrument qu'on maniera avec plus de précaution que de force, et ne pas trop se presser. J'ai déjà parlé du moment et de la position qu'il convient de choisir. Pour se rendre compte du trajet du canal utérin, le toucher doit précéder l'introduction de la sonde. En passant le doigt avec soin sur tous les côtés du col, aussi haut que possible, vous pourrez obtenir la direction de l'axe cervical et reconnaître toute flexion un peu accusée de l'utérus, flexion qui tend surtout à se produire en un point opposé à l'orifice interne, là où le revêtement péritonéal fait défaut en avant. Dans tous les cas de version, il faut absolument s'assurer de la position de l'orifice et du col, avant d'introduire la sonde.

Remarques pratiques.

Dans les cas ordinaires, on porte l'extrémité de l'index droit sur l'orifice externe et l'on fait glisser la sonde le long de sa face palmaire avec la main gauche qui la guide et qui la fait entrer dans la cavité du col. Quand elle a pénétré à un pouce environ, son manche doit être abaissé vers la commissure postérieure de la vulve et sa courbure tournée vers la symphyse pubienne. Avec un peu de délicatesse et de tâtonnements l'instrument franchira l'orifice interne et arrivera jusque dans la cavité utérine. Quelquefois cependant il pourra être nécessaire de retirer la sonde et de modifier un peu sa courbure. Dans certains cas, elle n'aura pas pu passer parce que sa pointe se sera logée dans une de ces lacunes qui sont si nombreuses dans le conduit cervical.

Mode d'introduction.

Si vous employez trop de force, il pourra se faire que l'instrument pénètre non pas dans la cavité utérine, mais dans la cavité abdominale. Cet accident est surtout susceptible de se produire lorsque la sonde glisse sur le col et pénètre dans le cul-de-sac de Douglas ; et aussi lorsque le tissu du col a été ramolli et plus ou moins désorganisé par une maladie chronique. Une péritonite mortelle peut quelquefois résulter de cet accident.

Danger des manœuvres violentes.

Si la malade est jeune et nerveuse, dites-lui exactement ce que vous voulez faire ; expliquez-lui que vous n'avez rien à couper, qu'elle souffrira très-peu et qu'en réalité ce n'est qu'un moyen de faire remonter le toucher plus loin que ne le permet la longueur de votre doigt. Pendant l'opération, il faudra détourner son attention.

Lorsque vous aurez trouvé une bonne sonde, servez-vous-en habituellement et exclusivement. Il vaut mieux mettre quinze, vingt, trente minutes, ou même davantage, à cette petite opération délicate, qui a plus d'importance qu'on ne

« *Festina lente.* »

se figure, que de vous hâter, sans profit aucun pour vous et pour la malade. Si vous échouez à une première séance, prenez un autre rendez-vous et essayez de nouveau : vous pouvez peut-être mieux réussir à la fois suivante.

L'instrument devra être enduit avec de l'huile, de la graisse ou de la glycérine, ou mieux encore avec du savon et de l'eau que vous trouverez sur la table de toilette.

Ménopause. — Age critique.

Observation. — Mrs C. W... est âgée de quarante-deux ans ; elle a de l'eczéma aux mains et sur les avant-bras. Cette éruption a commencé il y a un an et n'a pas cessé depuis, allant tantôt mieux, tantôt plus mal. Ce n'est pas une maladie héréditaire ; elle ne l'a jamais eue qu'une fois auparavant, et c'était dans sa treizième année ; à cette époque, l'éruption dura environ six mois, et finalement disparut sans aucun symptôme grave. La santé générale a toujours été bonne. Mrs C. W... n'a été sujette à aucune autre maladie cutanée. Elle a cinq enfants, dont le plus jeune est âgé de treize ans. La fonction cataméniale n'a jamais rien présenté de particulier ; son établissement a seul provoqué quelques troubles. La malade fut réglée à treize ans, et fut alors indisposée pendant environ six mois. Elle se rétablit complètement après que l'écoulement fut devenu facile et régulier, et que l'ancienne éruption eut complètement disparu.

Crises physiologiques de la vie des femmes.

La vie de la femme est une succession de crises. La puberté, le mariage, la gestation, la parturition, l'allaitement, apportent leurs épreuves respectives et spéciales, et s'accompagnent d'éventualités particulières. Mais il est encore une autre époque qui a son histoire physiologique et clinique : je fais allusion à celle que l'on désigne sous les noms divers d'âge critique, de cessation des règles, de retour d'âge et de ménopause.

Age variable.

L'âge auquel survient cette période varie suivant les sujets, et n'a pas plus de fixité que celui qui correspond à la puberté. La ménopause est en rapport intime avec l'établissement précoce ou tardif de la fonction menstruelle, ce qui nous permet de déterminer à peu près l'époque à laquelle les règles doivent normalement cesser. Ainsi envisagée, la durée ordinaire de la vie menstruelle est de trente ans. Si notre malade a été « indisposée » pour la première fois lorsqu'elle n'avait que treize ans, et si nous ajoutons trente à ce chiffre, nous aurons quarante-trois ans comme limite normale du cycle menstruel.

Durée de la vie menstruelle.

Mais ce calcul est simplement approximatif; nous devons faire la part des différentes circonstances qui peuvent modifier cette règle, et parmi lesquelles les particularités héréditaires sont peut-être les plus marquées. Il y a des familles dans lesquelles toutes les femmes cessent d'être réglées prématurément, à trente ans par exemple; d'autres à trente-cinq ans, et d'autres encore chez lesquelles la ménopause s'ajourne jusqu'à cinquante ans et même jusqu'à la soixantième année, époque à laquelle le flux menstruel dégénère en une sorte de métrorrhagie. Dans ces cas, la date de la cessation des règles n'a aucun rapport avec celle de leur apparition. Il arrive souvent que les femmes qui commencent le plus tôt à être menstruées continuent à l'être pendant un temps plus long que celles qui n'ont commencé qu'à une époque plus tardive.

Exceptions.

Au point de vue physiologique, les changements qui signalent la cessation d'une des plus importantes fonctions de l'économie féminine sont réellement merveilleux. La révolution qu'ils provoquent est fertile en incidents; cette fonction, qui est l'apanage de l'instinct maternel, qui transforme la femme en un être fécond, qui disparaît momentanément pendant la gestation et l'allaitement, n'est pas une de celles qui peuvent s'établir et s'arrêter après un certain nombre d'années, sans faire courir à l'organisme des risques de toutes sortes.

Importance de l'âge critique.

Aussi nous apercevons-nous que l'approche de l'âge critique prédispose les femmes à diverses maladies, de nature plus ou moins sérieuse. Et, chose très-étrange, il arrive souvent que la maladie dont elles peuvent avoir souffert à la puberté reparaît alors. C'est ce qui arrive dans le cas que nous avons sous les yeux. Les affections éruptives et nerveuses, ainsi que les hémorrhagies de certaines membranes muqueuses, ont le plus de chances de revenir ainsi. Dans des cas de ce genre, il peut arriver que bien des années se soient écoulées sans aucun signe de l'affection qui n'attend que la ménopause pour faire sa réapparition. L'exactitude de cette assertion se vérifie plus facilement chez les femmes nerveuses et pléthoriques que chez les lymphatiques.

Prédisposition appartenant à cette période.

Maladies réveillées par la ménopause.

Mais il faudrait se garder de conclure que la ménopause offre toujours ce rapport d'intimité avec la puberté. Très-souvent, les épreuves qu'a traversées la femme depuis l'établissement de ses règles ont si bien changé sa nature qu'elle a acquis des prédispositions morbides nouvelles et différentes. La grossesse, la parturition et l'allaitement laissent leurs traces dans son organisme, et le retour est alors impossible aux processus pathologiques d'autrefois.

Une autre particularité digne de remarque, c'est que beaucoup de maladies guérissent ou disparaissent consécutivement à la ménopause.

Guérison de maladies anciennes.

L'atrophie et la paralysie de l'ovaire font disparaître une source sans cesse renaissante de maladies. Le cycle menstruel et l'excitation des systèmes nerveux, vasculaire et glandulaire dont il s'accompagne, sont supprimés. Une période de repos continu et une tranquillité relative sont tout autant de conditions favorables au rétablissement de la santé. Lorsque la période critique est passée, la femme est débarrassée de bien des incommodités. Des femmes minces peuvent devenir corpulentes et même obèses ; des impotentes, clouées sur leur lit, se lèvent et marchent, et un changement complet et radical résulte de la ménopause chez telles femmes qui ont échappé aux périls de cette période. Elles entrent avec de nouvelles espérances et sous de nouveaux auspices dans une nouvelle phase de la vie.

Symptômes. — L'approche de la ménopause varie suivant les sujets. Chez quelques femmes le changement est brusque ; mais, pour la majorité, il est lent et graduel. Il n'est pas rare que le flux devienne intermittent, ou plutôt irrégulier. Un, deux, trois, peut-être six mois, et quelquefois une année ou plus, peuvent s'écouler entre deux époques. Maintes fois les règles sont trop fréquentes et trop abondantes pendant un temps, pour retarder ensuite et présenter les plus grandes bizarreries dans leur écoulement.

Dans un nombre considérable de cas, la quantité de l'écoulement diminue peu à peu pour se réduire à quelques gouttes et finalement disparaître. D'autres fois, au contraire, il augmente et la tendance de l'écoulement cataménial à se transformer en hémorrhagie est souvent observée. Sur 500 femmes à la ménopause, Tilt a constaté que 208 avaient des hémorrhagies de différentes sortes. De ce nombre, 138 ont eu soit une seule perte terminale, soit des pertes successives (1).

Hémorrhagie.

Parmi les autres pertes supplémentaires du flux menstruel, à la ménopause, sont les hémorrhoïdes, l'entérorrhagie, l'épistaxis, l'hémoptysie, l'hémorrhagie et l'apoplexie cérébrales, l'hématémèse, l'hématurie, la rupture des veines variqueuses, le saignement d'oreilles et les ecchymoses cutanées. Chez les femmes pléthoriques, ces écoulements sont critiques jusqu'à un certain point, et malgré leur danger intrinsèque, ils jouent dans l'économie le rôle salutaire de soupapes de sûreté.

L'arrêt brusque du flux habituel, et plus particulièrement chez les

(1) *The change of life in health and diseases, by Edward John Tilt, M. D.*, etc. London, 1869, page 65.

femmes qui sont en bonne santé, est souvent une cause d'alarme pour elles, parce qu'elles craignent alors d'être enceintes. Ce soupçon trouve une confirmation apparente dans la coïncidence des troubles gastriques qui peuvent succéder à l'âge critique. Elles éprouvent des maux de cœur le matin, l'appétit est capricieux; il y a un sentiment de plénitude et de malaise, de la pesanteur et de la douleur pelviennes, qui rappellent, sinon absolument, du moins de près, les débuts de la grossesse. Vous serez certainement consultés pour des cas de ce genre, et, pour votre gouverne, n'oubliez jamais qu'il y a des femmes qui cessent d'être réglées à l'âge très-précoce de vingt-cinq ans.

Apparences de grossesse.

Quelquefois l'indigestion la plus violente, et aussi la plus persistante et la plus rebelle, les coliques, la diarrhée, les hémorrhoïdes, la dysentérie ou la constipation, surviennent avec le premier symptôme du déclin de la fonction menstruelle. Souvent ces attaques cessent d'elles-mêmes et disparaissent, lorsque la crise est définitivement traversée. Chez quelques femmes, elles suppléent le flux cataménial et peuvent prendre la forme chronique.

Symptômes digestifs.

La circulation est très-irrégulière, ainsi que le prouvent les bouffées de chaleur à la face et en d'autres points du corps, les congestions, les étourdissements, la rougeur brusque et la décoloration de la peau, le refroidissement, les cuissons et l'engourdissement des extrémités, les accès brusques de transpiration, les sensations de froid, les frissons et les hémorrhagies actives.

Troubles de la circulation.

Les symptômes nerveux de la ménopause et leurs conséquences sont très-prononcés et quelquefois très-gênants. Ils comprennent depuis les troubles psychiques légers, vulgairement connus sous le nom « d'impatience, d'agitation », jusqu'aux convulsions les plus intenses et jusqu'à la paralysie. Les maux de tête, le vertige, l'irritabilité nerveuse, le pseudonarcotisme, la mélancolie, l'insomnie, la jactitation, la dyspnée, les cauchemars horribles, les évanouissements, l'éréthisme, la dépression, la débilité, les crispations, les spasmes, la manie et l'hystérie confirmée, ne sont pas rares à cette période. L'une ou l'autre de ces affections peut précéder, accompagner ou suivre la cessation des règles. Dans bien des cas, le désordre est passager; mais dans d'autres il devient fixe et persistant. Les affections spasmodiques ont une grande tendance à durer, et à prendre une allure périodique et régulière : elles sont très-difficiles à guérir. Le système nerveux ganglionnaire est toujours atteint.

Symptômes nerveux.

Il y a une forme d'épilepsie qui n'est pas rare à cette époque. J'ai vu plusieurs exemples de ce genre que ne pouvait en aucune façon expliquer l'hérédité. Pas plus tard qu'hier, j'ai été consulté par mon ami le Dr W. R. Mac Laren au sujet d'une malade dont voici l'observation.

Épilepsie.

Observation. — Mrs..., âgée de quarante-cinq ans, est arrivée à l'âge critique. Les règles reviennent tous les quatre ou six mois. Elles sont très-abondantes. A peu près toutes les sept semaines elle a une attaque d'épilepsie. Il n'y a ni contraction ni rigidité musculaires très-intenses. La face est pâle, et pendant le paroxysme il y a de la respiration stertoreuse, avec écume à la bouche. L'accès, pendant lequel la malade est étrangère à tout ce qui se passe autour d'elle, dure environ quatre minutes. Après quoi, elle dort pendant trois quarts d'heure. La ménopause a commencé chez elle il y a un an, et a coïncidé avec les premiers paroxysmes épileptiques. Cette affection n'est pas héréditaire dans la famille, bien que la mère de Mrs... ait eu aussi des attaques à l'âge critique.

Les troubles des nerfs de sensibilité spéciale ne sont pas rares. La surdité, la cécité, l'aphonie, la perte du goût ou de l'odorat et de la sensibilité tactile dans diverses régions de la peau, sont les plus communes parmi ces affections. Ces complications tendent surtout à se produire chez les femmes faibles, nerveuses, débilitées, chez lesquelles, pour une raison quelconque, la ménopause se prolonge, ou chez celles qu'elle épuise.

Troubles des organes des sens.

Le système respiratoire entre pour sa part dans ces maux éventuels. Ce sont surtout les femmes qui sont prédisposées aux maladies de poitrine, qui ont hérité de cette tendance, ou qui ont déjà subi quelque atteinte d'une affection organique commençante du poumon, à la puberté ou avant cette époque, qui courent des risques du même genre à l'âge critique. Peut-être la première chose que l'on observera sera-t-elle un crachement de sang plus ou moins abondant, ou une toux nerveuse, irritante, qui peu à peu s'établit et passe à l'état d'habitude confirmée, en s'accompagnant d'une expectoration abondante. Parfois, ces symptômes aboutissent à un déclin rapide et la malade meurt au bout de quelques semaines. D'autres fois, ils s'amendent d'eux-mêmes lorsque la cause première a disparu, et que la crise menstruelle est heureusement franchie. Souvent des cures très-vantées de phthisie pulmonaire doivent être attribuées à ce fait que les cas de ce genre se terminent et guérissent spontanément.

Maladies du système respiratoire.

Mais, comme vous devez le supposer, c'est la fonction génitale, ce sont les organes sexuels qui sont le siége des plus sérieux désordres par suite de la cessation définitive des règles. Ainsi, le Dr Tilt (1) a constaté que sur 500 femmes, à l'âge critique, 463 souffraient d'affections utérines, parmi lesquelles se trouvent le catarrhe et le cancer de l'utérus, la métrite et l'hypertrophie du col, les ulcérations utérines, l'hémorrhagie, l'hystéralgie, la leucorrhée, les déplacements, les tumeurs, les hydatides, les polypes et les fibromes. Toutes ces maladies sont plus graves si la malade en a déjà souffert précédemment.

Troubles du système génital.

Les autres complications sont l'ovarite, l'induration de l'ovaire, son atrophie, le développement de tumeurs kystiques ou d'abcès dans cet organe, et l'hématocèle. Citons encore, parmi les maladies de l'appareil de la génération, le cancer du sein, dont le développement paraît, dans bien des cas, être hâté par l'arrêt permanent de la sécrétion menstruelle.

Maladies incidentes.

Les femmes souffrent quelquefois soit d'un rhumatisme, soit d'une névralgie qui les incommode extrêmement, et peut même leur enlever très-rapidement ce qui leur reste de forces. Les deux affections peuvent se combiner et elles peuvent siéger isolément ou simultanément dans l'intérieur du bassin. L'arrivée de l'âge critique peut agir comme cause excitante et provoquer une attaque de rhumatisme chez une personne qui non-seulement n'en avait jamais eu auparavant, mais que l'on supposait exempte de toute prédisposition à cette maladie. Je pourrais vous citer bien des cas de ce genre ; mais il doit suffire d'attirer simplement votre attention sur le fait en lui-même.

Rhumatisme et névralgie.

Pronostic. — Si des maladies graves surviennent à la ménopause, ou la suivent presque immédiatement, vous serez embarrassés pour porter un pronostic. Des autorités éminentes sont d'avis que l'activité ovarienne est proportionnée à la vigueur constitutionnelle et que, règle générale, la vie est plus longue chez les femmes dont la puberté a été tardive et la fonction menstruelle très-prolongée. Vous aurez donc un sûr critérium dans ces antécédents de la malade (surtout en ce qui touche l'ovulation). Si la malade a été faible, maladive, si elle a souffert de troubles menstruels tels que la dysménorrhée, la ménorrhagie, l'aménorrhée, ou si ses forces ont été minées par une leucorrhée chronique, de la diarrhée ou un traitement intempestif, si elle a été épuisée physiquement et moralement, le cas offre de faibles ressources. On peut en dire autant des mauvais effets de la scrofule et des grossesses répétées.

La santé générale est le meilleur critérium.

(1) *Loc. cit.*, p. 82.

Nous sommes donc forcés de faire la part des mauvais antécédents de la malade et de régler notre pronostic en conséquence. Il s'agit d'une crise inévitable, et la question est de savoir si la femme a une réserve de forces suffisante pour la traverser et pour y survivre.

Les hémorrhagies critiques cataméniales sont dangereuses, non pas, comme le croyaient les anciens, parce que certaines substances toxiques du sang des règles sont retenues dans la circulation et demandent à être éliminées, mais parce qu'il se fait vers un tissu ou un organe délicat un afflux surabondant de sang, qui peut bientôt se terminer par la désorganisation et la mort.

Cause du danger.

Si la cessation du flux périodique réagit sur les poumons, et éveille la diathèse tuberculeuse, il n'est pas prudent de promettre la guérison de la malade. Il en est de même des troubles digestifs dont j'ai parlé, car bien que quelques-unes de ces affections utéro-intestinales s'amendent d'elles-mêmes, lorsque les règles ont entièrement disparu, dans bien d'autres cas, cependant, elles ne font que suivre une marche plus rapide et plus funeste.

Diathèse tuberculeuse.

Traitement. — L'âge critique est donc entouré de tant de dangers que son traitement devient une question très-importante. La première chose à faire est de régler les habitudes de la malade, et toutes les circonstances qui l'entourent, de façon à la protéger contre ces dangers. L'état de son esprit, la durée et la nature des exercices auxquels elle pourra se livrer, sa nourriture, exigent du médecin une surveillance stricte et rigoureuse. Rien n'épuise les femmes, au moment de la ménopause, comme le manque de sommeil, de repos, et les mille petits soucis de la vie, toutes choses qu'elles pouvaient autrefois surmonter par un simple effort de volonté.

Règles hygiéniques.

Il faut stimuler ces malades, leur procurer une société agréable, les distraire d'idées trop personnelles qui les rendraient nerveuses et malheureuses, et les intéresser au bien-être et au bonheur d'autrui : c'est là le moyen de les habituer à leur nouvel état mental.

Distractions.

Il faut aussi empêcher chez elles le développement de toute maladie à laquelle elles seraient prédisposées. Si elles ont une tendance aux hémorrhagies par pléthore, que leur régime soit simple et non excitant, que leurs habitudes soient aussi actives que possible, dans les limites indiquées par la prudence, et qu'elles prennent (suivant leurs indications spécifiques) des remèdes tels que : *Aconit*, *Belladona*, *Veratrum vir.*, *Gelseminum*, *Bryonia* ou *Ipeca*. Si cependant l'hémorrhagie est passive, et si elle est le résultat de l'anémie ou d'habitudes vicieuses, vous pourrez avoir recours aux

Se prémunir contre les prédispositions héréditaires.

Contre l'hémorrhagie.

médicaments suivants : *Nitri acidum*, *China*, *Arsenicum alb.*, *Secale cor.* *Sabina*, *Crocus*, *Trillium*, *Erechthites*, *Pulsatilla*, *Ferrum met.* et *Carbo vegetabilis*. Les boissons froides acidulées doivent toujours être préférées dans les cas de cette catégorie. Le thé et le café doivent être interdits, aussi bien que tout exercice violent.

Contre la tendance à la phthisie.

Outre cette tendance à l'hémorrhagie, qui est toujours alarmante et souvent dangereuse, surtout à cette époque de la vie, il y a à redouter certaines formes plus ou moins insidieuses de tuberculose. C'est une nécessité pour nous de combattre cette prédisposition toutes les fois qu'elle existe. Dans ce but, certaines mesures de précaution sont nécessaires. L'exposition au grand air n'est pas nuisible en elle-même, mais il faut prendre garde que les malades ne commettent une imprudence sous ce rapport. Il ne faut pas leur permettre de prendre froid, d'avoir les pieds mouillés, de sortir pendant un orage, de porter des vêtements insuffisants, quelle que soit la mode, ni de trop parler ni de trop chanter. Il faut qu'elles évitent surtout la fraîcheur du soir, et on ne doit pas leur permettre de s'asseoir en plein air, comme beaucoup de femmes ont l'habitude de le faire. Ces malades ne doivent pas quitter leur vieille habitation pour aller demeurer dans une maison neuve, dont les murs ne seraient pas secs. En un mot, sans être trop méticuleuse, la malade devra prendre un soin tout particulier de sa santé à cette époque, car une légère imprudence ou un rhume qui, sans cela, eussent été insignifiants, peuvent agir comme causes excitantes, et provoquer le développement d'une maladie latente qui deviendrait bientôt funeste.

Les médicaments indiqués dans ces cas sont : *Calcarea carb.*, *Calcarea phos.*, *Sanguinaria*, *Phosphorus*, *Stannum*, *Mercurius iod.*, *Kali iod.*, *Kali brom.*, *Kali carb.*, *Hepar. sulph.*, *Lachesis*, *Sepia*, *Lycopodium*, *Nitri acid.*, *Ignatia*, *Bryonia* et *Silicea*. On doit prendre grand soin de reconnaître et de soigner les premiers symptômes de la tuberculose chez une femme qui traverse l'âge critique; car, en le faisant, il est hors de doute que l'on peut, en lui épargnant bien des incommodités et des souffrances, prolonger sa vie.

Contre les troubles digestifs.

Les symptômes gastro-intestinaux seront traités suivant les indications spécifiques, en donnant cependant toujours la préférence, lorsque cela est possible, aux médicaments qui sont en relation curative avec la fonction génitale aussi bien qu'avec la fonction digestive. A cette classe appartiennent les médicaments suivants : *Nux vomica*, *Colocynth.*, *Arsenicum alb.*, *Mercurius*, *Pulsatilla*, *Natrum mur.*, *Bryonia* , *Calcarea carb.*, *Cocculus*, *Veratrum alb.*, *Veratrum vir.*, *Chamomilla*, *Sulphur* et *Belladona*. Le régime doit être réglé avec le plus grand soin.

Contre les désordres de la circulation.

La merveilleuse influence d'*Aconit* sur la plupart des troubles de la circulation, pendant la ménopause, est depuis longtemps connue. C'est un médicament précieux et presque indispensable. Les autres médicaments auxquels on peut avoir recours sont : *Veratrum viride*, *Gelseminum* et *Belladona*. Non-seulement ils sont indiqués physiologiquement et pathogéniquement dans beaucoup de cas, mais leur indication comprend aussi leurs relations spéciales avec les désordres de l'appareil sexuel, et plus spécialement avec ceux qui dépendent de certaines crises de la circulation utéro-ovarienne. Contre les bouffées soudaines de chaleur qui constituent les symptômes les plus gênants dans les cas bénins, le Dr Madden recommande *Lachesis* à la sixième ou à la douzième dilution ; le Dr John F. Gray *Sanguinaria*, et le Dr Trinks *Sulphuris acid.* Vous trouverez les indications de ces remèdes dans l'excellent livre du Dr Richard Hughes sur la Thérapeutique (1).

Contre les symptômes nerveux.

Les indications fournies par les épiphénomènes nerveux sont presque identiques à celles des troubles menstruels les plus ordinaires, comme la dysménorrhée, l'aménorrhée et la ménorrhagie : *Belladona*, *Ignatia*, *Hyoscyamus*, *Coffea*, *Chamomilla*, *Moschus*, *Pulsatilla*, *Caulophyllin*, *Macrotin* et *Senecin* sont plus généralement indiqués.

Contre les troubles du système génital.

Il en est de même des maladies des organes génitaux qui peuvent survenir à cette époque de la vie. Les règles que j'ai maintes fois formulées au sujet de leur traitement médical et chirurgical doivent être mises en pratique, et exigent ici plus de soin et de prudence qu'à l'ordinaire. Tout ce qui peut, d'une façon ou d'une autre, déranger les modifications qui aboutissent à l'atrophie des ovaires et de l'utérus, et qui font partie du processus critique, doit être soigneusement évité. Ces altérations de tissu font partie de la ménopause au même titre que la cessation du flux menstruel. L'inflammation qui pourrait interrompre cette métamorphose régressive des tissus doit être prévenue, et si ses effets se sont déjà produits, combattue aussi rapidement que possible.

Contre le rhumatisme et la névralgie.

Contre les complications rhumatismales et névralgiques, *Macrotin*, *Rhus tox.*, *Atropin*, *Zinci valerianat.*, *Mercurius* et les médicaments analogues sont indiqués.

(1) *A Manual of Therapeutics, by Richard Hughes*, L. R. C. P. Ed. etc., etc., N.-Y. 1869, page 445.

Fistule vésico-vaginale datant de seize ans et demi, guérie en une seule opération.

Grâce à l'obligeance de M. T. M. Martin, l'un de vos condisciples, du Wisconsin, j'ai aujourd'hui l'occasion de vous présenter un spécimen de fistule vésico-vaginale qui, à certains égards, est très-remarquable, et que je me propose d'opérer ce matin. Pendant qu'on éthérise la malade, je vais vous lire un résumé de son histoire clinique.

Observation. — Mrs... trente-quatre ans, est mariée depuis dix-huit ans, et eut son premier enfant dix-huit mois après son mariage. L'accouchement fut très-difficile et très-long; la mère de Mrs... rapporte que la tête de l'enfant s'étant engagée dans le bassin, le médecin administra l'ergot de seigle, à hautes doses, pour hâter la délivrance, mais que ce moyen ne produisit pas son effet. Deux autres médecins furent appelés et se décidèrent à pratiquer la crâniotomie. Cette opération mit Mrs... à deux doigts de la mort; cinq ou six jours après, l'urine commençait à couler par le vagin, et depuis cette époque (c'est-à-dire depuis seize ans et demi), elle n'a jamais suivi son trajet naturel. Mrs... n'a jamais pu la retenir un moment, quelque position qu'elle prît. L'écoulement se produit aussitôt que les uretères versent leur liquide dans la vessie.

Pendant les deux ans qui suivirent l'accident, Mrs... fut impotente et ne pouvait pas, la première année, se tenir debout. La seconde, elle était encore obligée de se servir de béquilles pour marcher; la santé générale ne paraissait pas atteinte, quand se produisit une seconde grossesse. La délivrance eut lieu à terme et heureusement. *Depuis la formation de la fistule, Mrs... eut six enfants.* Ils furent mis au monde sans forceps ou autres instruments, et sont tous en vie. La mère de Mrs..., qui l'a soignée dans toutes ces occasions et qui a l'habitude de panser la fistule à l'aide d'un spéculum, est persuadée que l'ouverture vésicale a quelque peu diminué à chaque accouchement successif. Mrs... a, depuis sept ans, passé presque tout son temps au lit ou dans un fauteuil. Sa santé actuelle est bonne, mais cet incessant flux urinaire est la cause d'un vrai martyre.

J'introduis un spéculum de Sims, et grâce à notre éclairage, nous pouvons fort bien examiner la fistule. Elle a une forme ovale, et est assez large pour permettre à un œuf de poule de passer directement du vagin dans la vessie. Comme vous ne pouvez pas vous rendre, de vos places, un compte exact de la lésion, même ceux d'entre vous qui sont aux premiers bancs, je vous prie de descendre l'un après l'autre et de comprendre l'opération que je me propose de pratiquer. Voici dans la cloison qui sépare la vessie du vagin une ouverture anormale, qui a un pouce trois quarts de long.

Description de la lésion.

Elle s'étend de l'orifice interne de l'urèthre jusqu'au cul-de-sac antérieur inclusivement, de sorte que, la malade étant debout, le bord postérieur de la fistule est, sur une longueur de trois quarts de pouce, formé par la surface antérieure du col utérin. Vous avez vu le bout de la sonde à la partie inférieure de l'ouverture, l'urine afflue et coule constamment. La malade, d'après ses sensations, est convaincue que ce liquide n'a jamais passé par l'urèthre depuis l'origine de son affection ; ce qui, du reste, n'a rien d'impossible ni d'étonnant. Le contact de l'urine, qui d'abord enflamma et ulcéra la muqueuse vaginale, lui a depuis fait perdre sa coloration et sa vascularité, et l'a durcie au point de diminuer les chances de réunion dans une première opération. Aussi serons-nous obligé de recommencer plusieurs fois avant d'arriver à une entière guérison, fait que j'ai déjà expliqué à la malade et à ses amis.

La première chose à faire est d'aviver ou de rafraîchir les bords de la fistule. Nous nous servirons des ciseaux courbes, dont vous voyez plusieurs échantillons sur la table, ou du bistouri. Le meilleur bistouri est celui qu'on peut manier sous tous les angles. Il faut avoir grand soin de ne pas couper ou blesser la muqueuse vésicale, et de rafraîchir et d'égaliser exclusivement le côté du vagin. La surface vaginale est ici presque cartilagineuse et si dure que nous préférerons les ciseaux au bistouri, et que nous procéderons, dans ce temps de l'opération, avec grande lenteur. Nous ne pouvons, comme on le fait quelquefois, tailler un lambeau continu de la muqueuse, et force nous est de l'enlever par languettes. Le vagin se remplit d'urine qu'il faut éponger, comme vous le voyez. Nous voici près de l'orifice d'un des uretères, que révèle le flot urinaire, et il faut prendre garde de ne pas le blesser ou de ne pas l'entamer. Nous avons fort à faire autour de l'extrémité supérieure de l'ouverture; il faut nous armer de patience et de courage; mais enfin, voilà que c'est fini.

Avivement des parties.

Nous sommes maintenant au bord formé par le col utérin. Comment allons-nous assurer la réunion et rafraîchir les surfaces en ce point ? Deux expédients se présentent. Nous pouvons aviver la surface du col qui regarde la vessie, ou nous pouvons continuer à tailler depuis l'angle supérieur de la fistule complètement autour du col de façon que, les bords étant rapprochés, le col soit tourné dans la vessie. Pour des raisons manifestes, je préfère le premier procédé. S'il ne réussit pas, nous pourrons toujours recourir au second. Remarquez la différence de délicatesse et de vascularité qui existe entre la muqueuse qui recouvre le col et celle que je suis en train de couper.....

Le temps de l'opération achevé et la marge de cette grande fissure finalement dénudée de sa muqueuse du côté du vagin et sur tout son pourtour, nous arrivons maintenant à la dernière partie de notre travail, qui consiste à rapprocher les bords de la plaie et à les maintenir en contact. Nous avons maintenant devant nous une plaie par incision, sur laquelle nous nous proposons d'appliquer des sutures, et qui devra guérir par cicatrisation.

Pose des sutures.

Ces sutures métalliques sont préférables, dans ce cas, au fil de soie que les liquides peuvent altérer ou décomposer, et aussi parce que la soie pourrait jouer le rôle d'un séton et devenir ainsi nuisible. Je préfère ces aiguilles courtes et rondes, qui sont courbées près de la pointe, parce qu'on les introduit plus facilement au moyen du porte-aiguilles, et parce que l'ouverture qu'elles font à la muqueuse est entièrement remplie par le fil qu'elles entraînent. La suture interrompue est la meilleure et il faut en placer quatre ou cinq par pouce.

Remarquez que, pendant qu'on maintient fermement le bord, j'introduis l'aiguille à une certaine distance de la surface avivée et que je la conduis entre les couches vaginale et vésicale, pour la ramener ensuite dans le vagin, de manière à ne pas la faire du tout pénétrer dans la vessie. Puis je soulève sa pointe avec le petit crochet mousse et l'attire assez pour pouvoir la passer à travers l'autre lèvre de la plaie. Je prends des précautions identiques relativement à l'intégrité de la muqueuse vésicale, tout en assurant une bonne prise aux tissus qui n'ont pas été rafraîchis. Ceci, comme vous le voyez, est bien plus facile à dire qu'à faire et, pour chaque aiguille que vous placez, vous devez toujours prêter la même attention à votre opération. Ce raccommodage à la couture, pour me servir d'une expression vulgaire, doit être étanche et il faut avoir soin de ne pas y comprendre l'orifice des uretères.

Maintenant j'ai placé sept fils à suture et il ne reste plus qu'à les tordre avec soin, de manière à rapprocher les bords de la plaie et à les maintenir en contact. Si la fistule avait été plus petite, vous auriez pu et dû établir vos sutures transversalement à l'axe du vagin, mais ici, cela était complètement impossible. Elles doivent être tordues avec le plus grand soin et d'une façon assez serrée sur l'angle qui est formé sur les bords de la fistule. Grâce à cette précaution, ceux-ci se recouvrent légèrement et assurent aux surfaces avivées un contact sans lequel leur parfaite union ne peut se produire. Chaque bout des sutures doit être plié sur lui-même, contre la surface vaginale, à son point de sortie et à angle droit, juste sur les bords de la fistule. Vous voyez que le fulcrum est indispensable pour obtenir une torsion uniforme des fils. Nous avons pour principe de toujours serrer d'abord les sutures qui sont près de la

Torsion des sutures.

vulve avant de toucher à celles placées plus haut. Mais il ne faut pas agir trop vivement par crainte de causer un étranglement des parties. Je laisse de côté, et à dessein, les grains de plomb perforés et autres espèces de *clamp*. Il suffit de plier les fils, comme je le fais, sur le crochet mousse, qui me sert de point d'appui, et l'opération est terminée (1).

(1) L'opérée fut transportée dans un lit, à l'hôpital, et couchée en supination. On mit un cathéter à demeure et muni d'un tube flexible. Les intestins furent maintenus libres et l'alimentation se composa exclusivement de soupes et autres liquides. Le neuvième jour, deux sutures furent enlevées et les autres le onzième jour. La sonde fut gardée encore pendant huit jours et trois nuits. Depuis l'opération, presque toute l'urine coula par le cathéter; mais il y eut du flux involontaire qui diminua rapidement et qui, au dire de la malade, passa par l'urèthre, le long de l'instrument. La qualité de l'urine varia : il y eut d'abord du sang avec de petits lambeaux et des caillots, du mucus en grande abondance. L'amélioration eut lieu graduellement. Pendant une quinzaine, la muqueuse vaginale qui longe la cicatrice fut le siége de dépôts urinaires très-irritants et devint très-vasculaire par places. Finalement, une large eschare se détacha des deux côtés et laissa à nu des granulations saines, qui se couvrirent bientôt de leur épithélium propre. On ne put, malgré des examens répétés, découvrir aucune ouverture le long du trajet fistuleux. Pendant deux semaines on injecta deux fois par jour, dans le vagin, de l'eau coupée de teinture de *Calendula*, et après, une solution de teinture d'*Hydrastis*. L'opérée demeura à l'hôpital jusqu'au 2 avril 1874. Sa fistule était alors entièrement fermée, et elle éprouvait seulement une légère faiblesse du sphincter vésical, qui ne la gênait qu'après plusieurs heures de rétention.

LEÇON TRENTIÈME

Irritation spinale. — Nostalgie. — Douleur dorsale.

Messieurs,

Quelques-uns des plus avancés parmi ceux qui suivent ce cours m'ont souvent consulté relativement au traitement de l'irritation spinale. Voici une femme qui a souffert de cette maladie pendant de nombreuses années, et son histoire clinique vous intéressera certainement.

Observation. — Mrs. M... âgée de cinquante ans, a joui d'une excellente santé jusqu'à sa onzième année. A cette époque, pendant qu'elle jouait en courant, elle est tombée et s'est heurté la nuque contre le coin d'une table. Le coup a porté sur la plus proéminente des vertèbres cervicales inférieures (*vertebra proeminens*). Par suite de cette lésion, elle est restée six mois très-malade au lit. Elle était si faible et si sensible qu'on ne pouvait la remuer que sur un drap. Plusieurs mois se passèrent avant qu'elle pût porter une robe ; elle se rétablit finalement, mais, pendant plusieurs années, ses médecins ne lui firent que peu de bien, et aucun d'eux n'attribua sa mauvaise santé à l'accident qui lui était arrivé. Finalement, un autre médecin toucha un jour le point sur lequel elle avait reçu le choc, et elle s'évanouit aussitôt. Vinrent alors une série complète de vésicatoires pansés au tartre stibié, de ventouses, de sangsues et quatre années d'un traitement barbare, dont la seule pensée « donne encore aujourd'hui le frisson » à la malade. Grâce à cette thérapeutique, il se produisit à la nuque une perte de substance assez considérable, aujourd'hui cicatrisée ; le pansement provoquait toute une affaire. Mrs. M... pleurait, sa mère pleurait, tous ceux qui la touchaient pleuraient et ne savaient faire mieux. Par suite de cette lésion, la jambe et le pied gauche éprouvèrent de grandes modifications. Le talon fut attiré en haut, comme dans une des variétés de pied-bot (*pes equinus*), et depuis, garda toujours cette position.

Mrs. M... n'a été réglée qu'à sa dix-huitième année, et à cette époque, elle ne l'a été qu'une fois. Elle n'a « plus jamais rien vu » qu'un an plus tard. Depuis l'époque où la menstruation s'est réellement établie, elle a commencé à aller mieux et est restée assez bien portante : à vingt-deux ans, elle s'est mariée et, pendant dix-huit mois encore, sa santé a été assez bonne ; pu les règles ont également cessé pendant un mois. On supposa qu'elle était enceinte. Vers la huitième semaine, elle commença à perdre considérablement. L'hémorrhagie continua avec des alternatives de mieux et de mal, sans interruption pendant deux mois encore. En dépit de cette perte, la taille augmenta jusqu'à mesurer un yard et quart (quarante-cinq pouces) de circonférence ; les médecins déclarèrent Mrs M..., enceinte de quatre mois.

Ces pertes la conduisirent au seuil du tombeau, et ne cessèrent que lorsque survinrent des douleurs de travail qui persistèrent assez pour amener l'expulsion d'une masse énorme, que l'on reconnut être un kyste hydatique. En même temps, Mrs M... perdit aussi plusieurs gallons d'eau. La masse était formée de petits corps qui « variaient du volume d'un pois à celui d'une noix, et qui étaient rattachés ensemble comme des grains de raisin sur leur grappe ».

Deux mois s'écoulèrent avant que Mrs. M... pût s'asseoir ; les membres inférieurs devinrent impotents et restèrent comme paralysés pendant plusieurs semaines. Au bout de quelque temps, elle éprouva des maux de tête des plus vifs et des plus atroces, qui revenaient fréquemment et la rendirent malade tout l'été. Ils étaient horribles et si intenses « qu'il lui semblait qu'elle en deviendrait folle ».

Dix-huit-mois plus tard, elle eut son premier enfant. Deux ans après, elle en eut un autre, qui ne vécut qu'une année, et cinq ans plus tard, naquit son troisième et dernier enfant qui était une fille. La grossesse et l'accouchement furent toujours réguliers ; le travail était douloureux et durait en moyenne vingt-quatre heures ; les enfants étaient volumineux. Le premier et le troisième sont encore vivants.

Après treize ans de mariage, il arriva à Mrs. M... un second accident. Pendant qu'elle se rendait à l'église, et qu'elle descendait une pente couverte de verglas, ses pieds glissèrent et elle tomba. Elle songea à son dos et à sa nuque, et « tâcha de les préserver ». Aussi sa chûte porta sur le coude droit, et sa tête fut renversée en arrière ; on la releva, et avec un courage tout féminin, elle rentra chez elle à pied. Lorsqu'elle fut debout, elle avait le cou comme tordu et les muscles étaient rigides et spasmodiquement contractés ; elle ne pouvait ni tourner ni redresser la tête sans la saisir avec ses mains pour la ramener à la position qu'elle désirait. Pendant ces mouvements, « quelque chose craqua, comme si un os s'était subitement remis en place ». Aujourd'hui encore, elle ne peut pas regarder le plafond sans soutenir son occiput avec ses deux mains.

A la suite de ce second accident, elle garda le lit pendant environ trois mois ; elle ne pouvait remuer la tête sans le concours de son mari ou d'une de ses amies. Ces mouvements devaient être effectués avec le plus grand soin, sans quoi ils amenaient des paroxysmes, des cris et des douleurs presque insupportables. La céphalalgie reparut, mais sous une forme différente ; le premier symptôme de l'attaque était une sensation « brûlante comme du feu », siégeant en un point de la voûte crânienne. Si son mari, dès le début, la frictionnait rapidement, d'abord sur le point douloureux, puis sur le corps de haut en bas et sur les extrémités, la douleur disparaissait.

Depuis cette époque, la région spinale, dans un espace compris entre la base du crâne et la dernière vertèbre dorsale, et de la largeur d'un pouce sur chaque côté, était devenue d'une sensibilité si exquise que le poids d'un plumeau provoquait les souffrances les plus aiguës. Et même, si quelqu'un dirigeait un doigt vers son dos, cela suffisait pour donner le frisson à la malade.

La partie inférieure de l'épine dorsale est restée parfaitement saine. Dans aucune de ces maladies, au dire du mari, la raison ne paraît avoir été le moins du monde affectée. La patiente a souvent été indifférente à l'égard de ce qui se passait autour d'elle ; mais elle n'a jamais eu le moindre délire, ni « perdu la tête ».

Avant la naissance de son dernier enfant, et seulement pendant un temps assez court, sa menstruation a été un peu douloureuse. A cette exception près, elle n'a jamais eu de dysménorrhée, ni en somme « aucune des infirmités propres aux femmes », de quelque genre que ce fût. La colonne vertébrale n'est pas aussi droite qu'elle devrait l'être ; elle présente une incurvation postérieure à la hauteur des deux épaules. La malade peut et préfère se coucher sur le dos : elle a pu le faire, du reste, durant toute sa maladie ; mais elle ne peut s'étendre sur un côté, à cause des tiraillements qu'elle éprouve dans le côté opposé. A certains moments, sa tête lui paraît très-lourde, comme si les épaules ne pouvaient pas la soutenir et comme si elle lui retombait sur la poitrine. Il lui est impossible de s'asseoir sans avoir quelque chose pour appuyer sa nuque ; elle peut se servir de ses mains et remuer automatiquement ses poignets, à condition que sa tête et son corps soient absolument immobilisés.

Outre ses chutes, elle a encore couru d'autres dangers, dont l'un fut l'absorption d'une cuillerée à café de teinture d'iode, qu'un aide-pharmacien lui avait donnée pour du chanvre indien. L'opium provoque chez elle des spasmes violents et terribles qui durent pendant plusieurs jours. Une fois, elle a été très-sérieusement malade, de cette façon, pour avoir pris une petite quantité de ce médicament, dans une potion contre la toux. Elle ne peut supporter ni l'extrême froid, ni l'extrême chaleur. Ses plus graves attaques de prostration surviennent toujours en hiver et au printemps, généralement dans les mois de février et de mars.

La menstruation est en train de diminuer. Le flux est très-débilitant et très-irrégulier. Comme Mrs M... approche de la ménopause, sa santé générale s'est un peu améliorée.

Résumé.

Voici un cas qui embarrasserait les plus clairvoyants. Une lésion spinale, de nature très-sérieuse, se produit à un âge où l'organisme est impressionnable, à treize ans. Elle a pour effet de retarder l'établissement de la fonction menstruelle. Pendant que son économie est troublée, non-seulement par la lésion traumatique des nerfs et des muscles spinaux, mais aussi par le retard de la puberté, l'enfant est soumise à un traitement qui minerait et ruinerait la santé de la personne la plus robuste. Cette torture est continuée pendant quatre longues années. Et pourtant elle y résiste; à dix-huit ans, lorsqu'elle repousse ces moyens barbares, la nature renouvelle ses tentatives pour établir le flux cataménial. Le sang se montre une fois, mais ne reparaît pas pendant plus d'une année. Après son mariage, elle devient enceinte, à ce qu'elle croit, et les médecins la confirment dans cette idée; puis après deux mois, pendant lesquels elle continue à perdre et les médecins à se tromper, elle est finalement délivrée d'une masse hydatique. Des mois s'écoulent, et c'est tout juste si elle réussit à ne pas mourir ; puis naissent ses trois enfants.

Après treize ans de mariage, second accident pendant qu'elle se rendait à l'église. Alors surviennent les souffrances terribles causées par les crampes dans les muscles du cou, l'hyperesthésie de la région spinale supérieure, la douleur de tête et la nécessité de rester au lit pendant plusieurs mois, et toutes les vicissitudes et les émotions, si communes au sexe faible. Ceci n'est qu'une esquisse des trente-neuf années de souffrances éprouvées par cette brave femme.

Causes. — L'irritation spinale, comme on l'appelle, faute d'un nom meilleur, provient très-souvent d'une lésion traumatique, d'un choc direct par exemple, ou d'une chute sur une portion quelconque de la colonne vertébrale, ou d'une secousse reçue en chemin de fer, ou d'une contusion. Naturellement les femmes et les hommes sont également sujets à ces accidents. Mais chez les femmes, qui sont plus délicatement organisées, dont les muscles et les nerfs spinaux sont moins résistants et plus susceptibles d'être lésés, le choc est d'emblée plus grave et ses effets secondaires sont plus durables. Ajoutons à ceci l'impressionnabilité particulière de leur système nerveux, pouvant aller jusqu'à l'hystérie, ainsi que l'influence perturbatrice des crises qu'elles sont toujours en train ou sur le point de traverser, et nous verrons qu'il y a des raisons spéciales pour qu'elles souffrent plus gravement de ces accidents et pour qu'elles aient plus de peine à s'en tirer que les hommes.

Causes traumatiques.

L'organisme féminin, cause prédisposante.

On ne saisit pas, au premier abord, toute la portée de cette idée. Les femmes sont particulièrement sujettes à ce genre de martyre; mais, en outre, les personnes qui les soignent ne tenant nul compte de cette donnée, aggravent leurs souffrances dans une large proportion. Ce qui est le plus nécessaire à une femme malade, c'est la sympathie. Et, si elle est atteinte d'une affection nerveuse, elle a encore un bien plus grand besoin de ce calmant particulier. Mais sa famille et ses amis sont ordinairement les derniers à comprendre comment une chute, une contusion, un choc si léger, ont pu la démoraliser à ce point et détraquer si complétement son or-

Déduction pratique.

ganisation ; on lui prêche la résolution et le courage, on insiste pour qu'elle se lève, qu'elle marche, qu'elle sorte de chez elle et qu'elle développe ses forces en les exerçant. Règle générale, plus ces malades sont fortes et bien musclées, moins on a de condescendance pour elles. Tout cela réagit naturellement sur la victime et elle ne peut pas accomplir ce qui lui serait peut-être possible en d'autres circonstances.

Une erreur analogue de la part du médecin peut lui faire adopter un traitement et prescrire un exercice qui ne feront que jeter de l'huile sur le feu. C'est ce qui est arrivé dans le cas de Mrs. M... Pendant que ses sympathies et ses susceptibilités nerveuses étaient à leur maximum de tension, on la soumettait sans cesse à de nouveaux supplices. Son médecin ne faisait pas la part de l'impressionnabilité et de l'excitabilité de son sexe, et par suite, les moyens employés étaient plus propres à augmenter ses souffrances qu'à les alléger. Il est hors de doute que le praticien a fait le meilleur usage qu'il pouvait de ses lumières ; mais il n'avait à sa disposition que la lanterne de l'empirisme. Il s'est évidemment trompé, et il a cru à une méningite spinale avec épanchement ; effectivement, quelle que soit la lésion directe des méninges qui peut avoir résulté plusieurs années auparavant de la première chute, les symptômes montraient assez clairement que ce n'était pas une hydropisie de la moelle qui était la véritable cause de la maladie à l'époque où Mrs. M.. s'évanouissait, quand on pressait sur l'apophyse épineuse de la vertèbre cervicale. Si un épanchement un peu considérable avait existé et persisté pendant si longtemps, il y aurait eu nécessairement une paralysie chronique et complète.

Le fait même que la puberté a été arrêtée, sans aucune lésion intra-pelvienne, et que la menstruation est survenue spontanément, lorsque le traitement a été suspendu, montre que les désordres étaient principalement, sinon entièrement, de nature nerveuse. Et tout ce qui avait une tendance à troubler de plus en plus le système nerveux, ne pouvait qu'ajouter à l'irritation, à la perturbation et à la constante agitation de la malade. Ce qui est étonnant, c'est qu'elle ait pu résister à un traitement si intempestif et si barbare.

Origine nerveuse.

Les autres causes d'irritation spinale sont les efforts que l'on fait en soulevant un fardeau, en sautant, ou en gardant habituellement la même position au lit ou sur une chaise, et qui tendant toujours dans un même sens les muscles spinaux, les affaiblit et les paralyse. Le rhumatisme et la névralgie créent une prédisposition à cette maladie : les personnes qui en sont atteintes présentent une susceptibilité plus ou moins marquée à l'égard des changements de temps. Pour cette raison aussi comme dans le cas ac-

Causes excitantes.

tuel, l'excès de froid ou de chaleur, et surtout, de sécheresse ou d'humidité, exerce une grande influence sur la maladie. Les secousses d'un wagon de chemin de fer, d'une voiture, l'équitation, peuvent aussi la provoquer. Citons encore l'usage d'un corset trop serré, de chaussures à talons élevés, de vêtements qui s'attachent à la taille au lieu de prendre sur les épaules.

Symptômes. — Les symptômes sont d'une variété presque infinie. Si la maladie a été causée par une lésion traumatique directe de l'épine dorsale, c'est là que siègera la douleur la plus vive et les souffrances pourront, par conséquent, être rapportées soit à la région lombo-sacrée, soit aux régions dorsale ou cervicale.

Si la douleur siège à la région sacrée, elle sera moins aiguë que si elle est située en un point plus élevé de la colonne vertébrale. Elle sera sourde, diffuse, pesante, et la malade se plaindra de fatigue, d'épuisement, et peut-être aussi, d'engourdissement. Elle désirera que l'on applique quelque chose « dans le creux du dos » ou que les hanches trouvent un appui solide. Elle roule souvent un oreiller, ou son châle, ou quelqu'autre objet pour le placer sous elle, afin de reposer son dos et de se mettre à l'aise. Il y a parfois des accès de douleurs intra-pelviennes, de l'affaissement et un grand malaise comme si l'utérus était déplacé. Il n'est pas rare qu'on croie, à tort, à quelque déviation légère et passagère que l'on essaiera de guérir à l'aide de pessaires, d'injections, etc.

Lésion de la région sacrée.

Lorsque les résultats de l'accident, ou la lésion, s'il y en a une, siègent à la région dorsale, il y a une douleur plus aiguë, avec hyperesthésie de la peau qui recouvre les apophyses épineuses des vertèbres dorsales. Quelquefois, ces apophyses sont excessivement sensibles au toucher. Une pression directe exercée sur elles, si légère qu'elle soit, peut jeter la malade à terre, la faire tomber en syncope, ou la faire vomir ou pousser des cris comme si on l'assassinait. J'ai vu deux cas dans lesquels la douleur, produite de cette façon, fut comparée à celle d'un coup de couteau très-pointu. Les vertèbres dorsales sont le plus souvent affectées.

Lésion de la région dorsale.

Si le coup a porté sur la région cervicale, la souffrance et l'endolorissement varieront avec les circonstances. La douleur est parfois très-vive. Les bras peuvent être frappés d'impuissance par lésion du plexus brachial. Si d'autres branches des nerfs cervicaux sont lésées, les muscles de la partie postérieure du cou sont plus ou moins atteints. Ces muscles qui, vous le savez, sont très-nombreux, et qui comprennent les splénius du

Lésion de la région cervicale.

cou et de la tête, le cervical ascendant, le transversaire du cou, le trapèze et l'oblique supérieur, étaient spasmodiquement affectés chez notre malade. La crampe ou la contraction douloureuse de ces muscles immobilisait sa tête d'une façon absolue, comme s'il y avait eu un torticolis. La pression sur la vertèbre cervicale douloureuse peut même arrêter le pouls radial.

Causes accidentelles.

Lorsque les symptômes ne relèvent pas de causes mécaniques, ils sont ordinairement moins intenses, mais ils ont un caractère plus erratique. La sensibilité de la région spinale est plus diffuse. Elle peut être localisée dans n'importe quelle portion du dos, depuis l'occiput jusqu'à la pointe du coccyx. Une pression légère sur les apophyses épineuses des vertèbres douloureuses produit une souffrance très-vive, tandis qu'une pression forte peut être facilement supportée. Ceci montre la nature névralgique de la maladie.

Action centripète et centrifuge.

Maintenant, d'après ce que je viens de dire, vous pouvez conclure que les causes de l'irritation spinale agissent soit d'une façon centrale, soit d'une façon excentrique. Dans le premier cas, une lésion mécanique est produite en un point quelconque de la colonne vertébrale. Le choc est supporté par les nerfs spinaux et les muscles participent plus ou moins à la douleur qui en résulte. Mais dans la variété excentrique, l'irritation porte sur un point plus éloigné. Les nerfs de tel muscle ou de tel organe sont ébranlés ; le centre spinal n'est atteint que par action réflexe. Il en peut résulter néanmoins une véritable maladie organique de la moelle ou de ses enveloppes. La douleur et les troubles peuvent se localiser, mais l'irritation qui atteint ces nerfs éloignés tend plutôt à se réfléchir de la moelle sur un organe ou sur un appareil spécial comme, par exemple, sur l'estomac ou l'intestin, sur les bronches et les poumons, sur le cœur, la tête ou le foie.

Irritation spinale et maladie utérine.

C'est de cette façon que les désordres utéro-méningés naissent et se perpétuent. Il y a incontestablement beaucoup de cas d'irritation spinale sans connexion aucune avec une affection utérine ; et, il y en a d'autres dans lesquels, à cause des influences perturbatrices du molimen menstruel, ou des éventualités inhérentes à la maternité, l'utérus est indirectement et secondairement atteint. Mais souvent l'utérus peut être le facteur principal du processus morbide ; les nerfs spinaux et la moelle elle-même sont devenus le siége de désordres ou de maladies résultant d'une lésion utérine primitive. Aussi, y a-t-il peu d'exemples authentiques « d'irritabilité utérine », dans lesquels ces deux affections ne coexistent pas.

Symptômes réflexes.

La plupart des symptômes fugaces, bizarres, inexplicables, tels que les douleurs locales, les sensations de brûlure, les malaises qui apparaissent dans les affections confirmées et dans les déviations de l'utérus, naissent d'une irritation de cet organe qui est transmise par les filets nerveux sensitifs à la moelle, et ensuite réfléchie sur les différentes régions que nous venons d'énumérer. C'est ainsi que se produit la douleur sous-mammaire. Vous vous rappelez ce que le Dr Simpson dit à ce sujet, qu'elle est aussi caractéristique d'une affection utérine que la douleur de la pointe de l'épaule l'est d'un désordre hépatique. Nous pouvons rapporter la céphalalgie occipitale de la menstruation à une origine analogue; le point que je veux démontrer est celui-ci : c'est que la persistance de cette excitation qui se transmet de la partie malade au centre sensitif provoquera presque certainement chez des femmes délicates et nerveuses une irritation spinale plus ou moins forte.

Symptômes réflexes d'origine ovarique.

Ce qui est vrai de l'utérus l'est aussi des ovaires. Les cas les plus incommodes d'irritation spinale que j'aie jamais traités avaient pour origine une ovaralgie. Les éventualités qui accompagnent l'ovulation, même lorsque les époques sont régulières, celles qui peuvent troubler l'innervation de ces organes à la puberté ou à la ménopause, ou qui peuvent résulter d'un coït immodéré, etc., provoquent indirectement et très-souvent les désordres qui constituent l'irritation spinale. Il peut y avoir des cas dans lesquels le contraire est vrai et où la maladie de l'ovaire est consécutive à la lésion spinale. A la vérité, il est quelquefois très-difficile de déterminer quelle est la cause et quel est l'effet, et de dire positivement si c'est la lésion ovarienne qui est idiopathique et *vice versâ*.

Maladies secondaires.

Règle générale, cependant, je crois que vous vous apercevrez que les autres désordres qui compliquent quelquefois l'irritation spinale sont presque toujours secondaires. Telles sont les maladies du système respiratoire. Il est rare que l'aphonie, le spasme de la glotte, la dyspnée, ou une violente toux nerveuse, ne puissent pas, dans ces cas, être directement rapportés à la lésion spinale. Il en est de même des troubles fonctionnels du cœur et du système digestif. C'est dans la moelle épinière qu'il nous faut chercher leur origine et la guérison ne s'obtient qu'au prix de la disparition de l'irritation de cet organe.

Diagnostic. — Lorsqu'elle a été provoquée par une lésion directe, et lorsque, par conséquent, elle est traumatique, l'irritation spinale n'est pas très-difficile à diagnostiquer. Cela est vrai, quelqu'éloignée que soit la date à laquelle remonte le traumatisme. Tel est le cas de Mrs M..., dont le premier accident a eu lieu il y a trente-neuf ans. Aussi devrons-nous prendre particulièrement soin de nous enquérir si des malades de ce genre ne sont jamais tombées, ou si elles n'ont jamais reçu un coup sur une portion quelconque de la colonne vertébrale. Il est possible que la malade ait oublié l'accident, à cause de sa date lointaine ou de l'insignifiance des phénomènes concomitants. Elle aura pu faire une chute dans un escalier ou sur la glace, tomber de cheval, ou d'une chaise sur laquelle elle allait s'asseoir, et se faire mal au dos, il y a très-longtemps, et comme elle n'a attaché aucune importance, sur le moment, à cet événement, elle pourra oublier de vous en parler, si vous ne l'interrogez pas à cet égard.

Traumatisme du coccyx.

Il faut aussi tenir compte des violences mécaniques subies par le coccyx pendant le travail et qui peuvent produire des symptômes analogues. En un mot, toutes les fois que vous pourrez rapporter la lésion à un traumatisme, quelque compliqués que soient les désordres concomitants, quelque banal que soit l'accident, quelqu'éloignée que soit sa date, vous pourrez facilement reconnaître la maladie idiopathique primitive.

Difficultés du diagnostic.

Mais, lorsque les circonstances sont différentes, le cas est très-différent aussi. Lorsque ni la malade, ni ses amis ne peuvent se rappeler un accident de ce genre, et qu'il n'y a aucune raison de croire qu'une portion quelconque de la colonne vertébrale ait jamais été directement lésée, il n'est pas si aisé de trancher la question. La sensibilité d'une portion quelconque de l'épine dorsale au contact ou à la pression, surtout si elle est constante, ou habituelle dans certaines positions du corps, est tout à fait caractéristique. Si cette sensibilité est aggravée par le retour ou l'apparition des règles, par le coït, par les émotions, ou par un déplacement brusque de l'utérus, il y a manifestement une irritation spinale de nature réflexe. Quelquefois, cette exacerbation de la douleur et cette hyperesthésie de l'épine dorsale alternent avec des troubles de l'appareil de la génération, et ce fait vous aidera dans votre diagnostic différentiel. Dans des cas très-rares il y a de l'anesthésie cutanée, qui se rattache au pseudo-narcotisme de l'hystérie, et, qui est presqu'invariablement due à une affection utérine ou ovarienne.

Inflammation de la moelle, etc.

L'irritation spinale ne pourra pas et ne devra pas être confondue avec l'inflammation de l'axe médullaire ou de ses membranes. Son début n'est point marqué par des sensations de froid, des frissons ou de la fièvre. La douleur est limitée dans son siège, de nature erratique, et en général, plus vive sous l'influence d'une pression légère que d'une pression ferme et continue. Les malades redoutent moins les mouvements, et, sauf le cas de myalgie traumatique, elles ont plus de facilité à se mouvoir que dans la méningite franche et dans la myélite. Chez l'adulte la méningite est presque toujours traumatique ou épidémique. Si la paralysie survient dans l'irritation spinale, elle se limite spontanément et n'est pas permanente, comme elle tend à le devenir consécutivement à une inflammation avec épanchement séreux dans le canal rachidien.

Cette maladie peut être distinguée de la névralgie vraie par le caractère diffus de la douleur, qui ne suit pas le trajet d'un ou de plusieurs nerfs, et qui est caractérisée dans toute l'étendue qu'elle occupe par un endolorissement général de la peau. L'irritabilité réflexe est exagérée, et quelquefois même, d'une façon très-intense. L'irritation spinale, cependant, a d'étroites ressemblances avec la névralgie dans des cas analogues à celui que nous avons étudié ce matin. Car, lorsque les vertèbres cervicales sont atteintes, on constate beaucoup des symptômes de la névralgie cervico-brachiale, particulièrement chez les malades très-nerveuses.

Pronostic. — Le pronostic dépendra du siége, de la nature, de l'étendue, de la gravité et de la durée de la lésion spinale, de l'âge de la malade, de son impressionnabilité nerveuse et du degré d'intensité des désordres de la fonction menstruelle. Le danger n'est pas ordinairement proportionné à la vivacité des souffrances. Les troubles concomitants de la respiration peuvent être de nature plus grave que ceux qui se rapportent à la digestion. Les symptômes nerveux sont ordinairement plus effrayants que graves, bien qu'il en puisse résulter une paralysie permanente de quelques-uns des muscles volontaires. Dans quelques cas, on rencontre une forme de manie hystérique, tout à fait rebelle aux moyens ordinaires, mais qui, cependant, a de grandes chances de se terminer spontanément, pourvu qu'on ne la traite pas trop activement.

Dans le cas où l'irritation a été causée et entretenue par une lésion des organes génitaux, la possibilité de la guérison dépendra de deux conditions : 1° la curabilité de l'affection utérine ou ovarienne, quelle qu'elle soit, et 2° la possibilité de faire disparaître les accidents consécutifs qui pourraient persister, lorsque l'affection première aura été guérie. Les malades qui ont de l'irritation spinale guérissent souvent après avoir dépassé l'âge critique.

Traitement. — Les personnes atteintes d'irritation spinale aiment à passer d'un médecin à l'autre. Au moment où vous les avez bien en main, vous vous apercevez qu'elles ont l'expérience des voyages. Elles ont parcouru toute la série des spécialités professionnelles, et à la fin, elles viennent vous trouver avec cette conviction que vous seul pouvez leur faire du bien. Mais, au bout

Versatilité des malades.

de peu de temps, à moins que vous ne mettiez beaucoup d'habileté à les traiter, ou que vous ne réussissiez à les convaincre que vous comprenez vraiment leur maladie et que vous comptez les guérir, elles vous auront échappé.

Menstruation.

Si, par une cause quelconque, des symptômes d'irritation spinale se sont manifestés, comme dans ce cas, au moment où la fonction menstruelle est en voie de s'établir, ou lorsque les modifications propres à la puberté ont déjà commencé, vous devez prendre grand soin de ne rien faire qui puisse interrompre le cours de ce processus physiologique. Vous vous appliquerez à écarter tout ce qui pourrait y faire obstacle, et à régler les opérations du système nerveux de façon à favoriser et à aider la nature dans son effort critique. Car il est manifeste que si la puberté n'est pas retardée et si les règles apparaissent comme elles doivent le faire, les fonctions nerveuses ou autres ne peuvent pas être en bien mauvais état.

Aménorrhée et âge critique.

Si les symptômes de l'irritation spinale apparaissent lorsque les règles ont été supprimées, comme après la grossesse, la période puerpérale et la lactation, ou bien par suite d'aménorrhée, l'indication sera semblable. Et si ces symptômes apparaissent au moment de l'âge critique, vous vous souviendrez de ce que je vous ai dit dans ma dernière leçon au sujet de leur traitement en pareille circonstance.

Eventualités dangereuses.

Incidemment, toute maladie capable de diminuer les forces de la malade ou d'épuiser son énergie, demandera à être soignée aussi rapidement que possible. Il y a un quart de siècle, lorsque cette pauvre femme a souffert, pendant deux mois consécutifs, d'une hémorrhagie utérine qui était due à la présence d'une masse hydatique dans l'utérus, il y a pu y avoir quelque excuse au manque de promptitude que l'on a mis à vider l'utérus et à arrêter le sang; car l'éponge préparée était inconnue et les médecins redoutaient presque autant les opérations portant sur le col de l'utérus que les chirurgiens redoutaient l'ouverture de la cavité péritonéale. Mais actuellement, une pareille hémorrhagie ne devrait pas être tolérée. Le col de l'utérus pourrait être facilement dilaté et le corps étranger enlevé.

Tact et sympathie.

Afin de réagir contre l'impressionnabilité particulière de vos malades et de les placer ainsi dans des conditions favorables, vous aurez besoin de montrer beaucoup de tact et de faire preuve, dans une mesure très-large, de sympathie et de discrétion. On peut quelquefois, dans d'autres cas, tolérer de la dureté chez le médecin (bien que ce soit inexcusable); mais, dans cette maladie, ce défaut ne serait pas supporté. Les perceptions de la malade sont trop aiguës et elle est trop susceptible et trop sensible pour être traitée de la sorte. Vos manières devront être affables, vos paroles prudentes, votre ton sympathique ; enfin vous devez vous prêter au désir qu'elle éprouve de guérir et même aussi à ses confidences. Si vous êtes bien convaincus d'une part de la délicatesse de son organisation, et de l'autre, de l'état irritable, excitable et misérable de son système nerveux, vous ne commettrez jamais la faute d'adopter un mode de traitement qui aggraverait nécessairement son état, au lieu de l'améliorer.

Contre les effets de la lésion spinale.

Si l'attaque a pour origine un effort, un choc, un coup ou une chute, quoique bien des années aient pu s'écouler depuis l'accident, *Arnica*, *Rhus tox.*, *Calendula* ou *Hypericum perf.* seront indiqués. J'ai grande confiance dans ce dernier médicament donné à l'intérieur et, en même temps, appliqué localement, pour les lésions traumatiques de la moelle et de ses enveloppes. Les autres médicaments énumérés peuvent aussi être employés à la fois à l'intérieur et à l'extérieur.

Contre les symptômes rhumatismaux et névralgiques.

Contre les complications rhumatismales et névralgiques, le médicament qui vient en première ligne dans bien des cas est *Macrotin*, et ensuite *Rhus tox.*, *Bryonia*, *Spigelia*, *Belladona*, *Atropin*, *Aconit*, *Veratrum alb.*, *Veratrum Vir.*, *Colocynth.*, *Lachesis*, *Caulophyllum*, *Nux vomica*, *Colchicum* et *Gelseminum*, dont les principales indications vous sont déjà familières.

Contre les symptômes utérins et ovariques.

Toutes les maladies utérines ou ovariennes qui ont pu causer ou compliquer la lésion spinale, doivent être d'abord traitées comme si elles existaient isolément et idiopathiquement. Mais une fois qu'elles ont été guéries, les suites qu'elles laissent dans le système nerveux peuvent être traitées d'une façon plus directe et plus spécifique. Les déviations utérines, la métrite du col, l'hypertrophie et l'ulcération du museau de tanche, l'hystéralgie, sont les plus fréquentes de ces affections, et réclament tout d'abord nos soins professionnels. On peut y ajouter l'inflammation subaiguë et chronique et la névralgie de l'ovaire.

Contre les désordres éventuels.

Les troubles secondaires respiratoires, digestifs, hépatiques et ceux du système nerveux en général céderont ordinairement à un traitement dirigé contre la lésion dont ils dépendent et qu'ils reconnaissent pour cause. Les symptômes devront être soigneusement étudiés, et le remède devra leur correspondre exactement ; sans quoi, il n'y aura que peu de chances de succès.

Les remèdes accessoires et locaux rendent quelquefois de très-grands services dans le traitement de cette affection incommode. Ils ne sont pas seulement agréables et utiles à cause du soulagement qu'ils apportent, mais ils aident réellement à la guérison. Je suppose qu'ils agissent surtout par l'isolement qu'ils procurent aux surfaces sensibles le long du rachis. Ma préférence personnelle pour ces topiques est basée sur les indications suivantes :

Traitement local.

Si les muscles du dos et du cou sont le siége de crampes très-douloureuses, je prescris des onctions avec de l'huile camphrée. Cette huile peut être étendue à l'aide de frictions douces sur la partie douloureuse, ou appliquée au moyen de compresses de flanelle. Le camphre relâche le spasme musculaire et l'huile adoucit et ramollit. Le procédé qui consiste à baigner les parties avec de l'esprit de camphre est moins efficace parce que le camphre et l'alcool s'évaporent tous deux trop rapidement.

Contre les crampes douloureuses.

Lorsqu'il y a moins de douleur et quand l'endolorissement est moins diffus, on procure un grand soulagement en revêtant la surface de collodion riciné.

Si la maladie résulte d'une cause mécanique, vous ne devez pas oublier l'emploi local d'*Arnica*, d'*Hypericum*, de *Calendula* et d'*Hamamelis*. Je crois que ces applications topiques donnent les meilleurs résultats, surtout dans cette maladie, lorsqu'on mélange les médicaments d'eau chaude, au lieu d'eau froide. Dans les cas bénins, un emplâtre poreux procurera quelquefois du soulagement. Les ventouses sèches et la ventouse de Junod constituent, dans quelques cas, un expédient utile. Mais les sinapismes, les vésicatoires, les applications d'huile de croton ou de tartre stibié, les exutoires et les sétons de tout genre sont nuisibles et inutiles.

Moyens topiques.

L'épine dorsale devra être en quelque sorte isolée à l'aide d'une couche d'ouate ou de taffetas ciré, portée à même sur la peau. L'ouate pourra être cousue dans le vêtement et maintenue nuit et jour. Elle devra descendre du cou jusqu'au bas du dos ; quand il y a prédisposition au rhumatisme, la malade devra porter une veste ou un vêtement de dessous en soie, pour la garantir des variations thermométriques et électriques.

Expédients domestiques.

Les lotions pratiquées de haut en bas avec de l'eau tiède ou chaude aident à diminuer l'extrême sensibilité du tégument; toutefois, elles doivent être faites très-soigneusement, et autant que possible, par une personne sympathique à la malade. Dans les cas chroniques, avec affaiblissement prononcé, les lavages à l'eau salée le long du rachis sont quelquefois très-avantageux. D'autres fois, la douche en pluie, l'électricité et le magnétisme animal sont utiles. Ces moyens doivent nécessairement être employés avec précaution et avec jugement, sans quoi, ils ne feraient qu'aggraver la maladie. Le bain électrique est un excellent tonique, lorsqu'il y a diminution générale des forces et quand le système nerveux réclame une stimulation immédiate.

E. Anstie dit : « Il y a toutefois un symptôme de l'irritation spinale qui est très-susceptible de s'amender par un traitement direct, savoir : la sensibilité cutanée et muqueuse. Toutes les fois que la partie hyperesthésiée est accessible, et que la faradisation est possible, nous pouvons, presque à coup sûr, supprimer très-rapidement la sensibilité morbide. Le courant secondaire d'un appareil d'induction électro-magnétique ou volta-électrique est celui qu'il faut employer ; les conducteurs doivent être de métal sec, et le pôle négatif qui est appliqué sur la surface douloureuse doit revêtir la forme d'un pinceau de fil métallique. Le pôle positif sera placé en n'importe quel point et le pôle négatif sera vivement promené sur la peau sensible ; on emploiera un courant assez fort. Ce procédé est assez douloureux, et il sera souvent utile, chez les malades délicates, soit d'administrer du chloroforme, soit de faire des injections sous-cutanées de morphine avant de recourir à son emploi. Un très-petit nombre de séances quotidiennes, d'une durée de quatre ou cinq minutes, feront d'ordinaire disparaître complétement la sensibilité morbide. Lorsque le point sensible est situé dans l'intérieur d'une des cavités naturelles comme le rectum, la vessie, le vagin ou le pharynx, nous serons nécessairement forcés d'employer un conducteur négatif solide, de forme appropriée, et de nous contenter de l'appliquer successivement sur les différents points de la surface douloureuse (1). »

Faradisation.

Hémiplégie hystérique.

Observation. — Marie J..., âgée de vingt-neuf ans, couturière, non mariée, se porte mal depuis plus d'un mois et se plaint de maux de tête, de fatigue, de faiblesse, de somnolence, de perte de la mémoire et de répugnance pour le travail. Il y a deux semaines, elle a été soudainement prise, pendant la nuit, d'une violente attaque d'hystérie. Les spasmes des muscles volontaires étaient très-marqués ; elle parlait à tort et à travers de ses amourettes, de son église et de toute espèce de choses. Le paroxysme cessa au bout d'environ une demi-heure, avec des alternatives de rire et de larmes, et se termina par l'émission d'une grande quantité d'urine incolore. Le lendemain matin, la jambe et le bras droits étaient paralysés ; les muscles étaient relâchés, elle pouvait mouvoir un peu la jambe, mais non sans grands efforts. Le bras était tout à fait impuissant ; elle était parfaitement cons-

(1) *Neuralgia and the Diseases that resemble it. By Francis E. Anstie, M. D., etc.* New-York. D. Appleton and Co. 1872, p. 299.

ciente de son état et n'avait pas cessé de l'être depuis la fin de l'accès. La face n'était pas paralysée et la langue ne se tournait pas vers la commissure droite de la bouche, quand elle la tirait; la parole n'était pas gênée, mais il y avait parfois de la difficulté à avaler. Marie J... se plaignait de céphalalgie frontale et d'insomnie; la pupille droite était considérablement agrandie, mais la gauche était restée normale. De plus, il y avait une constipation opiniâtre.

Le flux menstruel, qui avait précédé l'attaque de quelques heures seulement, s'est arrêté, et n'a pas reparu. La malade est sujette à l'aménorrhée et a pu quelquefois rester plusieurs mois sans rien « voir ». Elle a souvent eu des attaques d'hystérie, d'une forme bénigne; mais ces symptômes paralytiques sont nouveaux, et l'ont fort alarmée ainsi que sa famille.

Ce cas fournit un excellent pendant au précédent. Il nous offre un nouvel exemple de cette facilité avec laquelle l'hystérie simule d'autres maladies et dont je vous ai déjà parlé. On croirait, à première vue, qu'il est tout à fait impossible à cette maladie ou à toute autre d'imiter une maladie aussi grave que l'hémiplégie. Mais vous voyez ici un cas dans lequel la moitié droite du corps est réduite à l'impuissance. Cette pauvre fille a dû être portée jusqu'à l'amphithéâtre, car elle ne peut pas se tenir debout toute seule. Lorsqu'elle essaie de marcher, le membre inférieur droit qui paraît un peu plus fort qu'il n'était tout d'abord, se balance avec un mouvement de pendule d'avant en arrière ; mais l'abduction et l'adduction sont impossibles. Vous remarquerez que le bras retombe inerte sur le côté.

Hystérie simulant des maladies.

Il y a une paralysie évidente des nerfs du mouvement. Voyons si les nerfs de sensibilité sont dans le même état. Car ces deux formes de paralysie n'ont pas de rapports nécessaires l'une avec l'autre. Remarquez que quand, pour résoudre cette question, j'ai enfoncé l'épingle dans le bras de la malade, je l'ai fait à son insu. Si je vous avais dit, de façon à être entendu d'elle, ce que j'avais l'intention de faire, et si elle avait vu la pointe de l'épingle se diriger vers elle, elle se serait imaginée qu'elle la sentait, qu'il y eût eu sensation ou non. Il y a des précautions à prendre dans ces petites choses. Un jour j'avais introduit une sonde dans la vessie d'une femme et, en la faisant mouvoir, j'avais perçu un bruit sec qui ressemblait exactement à celui que l'on produit en frappant avec un instrument métallique contre un calcul, maladie que je supposais chez ma patiente. Ayant retiré l'instrument, j'étais sur le point de déclarer qu'elle avait une pierre dans la vessie, lorsqu'en retournant le manche, je m'aperçus qu'il était desserré et produisait exactement ce même bruit sec que je venais d'en-

Epreuve pratique.

Précautions.

tendre. Ceci montre combien il est important d'être toujours sur ses gardes, si l'on ne veut pas arriver à des conclusions fausses dans le diagnostic.

Diagnostic.

Il est assez naturel que vous désiriez savoir quelle est la variété de paralysie unilatérale dont souffre cette malade. Je ne doute pas que ce soit une paralysie hystérique, et j'appuie mon jugement sur les raisons suivantes :

1° Marie J... est d'un tempérament hystérique. C'est là une constitution particulière qui diffère autant de la disposition apoplectique que la cachexie scrofuleuse diffère du tempérament sanguin. Le fait même qu'elle a été antérieurement sujette à l'hystérie exclut toute probabilité de paralysie par épanchement sanguin ou séreux dans la cavité cérébro-spinale.

2° Les attaques d'hystérie commencent brusquement et ne sont accompagnées d'aucun signe marqué de congestion, de fièvre, coma ou troubles généraux. Il n'y a pas de lésion des centres de perception dans l'hystérie, comme il y en a dans l'apoplexie, qu'elle soit nerveuse, séreuse ou sanguine.

3° La relation de l'arrêt menstruel avec le paroxysme initial. Une simple suppression des règles, survenant chez une femme de formes grêles et d'organisation délicate comme celle-ci, ne peut guère produire vers la tête une détermination sanguine, capable de donner lieu à de l'apoplexie, ni un trouble suffisant de la nutrition cérébrale pour causer, dans le court espace de quinze jours (et surtout chez une personne si jeune) un ramollissement du cerveau. Avec de pareilles organisations, les règles sont d'habitude peu abondantes et irrégulières. La paralysie hystérique est plus fréquente à la puberté et à l'âge critique, au moment où ces crises spéciales exercent sur le système nerveux général une influence si marquée.

4° Le balancement de la jambe et l'absence de paralysie de la face et de la langue nous permettent d'exclure les formes les plus ordinaires d'hémiplégie, et d'établir ici l'existence de la variété hystérique.

Autres signes différentiels.

Il est d'autres signes caractéristiques de cette singulière affection. Telle est la possibilité de mouvoir le membre paralysé sous l'influence d'une émotion vive et soudaine. Une malade de ce genre peut quelquefois, à la suite d'un choc ou d'une peur, se servir de son membre automatiquement et sans songer à ce qu'elle fait. Une de mes voisines, qui n'avait pas fait un pas depuis six mois, est brusquement sauté à bas du lit, la nuit du grand incendie de cette ville, en octobre dernier, et a fait trois milles à pied, pour sauver sa vie.

Si la malade simule une paralysie du bras vous remarquerez que lorsqu'elle se penche en avant, elle le tient appliqué contre le côté. Dans la paralysie absolue de ce membre, il lui serait impossible d'agir ainsi, car n'ayant sur son bras aucune action, celui-ci tomberait en avant lorsqu'elle se pencherait vers le sol.

Position du bras.

Une autre particularité distinctive de la paralysie hystérique, c'est qu'il n'y a que très-peu d'atrophie des muscles de la région affectée. Si le bras, ou la jambe, ou les deux à la fois restent hors d'usage pendant des mois, leur volume ne tend pas autant à diminuer que dans la paralysie ordinaire. Le membre atteint ne se décharne pas; il reste aussi potelé et aussi musclé que le membre sain.

Absence d'atrophie.

Dans beaucoup de cas, les attaques d'hystérie reparaissent de temps en temps, avec ou sans mouvements choréiques des muscles volontaires. Quelquefois il y a de l'aphonie accidentelle, et la boule hystérique est la règle et non l'exception.

L'hémiplégie hystérique n'est pas une forme très-commune de paralysie. La paraplégie hystérique se rencontre plus souvent. Dans l'hémiplégie, on dit que le côté gauche a plus de tendance à être affecté que le côté droit. Comme elle est le plus souvent due à des émotions, il est hors de doute qu'elle peut se rencontrer chez les hommes aussi bien que chez les femmes. En fait, il est très-probable qu'un grand nombre des cas de paralysie qui sont guéris par des charlatans voyageurs à « l'aide de l'imposition des mains », du magnétisme animal et de toutes sortes de momeries, sont des paralysies hystériques, dynamiques, émotionnelles, accidentelles, à périodes limitées et ne dépendant d'aucune lésion organique.

A moins que la maladie ne se complique de quelque lésion grave, soit du cerveau, soit de la moelle, le pronostic est généralement favorable. La guérison peut demander beaucoup de temps; mais l'emploi patient et persistant de moyens convenables finira par réussir. Dans beaucoup de cas, l'affection disparait aussi brusquement que l'aphonie ou le météorisme hystérique. Si la paralysie survient à l'âge critique, la nature plus ou moins sérieuse des troubles incidents et l'état de la santé générale modifieront l'appréciation que vous porterez sur la gravité de cet accident.

Pronostic.

Traitement. — Le traitement accessoire de cette affection est très-important. Il comprend l'emploi judicieux des frictions, de l'électricité, du magnétisme animal, de la gymnastique, du massage, ainsi que la faradisation, les bains, les exercices du corps et de l'esprit. Il comporte l'air pur, la lumière du soleil,

Moyens accessoires.

le changement de milieu, les voyages, les plaisirs et les agréments de société, une alimentation saine et substantielle et les stimulants à dose modérée. Il faut éviter tout ce qui peut impatienter et irriter la malade, et tout ce qui peut, en un mot, déranger son équilibre mental.

Médicaments internes.

Ignatia, *Gelseminum*, *Belladona*, *Secale cornutum*, *Cuprum*, *Plumbum*, *Rhus tox.*, *Cocculus*, *Causticum*, *Baryta carb.*, *Caulophyllin*, *Phosphorus* et *Zincum metallicum*, tels sont les médicaments le plus fréquemment indiqués (1).

(1) Nous nous sommes, dans plusieurs cas de ce genre, fort bien trouvé de l'usage du drap mouillé que nous faisions appliquer, tous les matins, pendant une dizaine de minutes, sur le membre atteint. Dr C.

LEÇON TRENTE UNIÈME

Tumeurs fibreuses de l'utérus.

MESSIEURS,

Une série de leçons sur la spécialité qui nous occupe serait très-incomplète sans quelques remarques sur l'histoire clinique et le traitement des tumeurs fibreuses utérines. Cela est vrai non-seulement à cause de l'intérêt qui s'attache aux productions néoplasiques en général, mais aussi parce que celles de ces productions qui ont l'utérus pour siége sont aujourd'hui plus faciles à diagnostiquer et à guérir qu'elles ne l'étaient il y a quelques années.

Ces tumeurs qui, suivant divers auteurs, se rencontrent 20 à 40 fois sur 100 femmes atteintes d'affections utérines, après l'âge de trente-cinq ans, sont bénignes et nullement malignes. Elle ne subissent ni dégénérescence cancéreuse ni dégénérescence d'aucune autre espèce. Ce fait est intéressant au point de vue du pronostic, aussi bien qu'à celui de l'étiologie et du mode de développement.

Fréquence relative.

Je n'ai pas besoin de vous rappeler que les tissus fibreux et cellulaire de la paroi utérine existent à l'état rudimentaire jusqu'à ce qu'ils se développent d'une façon spéciale, par suite de la conception, ou de la formation dans l'intérieur de la cavité utérine d'un corps étranger de nature quelconque. La possibilité de cet accroissement extraordinaire nécessite, dans la circulation qui se porte vers cet organe et qu'elle traverse, des modifications capables de fournir des matériaux en quantité suffisante pour la nutrition de ces tumeurs; c'est parce que l'épaisseur et les dimensions de l'utérus sont susceptibles d'un accroissement si considérable sous l'influence d'un stimulus physiologique, que l'on voit se former ces fibromes. Dans tous les détails essentiels, leur accroissement et leur développement sont identiques à l'accroissement et au développement qui surviennent dans la tunique musculaire de l'utérus pendant la grossesse. La seule différence, c'est que dans le cas de tumeurs fibreuses, l'accroissement réel du tissu utérin est circonscrit au lieu d'être général et qu'il est

Anatomie pathologique.

pathologique et plus ou moins permanent au lieu d'être physiologique et limité dans sa durée, comme cela arrive dans la grossesse.

A moins qu'elles n'aient subi quelque forme de dégénérescence bénigne, les tumeurs fibreuses sont par conséquent homœomorphes et non hétéromorphes. Il y a, à la vérité, production nouvelle de tissu, mais cette production n'est qu'une hypertrophie locale, et si ce n'est au point de vue mécanique, elle n'est nullement pour la partie affectée un corps étranger. Quelquefois ces tumeurs se composent exclusivement de fibres musculaires prématurément développées, et constituent ainsi de véritables myomes ; mais, dans la plupart des cas, elles renferment aussi du tissu connectif, et c'est de là qu'est venu l'usage de les appeler myo-fibromes. Examinées au microscope, ces productions n'offrent rien de caractéristique, si ce n'est peut-être que l'arrangement des fibres est plus irrégulier, plus ondulé, plus tortueux que dans le tissu propre de l'utérus.

Productions homœomorphes.

Ces tumeurs peuvent être uniques ou multiples. Il peut n'y en avoir qu'une seule ; on en a vu jusqu'à quarante dans l'intérieur ou sur la surface du même utérus. Elles revêtent généralement une forme d'abord arrondie qui, par la suite, se modifie suivant les circonstances. Elles peuvent rester sessiles, mais elles ont plus de tendance à devenir pédiculées. Leur volume varie depuis celui d'une bille jusqu'à celui de la tête d'un homme et même au delà. Elles peuvent peser une once ou atteindre le poids de vingt, trente, cinquante ou même cent livres. Leur consistance varie avec leur siége et leur vascularité, la rapidité de leur accroissement et la tendance qu'elles offrent à subir la dégénérescence kystique, charnue, calcaire ou graisseuse. Plus la tumeur est exclusivement fibreuse, plus elle est solide.

Nombre, poids, texture.

Il y a trois variétés de tumeurs fibreuses utérines que l'on a dénommées d'après le siége qu'elles occupent par rapport aux cavités de l'utérus et de l'abdomen ou par rapport à la paroi utérine. Je parlerai de chacune d'elles séparément.

Variétés.

I. — *Tumeurs fibreuses sous-muqueuses.*

Comme leur nom l'indique, ces tumeurs sont situées directement sous la muqueuse utérine, sous la membrane qui tapisse l'utérus. Elles sont en réalité contenues dans l'intérieur de la cavité utérine et c'est pourquoi on les appelle souvent intra-utérines. Leur mode de développement paraît être le suivant : par suite d'une cause qui peut être connue ou inconnue, le tissu fibro-

Sessiles ou pédiculées.

cellulaire de l'utérus s'épaissit et sa vascularité augmente en un point déterminé. Cette production, le nodule, ou cette hypertrophie, comme vous voudrez l'appeler, continue à augmenter de volume pendant des mois, ou même peut-être des années, sans déterminer de symptômes gênants. Se trouvant située à proximité plus grande de la tunique muqueuse que de la tunique péritonéale de l'organe, c'est dans la direction de la première qu'elle pousse, et finalement, elle envahit la cavité utérine. Là, elle peut continuer à se développer dans toutes les directions sous la forme d'une tumeur ronde, à base large, qui remplit graduellement l'utérus; ou bien, elle peut devenir pyriforme et finalement se transformer en un polype fibreux, avec un col ou pédicule assez long et assez grêle pour lui permettre de s'engager dans l'orifice interne du col, ou même dans le vagin. Comme dans les tumeurs ovariques et dans les polypes, le pédicule sert à maintenir les relations vasculaires avec l'utérus.

Symptômes. — Les symptômes qui indiquent la présence d'une de ces tumeurs sont objectifs et subjectifs. La malade se plaint d'un sentiment de pesanteur et de tiraillement, de malaise et de souffrances, dans la cavité pelvienne, de douleurs lombo-abdominales, de ténesme vésical ou rectal, de l'impossibilité où elle est de marcher sans craindre la chute des organes du bassin, de coliques utérines, de douleurs quand elle se couche sur un côté ou sur l'autre, de mal de tête, de nausées, de maux de cœur matutinaux analogues à ceux de la grossesse, d'une menstruation abondante et souvent très-douloureuse; les règles sont trop fréquentes et prennent le caractère ménorrhagique; il y a de la faiblesse, de la prostration, de la constipation et de l'agitation. Naturellement, ces symptômes varient dans les différents cas, et suivant le volume et la forme de la tumeur simple ou multiple, les douleurs sont en proportion du volume de la néoplasie. Les tumeurs fibreuses pédiculées ont en général plus de tendance à provoquer de fortes contractions utérines que celles qui sont sessiles. Il y a même une théorie suivant laquelle, dans certains cas, la force des contractions péristaltiques de l'utérus, ou le ténesme utérin, serait la cause de cette forme particulière de la tumeur : le rapport entre ces deux éléments serait constant. Mes propres observations confirment la vérité de cette théorie. Il y a, toutefois, quelques exceptions à cette règle.

Hémorrhagie.

Le plus alarmant et le plus constant de ces symptômes est l'hémorrhagie qui, après tout, n'est qu'un flux menstruel. Soixante-dix fois sur cent, les tumeurs fibreuses intra-utérines s'accompagnent d'hémorrhagie. La perte, qui est très-abondante, est ordinairement, mais non toujours, douloureuse et très-débilitante. Si elle a duré longtemps, la malade est anémiée, exsangue, et peut-être aussi, hydropique. Ce phénomène se reproduit tous les quinze jours ou toutes les trois semaines, et la malade n'a pas le temps de se remettre d'une perte qu'une autre survient déjà. On est étonné de voir combien peut être petite la tumeur fibreuse qui entretient une pareille hémorrhagie; car il peut arriver qu'un petit corps de cette nature, pas plus gros qu'un grain de raisin, détermine un flux de sang aussi considérable que celui provoqué par un fragment de placenta resté dans l'utérus après un avortement. La leucorrhée, des écoulements séreux et une dysménorrhée par obstruction résultent souvent de la présence des fibromes utérins. Plus rarement, la tumeur bouche complétement l'orifice et il y a rétention complète des menstrues.

Il existe toujours des symptômes incidents de déviation utérine. Plus la tumeur est grosse, plus le déplacement est considérable, et, comme elle est attachée le plus souvent à la paroi postérieure de l'utérus, la rétroversion et la rétroflexion sont très-communes. Si cependant, comme cela arrive quelquefois, le point d'attache est situé sur le fond de l'organe, et si la tumeur est très-volumineuse, il peut y avoir inversion utérine. L'antéversion, l'antéflexion et le prolapsus ne sont pas rares. La latéro-version peut être déterminée par la présence d'une tumeur fibreuse intra-utérine.

Déplacements utérins.

Outre les maux de cœur du matin, l'anorexie et les caprices de l'appétit, le développement des glandes mammaires, de leurs aréoles, celui de l'abdomen, il y a d'autres signes, simulant ceux de la grossesse, et qui sont causés par la présence dans l'utérus d'une tumeur fibreuse. Le col est raccourci et peut devenir flasque et béant. Plus souvent, cependant, au bout de quelques mois, il forme un anneau résistant et quelquefois très-sensible au toucher. L'auscultation au travers des parois abdominales (pourvu que la tumeur ait franchi le détroit supérieur) révèle le *souffle* utérin que nous avons, vous vous le rappelez, regardé comme un signe positif de la grossesse.

Modifications du col.

Souffle utérin.

Dans certains cas exceptionnels, il y a une aptitude singulière à tolérer la présence de ces tumeurs. Quelques femmes en portent pendant des années, et s'y accoutument si bien qu'elles ne s'en plaignent que très-peu, ou même pas du tout. Ce n'est qu'à cause des hémorrhagies, ou de la pression provoquées par ces tumeurs que les femmes se décident à la fin à les laisser enlever. Ces productions ne sont pas toujours incompatibles avec la grossesse, bien qu'elles se développent plus rapidement dans l'utérus gravide que dans l'utérus à l'état de vacuité; elles amènent quelquefois l'avortement.

Tolérance par rapport a la tumeur.

Ces tumeurs, à mesure qu'elles grossissent, occasionnent une augmentation de volume de l'utérus et un accroissement des dimensions de sa cavité. Aussi, si l'organe n'est pas tout à fait rempli par la tumeur, la sonde passera-t-elle très-facilement, et peut-être, entrera-t-elle plus avant que vous ne l'auriez supposé ; car la profondeur de l'utérus peut être aussi grande que chez une femme à terme. Pour avoir une idée aussi exacte que possible de la grosseur, du point et du mode d'attache de la tumeur, vous devrez choisir une sonde flexible, qui s'adaptera à tous les contours, sans l'emploi de la force, et par conséquent, sans déterminer ni douleur ni hémorrhagie.

Augmentation des dimensions de l'utérus.

Tel qu'on peut le sentir au travers de la paroi abdominale, le contour de la tumeur est ordinairement très-facile à reconnaître. Il y a de la matité à la percussion sur toute la surface antérieure de l'utérus. Il n'est pas rare de voir la malade se plaindre de ce qu'un point particulier soit ou ait toujours été douloureux et sensible au toucher ; mais il n'y a pas d'endolorissement diffus. A la palpation externe, on trouve l'utérus dur et résistant.

Signes physiques.

Ces tumeurs étant invariablement attachées au corps ou au fond de l'utérus, un examen vaginal par le toucher est de peu d'utilité, à moins qu'elles ne soient suffisamment volumineuses pour être perçues par le doigt, ou pour déplacer l'utérus de façon à pouvoir être atteintes. Si la tumeur est très-forte, l'organe tout entier se déplaçant par en haut, dans le sens vertical, et au-dessus du bord du bassin, le toucher ne révélera rien alors. Dans quelques cas, le toucher peut être combiné avec une pression exercée sur l'utérus à l'aide de l'extrémité des doigts de la main restée libre, juste au-dessus du pubis, comme dans l'exploration à deux mains par la méthode de Sims.

Toucher.

Causes. — Les causes ne sont pas bien connues. Que la production de ces tumeurs soit en relation certaine avec la menstruation aussi bien qu'avec la conception, cela résulte évidemment de ce fait qu'elles se développent le plus souvent à une période où ces fonctions sont à leur maximum d'activité; mais quelle est exactement cette relation, voilà ce qui n'a pas été déterminé. Dans une certaine catégorie de cas, il est probable que le fibrome vient à la suite, ou est la conséquence de l'involution incomplète de l'utérus, c'est-à-dire que l'organe n'est pas complétement revenu sur lui-même, après la délivrance. On a pu constater qu'un caillot avait servi de noyau à un fibrome utérin.

Menstruation et grossesse.

Diagnostic. — Le diagnostic est difficile. Je vous ai déjà indiqué comment on diagnostique un cas de fibrome intra-utérin d'un cas d'hydropisie de l'ovaire (1). La dureté et la mobilité de la tumeur, l'absence de fluctuation, la profondeur de l'utérus révélée par la distance à laquelle pénètre la sonde, la coexistence d'une hémorrhagie qui peut être menstruelle, mais qui est souvent intra-cataméniale, la douleur et le ténesme utérins, le souffle utérin dans les deux aines, le déplacement utérin et la leucorrhée et l'accroissement relativement lent de ces fibromes, sont suffisamment caractéristiques. Il n'est pas très-fréquent de rencontrer des fibromes utérins et des hydropisies de l'ovaire chez les femmes qui n'ont jamais été enceintes.

Kystes de l'ovaire.

L'hémorrhagie qui tend ordinairement à revenir assez régulièrement vers l'époque menstruelle ou pendant sa durée, l'accroissement lent et prolongé de la tumeur, l'absence des mouvements et des bruits du cœur du fœtus, le contour arrondi et la dureté de la tumeur que l'on sent à travers les parois abdominales, le museau de tanche qui s'entr'ouvre et s'étale, et le déplacement persistant de la matrice, sont autant de signes qui vous aideront à différencier cette variété de fibromes utérins de la grossesse. La forme modifiée et spéciale, ainsi que la consistance du col dans le cas de placenta prævia, diffèrent autant de ce qu'on rencontre dans ceux de fibromes utérins que de ce qu'on observe dans la grossesse ordinaire. Vous ne devez jamais oublier qu'une femme, quelle que soit la variété de fibrome dont elle est atteinte, peut devenir enceinte, quoique dans les cas appartenant à la variété intra-utérine, elles arrivent rarement à terme sans avorter. Il est donc préférable de ne pas introduire indifféremment la sonde, sans prévision des conséquences possibles. Il arrive, dans la majorité des cas, que les gros fibromes restent fixés dans le bassin et ne s'élèvent pas dans la cavité abdominale, comme le fait l'utérus gravide aux environs du quatrième mois.

La grossesse.

Dans le cas d'hydatides utérines, la tumeur abdominale est plus volumineuse, s'accroît plus rapidement, est caractérisée par une surface lisse, de la fluctuation et une distension très-marquée, qui diminue un peu lorsque, de temps en temps, se produisent des écoulements de sérum et de sang. Quelquefois, de petites portions de la masse se détachent et sont expulsées, fournissant ainsi des échantillons qui permettent de reconnaître la nature de la tumeur. Lorsqu'il y a une hémorrhagie abondante ou continue, le diagnostic est plus dificile : on peut arriver à se prononcer en dilatant le col et en explorant la cavité de l'utérus à l'aide du doigt ou de la sonde utérine.

Hydatides.

(1) Voyez page 330.

Le plus ordinairement, il est tout à fait impossible de distiguer un fibrome intra-utérin d'un polype fibreux sans recourir à la dilatation artificielle du col et à une exploration attentive, à moins que le polype ne soit suffisamment gros, ou que son pédicule ne soit assez long pour lui permettre de s'engager dans la cavité cervicale ou dans le vagin. Le diagnostic différentiel n'a pas d'ailleurs dans ce cas une grande importance. La seule véritable différence entre ces deux tumeurs, c'est que le fibrome est enfermé dans une capsule propre qui l'isole positivement des tissus environnants, tandis que le polype est une véritable production libre qui se continue avec le tissu utérin et qui n'est recouverte que par la muqueuse. Ces différences, toutefois, ne peuvent être constatées que lorsque la tumeur a été enlevée.

Polypes fibreux.

Les fibromes ont toutefois été confondus avec la tumeur que forme l'inversion de l'utérus. Il y a là bien des symptômes communs; mais l'inversion est consécutive à l'évacuation de l'utérus. Ou bien la femme a été récemment délivrée à terme, ou a avorté, ou bien l'organe a été d'abord distendu et développé par une tumeur qu'il contenait et a fini par se retourner sur lui-même pendant ou après qu'il se vidait. Toutefois, le meilleur moyen de distinguer ces tumeurs est très-simple. Dans l'inversion, la tumeur est sensible et la malade sent, quand on y enfonce une épingle; il n'en est pas ainsi dans le cas de fibrome.

Inversion utérine.

Au moyen de la sonde utérine seule, vous pouvez distinguer un fibrome sous-muqueux d'une rétroversion ou d'une rétroflexion.

Rétroversion et rétroflexion.

Pronostic. — Il y a plusieurs sources de danger dans cette maladie: l'hémorrhagie peut enlever toute espèce de forces et miner la santé au point de détruire finalement la vie. Quelquefois ces malades meurent subitement par suite d'une perte de sang excessive. En raison de la compression mécanique exercée par la tumeur sur les viscères pelviens ou sur les uretères, de graves maladies peuvent se produire du côté de la vessie, des intestins ou des reins. Les troubles réflexes occasionnés par la même cause fatiguent et épuisent. Les désordres de la digestion, de la respiration et surtout de la circulation sont parfois très-sérieux.

Possibilité de la mort subite.

Dans quelques cas, les symptômes sont trompeurs et ne donnent relativement à la gravité de la maladie aucun critérium sur lequel on puisse compter. Les femmes qui ont porté de semblables tumeurs pendant des années, presque sans s'en plaindre, et qui, à la fin, se sentent malades, sont exposées à être enlevées très-brusquement; tandis que celles qui se plaignent le plus

Symptômes trompeurs.

amèrement sont souvent dans une situation moins dangereuse.

Les risques d'une intervention chirurgicale sont moindres ici que dans toute autre variété de fibromes utérins, et cela pour deux raisons : 1° c'est que la tumeur est plus facile à atteindre et à enlever; 2° c'est ensuite que le danger d'une inflammation consécutive est proportionné au risque où l'on est de blesser ou d'inciser la surface péritonéale de l'utérus.

Risques de l'opération.

Traitement. — Le traitement est médical et chirurgical, ou palliatif et radical. Toutes les circonstances accessoires et toutes les complications doivent d'abord être écartées. L'hémorrhagie est la vraie source du danger et doit être maîtrisée. Dans ce but, des médicaments tels que : *Ipecacuanha*, *China*, *Arsenicum alb.*, *Hamamelis*, *Erechthites*, *Crocus sat.*, *Cinnamomum*, *Trillium*, *Secale cor.*, *Sabina*, *Belladona*, *Nitri acidum* ou *Ferrum met.* pourront être donnés, en tenant compte pour chacun des indications qui lui sont propres. Le médicament convenable suffira généralement à calmer la douleur aussi bien qu'à diminuer la perte.

Traitement médical.

Si l'hémorrhagie est abondante et continue, et s'il devient nécessaire de l'arrêter sans retard pour ménager les forces de la malade et sauver sa vie, et si d'autre part, la médication interne agit lentement ou échoue complétement, il faudra avoir recours au traitement local que j'ai recommandé dans ma leçon sur l'hémorrhagie utérine (1). Vous vous rappelez sans doute ce que j'ai dit alors des moyens pratiques à employer, tels que l'eau froide en compresses et en injections, la glace, l'eau frappée, l'eau froide versée d'une certaine hauteur sur l'abdomen, le colpeurynter et le tampon. Dans quelques cas, l'éponge préparée fournit un excellent tampon pour le col. Palfrey (2) recommande d'introduire le spéculum, d'abaisser la lèvre antérieure du col, et ensuite, d'obturer son canal à l'aide d'une longue et étroite mèche de charpie portée sur la sonde utérine. La charpie, que l'on peut tremper dans de l'eau phéniquée, devra être laissée en place pendant vingt-quatre à trente heures, avant d'être enlevée.

Traitement palliatif.

Parmi les méthodes hémostatiques perfectionnées qui ont pour résultat d'arrêter d'une façon plus ou moins permanente la perte utérine, il n'y a pas d'expédient plus simple et plus précieux que l'introduction de l'éponge préparée. Je l'ai vue à elle seule empêcher le retour de la ménorrhagie et amener un écoulement normal, qui se renouvela pendant plusieurs mois consécutifs.

Eponge préparée comme hémostatique.

(1) Voyez page 58.
(2) *Medical press and circular*, vol. VII, p. 516.

Incision du col.

Dans les cas rebelles, des entailles, des fentes, des incisions pratiquées sur l'orifice utérin avec un bistouri courbe et à pointe mousse, une paire de ciseaux ou un hystérotome, ont aussi été employées avec un succès marqué. Ces derniers moyens sont-ils efficaces parce qu'ils dégagent les vaisseaux, ou parce que, en dilatant l'orifice de l'utérus, ils débarrassent cet organe du liquide qui le distend? Je ne suis pas en mesure de me prononcer sur ce point. Mais ce dont je suis assuré, c'est qu'ils offrent certainement un précieux moyen de soulagement, toujours facile à mettre en œuvre, et qui, récemment encore, était inconnu.

Opération du docteur Atlee.

Si ce traitement ne procure pas le soulagement désiré, le Dr Atlee (1) conseille de faire suivre la section de l'orifice utérin d'une large division de la capsule du fibrome dans l'utérus. Il exécute cette opération au moyen d'un bistouri à long manche, courbe et boutonné, que l'on introduit dans l'utérus aussi profondément que peut aller le doigt qui le guide, et que l'on abaisse ensuite sur la tumeur de façon à inciser la capsule et la substance même du polype, jusqu'à une profondeur d'un demi-pouce. Cette opération non-seulement diminue l'hémorrhagie, mais entrave tellement la vitalité nutritive du fibrome qu'une métamorphose régressive ne tarde pas à se produire et que la tumeur ou bien est spontanément énucléée, ou bien s'en va peu à peu dans un écoulement leucorrhéique. Cette pratique me paraît s'appliquer spécialement aux tumeurs qui ont une base et une surface d'attache très-larges.

Excision de la tumeur.

Mais, à moins que l'opération du Dr Atlee n'ait pour résultat la sortie du fibrome, soit en bloc, soit par fragments; ou que la tumeur ne soit spontanément détachée et expulsée, comme cela arrive quelquefois, par des contractions utérines énergiques; ou à moins qu'elle ne subisse une dégénérescence de nature quelconque, par suite de laquelle elle est rejetée, la cure radicale ne sera possible que par l'excision et l'extraction. On recourt pour ceci à la ligature de la tumeur.

Premier obstacle.

Il y a deux obstacles à cette opération. Le premier, c'est l'étroitesse du col de l'utérus. Pour le surmonter, il faut avoir recours à une forte dilatation. Si la tumeur est tout à fait volumineuse, et si le col est raccourci et ramolli comme dans les derniers mois de la grossesse, deux ou trois éponges préparées, de dimensions différentes, pourront être successivement introduites. Elles élargiront assez le col pour que les doigts puissent pénétrer dans l'intérieur de l'utérus, s'assurer de la situation exacte de la tumeur, de

(1) *Transactions of the american med. association*, 185[illegible] p. 558.

son mode d'attache, et fixer l'appareil; car toutes ces opérations se font à l'aide du toucher et non de la vue.

Dilatation préalable.

Dans les cas où le col est plus rigide et refuse de céder, les tentes de *laminaria digitata* sont préférables. Il faut en introduire un certain nombre l'une après l'autre, à travers l'orifice interne de l'utérus, jusqu'à ce que celui-ci en contienne de trois à huit. Plus ces tentes sont longues, mieux elles valent. Elles doivent être laissées, en place de douze à vingt-quatre heures. Quand on les enlève, si la dilatation n'est pas suffisante, on peut introduire dans la cavité du col le dilatateur de caoutchouc de Barnes, le gonfler et le laisser en place pendant quelques heures. Ces moyens fourniront une voie d'entrée qui rendra possible le temps ultérieur de l'opération. Pour assurer une dilatation suffisamment large du col, il pourra être nécessaire de l'inciser en même temps qu'on le dilate.

Second obstacle.

Le second obstacle à l'opération, dans quelques-uns de ces cas, consiste dans la difficulté qu'on éprouve à poser la ligature, ou plutôt la chaîne ou le fil de l'écraseur. Si la tumeur est dans le vagin et si elle n'est pas très-volumineuse, il n'y aura sous ce rapport aucune difficulté; mais si elle est dans l'utérus, et si, de plus, elle est attachée au fond de l'organe et si elle a une base large au lieu d'un pédicule, vous vous apercevrez que ce temps de l'opération n'est pas aussi facile à réaliser que vous auriez pu le supposer. Bien plus, il peut être nécessaire de renouveler les tentatives plusieurs fois avant de porter l'anse de la ligature sur la tumeur et de la faire glisser sur le pédicule. Un petit nombre d'auteurs insistent sur ce fait que, pour obtenir ce résultat, l'utérus doit être attiré en bas jusqu'à la vulve. Mais, à moins de raisons exceptionnelles, ce procédé est barbare et inutile.

Ligature de la tumeur.

Pour remédier à la difficulté dont je viens de parler, le Dr Sims a ajouté à l'écraseur utérin un porte-chaîne qui facilite l'introduction et l'application de la ligature en soutenant celle-ci jusqu'à ce qu'elle ait rencontré le pédicule. Ainsi perfectionné, l'écraseur à chaîne est plus utile qu'il ne l'était autrefois; mais la plupart des gynécologistes aiment mieux la ligature faite avec un fil métallique que celle faite à la chaîne. Ce fil peut être construit de la même manière et d'après le même principe que l'écraseur ordinaire. L'instrument du Dr Braxton Hicks, que je vous présente en ce moment, est un écraseur à fil métallique.

Conseil pratique.

Pour saisir plus facilement la tumeur, permettez-moi de vous donner un moyen pratique dont j'ai toujours reconnu l'utilité. D'abord, assurez-vous aussi exactement que possible du siége précis de la tumeur et de son point d'attache sur la paroi utérine. Placez ensuite la malade dans une position telle que la tumeur s'écarte de son pédicule, ou de sa base, en se dirigeant vers le côté opposé de l'utérus. Si, par hasard, sa situation est centrale, la position de la malade a moins d'importance. Heureusement ces fibromes intra-utérins, aussi bien que les polypes fibreux, prennent naissance ordinairement sur la paroi postérieure de l'utérus, et par conséquent, la malade est placée dans ce que l'on désigne aujourd'hui sous le nom de position latérale gauche.

Quand l'instrument est définitivement appliqué, il ne reste qu'à le serrer avec lenteur et fermeté jusqu'à ce que la tumeur soit séparée.

Précaution.

Ceci doit être fait très-graduellement, de peur que le fil ne casse. Le fil de fer ordinaire ne supportera pas l'effort de constriction nécessaire; mais le fil de fer tordu en corde, ou le fil d'acier méritent plus de confiance; si la tumeur est très-volumineuse, il peut être nécessaire de l'extraire avec le forceps, ou autre instrument analogue, ou peut-être même de la couper en morceaux, avant de pouvoir la ramener à travers l'orifice utérin. Heureusement, dans l'écrasement, on est à l'abri tout à la fois de l'hémorrhagie immédiate et du danger d'une inflammation consécutive.

Dans des cas rares, où la tumeur est très-volumineuse et pédiculée, et où elle occupe le vagin, il est si difficile de l'exciser par les procé-

Cas exceptionnel.

dés ordinaires, que l'on a conseillé d'abord de la saisir avec le forceps, et ensuite, de l'attirer jusqu'à la vulve ; après quoi, l'écraseur peut être appliqué. Cette opération cause une inversion momentanée de l'utérus; mais l'orifice, qui a été largement distendu par la tumeur, et paralysé par la compression qu'elle exerçait sur lui, ne se contractera pas d'une façon assez énergique pour empêcher le retour de l'organe à sa position normale. Si l'hémorrhagie est abondante, le moignon ou pédicule pourra être cautérisé avec un fer chauffé à blanc ou badigeonné avec le perchlorure de fer avant que l'utérus ne soit remis en place.

II. — *Tumeurs fibreuses sous-péritonéales.*

Ces productions, qui sont situées sur la surface externe de l'utérus et au-dessous du péritoine, sont connues aussi sous le nom de tumeurs

Fréquence, nombre, volume, etc.

fibreuses sous-séreuses, extra-pariétales ou extra-utérines. Elles sont moins fréquentes que les deux autres variétés; mais lorsqu'elles existent, elles sont presque toujours multiples. Elles s'accroissent plus rapidement, sont de dimensions variables et peuvent être très-nombreuses. Il n'est pas très-rare que l'abdomen soit rempli par une de ces tumeurs, très-volumineuse, et qu'en même temps l'extérieur de l'utérus soit parsemé d'un certain nombre d'autres plus petites, qui sont restées stationnaires. Quelquefois, cependant, deux ou plusieurs de ces tumeurs peuvent se développer en même temps sans qu'il y ait de différence appréciable entre leur volume et leur forme.

Symptômes. — Comme ces tumeurs n'ont pas de connexions nécessaires avec la cavité de l'utérus, ni avec sa membrane muqueuse, ni même, en aucune façon, avec l'appareil génital interne, les désordres de la menstruation qui sont presque constants dans le cas de fibrôme sous-muqueux manquent dans la variété sous-péritonéale. Les malades ne sont pas non plus spécialement sujettes aux hémorrhagies ou aux écoulement séreux venant de la cavité utérine.

Phénomènes mécaniques.

Les symptômes sont par conséquent surtout mécaniques. Les petites tumeurs de ce genre n'occasionnent que très-peu de gêne et peuvent exister pendant des années sans symptômes manifestes. Celles qui sont plus volumineuses tombent dans l'espace rétro-utérin, contre la vessie en avant, ou exercent une compression latérale de façon à provoquer de la douleur dans le bassin ou dans la hanche et dans la cuisse du côté correspondant. Si la tumeur devient pédiculée, ce qui arrive souvent, la longueur du pédicule peut lui permettre de flotter en quelque sorte et de changer de position par rapport aux organes pelviens de façon à ne pas déplacer l'utérus d'une façon permanente. Mais quand la tumeur est sessile et a une base large, l'utérus se déplace presque inévitablement et se fixe dans une position anormale.

Effets de la compression.

« La pression exercé sur la vessie, même sans la coexistence d'une antéflexion, peut devenir assez considérable pour comprimer cet organe entre la symphyse et la tumeur et donner lieu par conséquent à des phénomènes secondaires dans l'appareil uro-poiétique. L'hyperémie des vaisseaux pelviens causée par les tumeurs fibreuses se manifeste souvent sur la membrane muqueuse de la vessie sous la forme d'une distension variqueuse de ses veines, et particulièrement de celles qui sont situées sur son col. Rokitansky a même observé un cas de rupture d'une veine sous-muqueuse à dilatation kystique, avec hémorrhagie dans la vessie. Thomson rapporte un cas dans lequel une perforation s'était produite dans la paroi de cet organe, par suite de la compression exercée par une grosse tumeur fibreuse. La moitié de la périphérie de la tumeur adhérait aux bords de la perforation.

« D'un autre côté la compression peut s'exercer sur le rectum, et la défécation peut être complétement empêchée par des fibromes fixés dans les replis de Douglas. Ces tumeurs peuvent aussi produire la distension variqueuse des veines hémorrhoïdales et l'hyperémie de la membrane muqueuse rectale, absolument comme cela se passe pour la vessie (1) ».

L'hyperémie hypostatique ou l'engorgement de la membrane muqueuse utéro-vaginale est un résultat très-commun de la compression exercée par ces tumeurs. Et par suite, leur présence s'accompagne souvent, non-seulement de déviations utérines, mais encore d'inflammation du col, de la cavité du col, d'endométrite et de vaginite. Ces troubles locaux de la circulation se résolvent quelquefois en une hémorrhagie critique, qui est intermenstruelle, et quelquefois en une menstruation abondante et prolongée qui, cependant, il faut le dire, est rare dans cette forme de tumeur fibreuse.

Désordres concomitants.

Avec ces fibromes extra-pariétaux, il y a une tendance marquée et caractéristique à l'inflammation péritonéale. Dans beaucoup de cas, cette lésion est latente et circonscrite, et par suite, il s'établit des adhérences qui fixent la tumeur plus ou moins solidement et complétement aux organes voisins. D'autres fois, les femmes souffrent de douleurs aiguës, lancinantes, sont malades pendant quelques jours d'une vive attaque de péritonite, puis guérissent. Toute la souffrance et toutes les conséquences sont néanmoins ordinairement, mais à tort, rapportées à la tumeur elle-même. Ces adhérences sont celles que l'on rencontre quand on pratique la section, dans la gastrotomie.

Danger de péritonite.

Diagnostic. — La fréquence des cas dans lesquels les fibromes de cette catégorie sont situés dans le cul-de-sac postérieur, augmente le risque de les confondre avec une rétroversion ou une rétroflexion de l'utérus. Mais les signes physiques vous permettront de les distinguer. Peut-être le toucher révélera-t-il une tumeur qui a son siége sur la concavité du sacrum; mais seul, il est insuffisant comme moyen de diagnostic. L'examen pratiqué à l'aide des deux mains vous aidera à décider si les portions supérieure et antérieure de l'utérus sont augmentées de volume, ou si elles sont le siége d'une production anormale. Mais il ne servira pas à différencier une tumeur fibreuse située dans la partie postérieure du bassin d'un utérus en rétroversion ou en rétroflexion. Aussi, pour résoudre cette question, faut-il introduire la sonde utérine. Si la pointe de l'instrument regarde vers le détroit supérieur, comme elle doit le faire quand elle a atteint le fond de l'utérus, la tumeur est un fibrome et l'utérus n'est pas déplacé en arrière. Je ne dois toute-

Rétroversion et rétroflexion.

(1) *Pathological anatomy of the female organs, by Julius M. Klob. M. D.*, etc. N. Y. 1868, p. 175.

fois pas oublier de vous rappeler que dans certains cas ces deux désordres coexistent.

Hydropisie de l'ovaire.

Ayant déjà donné en détail les signes à l'aide desquels on distingue un fibrome extra-utérin d'une tumeur ou d'un kyste de l'ovaire, je crois inutile de répéter les remarques que j'ai faites sur ce sujet (1).

Grossesse.

La longueur et le volume du pédicule ont dans ces cas une telle importance qu'il est difficile d'établir une règle de diagnostic entre cette forme de fibrome et la grossesse. L'utérus sera augmenté dans ses dimensions si le pédicule est court et, si la matrice vient à s'accroître et à se développer, les signes présomptifs de la grossesse n'en seront que plus évidents. Il y a toutefois une différence assez considérable entre la forme et les caractères généraux de la tumeur abdominale dans les deux cas. Dans les cas de fibrome, s'il y en a plus d'un, le contour de chacun d'eux peut être reconnu au travers des parois abdominales. Si ces parois sont minces, et si leur développement n'est pas exagéré, on sent le fibrome sous la forme d'une masse dure, ferme, résistante, qui donne au doigt une sensation absolument différente de la fluctuation élastique de l'utérus gravide. Quelquefois, il est possible de sentir les petites masses arrondies, bosselées que forment des fibromes plus petits attachés à l'extérieur de l'utérus.

Le souffle utérin sera semblable dans les deux cas ; mais la possibilité d'entendre les bruits du cœur fœtal vous permettra quelquefois de vous prononcer. Dans le cas de fibrome, la tumeur se développe très-lentement, tandis que dans la grossesse, la rapidité relative de l'accroissement est bien plus marquée. En réservant votre opinion pendant quelques semaines, vous pourrez quelquefois être en mesure d'établir le diagnostic d'une façon très-exacte, à cause de l'accroissement considérable que la tumeur aura subi pendant cet intervalle, si la femme est enceinte. Des mouvements sur l'existence desquels aucun doute ne pourrait subsister, seraient aussi un bon signe diagnostique ; mais il faut qu'ils soient réels et non imaginaires.

Dans les mois suivants, l'état de l'orifice et du col de l'utérus, le retour plus ou moins régulier du flux menstruel, l'impossibilité de sentir les mouvements du fœtus, la profondeur de l'utérus que révèle la sonde (qu'il ne faut pas introduire s'il y a le moindre signe de grossesse, ou à moins de circonstances extrêmes), vous permettront généralement d'établir un diagnostic exact. Le temps, toutefois, est un élément très-important sous ce rapport. Vous pourrez avoir besoin de faire plusieurs

(1) Voyez pages 332 et 333.

examens avant d'adopter une opinion définitive. Dans ce cas, si la malade n'est pas à toute extrémité, il sera bon de laisser des intervalles un peu prolongés entre les examens successifs.

Lorsque la grossesse survient chez une femme qui porte déjà un de ces fibromes sous-séreux, il y a bien plus de chances pour qu'elle arrive à terme sans accident que s'il s'agissait des tumeurs sous-muqueuses dont j'ai parlé, probablement par la raison que, dans le premier cas, la cavité utérine et sa membrane muqueuse sont normales, ou peu s'en faut.

Immunité relativement à l'avortement.

Dans ces fibromes, l'histoire des antécédents, l'absence de symptômes généraux graves, de frisson, de fièvre et de tendance à la suppuration, le fait que la tumeur a augmenté de volume pendant des mois ou des années, et n'a aucune relation nécessaire avec un accouchement, prématuré ou à terme, ni avec aucune lésion traumatique ou chirurgicale, serviraient à distinguer cette affection du phlegmon pelvien. Ajoutez que dans le phlegmon pelvien l'utérus est presque toujours fixe et immobile, tandis qu'il n'en est pas ainsi dans le cas de fibrome; le diagnostic ne vous offrira donc aucune difficulté.

Phlegmon pelvien.

La tumeur qui est quelquefois formée par l'accumulation des matières fécales n'a aucune connexion avec l'utérus; elle est postérieure à cet organe, ne se meut pas avec lui, est empâtée au toucher, se laisse pénétrer par le doigt qui la presse et s'accompagne de symptômes de paralysie du rectum, de constipation opiniâtre, de ténesme rectal et d'une irritation intestinale plus ou moins vive.

Masses fécales.

Marche et terminaison. — Ayant un espace suffisant dans l'intérieur du bassin d'abord, puis dans l'abdomen, pour s'y accroître librement, ces tumeurs peuvent atteindre un volume considérable et existent à l'état latent pendant des années avant d'être observées et reconnues. Et comme, dans la plupart des cas, elles ne sont accompagnées d'aucun symptôme alarmant ou dangereux, comme elles sont inoffensives par elles-mêmes et bénignes dans leurs tendances, leur présence peut être tolérée pendant bien des années encore.

Tolérance vis-à-vis de la tumeur.

Les fibromes extra-utérins tendent à se transformer en fibro-kystes, semblables à celui que vous avez vu chez Mrs. C. D..., à cette clinique, il y a quelques semaines (1).

Dans cette dégénérescence kystique, la tumeur prend une organisa-

(1) Voyez page 385.

tion complexe, et au lieu d'être formée exclusivement de tissu fibro-cellulaire, comme elle l'était primitivement, elle se compose de compartiments ou kystes qui contiennent une certaine quantité de sérum, de sang ou de pus, ou d'un mélange de ces liquides. Ce n'est que dans les cas de fibromes volumineux, que cette dégénérescence particulière se produit, et vous ne devez pas oublier que bien qu'elle soit loin d'être très-fréquente dans les fibromes sous-péritonéaux, elle se rencontre bien plus rarement encore dans les autres variétés de cette maladie.

Dégénérescence kystique.

Pronostic. — En ce qui touche la guérison finale de ce genre de fibrome, vous ferez mieux de ne rien promettre. La nature improvisera peut-être un moyen palliatif, en arrêtant le développement de la tumeur; elle pourra même l'amputer spontanément en effilant et en rompant le pédicule, de sorte que le fibrome flottera à la façon d'une production cartilagineuse et libre dans l'intérieur d'une articulation, sans trop causer de douleur et de gêne ; mais il est peu probable que la tumeur disparaisse complétement. La grossesse n'est pas une complication aussi sérieuse dans les cas de fibromes extra-utérins que dans ceux de fibromes intra-utérins.

Efforts de la nature vers la guérison.

Bien qu'une de ces tumeurs puisse, à la rigueur, coexister avec un carcinome de l'utérus, c'est un fait établi que les fibromes utérins n'ont aucune tendance maligne, et par conséquent, ne se transforment pas en cancer.

Immunité relativement au cancer.

Traitement. — Les médecins sont généralement d'avis que, surtout dans les premières périodes de formation de ces tumeurs, la médication interne *devrait* suffire, mais dire que cette médication *a* toujours suffi à elle seule, c'est faire la part trop belle à notre habileté. Dans l'état présent de nos connaissances, le plus que nous puissions espérer de nos médicaments, c'est le soulagement des désordres éventuels et des complications. Pouvons-nous sur ce point compter sur de nouveaux progrès, c'est à l'avenir et à nos persévérants labeurs qu'il appartient de résoudre cette question. Si ces tumeurs n'étaient après tout qu'une simple hypertrophie de tissu, l'action résolutive de nos médicaments, locaux et internes, devrait suffire à arrêter leur développement, sinon à les guérir radicalement. Il nous faut, pour le moment du moins, savoir attendre.

Inefficacité du traitement interne.

Une grande difficulté à laquelle nous nous heurtons tout d'abord est l'impossibilité où nous sommes de soumettre les malades à un traitement approprié dès la première période de l'affection, lorsque la tumeur ou les tumeurs sont à leur début, et que les moyens spécifiques auraient une action plus prompte et peut-être plus heureuse. Il faut aussi tenir compte de la difficulté du diagnostic différentiel et de ce fait ue très-peu de femmes, atteintes de productions quelconques de ce genre, sont disposées, par ces temps de vogue chirurgicale, à attendre patiemment les résultats d'un traitement interne.

Traitement chirurgical; gastrotomie.

La seule ressource chirurgicale dans les cas de fibrome extra-utérin est la gastrotomie. Si la tumeur a un pédicule bien limité, et si ses attaches ne sont pas trop étendues ou trop vasculaires, elle peut être enlevée et le pédicule peut être lié, comme dans l'ovariotomie. Une opération analogue peut suffire quand la tige ou le pédicule est brisé et quand la tumeur flotte dans la cavité abdominale. Mais même après que l'incision abdominale est faite, si l'on s'aperçoit que la tumeur est adhérente de tous les côtés et solidement amalgamée avec l'utérus et les parties voisines, on est d'avis qu'il vaut mieux abandonner l'opération, refermer la plaie et laisser la tumeur en place. Cette conduite est considérée comme la plus sage à cause du danger qui résulterait presque nécessairement de l'extirpation définitive de la tumeur dans des circonstances aussi défavorables. Ce danger consiste dans la possibilité du choc ou collapsus, d'une hémorrhagie, d'une péritonite mortelle et de la septicémie.

Extirpation de l'utérus et des ovaires.

Malgré ces dangers, quelques chirurgiens ont néanmoins poussé plus avant et ont enlevé non-seulement la production fibreuse, mais encore l'utérus et les ovaires. La proportion de malades perdues dans ces cas a été très-considérable, mais non supérieure, à ce que prétendent les partisans de cette opération, au nombre des décès constatés aux premières époques où l'on pratiquait l'ovariotomie. Sur 35 cas de fibromes utérins, dans lesquels l'utérus et les ovaires ont été extirpés, il y a eu 7 guérisons, c'est-à-dire 1 sur 5.

« Un opérateur ne doit jamais entreprendre la gastrotomie pour un néoplasme utérin, sans être préparé à enlever, si cela est nécessaire, l'utérus en même temps que la tumeur; car quelquefois la connexion est si intime que la localisation exacte de la tumeur est impossible au chirurgien le plus habile en diagnostic. Bien plus, même après que la masse a été enlevée du corps, on n'arrive souvent à découvrir ses rapports avec l'utérus que par de patientes et intelligentes recherches. Le Dr Farre parle d'une pièce conservée dans un des musées de Londres, comme tumeur solide de l'ovaire, et qu'il a reconnue, après un examen minutieux, pour une tumeur utérine, en découvrant que les trompes de Fallope aboutissaient dans son intérieur. C'est aussi de cette façon que fut reconnue la nature de la tumeur enlevée par le Dr Storer, le professeur Ellis ayant, après un examen très-minutieux, distinctement reconnu l'embouchure des trompes dans la cavité du corps, ce qui tranchait la question (1). »

(1) *A practical treatise on the diseases of women, by T. Gaillard Thomas, M. D.*, etc. Troisième édition, 1872, p. 501.

LEÇON TRENTE-DEUXIÈME

Tumeurs fibreuses de l'utérus (*suite*).

MESSIEURS,

Après avoir discuté la pathologie spéciale et le traitement des fibromes intra-utérins et extra-utérins, nous arrivons maintenant à ceux qui ont leur siége dans la paroi même de l'utérus, à moitié chemin pour ainsi dire, entre les tuniques muqueuse et séreuse. Ces tumeurs, qui ne sont pas dans la cavité utérine et qui ne sont pourtant pas dans la cavité abdominale, sont ordinairement connues sous le nom de fibromes interstitiels.

III. — *Fibromes interstitiels.*

Il y a à cette dénomination des synonymes divers, tels que ceux de fibromes intra-muraux, intra-stromatiques, pariétaux, intermédiaires. Ces tumeurs sont, à proprement parler, les vraies tumeurs arrondies; car, quel que soit leur volume, à moins qu'elles ne soient poussées dans la cavité utérine ou dans la cavité abdominale, et qu'ainsi elles ne deviennent ovales ou peut-être pédiculées, leur forme ne change jamais. Elles sont toujours enveloppées dans une capsule propre, et comme les autres variétés de fibromes, sont le plus souvent situées en arrière par rapport à l'utérus. Dans des cas très-rares, on les rencontre dans le segment inférieur de l'organe, ou même dans le col. Mais, quel que soit l'endroit où on les rencontre, toute la partie environnante de l'utérus est hypertrophiée, et tous ses tissus sont anormalement développés.

Symptômes. — Les symptômes sont plus ou moins graves et gênants suivant le volume de la tumeur, et suivant la tendance à l'inflammation qui existe dans l'intérieur ou aux environs de l'utérus. Si la tumeur est volumineuse, et si elle est fixée à la paroi postérieure de l'utérus, cet organe sera nécessairement déplacé en arrière. Par cette raison, la rétroversion et la rétroflexion se rencontrent presque inviariablement dans ces cas. Mais si la tumeur est attachée à l'un des côtés de l'utérus, celui-ci sera forcé de s'incliner latéralement.

Déviations utérines.

Dans une proportion notable de ces cas, il y a de la dysménorrhée : la difficulté de la menstruation est due à l'occlusion partielle, ou aux sinuosités de la cavité cervicale que déterminent l'inflexion de l'utérus et la présence de la tumeur; il se peut aussi que ce corps étranger excite presque nécessairement des contractions douloureuses de l'utérus chaque fois que cet organe a quelque chose à expulser.

Dysménorrhée.

Dans d'autres cas, je ne pense pas qu'on puisse mettre en doute que l'obstacle apporté à l'issue facile du flux menstruel, dans la dysménorrhée, puisse indirectement causer le développement d'une semblable tumeur. Il est logique de supposer qu'un trouble dans la circulation utérine, tel que celui qui accompagne presque nécessairement une menstruation douloureuse et paresseuse, puisse engendrer un vice de nutrition capable d'avoir pour résultat une hypertrophie locale. Et, par suite, dans des cas exceptionnels, il peut être difficile, et quelquefois impossible, de déterminer si la dysménorrhée a été la cause ou la conséquence de la tumeur interstitielle.

Par suite de leur voisinage et de leurs rapports intimes avec la membrane muqueuse utérine, le risque d'hémorrhagie est presque aussi grand dans les fibromes interstitiels que dans les fibromes sous-muqueux. L'écoulement menstruel est toujours très-abondant, et le retour des époques tend à être plus fréquent qu'à l'état normal. Dans bien des cas l'écoulement est prolongé et permanent, le sang continuant à sourdre d'une façon persistante. Ou bien, l'hémorrhagie peut être subite et inquiétante, et s'accompagner de douleurs violentes et de contractions analogues à celles du travail. Il n'est pas très-rare que cet état de choses soit pris pour un avortement, surtout s'il y a expulsion de caillots et de fragments de la membrane muqueuse.

Ménorrhagie.

La tendance à l'avortement est un peu moins marquée qu'elle ne l'est dans le cas de fibromes intra-utérins, et plus prononcée que dans ceux de fibromes extra-utérins. Nous pouvons nous rendre compte de ce fait clinique, en nous basant sur cette vue théorique que la production accidentelle détourne à son profit les matériaux de nutrition nécessaires à l'embryon qui se développe. Une explication qui est peut-être meilleure, c'est que la tumeur, ou le fibrome, provoque des contractions péristaltiques de nature à vider l'utérus de son contenu. Le développement inégal de la paroi utérine n'est pas non plus sans influence.

Avortement.

Stérilité.

J'ai dans ce moment, en traitement, deux cas de stérilité qui sont dus à la présence de fibromes pariétaux. Dans ces deux cas, les tumeurs sont situées de façon à causer une violente dysménorrhée et une rétroflexion utérine assez marquée pour empêcher la pénétration du sperme. Dans ces conditions, l'imprégnation est impossible. Pour arriver à guérir ces femmes, il sera nécessaire de remédier au déplacement. Mais si la conception avait lieu, elle serait presque nécessairement suivie d'un avortement, à moins que ces femmes ne fussent débarrassées de leurs tumeurs.

Parmi les autres désordres accidentels, il faut citer l'endométrite, l'inflammation du col, la leucorrhée, la cystite, la proctite, l'ulcération et la paralysie rectales, la constipation invétérée, les hémorrhoïdes, le phlegmon pelvien et la pelvi-péritonite.

Diagnostic. — Pour distinguer ces tumeurs des autres productions accidentelles, nous sommes obligés de nous baser uniquement sur des signes physiques. L'examen devra être fait à l'aide du doigt introduit dans le vagin et dans le rectum, ou d'instruments, et il devra porter sur les cavités du col et du corps de l'utérus. Il faudra d'abord localiser la tumeur et ensuite déterminer sa nature. Ces recherches sont peut-être moins difficiles que pour les autres espèces de fibromes, parce que dans la plupart des cas, la tumeur est pelvienne et non abdominale, et parce qu'elle est située dans la concavité du sacrum, où elle est plus accessible.

Examen à l'aide des deux mains.

L'emploi des deux mains facilite l'examen par le toucher. La malade doit être placée sur le dos, les membres fléchis et les parois abdominales relâchées. La main gauche est alors placée sur l'hypogastre et une pression est exercée au-dessus du pubis sur l'utérus, de façon à le faire descendre aussi bas que possible dans l'excavation, vers l'orifice du vagin. L'index droit, introduit en même temps dans l'intérieur du vagin ou du rectum, explore les surfaces latérale et postérieure de l'utérus, de façon à reconnaître tout accroissement ou tout développement anormal de sa paroi.

Dépression de l'utérus.

Ténaculum utérin.

Si la femme est corpulente, il pourra être nécessaire d'attirer l'utérus en bas, à l'aide des ténaculums de Sims ou de Nott, afin de l'examiner plus complétement dans l'espace rétro-utérin.

Sonde.

La sonde peut suffire à indiquer la présence d'une tumeur qui presse contre la cavité utérine ; mais, en général, elle ne fera pas diagnostiquer un fibrome intra-pariétal, à moins que le diagnostic ne soit fait par exclusion. Ainsi, si la sonde passe sans difficulté et sans obstacle, et si elle suit la direction de l'axe de l'utérus, on peut conclure que s'il y a un fibrome dans la paroi utérine, il ne peut pas être d'un volume bien considérable ; car une tumeur de ce genre doit presque nécessairement déplacer l'organe. Une tumeur sous-péritonéale pédiculée pourrait remplir la concavité du sacrum sans changer l'axe de l'utérus ; mais il n'en est pas de même d'un fibrome interstitiel.

Dilatation.

Toutefois, si vous ne pouvez pas vous rendre compte d'une façon satisfaisante de l'existence d'une tumeur intra-pariétale en combinant les méthodes dont je viens de parler, il sera nécessaire de procéder à la dilatation afin de pouvoir explorer la cavité de l'utérus avec le doigt ou tout autre instrument. Ceci pourra être fait de la façon que je vous ai indiquée dans ma dernière leçon. On devra toutefois agir avec prudence de peur d'amener une hémorrhagie grave.

Les signes différentiels entre un fibrome interstitiel et le phlegmon pelvien, la pelvi-péritonite et les affections analogues dont il se complique quelquefois, et avec lesquelles on l'a confondu, sont les mêmes que ceux à l'aide desquels vous distingueriez ces maladies et leurs conséquences des fibromes sous-muqueux et sous-séreux.

Curabilité relative.

Pronostic. — Mon expérience personnelle me conduit à conclure que cette variété de myo-fibromes est plus accessible au traitement que l'une ou l'autre des précédentes. Vous ne devez pas désespérer de guérir votre malade, à moins que la tumeur ne soit excessivement développée, ou qu'elle ne s'accompagne d'une hémorrhagie d'intensité inaccoutumée, ou d'autres complications dangereuses dont cette catégorie de fibromes n'est pas exempte.

Influence de la ménopause.

Une modification favorable suivra probablement la ménopause. Cette crise une fois passée, il y a des chances pour que, parallèlement à l'atrophie consécutive, c'est-à-dire à l'évolution sénile de l'utérus et des ovaires, une tumeur de ce genre subisse de son côté une métamorphose régressive et ne cause plus jamais aucun trouble. Quelquefois, cependant, ces fibromes retardent la ménopause, et le flux menstruel est remplacé par des hémorrhagies prolongées et dangereuses, qui ont une tendance funeste.

Etat du col.

Dans les cas fâcheux, lorsque le col est long et étroit, en même temps que dense et non dilatable, s'il s'agit de femmes qui n'ont jamais été enceintes, le pronostic est généralement défavorable. En réalité, la texture, la consistance et les autres caractères physiques du col de l'utérus ont plus d'importance que tout le reste relativement à la possibilité et à la probabilité de la guérison, que celle-ci soit demandée à la thérapeutique médicale ou à la chirurgie. Toutes choses égales d'ailleurs, les multipares ont plus de chances de guérison que les nullipares.

Tandis que les dégénérescences graisseuse, calcaire, cartilagineuse et même osseuse que ces fibromes subissent quelquefois, doivent être considérées comme des tendances heureuses, d'autres modifications dans la texture impliquent une augmentation de danger. La suppuration, l'état fongueux, l'œdème et l'hémorrhagie interstitielle sont autant de processus critiques qui vous causeront les plus vives alarmes et à trop juste titre. L'énucléation spontanée de la tumeur est essentiellement favorable. Une tendance évidente du fibrome à se développer dans la direction de la cavité utérine, et surtout à devenir pédiculé, peut ne pas être nécessairement un mauvais signe, car cela peut faciliter l'ablation de la tumeur par des moyens chirurgicaux ou autres.

Formes diverses de dégénérescence.

Lorsque la tumeur se complique d'autres maladies, le danger varie suivant le degré et le caractère des désordres possibles. Chez les femmes qui présentent la diathèse hémorrhagique, il ne faut guère compter sur la guérison.

Traitement. — Je sais parfaitement qu'il y a une différence histologique entre une hypertrophie simple de la paroi utérine et un fibrome interstitiel englobé dans sa capsule; mais cette différence est plus apparente que réelle. L'histoire clinique de ces fibromes au début se rattache si étroitement aux changements qui se passent dans les mêmes tissus pendant la gestation et la période d'involution, qu'il faut voir dans ces faits une indication thérapeutique dont nous pourrons tirer parti. Aussi mon expérience personnelle m'a-t-elle amené à croire qu'à leur période initiale ces tumeurs cèdent souvent à une médication interne convenable et combinée avec quelques moyens locaux très-simples.

Curabilité au début.

C'est donc une circonstance très-heureuse que ces fibromes pariétaux soient reconnus au plus tôt et traités à une date plus rapprochée de leur début que l'une ou l'autre des variétés précédentes. C'est pour cette raison, et au point de vue du diagnostic, que j'ai cru devoir traiter séparément cette question.

Il est manifeste que le premier devoir du praticien consiste, si cela est possible, à empêcher la production de ces tumeurs. Le résultat pourra être obtenu par l'emploi des moyens qui sont de nature à assurer l'évolution complète et uniforme de l'utérus après la délivrance, ainsi que l'issue libre et facile du flux menstruel; on préviendra les déviations habituelles ou permanentes de l'utérus, particulièrement la rétroversion et la rétroflexion, qui seraient susceptibles de se terminer par un développement disproportionné; on préviendra aussi l'avortement et l'arrêt consécutif des modifications organiques propres à la grossesse; on interdira la fréquence immodérée et les fraudes dans les rapports sexuels; on dé-

Prophylaxie.

fendra les pessaires, les corsets, les ceintures abdominales et tout ce qui pourrait entraver la circulation du sang dans les viscères pelviens. Ce traitement préventif est très-important.

Traitement médical.

Il en est de même du traitement médical. L'hémorrhagie et les écoulements séreux, aussi bien que les symptômes qui accompagnent l'inflammation locale et le trouble menstruel, nous fournissent une série d'indications définies pour nos médicaments; nous emprunterons à la matière médicale les remèdes suivants : *Secale cornutum*, *Sabina*, *Sepia*, *Belladona*, *Lachesis*, *Crocus*, *Calcarea carb.*, *Staphisagria*, *Arsenicum alb.*, *Silicea*, *Phosphorus*, *Lycopodium*, *China*, *Thuja*, *Carbo vegetabilis*, *Sulphur* et *Nitri acidum*. L'un de ces médicaments sera donné, d'après les indications spécifiques qui devont être aussi bien définies et aussi exactes que possible, et son emploi sera continué jusqu'à ce que les symptômes pour lesquels il aura été prescrit aient disparu. On pourra alors en choisir un autre.

Belladona.

Je pourrais donner le détail d'un grand nombre de cas dans lesquels *Belladona*, employée avec précaution et persistance, a fait disparaître une hypertrophie limitée de l'utérus qui, sans cela, se serait sans nul doute transformée en fibrome. Le médicament a été donné à la troisième atténuation décimale.

Lachesis.

Lachesis est également efficace dans certains cas. Il paraît posséder des vertus résolutives remarquables, surtout lorsqu'il y a évolution défectueuse de l'utérus. Aucun auteur n'a, que je sache, mentionné ce fait et vous ne devrez pas par conséquent accorder à mon appréciation personnelle plus de valeur qu'elle n'en mérite. Nulle catégorie de faits ne réclame de confirmations plus répétées que les faits cliniques. Entre mes mains, les meilleurs résultats de ce médicament m'ont été fournis par la sixième et par la douzième atténuation.

Causes d'erreur.

En disant que ces tumeurs sont curables à leur début par l'emploi de moyens si doux et si faciles à mettre en pratique, je n'oublie pas qu'il y a bien des causes d'erreur qui pourraient conduire à des suppositions fausses relativement à l'influence de tel ou tel mode de traitement. Il n'est pas rare de voir ces productions augmenter ou diminuer de volume très-rapidement, et quelquefois, disparaître spontanément. Une métamorphose régressive peut en débarrasser la malade. La ménopause peut entraver leur développement, et d'autres changements peuvent arrêter leur nutrition et déterminer leur atrophie. Ces guérisons par limitation sont souvent mises à l'actif du magnétisme animal, du spiritisme, ou de l'électricité et autres agents impondérables, et même, de traitements médicaux. Mais, en faisant la part légitime de ces cas exceptionnels, je crois que de grands avantages réels peuvent être obtenus par l'emploi des médicaments internes convenablement choisis.

En même temps que les remèdes que je viens d'indiquer, j'ai l'habitude d'employer un tampon de coton saturé de glycérine pure ou de glycérine contenant quelques gouttes de teinture mère de *Calendula*, d'*Hamamelis*, ou d'*Hydrastis*, ou encore du médicament qui est administré à l'intérieur. Ce moyen est un excellent adjuvant pour la guérison et a pour effet, dans bien des cas, d'empêcher le retour d'hémorrhagies fréquentes et dangereuses.

Moyens locaux.

Le traitement chirurgical a en vue l'ablation de la tumeur, soit par excision, soit par énucléation. L'excision à l'aide de la ligature ou de l'écraseur, n'étant généralement pas possible sur des tumeurs non pédiculées, et les fibromes dont il s'agit étant interstitiels, il faut surtout compter sur un procédé quelconque d'énucléation.

Traitement chirurgical.

Cette opération consiste à faire une ou plusieurs larges incisions intéressant la tumeur et la capsule, en partant de la surface interne de l'utérus. Le fibrome est alors extrait de son alvéole, et si cela est possible, détaché et enlevé immédiatement. Dans bien des cas, on ne peut le détacher que partiellement ; on le laisse alors se ramollir et tomber, en prenant soin d'éviter la pyohémie et les autres accidents analogues à l'aide d'injections d'eau phéniquée ou additionnée de *Calendula*. Il faut en même temps employer une médication interne appropriée.

Énucléation.

Quoique les dangers qu'implique ce moyen soient quelquefois très-grands, il n'en est pas moins de plus en plus goûté. On a quelquefois aussi recours à ce procédé pour les fibromes sous-muqueux, surtout pour ceux qui sont attachés à l'utérus par une base large.

L'opération du Dr Atlee est une modification de la précédente. Il en est de même du procédé du Dr J. Baker Brown, qui consiste à enlever et à évider une portion du milieu de la tumeur et à remplir la cavité ainsi formée avec de la charpie trempée dans l'huile d'olive. Le but de ces deux opérations est d'entraver la nutrition et de faciliter le ramollissement et la chute de la tumeur.

Opérations des docteurs Atlee et Brown.

Dans quelques-uns de ces cas, il existe une intolérance si exceptionnelle vis-à-vis de la dilatation artificielle du col de l'utérus, tant à cause de l'hémorrhagie qui peut s'ensuivre, que des résultats immédiatement funestes, que c'est avec les plus grandes précautions qu'il faut préparer la malade à l'ablation de la tumeur. Le Dr Thomas rapporte deux cas de mort subite dus à l'éponge préparée, employée préalablement à l'énu-

Danger de la dilatation.

cléation; il résume les dangers de toute l'opération d'une façon énergique, dans les termes suivants : « Si la cavité du col est bien dilatée, et si l'utérus est susceptible d'être abaissé jusqu'à l'orifice du vagin, ou si le vagin est assez dilatable pour que la main puisse y pénétrer, le cas devra être considéré comme favorable à l'opération. Si c'est un état de choses opposé qui existe, non-seulement le cas sera défavorable, mais selon toute probabilité, l'opération ne réussira pas. Les chances de succès sont, pour ces raisons, beaucoup plus considérables chez les multipares que chez les nullipares » (1).

Albuminurie dans la grossesse.

Observation. — L. W. C..., âgée de 19 ans, primipare, pesant 180 livres, est reçue à l'hôpital au huitième mois de sa grossesse. Elle est corpulente, et se plaint de maux de tête et de bouffées de chaleur ; l'urine donne à l'aide de la chaleur et de l'acide nitrique une réaction fortement albumineuse. La malade a déjà pris *Apocynum canabinum*, et *Arsenicum alb.*, sans éprouver d'amélioration. Les pieds et les jambes sont énormément enflés, de sorte qu'elle a beaucoup de difficulté à marcher et à se tenir debout. Elle se sent très-mal portante, nerveuse et inquiète.

Elle prend *Mercurius corrosivus*, à la troisième trituration décimale, une fois toutes les trois heures. La proportion d'albumine dans l'urine a presque immédiatement diminué et a continué à décroître de façon qu'il n'y en avait plus que de simples traces la veille de l'accouchement. Nous pouvions nous attendre à des convulsions : le travail a été néanmoins normal et s'est achevé sans présenter de phénomènes défavorables. L'enfant a maintenant trois semaines, et tous les symptômes hydropiques et urinaires ont entièrement disparu.

Il n'est guère de maladie qui nous préoccupe à plus juste titre que celle-ci, et c'est une grande responsabilité que d'avoir à donner ses soins à une femme que menace l'éclampsie puerpérale.

Une femme enceinte, au huitième mois, peut avoir des symptômes d'hydropisie qui ne présagent aucun danger de ce genre. Mais si elle a de l'albuminurie bien marquée, avec hydropisie de la face et des extrémités, avec ou sans amaurose, il y a de grandes probabilités pour que, si cet état n'est pas amendé, son accouchement s'accompagne de convulsions. Cela peut donc être pour vous une question très-importante de savoir comment remédier à ce seul symptôme.

Signes de tendance aux convulsions.

L'expérience m'a amené à avoir une grande confiance dans *Mer-*

(1) *The american journal of obstetrics and the diseases of women and children*, 1872, vol. V, p. 108.

curius corrosivus. Je l'ai prescrit très-souvent pour remplir cette indication précise et il a rarement trompé mon attente. J'ai ici l'observation d'un autre cas qui s'est présenté, il y a quelques semaines, à l'hôpital, et dans lequel l'effet de ce médicament n'a pas été moins satisfaisant.

Mercurius corrosivus.

Observation. — Nancy J..., âgée de 29 ans, avait déjà fait une fausse couche, et était au huitième mois et demi de sa seconde grossesse, quand elle a été reçue à l'hôpital. Elle raconta qu'elle avait eu depuis deux semaines des symptômes d'hydropisie. Les jambes étaient très-enflées, et les chevilles étaient tellement bouffies que le tégument infiltré débordait au-dessus de ses pantoufles ; la face et les paupières étaient œdématiées, et la malade se plaignait d'un grand mal de tête. L'urine fut examinée et reconnue albumineuse ; Nancy J... avait aussi une amaurose partielle, qui commença en même temps que les symptômes d'hydropisie, et s'amenda avec eux.

Elle prit *Mercurius corrosivus* 3, une dose toutes les trois heures ; l'albumine disparut de l'urine de façon que, la veille de l'accouchement, on n'en pouvait plus découvrir aucune trace. L'accouchement et la période puerpérale se passèrent sans convulsions.

En vous faisant connaître ces cas, l'idée que je veux vous faire partager n'est pas que ce médicament-ci, ou tout autre, soit le spécifique absolu des états convulsifs qui précèdent l'accouchement. Il n'y a pas de véritable médicament prophylactique de l'éclampsie puerpérale. Mais si, dans un cas sur dix, vous pouvez reconnaître les symptômes initiaux de cette terrible maladie et en préserver votre malade, il faut que vous sachiez le faire. C'est pourquoi je vous recommande de ne jamais manquer danalyser l'urine toutes les fois que vous rencontrerez l'un quelconque des symptômes de l'albuminurie dans les derniers mois de la grossesse, et de ne pas oublier que *Mercurius corrosivus* est, dans beaucoup de cas, un médicament précieux contre cette maladie.

Il n'y a pas de remède prophylactique infaillible pour les convulsions.

Irritation ovarienne.

Observation. — Mrs. K..., Anglaise, âgée de 54 ans, mère de huit enfants, a eu une mauvaise santé depuis son retour d'âge, qui a eu lieu il y a sept ans. Auparavant, elle avait toujours eu une bonne santé, bien qu'elle avoue avoir été « très-nerveuse ». Une fois cependant, elle a eu une attaque de goutte assez sérieuse au pied droit, et, de temps en temps, elle a eu des douleurs rhumatismales dans le bras droit ; ses règles étaient ordinairement plus qu'abondantes, et après la naissance de plusieurs enfants, elle a eu de graves hémorrhagies. Mais, malgré tout cela, la ménopause s'est passée sans grandes pertes et sans symptômes dangereux. La seule chose dont elle s'est plainte pendant plusieurs jours après la cessation des règles, c'est une céphalalgie congestive alternant avec une douleur vive, brûlante, siégeant aux régions iliaque et hypogastrique gauches. Finalement, les maux de tête ont disparu, mais les douleurs ovariques ont persisté.

Depuis quelques semaines, elle est sujette de temps en temps à de la diarrhée qui alterne avec de la constipation ; elle a des selles formées de scybales, et éprouve des douleurs abdominales prenant la forme de coliques et de tranchées. Elle est extrêmement nerveuse et excitable, a la boule hystérique, parfois une miction abondante, et ne sait pas toujours « où elle en est ».

A l'inspection, l'abdomen est uniformément distendu. Il y a un météorisme évident et général ; la palpation ne révèle la présence d'aucune tumeur, d'aucun accroissement de volume. La région ovarique gauche est sensible au toucher et à une pression modérée, mais elle ne l'est pas d'une façon spéciale à une pression assez forte, exercée avec l'extrémité des doigts. L'orifice utérin ne présente rien d'anormal ; l'utérus est à sa place et mobile. La sonde pénètre facilement à une profondeur de deux pouces, exactement mesurés. L'examen par la méthode bi-manuelle ne révèle rien d'anormal.

L'irritation ovarienne n'est pas une conséquence rare de la ménopause. Elle est souvent une cause de mauvaise santé chez les personnes qui, comme cette femme, ont cessé d'être réglées. Mais il y a une réunion de circonstances qui constitue une forte prédisposition à cette maladie chez ces personnes, et que met en lumière le cas qui est sous nos yeux. L'habitude qu'avait cette femme d'être réglée très-abondamment, pendant que sa menstruation n'était pas troublée, et d'avoir des pertes à l'époque de ses couches, sa diathèse rhumatismale et son tempérament hystérique la désignaient naturellement pour la maladie dont elle souffre en ce moment.

Ménopause.

Complications.

Heureusement, elle n'a pas éprouvé d'hémorrhagie sérieuse ou alarmante à l'époque de la ménopause. A ce point de vue, la fonction menstruelle a cessé sans aucun symptôme défavorable. Son cas a donc été une exception à la règle qui veut que la diathèse hémorrhagique prédispose à des pertes critiques pouvant altérer la santé et mettre la vie en danger. Mais cette immunité même a peut-être agi comme une cause excitante et hâté le développement des tendances rhumatismale et hystérique. Il va de soi que, dans ces circonstances spéciales, l'ovaire (et particulièrement celui du côté gauche) avait plus de chance que tout autre organe d'être touché par la maladie.

Analyse du cas.

De là un cortége de symptômes composé d'hystérie et de rhumatisme. Si au lieu d'être prédisposée à ces affections, la malade avait eu une tendance constitutionnelle au cancer, à l'hydropisie, à la tuberculose, le résultat eût été tout différent, et nous aurions eu probablement affaire à un cancer de l'utérus ou de la glande mammaire; ou bien encore, la malade aurait pu avoir un kyste de l'ovaire ou des accidents phthisiques.

Inductions cliniques.

Vous n'avez guère de chance de vous tromper en attribuant une douleur brûlante, donnant des maux de cœur avec souffrances dans l'une des régions iliaques, à une irritation ou à une inflammation de l'ovaire. Quels que soient les autres symptômes qui viennent se surajouter, si celui-ci est fréquent ou constant, la lésion primitive siège dans cet organe. La malade peut présenter l'un ou l'autre des nombreux symptômes de l'hystérie, elle peut avoir de l'indigestion et de la diarrhée, ou de la constipation, ou ces divers symptômes peuvent alterner; tous ces troubles n'en auront pas moins pour foyer l'un des ovaires, ou tous les deux.

Signe pathognomonique.

Parmi les causes déterminantes de l'irritation ovarique que nous n'avons pas encore énumérées, se trouvent des habitudes ou des influences morales qui tendent à troubler la circulation et l'innervation des organes génitaux. L'une de mes malades était atteinte d'une des formes les plus rebelles de cette maladie : elle prenait depuis plus de deux ans tous les jours des injections vaginales d'eau froide et quelquefois même d'eau glacée. Chez une autre, la maladie était provoquée par l'équitation. Cette affection prend souvent naissance à la suite de l'arrêt brusque d'un écoulement leucorrhéique à l'aide d'injections astringentes. Une cause fréquente aussi est le séjour trop prolongé à la maison et la privation du grand air; car, contrairement à l'opinion généralement admise, rien ne calme la surexcitation du système sexuel de la femme comme l'exercice et la promenade.

Causes déterminantes.

Afin de vous montrer comment des causes simples réagissent et combien sont quelquefois compliquées les affections qui en résultent, je vais vous lire l'observation d'un cas pour lequel j'ai été récemment consulté par mon ami et ancien élève, le Dr A. W. Woodward, de cette ville, observation qu'il a recueillie pour moi :

OBSERVATION. — Mrs. B..., femme d'un âge moyen, mince et un peu délicate, ayant trois enfants, a joui habituellement d'une bonne santé. Pendant ces quelques derniers mois, des soucis de famille l'ont trop empêchée de sortir et elle a passé des heures trop nombreuses à sa machine à coudre. Il en est résulté une douleur plus ou moins vive, quelquefois d'un caractère aigu, siégeant dans l'hypogastre, à gauche. Cette douleur s'aggrave lorsqu'elle se tient debout pendant un temps un peu considérable, et devient plus vive et plus continue avant le moment des règles. Elle s'étend dans toute la longueur du membre inférieur gauche ; le flux menstruel a toujours été normal. Mais depuis deux mois environ, il est devenu plus prolongé et plus abondant.

Une femme-médecin a diagnostiqué « une rétroversion et un prolapsus » et a traité la malade par l'emploi énergique et prolongé de l'électricité galvanique. Il en est résulté une prostration complète et une augmentation considérable de la douleur. Mrs B... n'était que souffrante, elle est devenue tout à fait malade ; à ce moment, je fus appelé et comme je ne trouvai aucun symptôme de rétroversion ou de prolapsus, ni quoi que ce fût qui pût contre-indiquer les stimulants, j'employai ceux-ci avec de bons résultats. Des fomentations chaudes diminuèrent la douleur, et cet apaisement fut suivi d'une diurèse abondante pour laquelle je donnai *Ignatia*.

Ce médicament fut continué jusqu'au lendemain, je trouvai ma cliente avec de la chaleur et un léger gonflement dans la région de l'ovaire gauche, le pouls rapide, de la soif et du mal de tête. La douleur persistait encore, mais elle était pulsative et ne provoquait plus de maux de cœur comme auparavant. Je prescrivis *Atropine* et *Mercurius sol.*, et bien qu'il y ait eu dans l'après-midi un frisson marqué suivi de chaleur, ces médicaments furent donnés jusqu'au matin suivant ; *Arsenic* ramena les forces, diminua la douleur et il n'y eut plus de frisson pendant plusieurs jours.

Mais en même temps que la difficulté disparaissait du côté de l'ovaire, l'estomac se dérangeait à divers moments ; il y eut de l'anorexie, des crampes, des éructations acides et des vomissements. Ces symptômes cédaient très-facilement à *Nux vomica*, puis ils étaient remplacés soit par un retour de l'irritation ovarique, soit par de la diarrhée, ou par un frisson ; après quoi, ces différents troubles se terminaient par une abondante émission d'urine. Puis la même série de symptômes gastriques, intestinaux, ovariques et fébriles revenait : ils ne paraissaient toutefois pas se succéder dans un ordre déterminé, sauf la diurèse qui était le phénomène terminal.

Nos médicaments n'avaient qu'un effet passager, et la guérison ne fut positive que le jour où nous découvrîmes la véritable cause de la maladie. Celle-ci était le fait d'une horrible vieille qui, s'étant installée dans le ménage de notre cliente, lui rendait la vie à charge et essayait de la dévaliser. Elle lui avait même déjà enlevé quelques objets précieux, on renvoya cette mégère et tout fut dit.

Ayant déjà indiqué en détail les moyens propres à prévenir cette forme d'irritation sexuelle, aussi bien que son traitement général (1), il ne me reste plus qu'à parler des médicaments qui peuvent être indiqués. Parmi ceux-ci, le plus important est le *Macrotin* qui, dans bien des cas, est un remède précieux et réellement indispensable; *Belladona*, *Atropin*, *Ignatia*, *Rhus tox.*, *Zincum val.*, *Platina*, *Colocynth*,

(1) Voyez pages 137, 138, 139 et 140.

China, *Chamomilla*, *Hamamelis* et *Lilium tigrinum* sont utiles, chacun suivant les indications qui lui sont propres.

Les symptômes, dans le cas de Mrs. K..., réclament *Ignatia*. Elle prendra donc ce médicament une fois toutes les trois heures et nous rendra compte des effets obtenus. Je ne doute pas qu'il ne diminue beaucoup ses souffrances; mais cela ne m'autorise pas à établir que lui seul soit capable de procurer une guérison radicale.

LEÇON TRENTE-TROISIÈME

Aménorrhée. — Ménorrhagie. — Convulsions.

MESSIEURS.

J'ai souvent eu l'occasion de prôner devant vous les vertus de *Nitri acidum* dans une certaine forme de ménorrhagie. Voici une observation que je dois à l'obligeance du Dr W. H. Parsons, qui suivait mon cours pendant l'année 1870-71.

OBSERVATION. — Mrs S..., âgée de vingt ans, tempérament nervoso-bilieux, cheveux et teint bruns, yeux noirs, taille petite, est malade depuis près de quatre ans. Pendant les huit premières années de sa vie, elle était chétive et petite, et bien qu'elle n'ait jamais été très-malade, sa peau était toujours d'une teinte jaunâtre, ses chairs molles et flasques. A cet âge, changement; elle grandit, prit de l'embonpoint, et finalement devint très-grasse. Cela dura jusqu'à quinze ans, ses règles apparurent alors. Deux mois plus tard, la peau commença à se décolorer d'une façon toute particulière sur diverses parties du corps. Les yeux étaient cernés, langueur, appétit maladif, état général chlorotique; les règles ne reparurent pas.

Le médecin aux soins de qui Mrs S... était confiée, réussit à les faire revenir, mais l'écoulement ne cessa pas au moment convenable; il était muco-sanguinolent, foncé et avait une mauvaise odeur; il dura d'abord environ quinze jours. Ensuite il devint permanent, de sorte que la malade ne savait plus comment dater l'époque de ses règles. Cet état de choses avait persisté plusieurs mois sans se modifier, lorsque la mère supplia le médecin d'*arrêter* la perte. Un médicament resté inconnu fut administré et le résultat désiré fut obtenu; mais Mrs S... fut prise de convulsions et le médecin se retira en déclarant le cas désespéré. Aussitôt l'effet du médicament épuisé, la perte reparut et les convulsions cessèrent.

Elles furent toutefois suivies de spasmes des muscles volontaires; pendant environ six mois, ces symptômes ne firent qu'augmenter de gravité, et les parents perdirent tout espoir de guérison. Un autre médecin fut appelé et diagnostiqua une ménorrhagie: il se mit en devoir de supprimer l'écoulement et ramena les convulsions. Il les attribua alors à l'épilepsie et traita sa malade en conséquence ; mais la jeune fille devint de plus en plus faible et nerveuse, et finalement, il l'abandonna à son tour, en disant « que cela passerait en grandissant, ou bien qu'elle finirait par en mourir ».

Au commencement de la troisième année, le Dr X est appelé; il se prononce pour une ménorrhagie passive et prescrit *Hamamelis*, *Creosot.*, *Secale cornutum*, *Pulsatilla*, etc. A l'aide de ces remèdes, l'écoulement fut arrêté sans que les convulsions reparussent, et pendant quelque temps, la malade sembla éprouver quelque amélioration. Puis, elle eut de l'aménorrhée (*suppressio mensium*) pendant plusieurs semaines, et pendant six mois ensuite, la suppression alternait avec un écoulement continu ; à la fin, Mrs. S... réduite à l'état de squelette, passait des nuits sans sommeil, avait le côté droit du corps constamment en mouvement et appelait la mort pour mettre un terme à ses souffrances.

Un autre praticien fut consulté et la malade alla mieux sous l'influence de *Senecio*, *Gelseminum*, *Secale cor.*, et la famille conçut de nouvelles espérances. Du côté de l'écoulement, il y avait certainement de l'amélioration, mais l'état général était des plus tristes, et au bout de quelques semaines, les accidents primitifs reparurent avec une nouvelle violence.

Je trouve la malade dans l'état suivant : elle est très-émaciée et peut à peine marcher ; les chairs sont flasques, la peau est molle, décolorée par places, d'un aspect jaunâtre et sale ; la malade, qui a toute sa connaissance, a de la rougeur aux pommettes, des sensations de froid alternant avec des bouffées de chaleur ; les yeux sont brillants, entourés d'un cercle foncé, et vont constamment d'un objet à l'autre. D'autres fois, Mrs. S... s'assied, et son regard fixe rappelle celui des idiots, dont elle imite la conduite. Elle se plaint aussi de douleurs de tête en haut et en arrière ; son pouls est rapide, petit, irrégulier ; sa respiration est accélérée ; son corps est presque constamment en mouvement, sa main et son pied droits sont très-agités, surtout la nuit ; elle a des frayeurs qui la réveillent en sursaut. Elle se lève à six heures du matin, mais elle se recouche bientôt et tombe presque immédiatement après dans un profond sommeil qui dure environ deux heures, à la suite duquel elle se sent fatiguée et brisée ; elle a de la répugnance pour la société, recherche la solitude et est complétement abattue. Elle se plaint d'une douleur dans la région dorsale de la colonne vertébrale ; elle a l'estomac très-irritable et croit parfois qu'elle « va s'en aller ». Elle mange peu, la nourriture provoque de la douleur à l'épigastre ; elle recherche avec avidité les acides et ne peut toucher ni à la pâtisserie ni à la viande. La langue est recouverte d'un enduit blanc-bleuâtre ; il y a de la constipation, l'urine est très-colorée. Pas de douleur dans la région utérine.

L'écoulement vaginal est de nature muco-sanguinolente, très-foncé et fétide, plus foncé que le flux ordinaire, avec des caillots de temps en temps.

Je posai comme condition première que la malade ne mangerait absolument que ce que j'indiquerais, qu'elle quitterait sa chambre, sorte de cachot obscur tout tendu de rideaux, pour une pièce bien aérée, agréable, exposée au soleil, enfin qu'elle resterait en traitement jusqu'à ce que je la déclarasse guérie, cela dût-il prendre un mois ou un an. Elle devait manger des pommes et des oranges tant qu'elle le pourrait, prendre un peu d'exercice en plein air et renoncer à son sommeil épuisant du matin. Le médicament prescrit fut *Nitri acidum* à la troisième dilution centésimale, à la dose de quatre globules trois fois par jour.

Le 17 avril, deux jours après, pas de changement, sauf que l'estomac est moins irritable et supporte un peu mieux la nourriture. On continue le médicament.

Le 19 avril, amélioration; Mrs S... croit que l'écoulement est moins abondant ; mais elle est très-nerveuse et a de l'insomnie. *Coffea* [6], une dose en se couchant, et *Nitri acidum* comme auparavant.

23 avril. L'amélioration continue; Mrs. S... a bien mieux reposé; l'écoulement a beaucoup diminué; l'appétit est meilleur; le pouls est moins fréquent et plus régulier. *Ut suprà*.

26 avril. Mieux. On ne donne plus *Nitri acid.* que deux fois par jour.

29 avril. L'écoulement est complétement arrêté ; elle est très agitée et ne peut être ni couchée, ni assise ; elle a des soubresauts au moindre bruit, semble avoir peur de tout le monde, veut sortir du lit, regarde autour d'elle avec effarement et ne peut pas dormir. *Hyoscyamus* [6] deux doses le soir. On ne donne plus *Nitri-acid*.

30 avril. Elle a bien dormi; se sent reposée : c'est la meilleure nuit qu'elle ait eue depuis plusieurs mois. *Hyoscyamus* comme auparavant.

3 mai. Elle est mieux, dort bien, cause plus volontiers, est moins nerveuse ; les yeux sont moins brillants, l'appétit meilleur ; très-peu de douleur de tête. Léger écoulement par le vagin. On redonne *Nitri acid.*, deux doses par semaine.

15 mai. Je trouve ma malade en bien meilleur état. Elle a eu ses règles qui ont duré quatre jours et se sont spontanément arrêtées l'avant-veille. Elle se sent « tout autre », dort comme un enfant, a bon appétit ; son estomac supporte bien la nourriture ; il n'y a pas de symptômes du côté de la tête. Mrs. S... est gaie, pleine d'espoir, contente de voir sa famille et ses amis ; sa peau a en partie perdu sa teinte habituelle, et en somme, il y a grande amélioration.

Trois mois plus tard (10 août) je vois ma cliente qui me confirme son entière guérison. Les symptômes nerveux ont disparu, ainsi que les irrégularités menstruelles.

Cette observation démontre bien le danger qu'il y a à vouloir « forcer l'écoulement des règles » au moment de la puberté. Voici une jeune fille qui entre dans sa quinzième année et chez qui la fonction cataméniale tend à s'établir. La période préliminaire de la crise est traversée, le flux s'est une fois montré et peu à peu tout marchera bien. Mais les parents, alarmés de l'état maladif de leur enfant, appellent un médecin qui attribue tous les désordres au retard de la menstruation, non sans quelque apparence de raison. Mais, soit négligence, soit oubli, il ne tient nul

Emménagogues à la puberté.

compte de la délicatesse de la fonction de l'ovulation, des éventualités dont elle dépend, de sa facilité à se déranger, et bravement, il se met en tête non de lui venir en aide, mais de la violenter.

Qu'arrive-t-il alors? Une foule de désordres qu'on aurait pu éviter vient assaillir la patiente. Un écoulement d'origine pathologique se montre et ne reparaît plus spontanément au bout de quatre semaines. On insiste sur les médicaments, et ce flux qui, auparavant, ne voulait pas couler ne s'arrête plus que par l'effet des astringents les plus puissants.

Dangers de cette pratique.

Les désastreuses conséquences de l'avortement ne vous sont pas inconnues, et plusieurs fois, au cours de ces leçons, j'ai eu l'occasion de vous en entretenir. Eh bien, Messieurs, question de fœticide mise à part, souvent le danger n'est pas moins terrible pour les jeunes filles qu'on bourre d'emménagogues.

Le fait même de l'apparition des règles était l'indice de leur retour pour le jour où la santé aurait été complétement rétablie. D'autre part, tous les praticiens pourront vous l'attester, souvent les règles, au début de leur fonctionnement, prennent les allures les plus capricieuses. Ainsi, elles peuvent faire défaut pendant un mois, deux mois, une année même, sans que l'économie générale en soit affectée. Puis, sans provoquer de désordres, elles reprennent leur cours normal si un médecin, dans son ardeur irréfléchie, ou des officieux trop téméraires ne leur ont pas créé d'obstacles. Une observation attentive vous permettra de reconnaître que maintes et maintes fois la menstruation intermittente ou irrégulière relève de pareilles maladresses, perpétrées à l'époque ou aux approches de la puberté. C'est ainsi qu'un médecin amateur de ces traitements à effet peut, à lui seul, créer plus de maladies que n'en pourront guérir cinquante de ses confrères plus habiles et plus prudents.

Fréquence des intermittences menstruelles.

Les relations du système nerveux et de la fonction menstruelle sont mises en pleine lumière par cette observation clinique. Quand l'hémorrhagie s'arrêtait brusquement, la malade avait des convulsions, et quand le flux reprenait son cours, celles-ci cessaient de leur côté. Chaque fois que l'écoulement diminuait, les spasmes nerveux et les mouvements choréiques s'accentuaient davantage. Alors même que les convulsions n'étaient pas l'effet d'un arrêt des règles, ces secousses et ces spasmes si incommodes n'en persistaient pas moins. Il semblait véritablement que la malade fût « condamnée » à avoir des troubles menstruels, ou une affection convulsive. Le problème thérapeutique consistait à guérir l'un de ces désordres, sans provoquer l'autre.

Fonctions nerveuses et menstruelles.

Vous savez que le temps pendant lequel les femmes sont sujettes aux convulsions, aux spasmes, aux paralysies hystériques, est limité à la vie menstruelle. Chez les filles, la chorée ou danse de Saint-Guy diminue à l'approche de la puberté, et finit par disparaître quand la fonction cataméniale est établie. Il existe une forme de manie menstruelle qui peut accompagner l'aménorrhée ou la ménorrhagie, et qui, sous bien des rapports, ressemble à la manie puerpérale. Tout cela démontre le rapport intime qui existe entre les phénomènes de l'ovulation et ceux de l'innervation.

Un fait qui mérite toute notre attention, c'est cette folie qui subordonne la guérison de la maladie chez certaines personnes atteintes d'hémorrhagie utérine, à l'arrêt de la perte. Il est des cas où cette indication est assurément celle que nous avons seule à remplir. Tels sont ceux où la perte est sous la dépendance de polypes, de fibromes, d'hydatides ou de fragments de placenta retenus dans l'utérus, d'excroissances ou d'un cancer. Dans ces cas, la combinaison des moyens chirurgicaux et médicaux peut souvent remédier au désordre d'une façon rapide et certaine.

Arrêt de l'écoulement.

Mais quand, comme ici, l'hémorrhagie n'est que la manifestation d'un état pathologique de la muqueuse utérine, d'un désordre général de la fonction cataméniale, il ne suffit pas d'arrêter l'écoulement. Alors même que la malade est assez heureuse pour échapper à des troubles ultérieurs plus alarmants, cela ne veut pas dire que sa maladie soit guérie. Le médicament doit posséder un rapport curatif intime avec la lésion sous-jacente qui a déterminé ce symptôme particulier ; sans quoi, il n'offrira aucun avantage permanent.

Les troubles digestifs sont une conséquence très-naturelle et presque nécessaire du désordre menstruel. Il en est de même de la chloro-anémie. Rien ne peut être mieux approprié à leur soulagement que les soins attentifs apportés au régime de la malade et à son milieu. L'air pur, le soleil, les fruits acides, une chambre gaie, une société agréable, ont été pour la guérison d'utiles auxiliaires. En fait, ainsi que le résultat l'a prouvé, le meilleur traitement à instituer fut précisément celui qui fut adopté. *Nitri acid.* était peut-être le seul médicament capable de corriger l'irrégularité menstruelle sans aggraver le désordre nerveux, en même temps qu'il mettait fin aux paroxysmes convulsifs et apaisait les troubles alimentaires. Mais à lui seul, il ne pouvait effectuer une cure radicale. Comme médicament intercurrent, *Hyoscyamus* a rendu tous les services qu'on était en droit d'attendre de lui.

Symptômes gastriques et chlorotiques.

Nitri acidum dans l'hémorrhagie utérine.

Métrorrhagie après l'avortement.

Tous les praticiens qui ont une expérience un peu considérable ont rencontré des cas de métrorrhagie succédant à un avortement, ou compliquant la ménopause et qui résistaient à tous les moyens hémostatiques ordinaires. L'hémorrhagie peut continuer pendant des semaines, d'une façon passive et irrégulière. Il en résulte que la malade s'affaiblit beaucoup et se décourage. Il y a perte d'appétit, mal de tête, malaise et toute une série de symptômes que l'on peut attribuer à l'épuisement continu des ressources physiques de l'organisme. La malade ne peut ni s'asseoir sur sa chaise, ni se tenir debout, sans que l'incommodité augmente.

Nitri acidum en dernier ressort.

Ces cas sont faits pour exercer la patience du médecin et pour soumettre son habileté à la plus rude épreuve. Peut-être les astringents auront-ils déjà été essayés, mais sans résultat. Ou bien des médicaments plus usuels, plus familiers, *Ipeca*, *China*, *Secale cor.*, *Sabina*, *Crocus*, *Hamamelis*, *Trillium*, ou *Erechthitis* pourront avoir échoué entre vos mains. Dans ces cas, *Nitri acid.* vous donnera quelquefois d'excellents résultats. Mon habitude est de le donner à la seconde ou à la troisième atténuation décimale, la dose étant répétée toutes les heures, ou toutes les trois ou quatre heures, suivant l'urgence des symptômes.

Observation. — A la suite d'une course très-fatigante en traîneau, Mrs..., âgée de vingt-huit ans, fit une fausse couche, au second mois de sa grossesse ; pendant les quelques premières heures, elle éprouva des douleurs intenses. Mais les contractions utérines se produisirent régulièrement, et l'embryon fut bientôt expulsé ; naturellement il n'y avait pas de placenta bien formé à cette période. L'hémorrhagie qui suivit l'expulsion fut abondante et prolongée ; quand les douleurs eurent cessé, le seigle ergoté qu'elle avait pris jusqu'alors n'eut plus d'influence sur l'écoulement qui devint passif, de teinte foncée et intermittent.

La malade garda la position horizontale et suivit un régime approprié aux circonstances ; il y eut une certaine amélioration, mais bientôt après, rechute, qui se renouvela à deux reprises. Les médicaments ordinaires faisaient bien cesser l'écoulement pendant un peu de temps, mais au moindre changement de position, le flux recommençait. Les choses marchèrent ainsi pendant près de quatre semaines, et pendant tout ce temps, la malade perdait ses forces, ses couleurs et son courage. Le mardi, à six heures du soir, je prescrivis *Nitri acid.*, à la seconde atténuation décimale, vingt gouttes dans un demi-verre d'eau, à prendre à la dose de deux cuillerées à café toutes les heures. Le mercredi, il n'y avait pas eu d'écoulement depuis minuit. Je fis continuer le même médicament une fois toutes les trois heures ; le vendredi, le flux n'avait pas reparu, et la malade se leva un peu. Le médicament fut suspendu ; le dimanche, elle vint au salon ; depuis ce moment la guérison marche rapidement.

Je sais bien que, dans les pathogénésies de ce médicament, il y a peu de chose qui puisse le recommander pour cette variété d'hémorrhagie ; je sais aussi que je ne vous expose pas ici une nouveauté. D'une façon générale *Nitri acidum* paraît être indiqué dans ces hémorrhagies des surfaces muqueuses qui dépendent de la destruction et de la desquamation de l'épithélium qui les revêt. C'est pourquoi nous le trouvons utile dans les hémorrhagies passives du nez, de la gorge et des conduits respiratoires, alimentaires et urinaires.

Déductions cliniques.

La transsudation du sang, succédant à la destruction du revêtement protecteur, provoque des symptômes différents de ceux d'une hémorrhagie active et alarmante : cela n'empêche pas le résultat final d'être parfois non moins grave.

L'opinion que la caduque ou enveloppe externe de l'embryon est formée par la membrane muqueuse qui tapissait l'utérus avant la conception est aujourd'hui très-généralement adoptée. Lorsqu'un avortement se produit avant le troisième mois cette membrane est décollée, et la cavité de l'organe se trouve aussi dépourvue de son revêtement propre qu'elle l'est au lieu d'insertion du placenta, lorsque celui-ci est expulsé dans le travail à terme. Si elle n'est pas complétement exfoliée, la caduque peut tomber par lambeaux, et dans ce cas, l'hémorrhagie concomitante persiste pendant une période bien plus longue et prend le caractère passif. Le sang s'échappe lentement, et subit pendant quelque temps l'action de l'air avant d'être rejeté hors de l'utérus et du vagin. L'écoulement ressemble alors au melæna : quelquefois, il est très-abondant. Ces symptômes constituent, je crois, l'indication la plus sûre et la plus pratique pour le remède dont nous parlons.

Hémorrhagie post-menstruelle.

Indications spéciales de *Nitri acidum.*

Dans le cas que je viens de citer, les autres médicaments n'ont pas réussi à amener un soulagement complet, parce que la première période et les symptômes actifs auxquels ils étaient appropriés, étaient déjà passés. L'emploi de *Nitri acidum* était alors tout indiqué.

Souvent la dysménorrhée, et surtout dans ses formes congestive et membraneuse, aboutit à la ménorrhagie. La malade souffre énormément pendant la première période de l'époque menstruelle. Le flux ne s'établit qu'avec beaucoup de difficulté et augmente les souffrances, qui sont analogues à celles des premiers temps du travail. Mais lorsque l'obstacle

Hémorrhagie après la dysménorrhée.

à la libre issue des règles est surmonté, la douleur diminue et l'écoulement devient en proportion plus facile et plus abondant. La rétention prolongée du sang dans l'utérus et sa violente poussée pour ouvrir de force l'orifice interne du col ont pour résultat l'exfoliation partielle ou complète de la muqueuse utérine; en sorte que, chaque fois que la femme a ses règles, c'est comme si elle passait par un véritable avortement. Dans un sens, nous avons là une hémorrhagie *post partum*. Le décollement et la désorganisation de la muqueuse utérine amènent finalement une perte passive, au soulagement de laquelle *Nitri acidum* est souvent, mais non invariablement approprié.

Hémorrhagie à la ménopause.

Vous savez déjà qu'à la ménopause, beaucoup de femmes sont sujettes à des hémorrhagies prolongées tendant à prendre la forme passive, et qui sans être trop abondantes, traînent en longueur et épuisent les malades. Ces écoulements sont quelquefois tout à fait rebelles. Ils peuvent ou non contenir des fragments et des lambeaux qu'on appelle à tort des « fausses membranes », mais leur existence dépend souvent de cet état morbide de la muqueuse utérine dont j'ai parlé. Dans quelques-uns de ces cas, *Nitri acidum* est extrêmement précieux.

Observation. — Mrs...., âgée de quarante-six ans, est malade depuis cinq semaines d'une hémorrhagie passive qui date de sa dernière époque menstruelle. Elle a perdu beaucoup de ses forces ; le pouls est faible et variable ; les lèvres, la langue et les ailes du nez sont très-pâles. Elle se plaint d'avoir de temps en temps des faiblesses, ainsi que du dégoût pour la nourriture solide et liquide ; ses pieds sont froids, et il y a une insomnie presque complète. Son entourage trouvait qu'elle déclinait rapidement ; ses mouvements augmentaient l'écoulement. Avant la dernière époque menstruelle, elle avait eu une attaque analogue qui avait duré environ quatre semaines avant la cessation du flux.

Je prescrivis *Nitri acidum* à la seconde atténuation décimale, à prendre suivant la méthode indiquée dans le cas précédent. En deux heures, l'hémorrhagie cessa. La malade guérit rapidement et complétement sans prendre aucun autre médicament.

Conclusions pratiques.

Dans ces cas, l'état de la muqueuse utérine est très-analogue à ce que nous rencontrons au début des affections aphtheuses et ulcéreuses des surfaces muqueuses digestives, comme dans la stomatite, la fièvre typhoïde et dans quelques formes de diarrhée et de dyssenterie. Nous avons ici une analogie de tissu et il n'est guère possible de mettre en doute que ces membranes ne soient sensibles à l'action d'agents d'ordre analogue qui produisent ou guérissent pareille maladie. Il est possible que les acides sulfurique, phosphorique et muriatique soient utiles dans quelques cas d'hémorrhagie utérine. Les grands avantages que dans le traitement des hémorrhagies l'on retire des oranges et de la limonade (acide citrique) ainsi que du raisin (acide tartrique), ne doivent pas être exclusivement attribués à leur agréable saveur. Il y a là à la fois une question de régime et de thérapeutique.

Métrite parenchymateuse chronique du col. Métrite cervicale chronique.

Observation. — Mrs Emma H.., âgée de vingt-six ans, Irlandaise, de tempérament sanguin, a eu trois enfants et fait deux fausses couches, dont la dernière due à de coupables manœuvres remonte à six mois environ. Les règles ont toujours été profuses et accompagnées de grandes douleurs ; elle se plaint actuellement d'une grande douleur dans la région hypogastrique gauche, et qui, lors des règles, s'étend jusqu'au creux de l'estomac. Elle accuse aussi d'autres douleurs dans la matrice ; constipation habituelle, appétit pauvre. La miction est difficile et les urines déposent des urates en quantité ; il y a aussi de la leucorrhée cervicale et vaginale.

L'exploration physique montre un utérus de trois pouces et demi de long. Le col est engorgé, épaissi et gonflé dans le sens de sa circonférence ; son diamètre mesure près de deux pouces, il est uni et ferme au toucher. L'introduction de la sonde qui passe cependant sans difficulté, est très-douloureuse ; on ne découvre rien du côté du col de la vessie ou du côté de l'urèthre, qui rende compte des douleurs de la miction.

On lui a d'abord fait prendre *Belladona* toutes les deux heures. Le tampon de coton imprégné de glycérine pure a été introduit chaque soir, et gardé pendant la nuit. Le traitement local et général a promptement dégorgé la tuméfaction du col et l'état général a été grandement amélioré. Depuis, cette femme nous a présenté une série de manifestations hystériques, dont voici la liste :

1° Gastralgie se présentant à intervalles et durant trois jours;
2° Rétention urinaire qui disparaît aussitôt qu'on ne s'en occupe plus;
3° Paralysie du bras droit pendant trois jours ;
4° Douleurs pseudo-pleurétiques qui ont duré vingt-quatre heures.

Cette malade est venue à notre établissement d'un hôpital voisin où, dit-elle, le médecin l'avait déclarée atteinte de cancer utérin. Je n'ai guère cru à son histoire qui cependant peut être vraie. A part ce que les médecins peuvent dire les uns des autres, il n'y a pas de témoignage moins digne de crédit que celui des malades touchant les opinions et le traitement des médecins chez qui ils ont passé en premier lieu.

Symptômes. — Nous avons affaire ici à un cas d'inflammation chronique du col ou d'hyperplasie cervicale. Plusieurs causes et très-probablement les fausses couches ont présidé aux changements qui se sont produits dans le col de l'utérus et qui ont développé son hypertrophie. Ses dimensions se sont considérablement accrues de façon à le transformer en un corps étranger dans l'intérieur du bassin, où il joue le rôle d'une tumeur provoquant des douleurs dans les organes voisins et épuisant la malade. Il presse sur l'urèthre d'une telle manière que le passage de l'urine est douloureux; de même sur le rectum, au point de créer une constipation permanente. C'est lui aussi qui maintient cette constante leucorrhée.

Symptômes mécaniques.

Les autres symptômes qui accompagnent habituellement cette affection sont des douleurs dans les régions pelvienne et sacrée; le prolapsus de l'utérus qui est attiré à la vulve par l'augmentation de poids de son segment inférieur; des troubles dyspeptiques comme le vomissement, la gastralgie, l'appétit affaibli et capricieux, le dégoût des aliments; la marche très-difficile, pénible et fatigante. Les troubles nerveux incidents sont très-prononcés, mais nullement caractéristiques. Les symptômes hystériques sont le résultat immédiat de cette lésion. L'irritation réflexe de l'ovaire est aussi très-commune, et les douleurs dans l'hypogastre gauche dont se plaint cette femme sont presque toujours présentes.

Symptômes directs et réflexes.

Les désordres menstruels sont fréquents. Plusieurs de ces malades ont de l'aménorrhée. Dans bien des cas les règles causent une douleur anormale et sont très-difficiles au début, à cause d'une occlusion partielle du canal cervico-utérin. Mais l'obstacle étant franchi, l'écoulement, en raison de l'engorgement considérable du col, devient excessif et peut se continuer longtemps. Le même fait se produit aussi à l'occasion d'un travail exagéré ou intempestif accompli au moment des règles.

Désordres menstruels.

Le col utérin est si sensible que les rapports sexuels sont intolérables. Dans quelques cas d'aversion insurmontable pour cet acte, cas que vous rencontrerez dans votre pratique privée, vous trouverez le col dans cet état. Bien des femmes avec cette forme d'inflammation se plaignent d'une douleur brûlante dans l'intérieur du bassin. Cette douleur s'aggrave ordinairement par l'exercice, la station droite, la marche, ou toute espèce de déplacement. Chez les femmes qui sont obligées de rester longtemps debout, le frottement du col gonflé contre les parois du vagin occasionne parfois des ulcérations étendues de sa muqueuse externe.

Sensibilité du col utérin.

Nature et causes. — Cette maladie consiste essentiellement en une hypertrophie du tissu cellulaire du col utérin.

Suites de couches.

Cette hypertrophie ou cette hyperplasie, comme le docteur Thomas se plaît à l'appeler, ne se présente presque jamais que chez des femmes qui ont eu des grossesses. C'est une affection post-puerpérale. Elle peut être consécutive à l'accouchement à terme, mais elle résulte le plus souvent d'une délivrance prématurée. Dans bien des cas intervient l'avortement provoqué, dont les lésions traumatiques semblent augmenter la gravité et les conséquences de cette affection.

Complications hépatiques.

Cette maladie peut être la cause ou le résultat d'une dysménorrhée. Dans les climats où prédominent les affections hépatiques elle est en relation indirecte avec les maladies du foie. Dans les cas de cette espèce l'utérus devient le déversoir de la circulation sanguine, qui devrait être plus active dans le système de la veine porte. Le tissu connectif du col s'engorge et en conséquence il y a là un développement excessif. L'affection bilieuse et l'affection utérine alternent entre elles. Vous devez, dans les districts paludéens, avoir l'œil ouvert sur ces éventualités particulières aux multipares.

Cancer utérin.

Diagnostic. — Quelques symptômes, soigneusement comparés, vous permettront de différencier cette maladie du cancer du col, qui appartient généralement à la variété squirrheuse. Je suis presque sûr qu'en cette occurrence le gonflement du col n'est pas de nature squirrheuse parce que les bords sont réguliers et donnent la sensation d'un tissu fibreux. Si nous avions ici un cancer, les contours seraient irréguliers, noueux, bosselés, et l'on percevrait une sensation de dureté cartilagineuse. La métrite du col est presque toujours consécutive à la grossesse et à l'accouchement; elle n'a pas de relation directe avec l'âge critique. Le cancer du col n'est pas rare du tout chez les femmes sans enfants et est très-commun à cette période de la vie. Dans le cas d'une métrite, peu importe le gonflement ou le déplacement, le col est mobile. Dans celui d'un cancer il peut être fixe et immobile. Dans le premier cas, absence des signes d'une cachexie particulière, tandis que, dans le second, une dyscrasie apparaît tôt ou tard. Dans l'inflammation il n'y a pas de tendance aux ulcérations profondes avec destruction du tissu et hémorrhagie; dans le carcinome cette tendance est très-prononcée.

Nouvel expédient diagnostique.

Mais cependant il n'est pas toujours possible, avec le plus grand soin, de distinguer les deux maladies, principalement dans les cas de cancer non ulcéré. J'ai eu plusieurs fois recours à un expédient qui m'a permis de résoudre la question. Vous ne faites courir aucun risque en l'essayant. C'est tout simplement le tampon de coton imprégné de glycérine pure que nous avons précisément employé dans ce cas. Si l'augmentation du col est due à une inflammation simple et sans complication, elle diminuera rapidement et d'une façon très-sensible par l'effet de la glycérine. Si, au contraire, le gonflement du col provient d'une infiltration cancéreuse ou d'une tumeur fibreuse interstitielle, la glycérine n'amoindrira pas manifestement ses dimensions. Si l'on avait employé ce moyen si simple avant nous, le médecin qui m'a précédé et que je ne connais pas, n'aurait certes pas diagnostiqué un cancer de l'utérus, car le col est presque revenu à son état normal de texture et de dimension.

L'épaississement du tissu utérin, la propension aux hémorrhagies, à l'endométrite, aux déplacements et à la péritonite coïncidente, qui appartiennent à la métrite du corps et non à celle du col, serviront à distinguer les deux maladies. Dans quelques cas, elles se succèdent l'une à l'autre, ou bien existent simultanément.

Pronostic. — Cette maladie peut durer indéfiniment; sa marche et sa terminaison dépendent de la nature et de la gravité des désordres qui la compliquent. Elle peut décliner à la ménopause ou bien se développer en une forme plus sérieuse de maladie organique. Par son action réflexe elle peut provoquer les lésions les plus graves du cœur, des poumons ou des centres nerveux. Des avortements répétés la rendent plus chronique et moins facile à traiter. Si la patiente est dans de mauvaises conditions sous les autres rapports, et si elle est dans l'impuissance de prendre de l'exercice, la guérison est beaucoup plus douteuse.

Traitement. — Il est aussi important de recommander une position convenable aux malades de cette catégorie qu'à celles atteintes de métrite aiguë du col (1). Tenez-les sur un plan horizontal ou incliné, empêchez-les de marcher, principalement aux époques menstruelles. Les courses dans les magasins, les visites, les parties de plaisir, sont aussi nuisibles que les voyages par chemin de fer ou les excursions à cheval. Ces malades doivent mettre de côté leurs machines à coudre et laisser un peu leurs domestiques à eux-mêmes.

Position.

S'il y a une dysménorrhée obstructive, faites disparaître la cause et soulagez l'engorgement conséquent du col. S'il y a de la dysménorrhée inter-menstruelle, guérissez-la. Si l'écoulement est trop rare, tâchez de lui faciliter le passage ; si le rectum est paralysé, s'il y a une constipation tenace, la malade pourra être soulagée lorsqu'on vient à changer ces conditions. Elle doit surtout prendre soin de ne rien faire avant, pendant ou immédia-

Indications générales.

(1) Voyez page 239.

tement après l'écoulement qui puisse accroître l'affection et augmenter l'hypertrophie cervicale.

S'il y a des symptômes hépatiques, rappelez-vous qu'ils peuvent nous fournir les indications principales, les indications cardinales de tels ou tels remèdes. *Podophyllin*, *Mercurius*, *Chamomilla*, *Bryonia*, *Nux vomica*, *China*, *Natrum mur.*, *Nitris.* ou *Nitro-muriatis acid.*, ou tous autres remèdes similaires, sont spécialement employés.

Bell., Lach. et Apis.

Les autres médicaments dont j'ai eu surtout à me louer sont *Belladona*, *Lachesis* et *Apis mellifica*. Je leur dois certainement mes meilleurs succès dans les cas du genre de celui dont nous nous occupons ici.

Topiques.

Localement le traitement précédemment recommandé pour la forme aiguë de cette maladie est également applicable à sa variété chronique (1). Le tampon de coton glycériné ne fait courir aucun risque à la malade, n'entrave nullement l'action des remèdes internes et donne positivement d'excellents résultats. Après la première application il peut être préparé, introduit et retiré par la garde ou par la malade elle-même. Je recommande généralement de s'en servir deux ou trois fois par semaine, suivant les circonstances.

(1) Voir page 240.

LEÇON TRENTE-QUATRIÈME

Tumeur vasculaire du méat urinaire.

Messieurs,

L'examen des parties génitales de la femme ne laisse pas que d'embarrasser maintes fois le médecin. Deux écueils sont à éviter : d'un côté, ne pas procéder indistinctement, dans tous les cas, à cet examen, et, de l'autre, y recourir dans certaines circonstances franchement, au risque même de froisser la susceptibilité de la malade. Il y va, croyez-moi, aussi bien de l'intérêt de vos clientes que du vôtre propre. Songez donc que la réputation d'un praticien peut être détruite par ce simple commérage qu'il applique le spéculum sous le plus léger prétexte ou qu'il est opposé à son emploi.

Ces réflexions me sont venues pendant que je visitais tout à l'heure une malade qui se trouvait dans la salle de consultations. Elle a été traitée par deux médecins dont l'un prétend l'avoir examinée selon les règles de l'art, tandis qu'elle a refusé à l'autre l'autorisation nécessaire. Tous deux se sont trompés dans leurs conclusions, et conséquemment ni l'un ni l'autre n'ont été utiles à la malade.

Observation. — Mrs. T..., âgée de trente ans, mère de deux enfants, dont le plus jeune a quatre ans, voit sa santé décliner depuis un an, à la suite d'un refroidissement survenu pendant les règles. Jusqu'à ce temps, sa menstruation avait toujours été régulière ; mais depuis cet arrêt brusque du flux, les règles sont revenues toutes les trois semaines. Il n'y a pas de douleur, mais parfois l'écoulement devient moins abondant.

Peu de temps après avoir pris froid, elle éprouva de la difficulté à uriner. Les besoins étaient très-fréquents et quelquefois tout à fait irrésistibles. Ils étaient augmentés par la station verticale prolongée. Les inquiétudes morales, les nouvelles, bonnes ou mauvaises, et les excitations de tout genre provoquaient un paroxysme. Tout d'abord, mais seulement pendant peu de temps, l'urine était abondante et incolore ; mais depuis bien des mois, elle est parfaitement normale en quantité et qualité. La seule exception à cette règle, c'est qu'elle a été, une ou deux fois, très-légèrement sanguinolente.

La souffrance ne se montre vraiment qu'après la miction, ou plutôt pendant que s'échappent les dernières gouttes. Il y a alors une douleur brûlante, lancinante, qui est toute particulière et « tout à fait terrible » pour la malade. La marche lui est douloureuse, et, pour une raison qu'elle ne peut pas expliquer, les rapports sexuels provoquent les plus atroces souffrances.

Le premier médecin qui a traité Mrs. T... pour cette infirmité a fait un examen au spéculum, et après avoir analysé tous les symptômes recueillis, a déclaré qu'elle souffrait d'une « maladie des reins ». Après plusieurs mois d'un traitement qui ne se rapportait spécialement ni aux troubles menstruels, ni aux troubles uréthraux, elle remplaça ce médecin par un autre plus intelligent et plus expérimenté.

Celui-ci, après l'avoir traitée pendant quelque temps, demanda la permission de la visiter au spéculum. Mais cette permission fut refusée, et il continua à diriger le traitement contre une « maladie de matrice ».

L'examen physique que je viens de faire a révélé une tumeur vasculaire qui est presque de la grosseur de l'ongle de mon pouce, sur le pourtour et dans l'intérieur de l'orifice de l'urèthre. Elle est très-sensible au toucher, et de couleur rouge-cerise. L'urèthre, autour et au delà de la tumeur, est tuméfié, et évidemment quelque peu enflammé. L'utérus est *in situ*, et l'orifice utérin a une apparence saine.

Nature et siége.

Ces productions, qui ne sont pas du tout rares, sont très-gênantes et donnent quelquefois lieu à de grandes souffrances. Elles sont situées juste à l'embouchure de l'urèthre et dans l'intérieur de son canal, et y sont attachées par un pédicule, comme un polype. Elles consistent dans une hypertrophie des papilles muqueuses et sont très-vasculaires. Quelquefois la tumeur est lobulée ; plus rarement il y en a deux au lieu d'une. Le pédicule peut être assez grêle pour se rompre facilement lorsque vous saisissez la masse avec une paire de petites pinces ; ou bien il peut être ferme et résistant.

Symptômes.

Les symptômes ont déjà été détaillés dans l'observation. Une miction douloureuse et fréquente, surtout après un peu d'exercice ; de la douleur en marchant, l'impossibilité de supporter le coït, et des souffrances tout à fait spéciales et atroces au moment du passage des dernières gouttes d'urine, sont des signes presque pathognomoniques. Ces symptômes peuvent durer jusqu'à ce que la malade soit devenue très-faible et très-irritable. Mais le diagnostic ne devient certain qu'après l'examen physique des parties malades. De plus, cet examen doit être *visuel*, car, à moins de voir la tumeur, vous ne pouvez pas être certains de son existence.

Nécessité de l'examen physique.

Revenons à la question de la nécessité d'un semblable examen. Cette femme, qui habite tout près de l'hôpital, a souffert pendant douze mois, alors qu'elle aurait pu être soulagée dans le même nombre de minutes. Mais deux choses faisaient obstacle à un rétablissement si rapide. La première était l'ignorance du médecin qui l'a examinée avec un spéculum utérin et a déclaré qu'elle avait « une maladie des reins ». En quoi cet instrument a-t-il pu être utile dans le diagnostic d'une affection rénale, et quelle est exactement la maladie de reins qu'il supposait, c'est ce que j'ignore.

Obstacles à la guérison dans le cas actuel.

Le second obstacle était l'impressionnabilité, la timidité de la malade elle-même, qui n'a pas voulu autoriser un second examen, lequel aurait certainement produit un excellent résultat, vu la compétence du nouveau médecin.

Comment agirez-vous dans des cas semblables? La meilleure règle que je puisse vous conseiller, c'est de savoir quelque peu patienter, à moins toutefois que les symptômes ne soient très-urgents. Donnez pendant ce temps les médicaments appropriés, et placez la malade dans des conditions hygiéniques de nature à favoriser sa guérison. Mais si les symptômes ne cèdent pas comme ils devraient le faire, ou s'ils montrent une tendance marquée à la récidive, la conclusion sera qu'il existe une cause locale qui perpétue le mal, et empêche une cure radicale par le seul traitement interne.

Conditions qui justifient l'exploration physique.

En pareille circonstance, avec quelques raisonnements et de la persuasion vous ferez comprendre à votre cliente la nécessité d'une exploration locale, et vous obtiendrez son consentement. Vous pouvez expliquer que la persistance des symptômes, la facilité avec laquelle ils reparaissent après avoir été amendés ne vous fornissent pas un critérium sûr et suffisant. Et, par-dessus tout, assurez la femme que vous ne procéderez, en aucun cas, à une intervention chirurgicale, sans que la chose n'ait été parfaitement convenue entre elle et vous.

Cette règle s'applique à ces cas où les symptômes se rapportent à la miction et où la qualité de l'urine n'est pas modifiée, aussi bien qu'aux affections utérines chroniques et invétérées. Car vous pouvez être moralement sûrs, quand vous avez donné *Cantharis*, *Mercurius*, *Aconit*, *Apis mel.*, *Cannabis*, *Hyoscyamus*, et autres médicaments, sans bon résultat, que la maladie nécessite un examen local, et peut-être un traitement topique.

Sa nécessité dans les maladies de l'urèthre.

Traitement. — L'excision est le remède. Vous pouvez saisir la tumeur avec des pinces fines, et la couper rapidement avec une paire de ciseaux ou avec le bistouri. Ou bien la ligature, ou encore les astringents et la cautérisation rempliront le but; mais ces agents sont plus lents et plus douloureux. Le moignon, ou point d'attache, pourra être touché avec le perchlorure de fer, ou le nitrate d'argent, en cas d'hémorrhagie. Pour empêcher que la tumeur

Excision.

ne se reproduise dans la suite, il peut être nécessaire de répéter l'application du caustique au bout de quelques jours.

Traitement ultérieur.

Le traitement ultérieur consiste à maintenir la malade dans la position horizontale pendant vingt-quatre heures ou plus, afin d'éviter l'inflammation consécutive. S'il y a quelques signes d'uréthrite, celle-ci doit être traitée comme si elle était idiopathique (1).

Latéro-flexion de l'utérus.

Observation. — Mrs..., âgée de cinquante et un ans, d'un tempérament nervoso-bilieux, a été reçue à l'hôpital il y a un mois. Elle a souffert plus ou moins depuis dix ans de troubles utérins ; à l'âge de quarante ans, elle a été traitée localement pour une ulcération du col, dont elle est guérie. Elle a eu trois enfants, dont le dernier a seize ans. Elle est arrivée à l'âge critique, il y a huit mois, sans accident : les désordres actuels proviennent, dit-elle, de ce qu'elle avait trois étages à monter et à descendre dans son logement, l'hiver dernier.

Elle se plaint de douleurs dans le dos et d'une sensation de tiraillement par en bas dans le bassin, d'une leucorrhée vaginale abondante, et d'une douleur brûlante dans la région inguinale gauche. Ce dernier symptôme toutefois n'est pas continu. Elle ne peut pas se coucher sur le côté gauche. La jambe droite est par moments engourdie, et presque paralysée. Les selles sont assez régulières, l'appétit n'est pas très-bon, l'urine est normale.

L'examen physique révèle une latéro-flexion droite de l'utérus, le corps de l'organe étant apparemment adhérent à la paroi droite de la cavité pelvienne. Cette déviation de l'utérus a été corrigée au moyen de la sonde, ce qui, joint à quelques doses de *Nux vomica* 3, a promptement amendé la sensation de paralysie du membre droit. On a recommandé à la malade de se coucher exclusivement soit sur le côté gauche, soit sur le dos. Dans la suite, elle a pris *ferri et strychni citras*, à la troisième trituration décimale, une dose toutes les trois heures.

Fréquence relative.

Les cas de latéro-flexion sont comparativement rares. Nonat ne l'a rencontrée qu'une fois sur 339 cas de déplacements utérins. Comme dans les autres flexions de l'organe, le col n'est que légèrement déplacé, si toutefois il l'est, tandis que le corps est plus ou moins recourbé sur le col. La douleur et le malaise sont ordinairement rapportés à l'un ou à l'autre côté du bassin. L'utérus s'incline plus souvent à droite qu'à gauche, probablement parce qu'il prend ordinairement cette direction pendant la grossesse. Dans quelques-uns de ces cas, il est possible que l'évolution de l'utérus après l'accouchement soit moins com-

Causes.

(1) Voyez page 150.

plète dans la partie droite ou déclive de l'organe, et que, par suite, l'augmentation de poids puisse le faire basculer dans cette direction. Quelquefois, dit-on, ce déplacement est consécutif à une métrite chronique, ou encore à la constipation, le rectum étant paralysé et complétement rempli. Il peut aussi survenir chez une femme, qui, obligée de garder le lit, reste couchée nuit et jour, sur le même côté. Ou bien l'organe peut encore être déplacé latéralement par une pression directe, due à la présence de tumeurs utérines et ovariques, de dépôts péri-utérins ou d'abcès pelviens.

Symptômes.

Les symptômes ne sont pas caractéristiques. La plupart des malades se plaignent de douleurs brûlantes dans les régions iliaques ou inguinales, douleurs qui sont vives et prolongées, et qui s'étendent plus ou moins dans la hanche et dans la cuisse correspondantes, suivant le degré de compression qui trouble la circulation nerveuse. L'impossibilité de se coucher sur le côté opposé ou sain, doit faire penser, bien qu'elle ne soit en aucune façon pathognomonique, à cette variété particulière de déviation utérine.

Signes physiques.

C'est seulement par l'introduction de la sonde que nous pouvons être tout à fait affirmatifs dans notre diagnostic. Si, après avoir été introduite jusqu'à l'orifice interne du col, la pointe entre dans l'organe et se dirige alors vers le cul-de-sac droit ou gauche, la concavité de l'instrument regardant le membre correspondant de la malade, on peut conclure avec certitude qu'il y a une déviation latérale de l'utérus. Si la direction de la sonde change lorsque la malade se retourne et se couche un instant sur le côté opposé, le déplacement n'est pas une chose bien grave.

Introduction de la sonde.

J'ai maintenant introduit la sonde jusqu'au fond de l'utérus. Vous remarquerez que la surface rugueuse du manche qui correspond à la pointe de l'instrument, ainsi que sa courbure antérieure, regardent la cuisse droite de la malade. Et quoique la sonde, ainsi que je vous l'ai dit, ne puisse guère servir à remettre l'organe en place, cependant, dans ces cas de déplacement latéral, et avec les précautions convenables, elle peut être utile à ce point de vue. Ainsi, pendant que la malade est couchée sur le côté gauche, mettons à profit l'action de la pesanteur et tournons graduellement et simultanément la sonde et l'utérus de façon à amener la courbure pelvienne ou la concavité de l'instrument sous la symphyse du pubis.

L'organe est remis en place.

Maintenant, l'organe est en place, et la sonde a rempli le double but de nous faire connaître la nature précise du déplacement, et de nous fournir un moyen de le corriger.

Le traitement d'un cas semblable à celui-ci est très-simple. La première indication, après avoir remis l'organe en place, est de choisir une position convenable pour la malade. Evidemment elle doit se coucher sur le côté opposé pour empêcher l'utérus de retomber sous l'influence de la pesanteur, dans sa position anormale. Cette femme avait une latéro-flexion droite, dans laquelle le fond de l'organe avait basculé et était allé s'appliquer contre le côté droit du bassin. Elle doit par conséquent se coucher sur le côté gauche si elle veut guérir de cette infirmité. Il n'y aura pas de mal à ce qu'elle se tourne et se mette sur le dos de temps en temps ; mais il ne faut pas qu'elle se permette de se coucher sur le côté droit d'ici à plusieurs mois.

Traitement par la position.

Ce sont là des instructions difficiles à suivre ; pendant les quelques premiers jours surtout, il faudra à la femme une certaine fermeté pour s'y soumettre ponctuellement. Elle souffrira probablement dans les deux hanches, et sera par conséquent mal à l'aise et agitée. Elle pourra perdre l'appétit, passer des nuits blanches, et, d'une façon générale, se trouver pendant un certain temps plus mal que lors de son entrée à l'hôpital. Mais finalement, ses souffrances seront soulagées, et elle aura lieu de se féliciter de sa persévérance.

Nécessité de la patience.

Ces cas guérissent plus facilement et plus radicalement que ceux qui sont connus sous le nom de latéro-version, dans lesquels l'utérus est placé directement en travers du vagin, avec le fond à l'un des culs-de-sac, et le col à l'autre.

Si l'utérus est depuis un temps considérable en flexion latérale, il peut avoir contracté des adhérences telles que son redressement soit suivi d'une inflammation péritonéale plus ou moins intense. Il peut alors aussi se produire une sorte de sciatique qui, par sa persistance, fatigue la patiente et déconcerte son médecin. Dans le premier cas des médicaments tels que *Rhus toxicodendron*, *Belladona* ou *Bryonia* devront être employés. Dans le second, je ne vois rien de comparable à *Colocynthis*.

Maladies contingentes.

Irritation spinale, avec aménorrhée, vomissements supplémentaires et convulsions.

J'ai été consulté dans le cas suivant par mon ami le Dr Wm. D. Foster, de Hannibal, Missouri. Les notes que voici ont été fournies par la malade elle-même, personne très-estimable et très-intelligente :

OBSERVATION. — Mes parents sont nés à Vermont, et se sont toujours très-bien portés ; jusque vers l'époque de leur mort, ils étaient encore très-robustes. La ménopause détermina chez ma mère, à l'âge de cinquante-trois ans, une maladie grave qui dégénéra en folie, et une maladie du cœur dont elle mourut. Mon père a vécu jusqu'à soixante-huit ans et succomba à une hydropisie du cœur. Je suis née à Cleveland (Ohio), et lors du décès de ma mère, j'avais quatorze ans. En visitant Chicago, à cette époque, je fis une grave maladie ; je me rappelle seulement que j'avais très-mal à la bouche. Jusque-là, j'avais toujours été très-bien portante, sauf lorsque je fus vaccinée, à l'âge de sept ans environ. Je perdis l'usage du bras gauche pendant un certain temps, et il me vint dans le creux de l'aisselle et sur le bras des grosseurs qu'il fallut ouvrir.

Au printemps de 1862, le coin d'une porte battante me frappa entre les épaules. Je restai tout insensible pendant un jour ou deux. Une fois remise, je ne pouvais pas voir de l'œil droit. Je n'éprouvai pas de grandes douleurs jusqu'au moment où je commençai à recouvrer la vue, c'est-à-dire plusieurs mois plus tard. Souvent depuis, j'ai été gênée par des douleurs très-vives dans cet œil, dont la pupille se dilate dans ces moments-là, et m'empêche de voir.

Bientôt après mon accident de Chicago, je reconnus qu'il y avait quelque chose d'anormal du côté de mon épine dorsale. Le médecin m'assura que cela passerait en grandissant. Les douleurs dans le dos étaient presque continuelles ; mais elles s'aggravaient d'une façon très-notable chaque fois qu'il y avait quelque embarras du foie, c'est-à-dire deux à trois reprises par an. Ces attaques me jetaient parfois dans une prostration qui durait de deux à quatre semaines.

En 1864, j'eus des calculs biliaires. A quelques jours d'intervalle, j'étais subitement assaillie par d'horribles douleurs de côté qui duraient plusieurs heures. Ces attaques dérangeaient l'estomac au point qu'il ne gardait plus aucune nourriture. La douleur finit par devenir continue et je fus sérieusement malade pendant environ six semaines ; j'étais forcée de garder le lit, mon dos et ma tête me fatiguaient considérablement. Auparavant, mes plus fortes douleurs dorsales siégeaient entre les deux épaules, s'irradiaient en haut jusqu'à la tête, et étaient quelquefois assez vives pour me donner le délire pendant quelques heures.

En 1865, j'eus plusieurs abcès que l'on supposa avoir été causés par une chute dans un escalier. On pense maintenant que ces abcès se sont formés dans l'ovaire gauche. Je n'en ai plus eu jusqu'à l'an passé environ ; mais depuis j'en ai eu plusieurs qui tous ont siégé à droite et non à gauche. Ils se sont vidés par le vagin.

J'ai toujours eu plus ou moins mal à la tête durant mes époques. Pendant ces cinq dernières années, mes lombes ainsi que l'utérus étaient très-douloureux. Pendant l'hiver de 1867, je crois, j'ai dû garder le lit plusieurs semaines à cause d'une faiblesse des lombes ; je ne pouvais me remuer toute seule et pendant quelque temps, la vessie était comme paralysée, et j'avais une rétention d'urine. Depuis lors j'ai souffert par suite de menstruation irrégulière et peu abondante. Le flux a fini par s'arrêter complétement, et j'ai ressenti chaque mois des douleurs, des crampes violentes, etc.

Je me suis mariée en 1860 à l'âge de vingt et un ans; j'ai toujours été convenablement réglée jusqu'à l'époque que je viens d'indiquer, excepté pendant quatre mois de l'année 1859. Cet arrêt, dont la cause m'est inconnue, ne me fit pas beaucoup souffrir. Mon dos est toujours un peu douloureux; mais lorsque les différents organes que j'ai indiqués sont en bon état, il ne me cause pas d'incommodité sérieuse.

Nous avons là une esquisse très-exacte, qui nous donne les points saillants et intéressants de la maladie. Mais il y a des symptômes additionnels qu'il faut étudier.

Depuis deux ans, toutes les fois que les règles ont été arrêtées, ou qu'elles ont été pauvres, ou tardives, la malade a vomi du sang. Cette hématémèse ne survient jamais qu'à l'époque menstruelle, n'est pas très-abondante, et n'est ni accompagnée ni suivie d'aucun signe d'inflammation ou d'autre maladie organique de l'estomac.

Hématémèse supplémentaire.

La malade est également sujette à des accès périodiques de douleurs vives siégeant dans le dos et la tête, qui se terminent par des spasmes, du délire, et en dernier lieu par des convulsions cloniques des muscles dorsaux, avec opisthotonos et contractions effrayantes de tous les muscles volontaires. Au sujet de ces paroxysmes, qui sont encore plus pénibles pour les assistants que pour la malade elle-même, le médecin dit : « J'ai remarqué que les crampes, le délire, la dilatation de la pupille droite, les douleurs spinales, etc., surviennent invariablement toutes les fois qu'il y a un trouble du côté du foie. L'approche des règles ramène le même cortège symptomatique. Le désappointement, ou toute autre excitation mentale un peu vive, agissent d'une façon analogue.

Convulsions.

Leurs causes.

« La sensibilité de la colonne vertébrale est surtout marquée dans les régions cervicale inférieure et dorsale supérieure : toutefois, la colonne est quelque peu sensible dans toute sa hauteur. La malade tombe souvent sur le sol ; mais, lorsqu'elle se sent menacée, elle s'empresse de gagner une chaise ou un canapé, afin d'éviter la chute. Ces accès suivent ordinairement les symptômes plus graves de l'irritation spinale. La malade n'a jamais été enceinte. »

Prodromes.

Cette personne est venue dans cette ville, et je l'ai soignée pendant plusieurs semaines. Son cas était intéressant et compliqué, car plusieurs explications de sa maladie se présentaient à l'esprit. On pouvait faire remonter sa maladie à sa vaccination, ou la croire causée par la lésion traumatique de la colonne vertébrale, ou par la chute faite en descendant un esca-

Théories concernant la nature de la maladie.

lier (irritation spinale) ; on pouvait penser encore à la complication hépatique, aux souffrances et aux irrégularités menstruelles, ou à la nature épileptiforme des paroxysmes. Mais l'histoire de la malade nous a conduit à supposer que ces causes avaient dû agir conjointement, ou plutôt consécutivement, pour produire cet ensemble si compliqué de symptômes.

Mon ami le Dr Foster a consciencieusement mis en œuvre les médicaments les mieux appropriés au soulagement des symptômes pris à part et collectivement, mais sans avantage réel ou durable. Il a continué ce traitement pendant plus de deux ans. Le trouble menstruel étant marqué et formant un trait saillant, nous conclûmes qu'il devait être l'un des facteurs importants. Dans sa lettre, le médecin disait : « La non-apparition des règles et le peu d'abondance de l'écoulement ont été dus invariablement à l'occlusion spasmodique du col utérin. Toutes les fois que j'ai réussi à introduire l'éponge préparée jusque dans l'orifice interne de l'utérus, l'écoulement s'est convenablement produit. Mais c'est là un procédé qui m'a donné, je crois, plus d'échecs que de succès. Toutefois, à l'aide du dilatateur d'Atlee, j'ai pu atteindre mon but avec bien plus de certitude. »

Emploi consciencieux et continu des remèdes.

Cause des troubles menstruels.

La dilatation a donc été employée avec persévérance de façon à surmonter, s'il était possible, l'occlusion spasmodique du col et à assurer l'issue libre et facile des règles. Ce but atteint, on pensait qu'il y aurait une amélioration du côté des centres nerveux, qui étaient surchargés de sang, la malade étant très-forte et très-grosse. Mais ce moyen échoua, par suite de la tendance persistante au spasme que présentait le col utérin. Car presque aussitôt que l'éponge ou le dilatateur de Priestly avaient été enlevés, le col se fermait si hermétiquement qu'il aurait été presque impossible d'y introduire la sonde.

Insuccès de la dilatation.

Nous nous décidâmes en conséquence à inciser le col. Le médecin de la malade vint en ville, et m'assista dans l'opération. Je pratiquai la section bilatérale avec l'hystérotome de Simpson, mais je n'incisai pas la paroi du col dans toute son épaisseur ainsi que le recommande Sims et que le pratique mon ami Comstock. L'hémorrhagie très-légère du reste fut arrêtée à l'aide d'un tampon saturé de perchlorure de fer et placé sur le col. La malade fut maintenue au lit pendant une semaine seulement ; et tous les deux jours, le col fut dilaté avec le dilatateur de Priestly, afin d'éviter l'atrésie.

Incision du col.

La malade ne tarda pas à retourner chez elle, et grâce à la sonde et au dilatateur qui passent sans difficulté depuis l'incision et qu'on introduit de temps en temps, elle a vu ses menstrues revenir plus régulièrement et plus abondamment. Jusqu'à présent, elle n'a plus eu de vomissements de sang. Sous les autres rapports aussi, sa santé s'est un peu améliorée ; les paroxysmes convulsifs sont moins fréquents, leur caractère et leur gravité toutefois ne se sont pas modifiés ; les douleurs cervicales et dorsales persistent ; la dilatation de la pupille et l'amaurose temporaire ont été relativement rares dans ces derniers temps, mais lorsqu'elles surviennent. elles ont les mêmes caractères qu'autrefois. Aussi la malade est-elle encore en traitement.

Détails ultérieurs.

Messieurs, je vous ai soumis ce cas pour attirer votre attention sur ces trois points importants, à savoir : 1° que l'expérience quotidienne de votre pratique vous révèlera que les maladies des femmes sont souvent plus compliquées que vous n'auriez pu le supposer ; 2° que la chirurgie et la thérapeutique utérines n'ont pas encore atteint leur summum de perfection ; et 3° que dans cette spécialité médicale comme dans bien d'autres, les cures rapides et brillantes sont l'exception et non la règle.

Réflexions pratiques.

Si les cliniciens ne sortaient pas des limites de leur mission, si ceux qui publient des observations s'en tenaient toujours à la stricte vérité, il n'y aurait pas lieu de mentionner de pareils principes. Mais malheureusement, au contraire, les étudiants sont imbus de cette idée que les distinctions nosologiques sont choses réelles et absolues et que la marche des maladies ne comporte aucune modification ou complication. C'est là une grande erreur dont la pratique, et particulièrement la pratique des maladies des femmes, ne tardera pas à les débarrasser.

Un préjugé.

Il est si facile de dogmatiser en pareille matière, de recommander tel remède, d'indiquer telle opération pour une affection de ce genre, et de promettre une guérison. Mais on ne vient pas facilement à bout de ces maladies complexes, et l'opération a souvent besoin d'être modifiée ou le médicament d'être changé avant qu'on puisse affirmer le succès, si tant est qu'il y ait jamais succès. L'incision du col nous a, dans ce cas, rendu un grand service et c'est une bonne chose que d'avoir assuré la libre et régulière issue du flux cataménial et que d'avoir mis un terme aux hématémèses avant l'établissement définitif d'une maladie organique de l'estomac. Mais l'opération n'a pas rétabli complétement cette femme, et j'aurais tort de vous affirmer pareil résultat.

Doctrinarisme.

Certaines personnes viendront vous dire que tel médicament, à telle dilution, aurait infailliblement guéri. Laissons-les à leurs présomptueuses idées. Nous pouvons aujourd'hui beaucoup plus que nos prédécesseurs, et nos médicaments, quand ils sont convenablement administrés, sont d'une merveilleuse efficacité. Chaque année nous élargissons le cercle de leurs applications curatives, en même temps que nous précisons leurs indications. Nous avons également appris à utiliser des ressources dédaignées jusqu'à nous. Mais déclarer pour cela qu'il n'y a plus de barrières à notre art, ce serait faire douter de sa puissance et jeter le ridicule sur nous-mêmes. L'existence de la femme comporte tant d'éventualités physiologiques ou pathologiques qu'il sera toujours sage de tenir un langage réservé et de ne pas trop s'avancer à promettre des cures immédiates et radicales. Si la menstruation ou le système nerveux sont dérangés, soyez surtout très-prudents. Dans une réunion, un médecin racontait avoir guéri une dysménorrhée chronique et rebelle à l'aide d'une seule dose de *Sepia*. Cet excellent confrère oubliait qu'il venait de prescrire son médicament deux semaines seulement auparavant et que le cycle menstruel ne lui avait pas encore permis, par son retour, de constater la réalité de ses assertions.

Limites de nos ressources.

Vulvo-vaginite. Vulvite prurigineuse.

Observation. — Mrs. T..., 45 ans, Anglaise, mère de huit enfants, est entrée hier à l'hôpital. N'a jamais fait de fausse couche. Cette personne, trois ans auparavant, a eu un retard des règles qui a duré huit mois. L'écoulement qui reparut spontanément n'avait pas diminué de quantité, mais il ne tarda pas à provoquer de vives douleurs. Il s'arrêta définitivement l'an passé, sans désordres sérieux.

Pendant un arrêt menstruel, cette malade fut traitée pour une ulcération utérine qui, selon son dire, amenait un écoulement considérable. Une fois même elle eut une perte de « matière » assez abondante pour remplir un bol et qui se produisit aussi rapidement que l'écoulement des eaux de l'amnios. Il n'y eut pas de désordre urinaire. La malade est constipée et a des hémorrhoïdes internes qui saignent de temps en temps.

Actuellement, elle se plaint de démangeaisons intenses des parties génitales et dit que des vésicules se forment quelquefois sur les grandes lèvres, et crèvent ensuite. Il y a de la chaleur dans le vagin, surtout après un peu d'exercice, et, de temps en temps, une leucorrhée légère, mais jamais abondante.

Mrs. T... a aussi éprouvé dans la région iliaque droite en avant une grande douleur qui s'irradiant en avant, autour et au-dessous de la hanche s'étend dans le membre inférieur jusqu'à la malléole et à la face interne du pied. Cette douleur n'est pas influencée par les changements de temps, mais elle s'aggrave par le mouvement. L'articulation du genou droit est augmentée de volume comme dans la synovite chronique.

A l'examen physique, on trouve l'utérus en place et de grosseur normale.

Le spéculum révèle que la muqueuse qui tapisse le vagin et qui se réfléchit sur la portion vaginale du col est parsemée d'une éruption papuleuse ressemblant à du prurigo. La même éruption s'étend sur le vulve et sur les téguments adjacents.

Il s'agit ici, Messieurs, d'une de ces femmes de l'ancien temps dont le récit mérite, à tous égards, notre confiance. Elle a eu huit enfants et n'a jamais fait de fausse couche. Si cela était possible, je saisirais cette occasion pour vous énumérer toutes les immunités physiques et morales dont elle a joui en raison de ce fait, et parmi lesquelles ce n'est pas la moindre que d'avoir traversé l'âge critique sans maladie grave.

Cas exceptionnel.

Il y a trois ans, à l'âge de quarante-deux ans, elle a eu une suppression des règles qui a duré huit mois. En même temps elle a été traitée pour une ulcération de l'utérus ; mais a-t-elle jamais eu cette maladie ? nous n'en savons rien. Il est très-probable que son médecin a pris la suppression pour un signe d'ulcération, et qu'il a procédé à la cautérisation, en vue de rétablir le flux cataménial. Il est également probable que l'arrêt menstruel était dû à une cause physiologique, et non à une cause morbide, ou, en d'autres termes, qu'il était un des signes avant-coureurs du « retour d'âge » ; car, ainsi que je l'ai déjà dit, de pareilles intermittences dans l'accomplissement de cette fonction sont loin d'être rares chez les femmes qui ont atteint leur quarantième année, et chez lesquelles, par conséquent, la cessation complète de la fonction ne saurait se faire attendre longtemps.

Menstruation intermittente avant l'âge critique.

La cause probable et souvent méconnue de ces arrêts passagers consiste dans le défaut de maturation de l'ovule et de déhiscence du follicule de Graaf. Après quelque temps, la fonction ovulaire reprend son cours, et le flux menstruel reparaît.

Ovulation défectueuse.

L'écoulement muco-purulent dont parle cette personne peut avoir été dû à une menstruation supplémentaire et qui, après avoir été retenue dans la cavité utérine, finit par se faire jour au dehors avec la soudaineté de la rupture de la poche des eaux. Elle n'aurait pu avoir un abcès, sans avoir ressenti auparavant des douleurs et des souffrances locales, aussi bien que des symptômes généraux dont elle ne fait nullement mention.

Écoulement subit.

La constipation est de règle dans des cas semblables, et une femme de quarante-cinq ans, qui a eu huit enfants, ne pouvait guère éviter les hémorrhoïdes. Sur ce dernier point, je l'ai interrogée avec soin, et je me suis assuré qu'elles étaient de date assez récente.

Symptômes.

Quant à l'éruption prurigineuse, elle s'accompagne toujours de la perte du repos et du sommeil, d'une irritation constante et de malaise. Elle a une grande tendance à la chronicité. La chaleur des parties et les tortures qu'occasionnent parfois la marche, la station assise, les rapports sexuels et l'exercice physique de quelque nature qu'il soit, sont presqu'insupportables. Si les grattements et les frottements auxquels la pauvre victime est forcée de recourir, n'ont pas modifié l'éruption primitive, les papules ressemblent à celles du prurigo, qu'on rencontre sur d'autres parties du corps comme le cou, les épaules, le dos et les extrémités. La portion de l'éruption qui est située sur la surface cutanée des grandes lèvres, du périnée, et même autour de l'anus, peut être incolore et invisible ; mais si les parties ont été lésées par le frottement, vous pourrez peut-être découvrir de petites croûtes noirâtres, éparpillées çà et là. Quelquefois, comme dans ce cas, il y a quelques vésicules et quelques pustules, qui se vident facilement.

Éruption.

Quoi qu'il en soit, la couleur de l'éruption diffère sur le rebord muqueux du raphé et dans l'intérieur du vagin de celle qui siége sur les parties externes, surtout chez les femmes âgées qui n'ont pas de vaginite diffuse, et dont la grossesse ou la menstruation n'a pas récemment modifié la coloration de la muqueuse vaginale. Mais chez les personnes plus jeunes, chez lesquelles on rencontre un état opposé de cette membrane, il n'y aura que très peu de différence de teinte entre les deux éruptions.

Sa couleur.

Les causes de cette affection spéciale sont en réalité inconnues. Elle peut être attribuée à diverses infractions aux règles de l'hygiène, telles que l'usage d'une nourriture malsaine, l'absence de vêtements convenables, le manque de propreté et d'exercice, les excès vénériens, l'âge critique et la non-élimination par les émonctoires ordinaires de certaines impuretés du sang. Elle peut alterner avec une maladie chronique de la peau.

Causes.

Il est une forme de vaginite granuleuse dont souffrent quelquefois les femmes enceintes, qui ne doit pas être confondue avec la maladie dont nous parlons. Dans cette vaginite, l'éruption, ou plutôt les saillies de la grosseur d'une tête d'épingle sont formées par des myriades de petites granulations, qui donnent lieu à de la douleur, à de la chaleur, et quelquefois à un écoulement considérable. La maladie se limite d'elle-même, ne s'accompagne pas de prurit vulvaire, et se termine avec l'accouchement.

Diagnostic différentiel. Vaginite granuleuse.

La vulvite prurigineuse, dont notre cas peut servir d'exemple, se distingue de la variété folliculaire par ce fait que, dans cette dernière, la lésion est limitée aux follicules que l'on rencontre sur la vulve, et juste en dedans de l'orifice du vagin. Ces follicules s'enflamment et finalement fournissent une sécrétion purulente ou muco-purulente que l'on peut dans beaucoup de cas, voir suinter par leurs orifices. Mais ces maladies coexistent souvent. La vulvite folliculaire est aussi un accident de la gestation, et peut survenir d'une façon incidente ou consécutive dans les fièvres éruptives et dans la diphthérie. Plus souvent cependant, elle est due à une habitude vicieuse. Quelquefois elle provient d'une inflammation blennhorragique.

La vulvite folliculaire.

Cette forme de vulvo-vaginite n'est pas purulente comme elle pourrait l'être si l'éruption était eczémateuse ou herpétique, ou si l'inflammation était plus diffuse et plus profonde ; la quantité de l'écoulement leucorrhéique n'est pas en rapport avec la souffrance locale. Mrs T... perd très-peu. Cependant, lorsque l'éruption et l'inflammation se propagent jusqu'à l'intérieur du col utérin, et peut-être jusque dans la cavité utérine, ainsi qu'on a souvent de bonnes raisons pour le croire, la quantité de mucus et de pus sécrétés peut être très-considérable. Chez les femmes d'un âge moyen et plus vigoureuses, la présence de ces petites papules (ainsi que cela se voit pour les autres excroissances et végétations des parois internes de la vulve), peut provoquer une leucorrhée très-gênante. Si le liquide excrété est clair et séreux, il aura une tendance à sécher sur les parties, et ensuite à se craqueler et à se briser en petites écailles qui causeront un prurit insupportable. Quelques-unes de ces malades vous diront qu'elles n'ont pas de leucorrhée, alors qu'en réalité elles en sont atteintes, l'écoulement se comportant comme nous venons de le dire. Dans des cas rares, l'écoulement envahit l'urèthre, et détermine une forme très-persistante et très-incommode d'uréthrite.

Leucorrhée.

L'absence complète chez notre malade de troubles urinaires, tels que la strangurie et autres désordres, nous fournit la preuve indirecte qu'elle n'a eu à souffrir d'aucune variété de déviation utérine. Aussi étais-je presque certain que son utérus était en place avant même d'introduire la sonde. Vous vous rappelez que les adhérences entre le col de l'utérus et la vessie sont de telle nature qu'il est presque impossible de déplacer le premier de ces organes sans comprimer le second ou modifier sa position. Et lorsqu'une femme vous dit qu'elle n'a été sujette à aucun trouble vésical de n'importe quelle espèce, vous avez de bonnes raisons de penser que l'utérus est en position normale. Mais vous ne devez pas conclure de ce qu'elle a de la strangurie, de la dysurie, etc., que, par cela même, l'utérus est déplacé ; car

Déduction pratique relativement aux déplacements utérins.

ces symptômes peuvent provenir d'autres causes très-différentes.

Le pronostic est généralement favorable; mais le temps nécessaire à la guérison variera suivant les circonstances. Ces cas guérissent plus facilement en hiver qu'en été, dans les climats froids que dans les climats chauds, et chez les jeunes femmes que chez les femmes âgées. Les personnes scrofuleuses, et celles qui sont prédisposées aux manifestations aphtheuses ou aux éruptions cutanées chroniques de nature quelconque, guérissent très-lentement. L'infection syphilitique peut retarder la guérison. Si la maladie suit de très-près la ménopause, ou si elle coexiste, comme dans le cas qui est sous nos yeux, avec le rhumatisme, nous ne serons pas en droit de promettre un soulagement très-rapide ni très-permanent.

Pronostic.

Traitement. — Le traitement local est très-important parce qu'il soulage directement. Les palliatifs appropriés ont déjà été mentionnés, lorsque nous avons parlé du prurit de la vulve (1). La propreté, des ablutions fréquentes avec l'eau fraîche ou tiède, et l'application de substances émollientes comme l'eau de son, l'huile d'amandes, avec ou sans chloroforme, le glycérolé de *muriate d'hydrastin*, rempliront parfaitement le but. Des compresses ou des linges enduits ou saturés de l'un de ces agents peuvent être placés sur la vulve; et le tampon de coton servira de véhicule pour introduire ces substances dans le vagin.

Traitement topique.

Le régime sera simple, non stimulant; l'exercice devra être modéré; et le coït sera absolument interdit.

Les médicaments internes devront être particulièrement appropriés au caractère de l'éruption, à la dyscrasie spéciale de la malade, et aux rapports de l'affection avec la grossesse ou la ménopause. Parmi les remèdes que peuvent réclamer les différents cas, nous citerons : *Rhus tox*, *Sepia*, *Sulphur*, *Arsenicum*, *Calcarea carb.*, *Conium*, *Hydrastis*, *Croton tig.*, *Carbo veg.*, *Mercurius*, *Natrum mur.*, *Kali carb.*, *Creosotum*, *Thuja* et les acides minéraux.

Traitement général.

En prenant l'éruption particulière et les symptômes incidents de rhumatisme pour guides, je choisirai *Rhus tox.* comme le médicament le plus convenable pour cette malade. Elle le prendra à la troisième atténuation, une dose toutes les trois heures. Cette répétition fréquente est justifiée dans ce cas par l'intensité de son rhumatisme. Le glycérolé d'*Hydrastin* sera aussi appliqué localement matin et soir.

Leucorrhée infantile.

Il existe une forme de vulvo-vaginite à laquelle les petites filles sont

(1) Voyez page 131.

sujettes, et dont je puis vous parler à ce propos. La muqueuse réfléchie sur la vulve est tellement enflammée, échauffée et irritée que l'enfant n'a aucun repos, et est constamment tentée de se soulager par le frottement des parties, qui ne fait qu'augmenter l'incommodité et étendre l'inflammation. Quelquefois, le premier symptôme dont se plaint la petite malade est une douleur en urinant, qui produit une sensation de brûlure et de démangeaison. Il y a en même temps sécheresse, rougeur et chaleur des surfaces enflammées. Bientôt, cependant, les parties sont humectées par l'exsudation d'un mucus clair et incolore qui, à mesure que la maladie progresse, prend une consistance épaisse et crémeuse.

Symptômes.

La quantité et la qualité de l'écoulement leucorrhéique varient avec la diathèse et la durée de la maladie. Chez les enfants scrofuleuses, et plus particulièrement quand une nourriture convenable et des soins hygiéniques leur ont fait défaut, l'écoulement leucorrhéique peut être très-abondant, et quelquefois même ichoreux et corrosif. Dans les cas graves, il y a non-seulement inflammation, mais encore ulcération de la muqueuse vaginale. Lorsque ces plaques ulcérées existent, on peut les voir en étendant la grande lèvre de chaque côté. Plus rarement, on les rencontre dans la portion supérieure du vagin.

Écoulement leucorrhéique.

Les causes de cette forme de vaginite chez les enfants sont nombreuses. Quelquefois, l'urine a des propriétés suffisamment âcres pour provoquer la maladie en mouillant la surface du vagin. Une simple uréthrite catarrhale peut devenir une vulvo-vaginite. Ou bien, la maladie peut survenir d'une façon idiopathique, à la suite de l'exposition au froid, ou de l'arrêt brusque de la transpiration. Quelquefois elle prend la forme épidémique, et règne pendant l'hiver, concurremment avec une grippe plus ou moins intense. Je l'ai vue alterner avec un coryza sérieux et incommode. Elle peut frapper plusieurs enfants dans la même famille ou dans le voisinage. Elle est aussi provoquée par l'irritation du rectum, et quelquefois du côlon. Dans quelques cas, elle est due à la présence de vers qui sont sortis par l'anus et qui ont pénétré dans le vagin, où leur présence excite une démangeaison et une irritation excessives. Enfin, il est hors de doute que la maladie a quelquefois été causée par de coupabels manœuvres des bonnes ou autres personnes chargées du soin des enfants.

Causes.

Le traitement approprié aux cas de leucorrhée infantile consiste d'abord, si cela est possible, à faire disparaître la cause. Il est très-important d'éviter que l'enfant ne s'expose au froid et à l'humidité, et de prescrire un régime alimentaire et léger. La propreté, les bains, la précaution de sécher soi-

Traitement.

gneusement les parties après le bain, soit avec une serviette très-douce, ou mieux encore à l'aide d'une application d'amidon finement pulvérisé, ou de poudre de lycopode, comme on fait chez les nouveau-nés pour empêcher l'intertrigo ; tout cela constitue un ensemble de moyens très-utiles.

Si la maladie se rattache à la grippe, les médicaments internes seront les mêmes que ceux qui conviennent à l'inflammation catarrhale épidémique, quel que soit le siége occupé par celle-ci. Si la maladie se manifeste chez une enfant scrofuleuse, les médicaments qui s'offrent d'eux-mêmes, et qui sont les plus utiles, sont *Calcarca carb.*, *Hepar sulfuris* et *Mercurius*. Le plus grand nombre des cas peut être guéri avec *Pulsatilla* ou *Calcarea carbon.*

Traitement local et général.

Si le passage de l'urine cause de grandes souffrances, donnez *Cantharis*, et faites appliquer sur la vulve des linges qui auront été trempés dans l'eau chaude. S'il y a ulcération ou inflammation aphtheuse, ajoutez à l'eau de la teinture de *Calendula* ou d'*Hydrastis*. Si ce sont des ascarides qui ont fait tout le mal, faites enduire le voisinage de l'anus avec du saindoux ; il y a aussi la décoction d'ail, les lavemeuts d'huile d'olive et l'administration de *Teucrium* à l'intérieur.

On aura soin de coucher à part les enfants atteintes de cette affection, et de ne pas se servir indifféremment de leurs linges et de leurs éponges pour la toilette de leurs sœurs. La transmission par contagion ne s'opère pas très-facilement ; il vaut néanmoins mieux épargner autant que possible d'inutiles souffrances à tout ce petit monde Quant au pronostic, il est favorable, et l'on peut sans crainte rassurer entièrement la mère trop vite alarmée.

LEÇON TRENTE-CINQUIÈME

Ovariotomie.

MESSIEURS,

Je vais vous entretenir ce matin d'une ovariotomie que j'ai pratiquée récemment.

OBSERVATION. — Mrs. W..., âgée de 29 ans, résidant à Aurora (Illinois), a deux enfants dont le plus jeune est dans son dix-huitième mois. Elle s'est mariée cinq ans avant sa première grossesse qui succéda à une attaque de rougeole. Il y a trois ans et demi, son premier enfant qu'elle nourrissait ayant alors six semaines, elle fut prise d'une douleur très-aiguë, simulant une névralgie, localisée dans la région de la hanche et de l'ovaire droits, et s'étendant le long du côté droit de l'épine dorsale. Pendant la durée de cette douleur, la jambe droite était lourde et engourdie. A ceci succéda un gonflement qui, d'abord limité au côté droit, s'étendit ensuite au côté gauche de l'abdomen. Il n'a pas cessé de grandir plus ou moins depuis cette époque. Mrs. W... peut se coucher sur l'un ou l'autre côté. Ses dernières couches ont été bonnes, et elle nourrit son enfant pendant deux mois. Elle le sevra alors à cause d'une attaque de fièvre bilieuse rémittente qui la rendit malade pendant une quinzaine.

La tumeur abdominale qui, jusque dans les derniers six mois, a suivi une augmentation graduelle, avait déjà été remarquée lors de la dernière grossesse et après la délivrance. La garde crut bien pouvoir réduire le développement de l'abdomen en épinglant le bandage de corps d'une façon très-serrée, mais elle n'y réussit pas. Le bandage des secondes couches avait trois pouces de plus que le précédent. Pendant la première grossesse il y eut force nausées et vomissements qui ne se montrèrent pas à la seconde. Le dernier enfant avait huit mois, au retour des règles, qui furent assez tourmentées jusqu'au moment du sevrage. Mrs. W... n'a jamais eu de ménorrhagie. L'écoulement est régulier, dure trois ou quatre jours, et était devenu plus rare dans ces derniers temps. Mrs. W..., au moment de ses règles, éprouve, mais assez rarement, de vives douleurs dans la cuisse droite, ainsi qu'au voisinage de ce membre et dans la région iliaque.

Elle a l'estomac très-délicat et est sujette à des attaques passagères de vomissements et de diarrhée avec tranchées, coliques et ténesme qui rappellent le choléra-morbus. Ces accès sont promptement soulagés par *Ipeca* et

Veratrum album. L'urine est variable : tantôt épaisse et rare, elle est à d'autres moments claire et copieuse, blanchâtre ou foncée. Pas d'œdème des extrémités inférieures. La malade est très-amaigrie, et l'augmentation de son volume abdominal la fait ressembler, à cause de sa petite taille, à une femme enceinte de deux jumeaux et arrivée à terme.

Voici le résultat de la mensuration de l'abdomen et de l'utérus : autour du corps et au-dessus de l'ombilic, 39 pouces ; des deux crêtes iliaques à l'ombilic, 10 pouces ; de l'extrémité libre des deux dernières fausses côtes à l'ombilic, 9 pouces ; de ce dernier point à l'appendice xyphoïde, 10 pouces ; profondeur de la cavité utérine, 24 pouces.

L'opération fut pratiquée au domicile de la patiente, le 26 décembre 1872, en présence et avec l'assistance des D[rs] Ch. Adams, du collége-hôpital Hahnemann, de Chicago, F. H. Van Liew, S. J. Ricker et H. W. Rice, d'Aurora, et de Mr. Georges Bollen, d'Australie, un élève de notre collége. Avant de procéder à l'éthérisation, à une heure de l'après-midi, on fit prendre à Mrs. W... un demi-verre de wiskey, pour prévenir les vomissements. L'incision de la ligne blanche mesurait quatre pouces de long, et l'on arrêta la légère hémorrhagie qui en résulta par l'application directe de teinture de *Calendula*, avant de passer à l'ouverture du péritoine.

Le péritoine ouvert, le kyste fut mis à nu ; on introduisit dans la partie supérieure de la tumeur une sonde d'acier qu'on fit mouvoir dans différents sens, pour s'assurer du siége et de l'étendue des adhérences qui pouvaient exister. Il n'y en avait pas à la surface antérieure de la tumeur. Le kyste fut en partie vidé à l'aide d'un trocart courbe (rectal). Trois quarts du sérum ayant été retirés, une ligature fut appliquée sur le siége de la ponction, et le reste du liquide fut retenu dans le kyste.

Il y avait sur le côté gauche et postérieur du sac une adhérence très-étendue avec l'épiploon. L'attache était très-large et vasculaire du côté de la paroi kystique, mais étroite et rubanée du côté de l'épiploon. La portion rétrécie fut maintenue à l'aide de deux ligatures placées à un pouce et demi de distance. On coupa entre les deux, comme pour la section du cordon ombilical.

L'extrémité frangée et le tiers externe de la trompe de Fallope droite étaient solidement attachés à la paroi postérieure du kyste. On lia et l'on coupa, mais sans arracher. Le vrai pédicule était long, étroit, ressemblait à une corde tordue sur elle-même, et avait à peu près le diamètre d'un très-gros cordon ombilical. Il contenait six artères, dont quelques-unes étaient d'un fort calibre. La moitié du pédicule fut liée en une fois, et l'on employa des fils de catégut phéniqués, suivant la méthode de Peaslee. On s'assura du pédicule à l'aide d'une anse de fil, après qu'il eût été lié, et on le coupa à trois quarts de pouce en arrière de la ligature. Il n'y eut pas d'hémorrhagie et on revint à la cavité pelvienne. L'abdomen et le bassin furent soigneusement nettoyés avec des éponges phéniquées. La matrice était normale ainsi que l'ovaire gauche.

Je décidai d'employer le drain recommandé par Sims et le passai par le cul-de-sac de Douglas. Un trocart courbe (rectal) fut introduit à travers la paroi supérieure du vagin, derrière l'utérus, et je ponctionnai la cloison de haut en bas, aussi bas que possible et très-près du rectum (ayant soin de ne pas léser l'intestin) ; puis le tube fut mis en place. Ce tube, qui était fenêtré, et permettait l'introduction d'un mandrin d'argent pour le maintenir droit et libre, communiquait par son extrémité supérieure avec l'extrémité inférieure de l'incision abdominale. Il sortait par en bas entre les lèvres de la vulve. L'incision fut fermée à l'aide de sutures métalliques et couverte d'une compresse trempée dans un mélange par parties égales de teinture de *Calendula*, de glycérine et d'eau tiède. Des bandes d'emplâtre adhésif furent ensuite placées en vue de prévenir les fâcheux effets du vomissement et de soutenir d'une façon uniforme les parois abdominales. L'opération dura deux heures quarante-cinq minutes, dont une bonne part fut prise par l'anesthésie. Le kyste était uniloculaire et contenait douze quartes de liquide. Il pesait avec son contenu vingt-sept livres et demie. On n'employa que sept onces d'éther, et il n'y eut pas plus de deux onces de sang perdu pendant toute la durée de l'opération.

Précautions préliminaires.

Dans bien des cas de ce genre, le traitement préliminaire ne comporte pas de nombreuses et minutieuses précautions. La malade devra, deux jours avant l'opération, prendre très-peu de nourriture et rester aussi calme et tranquille que possible. Les intestins seront maintenus libres à l'aide de purgatifs légers, et on ne permettra pas l'accumulation de l'urine dans la vessie. Les chances de guérison sont plus certaines à la campagne qu'à la ville, et surtout que dans les hôpitaux. On opérera vers le milieu de la journée, afin de se ménager une lumière favorable, et on maintiendra la température de la chambre à 75° Fahrenheit. Deux ou trois assistants intelligents suffisent à tous les besoins, et il est inutile d'exhiber tout un arsenal digne de la devanture d'un coutelier.

Appareil instrumental.

Voici comment il faut composer l'appareil instrumental, dans les cas même les plus compliqués : deux scalpels, une paire de ciseaux droits, une de courbes, deux pinces à torsion, une sonde cannelée, une sonde d'acier (n° 7 ou 8), un trocart courbe, un ténaculum, des ligatures de soie, d'argent, de fil de fer, de fil de catégut phéniqué en nombre suffisant, trois éponges, un petit écraseur, deux onces d'acide phénique, *id.* de teinture de *Calendula*, *id.* de glycérine, une livre d'éther sulfurique concentré, deux tubes de drainage, une sonde de femme, quatre ou cinq aiguilles, un yard d'emplâtre adhésif, une once d'esprit d'ammoniaque, une de teinture de perchlorure de fer, deux ou trois onces de brandy, une demi-douzaine de serviettes, de l'eau chaude et de l'eau froide à volonté. On fera coucher la malade sur la table pour l'opérer, et on la replacera, après l'opération, dans un lit, avant qu'elle ait entièrement repris connaissance.

On fera l'incision le long de la ligne blanche, à moitié chemin entre l'ombilic et le pubis. Elle ne devra pas d'abord dépasser trois ou quatre pouces de long et on la fera lentement et avec soin. En arrivant sur le péritoine, il faut avoir arrêté toute hémorrhagie avant de l'inciser. Ce temps de l'opération exige de grandes précautions, à cause du kyste qui pourrait être atteint et se vider, comme cela s'est vu quelquefois. L'incision péritonéale mesurera au commencement seulement un pouce. Cette ouverture suffit pour passer le stylet d'acier, pour explorer la surface antérieure de la tumeur, pour reconnaître le siége des adhérences qui pourraient exister, et pour s'assurer de la nature de la tumeur (solide, liquide ou mixte). Ces dimensions ne s'opposent pas à l'occlusion de la plaie dans les cas où l'extension des adhérences, la nature de la tumeur ou d'autres causes obligeraient à abandonner l'opération. Si le stylet glisse facilement sur la surface de la tumeur et si celle-ci peut être extirpée, on prolongera l'incision de trois à quatre pouces. Il n'est pas nécessaire d'aller au delà de l'ombilic, à moins toutefois que la masse à enlever ne soit trop considérable et solide.

Incision des parois abdominales.

Il faut ensuite passer à la ponction. Si vous voulez être positivement sûrs de la présence d'un liquide dans la tumeur, il sera bon de la ponctionner préalablement avec un petit trocart explorateur ou une seringue hypodermique. Puis on passera alors le trocart rectal qui modère la rapidité de l'évacuation. Il faut prendre garde, en l'introduisant, de ne pas blesser les ramifications vasculaires répandues sur la surface de la tumeur. C'est ce qui me fait préférer cet instrument au trocart de Spencer Wells, qui n'est pas sans danger dans les cas de productions mixtes ou fibro-cystiques, dont la circulation est très-fournie, comme vous le savez. Je redoute également l'effet produit sur le système nerveux par la trop rapide évacuation d'une quantité de fluide aussi considérable que celle contenue dans quelques kystes ovariques. A ce moment, le kyste, par son pédicule et peut-être aussi par ses attaches postérieures, communique avec le système circulatoire général. Il fait partie de l'organisme aussi bien que la vessie, qui vient d'être artificiellement et instantanément débarrassée de l'urine qui y était accumulée, ou que l'enveloppe pyogénique d'un abcès soudainement vidé, grâce au bistouri. Vous n'ignorez pas les conséquences qu'entraînent ces opérations quand elles sont faites sans ménagements.

Ponction.

Un point qui a également son importance, c'est la précaution qu'il faut avoir de ne jamais vider entièrement le kyste ovarique. Pour cela on n'a qu'à placer quelques points de suture sur l'ouverture qui a servi à l'introduc-

Évacuation incomplète du liquide.

tion de la canule. Il y a plusieurs motifs pour lesquels je recommande et j'ai l'habitude de laisser dans le sac au moins un sixième du liquide qui le distendait. 1° Il est bon de pouvoir déterminer aisément et avec précision le siége et l'étendue de toute adhérence existant sur les parois postérieures et latérales de la tumeur et de les traiter comme il convient. 2° Par ce procédé, on empêche l'intestin de venir se mettre sur le chemin de l'opérateur et de faire hernie à travers l'incision. 3° On maintient aussi à son état normal la température de la cavité abdominale et des intestins en particulier. 4° On facilite le traitement du pédicule.

Je ne sais si cet expédient a déjà été signalé par d'autres écrivains ou chirurgiens, mais il vaut la peine qu'on ne se borne pas à le mentionner en passant. Dans le cas actuel, l'adhérence de l'épiploon aux parois de la tumeur que vous voyez sur cette table était si étendue et si vasculaire qu'il n'y avait pas moyen de la rompre sans ligature préalable, à moins de tuer la malade. Supposez le pédicule intact et la tumeur affaissée et vidée, nous ne pouvons nous rendre compte de la communication existant entre elle et l'épiploon, qui s'est développé sur la paroi kystique et confondu avec elle. Vous apercevrez que, sur le kyste insufflé, l'injection colorée poussée dans l'une des artères du pédicule a pénétré à travers les anastomoses vasculaires, et, après s'être répandue sur la moitié à peu près de l'enveloppe, passe librement dans les vaisseaux de l'épiploon.

Au cours de l'opération qui fait le sujet de cette conférence, un seul des assistants, qui ne me quitta pas d'une minute, aperçut un bout d'anse intestinale, grâce à la précaution que nous avons eue de ne pas vider entièrement le sac. D'autre part, je ne vois pas de moyen plus convenable pour maintenir à leur température propre les organes contenus dans le péritoine. Le kyste peut être allongé sans difficulté et passé à travers les bords de l'incision en même temps que l'on vient mieux alors à bout du pédicule. En outre, les pinces, les ténaculums, les crochets, les clamps deviennent inutiles.

De tous les moyens proposés pour s'assurer du pédicule, le meilleur, je crois, est de placer deux ligatures de corde à boyau phéniqué et de couper, comme pour le cordon ombilical, à trois quarts de pouce de la ligature, et de replacer le moignon dans la cavité pelvienne. Le procédé du Dr Peaslee, qui consiste à passer la ligature à travers le pédicule, est excellent. Ces ligatures doivent être coupées court avant l'occlusion finale de l'incision abdominale.

Ligature du pédicule.

Ceci étant bien accompli, il faut éponger soigneusement l'abdomen avec des éponges fraîches et molles qu'on aura fait tremper dans de l'eau chaude phéniquée. Qu'on se soit servi de la ligature, de la torsion, de l'acupressure ou du cautère actuel pour arrêter l'hémorrhagie, il faut bien vérifier s'il n'y a pas de points qui laissent suinter du sang. Puis passez l'éponge dans la cavité pelvienne et ramassez tout le sang ou tous les fluides que vous rencontrerez. Ne vous troublez pas, et prenez garde d'oublier votre éponge dans l'abdomen. Examinez l'utérus et l'ovaire restant pour voir s'ils sont sains. Après quoi, s'il n'y a rien d'anormal, apprêtez-vous à placer le tube à drainage.

Nettoyage de la cavité abdominale.

Comme c'est la première fois qu'on a appliqué dans cette ville l'appareil recommandé par Sims, il est naturel que je vous en dise quelques mots. Après avoir résumé les dangers de septicémie que comporte l'ovariotomie, ce chirurgien dit avec juste raison : « L'ouverture naturelle de la cavité péritonéale est à travers le cul-de-sac de Douglas. » Il propose donc de soutirer tous les fluides qui, retenus dans l'intérieur de l'abdomen, pourraient subir une décomposition quelconque et empoisonner la malade. De là l'emploi de ce tube fenêtré que je vous montre, et qui, collectant et charriant tous les détritus, met en communication directe l'abdomen et le bassin, le cul-de-sac postérieur et le vagin, et qui peut être conservé à demeure pendant plusieurs jours et même pendant quelques semaines, si cela est nécessaire. On fait une ouverture à la voûte du vagin avec un trocart courbe ; après quoi, le tube et le fil d'argent qu'il contient sont facilement mis en place. Les dessins et les coupes que j'ai faites sur le tableau vous expliquent à première vue pour quelles raisons j'ai percé la cloison entre la cavité péritonéale et le vagin à son point le plus bas, et aussi près que possible du rectum.

Drainage par le vagin.

Cet appareil n'est pas seulement destiné à prévenir l'accumulation de déchets organiques dans les cavités abdominale et pelvienne. Il assure également le moyen de les nettoyer à fond de temps en temps et de les soigner topiquement, s'il en est besoin. Et ce qui est d'une importance vitale et exceptionnelle, il signale les hémorrhagies secondaires. Dans ce cas, le bout supérieur du tube qui passe à travers la partie inférieure de l'incision a été fixé à l'aide d'épingles à suture en bec de lièvre.

Utilité du drainage.

L'incision doit être fermée à l'aide de sutures métalliques (fil d'argent ou de fer). Les sutures profondes comprennent le péritoine et les muscles du rectum. L'aiguille de Peaslee permet de les placer avec facilité et exactitude. Les sutures superficielles sont destinées à mettre en contact intime les lèvres de la plaie. L'incision fermée, on la recouvre d'un gâteau de charpie saturée, comme

Pose des sutures.

Occlusion des lèvres de la plaie.

nous l'avons fait ici, d'un mélange de teinture de *Calendula*, de glycérine et d'eau chaude en parties égales. La teinture de *Calendula* est, à mon avis, le meilleur topique pour les plaies par incision, et, tout en provoquant l'inflammation adhésive, elle prévient les suppurations excessives. Je pense également qu'avec le drain on peut se dispenser de recourir, comme on le fait invariablement dans tous les cas, à l'acide phénique pour le traitement consécutif des ovariotomies.

Teinture de *Calendula*.

L'opérée est alors installée confortablement dans un lit, et s'il y a des signes d'épuisement ou de collapsus par hémorrhagie ou ébranlement nerveux, il faut la ranimer et la stimuler. C'est à ce moment que commence la période la plus dangereuse, et de même que le marin redouble de surveillance en approchant du port, vous devez constamment être sur vos gardes dans les trente-six ou quarante-huit heures qui suivent l'opération. *Aconit* et *Arnica* sont d'excellents prophylactiques de la fièvre traumatique et de la péritonite. Pendant cinq à six heures on les alternera toutes les trente minutes, puis ensuite toutes les heures. *China* remédie aux pertes excessives, et d'autres médicaments peuvent être administrés suivant leurs indications spéciales. Le régime au début sera simple, peu excitant, et ne devra provoquer ni douleur ni vomissement. L'urine sera évacuée toutes les six heures, et on laissera les intestins en repos.

Laissez-moi remercier ici les Drs Bollen, Van Liew et Ricker pour les soins attentifs et de tous les instants qu'ils ont prodigués à mon opérée. Voici le rapport du Dr Bollen pour la première semaine consécutive à l'opération.

Vendredi, 27 déc. 1872, 7 heures 20 du matin. — Pouls, 92. Température axillaire 99° 1/2 Fahrenheit. La malade est très-agitée et désire uriner. *Nux vomica* 3 et *Ignatia* 3 à une heure d'intervalle.

11 heures 50. — P. 100. T. a. 99° 1/2. Elle a mangé un peu de gruau d'avoine et a dormi paisiblement.

2 heures 50 de l'après-midi. — P. 100. T. a. 99° 1/4. A dormi une heure. J'introduis la sonde et retire une pinte et demie d'urine de couleur orangée. La compresse est de nouveau imbibée de la lotion de *Calendula*, et le bandage remis en place. *Arnica* 3 et *Nux vomica* 3.

6 heures 15. — P. 86. T. a. 100° 1/2. Elle se plaint de gonflements gazeux dans les intestins et a un peu dormi tranquillement. *Aconit.* 3 et *Arnica* 3.

9 heures. — P. 114. T. a. 101°. Il y a des vents douloureux.

Minuit. — P. 108. Très-inquiète, accuse de la douleur. J'évacue une pinte d'urine orangée. Je donne un huitième de grain de morphine, puis *Aconit* et *Ignatia* à l'occasion pendant la nuit. Il a passé une assez grande quantité de sérum par le drain, mais point de sang.

Samedi, 6 heures du matin. — P. 115. T. a. 100°. Émission gazeuse par le rectum, à plusieurs reprises pendant la nuit. La paume des mains est moite. *Aconit.* 3 toutes les heures.

9 heures. — P. 116. T. a. 100° 1/2. Elle a pris un peu de bouillon américain (1). *Belladona* 3 et *Aconit.* 3, en alternant toutes les heures.

Midi. — P. 120. T. a. 101° 1/2. Elle a pris plus de bouillon américain. Retiré une pinte d'urine moins foncée. La compresse est de nouveau mouillée et le bandage mis en place. Je prescris un peu de *wine-whey* (2). *Aconit.* 3 et *Bryonia* 3 toutes les demi-heures.

5 heures. — P. 126. T. a. 102°. Elle a pris plus de bouillon américain. Se plaint de coliques.

9 heures. — P. 122. T. a. 101° 1/2. Température vaginale 103. Retiré une pinte d'urine claire. Le drain laisse échapper par son extrémité inférieure un liquide sans odeur, ni traces de sang. Elle a pris du bouillon américain à six reprises dans la journée.

Dimanche, 7 heures du matin. — P. 126. T. a. 100° 3/4. T. v. 102° 1/2. Bonne nuit. Elle a pris un peu de *wine-whey*. *Acon.* 3 et *Bryon.* 3 toutes les heures.

9 heures 30. — Retiré une pinte d'urine qui est de nouveau très-chargée. Le drain ne laisse presque rien passer.

1 heure de l'après-midi. — P. 130. T. a. 103° 3/4. T. v. 104° 3/4. Vives coliques, surtout dans la région inguinale droite. J'applique sur l'abdomen des compresses trempées dans une lotion chaude de *Calendula*. L'écoulement par le drain a entièrement cessé. *Acon.* 1 et *Arsen.* 6 toutes les demi-heures.

3 heures 30. — P. 130. T. a. 103° 3/4. T. v. 104° 1/2. Les douleurs persistent, pas d'écoulement par le drain. *Ut suprà.*

6 heures. — P. 130. T. a. 103°. Urine plus rare et moins claire.

9 heures 30. — P. 122. T. a. 101°. T. v. 103°. Moins de douleurs. Du pus et du sérum passent librement par le drain. Elle a pris du bouillon américain à quatre reprises, ainsi qu'un peu d'eau rougie, mais a refusé le *wine-whey*. Par une méprise de la garde, elle a pris, il y a une demi-heure, sa lotion de *Calendula* en guise de bouillon !

Lundi, 7 heures 30. — P. 120. T. a. 101°. T. v. 102° 1/2. Bonne nuit; mais elle est très-fatiguée. Haleine mauvaise. Un pus fétide s'écoule par le drain. Retiré une pinte d'urine. Renouvellement du pansement. *Ars.* 6 et *Solubilis* 3 toutes les heures.

1 heure de l'après-midi. — P. 120. T. a. 101° 1/2. T. v. 103°. L'écoulement continue. Elle a mangé une biscotte avec deux huîtres aissaisonnées d'un peu de vinaigre.

4 heures. — P. 122. T. a. 102°. T. v. 104°. Le drain donne toujours, mais plus par ses opercules vaginaux que par son bout inférieur. *Acon.* 1 et *Ars.* 6 toutes les heures.

(1) On appelle ainsi une sorte de consommé ou de jus de viande obtenu par une cuisson prolongée avec une très-petite quantité d'eau, dans une marmite autoclave.
Dr C.

(2) Littéralement vin et petit-lait. Liquide qu'on obtient par la filtration d'un mélange de vin et de lait bouillants. Dr C.

7 heures. — P. 120. T. a. 102°. T. v. 104°. Douleur et plénitude à l'épigastre avec bouffées de chaleur passagères. Enlevé la bande supérieure d'emplâtre adhésif et appliqué une compresse d'huile de foie de morue sur l'épigastre. Retiré une pinte d'urine orangée. Pour les élancements dans les épaules, l'opérée est épongée avec de l'alcool.

Mardi, 7 heures du matin. — P. 120. T. a. 101° 1/2. T. v. 103° 1/2. Nuit assez bonne. Elle a mangé un œuf avec une petite rôtie et bu un peu de vin pendant la nuit. Urine libre, de même couleur, mais très-épaisse et chargée de bile. Le drain continue à couler. On recueille, pour l'examen microscodique, un peu de liquide à l'orifice vaginal du tube. *Ars*. 6 d'heure en heure.

10 heures. — P. 130. T. a. 101° 1/2. T. v. 103° 1/2. Elle a mangé deux huîtres à l'étuvée. Rafraîchi la compresse épigastrique. Injecté dans l'abdomen par le bout inférieur du drain une pinte et demie d'eau à la température de 101° 1/2, et contenant une pincée de sel fin. L'injection revient presque aussitôt après avoir été poussée, mais ramène une quantité considérable de pus. L'eau a été préalablement bouillie pour en explulser l'air. La malade éprouve immédiatement après l'injection une sensation étrange qui passe vite.

Midi et demi. — P. 123. T. a. 101° 3/4. T. v. 103° 1/2. Retiré une pinte d'urine, moins épaisse, mais très-fétide et chargée de bile.

3 heures. — Elle accuse des sensations bizarres dans les yeux, ne peut mouvoir une main ou un pied avant qu'on ne les ait frottés; a conservé sa connaissance. Elle compare cette sensation à celle de l'anesthésie. La garde rapporte que le regard devient plus mauvais après chaque dose d'*Ars*. 6.

6 heures et demie. — P. 124. T. a. 102°. T. v. 103° 1/4. Persistance de la sensation précitée. Fort étourdissement. L'urine est meilleure. *Bellad*. 3, une dose.

9 heures. — P. 122. T. a. 100° 1/4. T. v. 102°. Se plaint beaucoup de l'estomac. Injecté par l'orifice supérieur du drain une pinte d'eau préparée comme précédemment, et additionnée d'un peu de teinture de *Calendula*. Elle se sent rafraîchie, comme par un bain. Enlevé le bandage. La plaie a bon aspect. L'appareil est replacé. Elle a pris un peu de bouillon américain et de riz. *Ipeca*. 3.

Mercredi, 7 heures du matin. — T. a. 98° 1/2. T. v. 101° 1/2. La nuit n'a pas été mauvaise. Les sensations bizarres, l'étourdissement et l'engourdissement persistent, mais à un moindre degré. Moins de sensibilité abdominale. Peut un peu se coucher sur le côté. Retiré une pinte d'urine qui est meilleure. Elle réclame un œuf, en prend une cuillerée et la vomit bientôt. *Nux vomica* 3.

9 heures. — Le ventre lui semble dur comme une pierre. Lavement d'eau tiède, qui est poussé très-lentement et amène une selle presque naturelle, avec beaucoup de gaz. Soulagement évident des symptômes gastriques. Pour la première fois l'urine passe naturellement. Le drain donne toujours un écoulement purulent. *China* 2.

3 heures. — P. 110. T. a. 100° 1/2. T. v. 101° 3/4. Elle est bien à condition qu'elle ne mange pas. Sans cela, elle a de la douleur, de la plénitude et des brûlures à l'épigastre et le long de l'œsophage. Je prescris de la limonade, du lait et un peu d'eau de riz. Nouvelle miction naturelle. *Nux vomica* 4 et *China* 2 de deux en deux heures.

5 heures. — P. 100. T. a. 100° 1/4. T. v. 101° 3/4. Le professeur Ludlam retire les sutures profondes. La plaie a bonne apparence, bien qu'il y ait une grosseur comme un anthrax à la place de l'une des sutures. Le bout supérieur du drain est retiré dans l'abdomen, le mandrin restant seul dans la portion inférieure de l'incision abdominale. Pansement comme précédemment. Les sensations bizarres dans la tête continuent. *Bellad.* 3.

Jeudi, 6 heures du matin. P. 107. T. a. 99° 1/2. T. v. 101° 1/2. Passé une bonne nuit. On nettoie la cavité abdominale avec une lotion de *Calendula* à la température de l'aisselle, et le drain laisse passer une quantité considérable de pus. Limonade et lait comme boissons ; bouillon de maïs bien cuit et clair. *Silicea* 30. Le Dr Van Liew me remplace auprès de la malade.

Le drain fut retiré le neuvième jour, non parce qu'il avait cessé de donner, mais parce que sa présence prolongée semblait avoir irrité la vessie et l'urèthre, et provoquait une envie constante d'uriner, de la strangurie et de la brûlure après la miction. En enlevant le drain, on laissa toutefois le mandrin à demeure, afin de maintenir ouverte la boutonnière du cul-de-sac postérieur du vagin. Le lendemain il fut retiré à son tour, et l'irritation vésicale cessa immédiatement. J'ai réuni dans le tableau ci-dessous les chiffres indiqués dans le rapport que je viens de vous lire.

Enlèvement du drain.

TABLEAU DE LA TEMPÉRATURE ET DU POULS APRÈS L'OPÉRATION.

DATE.	MATIN.	TEMPÉRATURE		POULS.	SOIR.	TEMPÉRATURE		POULS.
		Ax.	Vag.			Ax.	Vag.	
	h m				h m			
27 décembre...	7 20	99,50	»	92	9	101	»	114
28 — ...	6	100	»	115	9	101,50	103	122
29 — ...	7	100,75	102,50	126	3 30	103,25	104,50	130
29 — ...	»	»	»	»	9 30	101	103	122
30 — ...	7 30	101	102,50	120	7	102	104	120
31 — ...	7	101,50	103,50	120	9	100,25	102	122
1er janv. 1873..	7	98,50	101,50	110	9	100,25	101,75	100
2 — ...	6	99,50	101,25	107	»	»	»	»
3 — ...	»	»	»	»	9	101	102,75	120
4 — ...	7	99	101,75	102	8 30	100,50	103	114
7 — ...	»	»	»	»	9	99	101,50	100
8 — ...	6	98	100	95	»	»	»	»

Il résulte de ce tableau que les signes les meilleurs et les plus dignes de foi sont fournis par la température et par la libre issue ou l'absence d'écoulement qu'on constate grâce au drain. Le quatrième jour, l'écoulement s'était arrêté à neuf heures et demie du matin pour reprendre à la même heure dans la soirée. En même temps le pouls montait à 130, et la température axillaire s'élevait de *trois degrés*. Mais aussitôt que l'écoulement recommença, le pouls tomba à 122 et la température s'abaissa de *deux degrés et quart*. Sans cette ouverture, il est évident, à mon avis, que l'écoulement emprisonné dans la cavité abdominale aurait tué très-rapidement ma cliente, comme cela s'est souvent vu. Les symptômes accessoires furent aggravés, mais ne pouvaient guère renseigner sur l'état réel de la malade et sur les dangers de septicémie qu'elle courait, sans le drain et le thermomètre (1).

Conclusion.

Ovariotomie par énucléation.

Je profiterai du temps de notre conférence pour vous montrer, si vous le voulez bien, une tumeur ovarique que j'ai récemment enlevée par énucléation à une personne de ma clientèle privée.

Observation. — Mrs. H.., de cette ville, vingt-deux ans, mère d'un enfant âgé de deux ans et huit mois. A dix-sept ans, c'est-à-dire il y a cinq ans, elle commença à ressentir dans la cuisse et le côté gauches une douleur qui descendait parfois dans la jambe. Pendant un temps, le côté était faible et la douleur pas trop forte; mais un jour Mrs. H... glissa, et le côté fut vivement entrepris dans cette chute. Après cet accident, elle éprouva à l'occasion des paroxysmes de douleur très-aiguë, dont l'un dura toute une semaine.

Elle remarqua pour la première fois quatre mois après son mariage un accroissement des régions iliaque et ovarique gauches. Il y avait en même temps un gonflement abdominal généralisé, qui cédait pour un temps et disparaissait complétement. Mrs. H... devint enceinte, et vers le terme sa taille était devenue « énorme ». Elle accoucha heureusement, se rétablit facilement, et sevra son enfant à treize mois.

Un mois cependant après la délivrance elle eut une vive attaque de péritonite. Puis la tumeur grossit et se remplit rapidement. Pendant quelques mois, sous l'influence d'un traitement électrique local, elle diminua un peu. A cette époque, Mrs. H... se fit électriser quotidiennement pendant quinze jours, son médecin attribuant son développement à une dyspepsie causée par l'abus du café !

Mrs. H... vit en tout quatorze médecins dont chacun émit un diagnostic différent. L'un dit qu'elle avait de l'hydropisie et une tumeur ovarique. Pour un autre, l'ascite était si prononcée qu'elle empêchait de reconnaître la tumeur, si toutefois il y en avait une. Un troisième soigna notre malade pendant trois mois pour « un développement graisseux du tablier » (voulait-il parler de l'épiploon?) « qui s'opposait à la sortie des gaz intestinaux et faisait grossir l'abdomen! »

(1) Le n° 36 du *United States medical and surgical Journal*, p. 490, contient le rapport du docteur Van Liew.

Les deux dernières années, Mrs. H... eut des attaques répétées de péritonite subaiguë, si nous en jugeons par les détails qu'elle nous donne. Elles étaient généralement produites par un exercice prolongé (repassage, coupe de vêtements, etc.). Assez souvent ces accès coïncidaient avec l'époque menstruelle ou lui succédaient. Les règles n'avaient presque jamais présenté rien d'anormal. Très-abondant dans les premières années, l'écoulement était ensuite devenu plus rare. La santé générale et l'appétit sont bons; de temps en temps la malade ne peut s'étendre ou s'endormir à cause de la dyspnée provoquée par la pression de la tumeur contre le diaphragme.

Voici les mesures prises le 2 août 1873. Circonférence prise au-dessus de l'ombilic, 37 pouces ; de l'appendice xyphoïde au pubis, 14 pouces 1/2; du même point à l'ombilic, 8 pouces ; de ce dernier point au pubis, 6 pouces 1/2 ; de l'épine iliaque supérieure droite à la gauche, 14 pouces 1/2; de l'épine droite à l'extrémité de la dernière fausse côte, 19 pouces 1/2, et de l'épine gauche à la côte droite, 16 pouces 1/2; profondeur de l'utérus, 2 pouces 3/4.

L'opération eut lieu le 14 octobre 1873, au domicile de Mrs. H.., dix jours après la fin des dernières règles. Étaient présents les docteurs C. N. Dorion et R. K. Paine, du Collége-Hôpital Hahnemann, MM. C. D. Stanhope, H. W. Roberts et G. R. Parsons, étudiants de cet établissement. Le docteur Paine administra l'éther, et le docteur Dorion était mon principal assistant. Quoiqu'aucun de nous n'eût encore assisté à l'enlèvement d'une tumeur ovarique par énucléation, je m'arrêtai néanmoins à ce dernier procédé, à cause des adhérences multiples qui avaient évidemment dû résulter des fréquentes attaques de péritonite auxquelles Mrs. H... avait été sujette.

Je fis, comme à l'ordinaire, l'incision le long de la ligne blanche. Elle mesurait d'abord quatre, puis cinq pouces. Il n'y eut que peu d'hémorrhagie. Antérieurement, les adhérences étaient si solides et si intimes que ce fut seulement après l'issue du liquide abdominal par l'extrémité inférieure de l'incision, et après l'épreuve d'Atlee, que nous eûmes la certitude d'avoir ouvert la cavité péritonéale. La sonde fut passée au-dessous de l'ombilic, mais ne glissa pas du tout sur la surface antérieure de la tumeur. On sépara quelque peu les adhérences de chaque côté de l'incision, juste assez pour s'assurer qu'elles étaient serrées et vasculaires. La chose était si claire que, d'un commun accord, mes confrères furent d'avis d'abandonner l'opération, le procédé jusqu'alors employé mettant en danger les jours de la malade. Je revins donc à mon idée de recourir à l'énucléation.

Nature des adhérences.

Il était néanmoins évident, à première vue, que le manuel opératoire préconisé et employé par le professeur J. F. Miner, de Buffalo, était impraticable (1). La tumeur ne pouvait être sortie en dehors et au-dessus de l'abdomen, et les adhé-

Modification du procédé de Miner.

(1) Voyez *The American Journal of the medical sciences*, oct. 1872, p. 391.

rences gagnaient jusqu'au pédicule. Nous ne pouvions donc, pour détacher le kyste, commencer notre travail « sous la portion centrale du pédicule », et il fallut nous contenter d'attaquer d'abord sur un point situé vis-à-vis l'incision abdominale.

C'était là, comme vous pouvez le supposer, une manœuvre des plus délicates. Le repli péritonéal aussi bien que l'enveloppe du kyste étant très-minces, il nous fallait les précautions les plus minutieuses depuis le commencement jusqu'à la fin pour les disséquer et les détacher. On fit d'abord une très-légère incision, puis avec le manche d'un scalpel on agrandit peu à peu la séparation jusqu'à ce que l'on pût se servir des doigts. Nous dûmes, pendant près de trois quarts d'heure, le docteur Dorion et moi, poursuivre cette besogne, ayant grand soin de ne pas déranger la masse elle-même, par crainte d'une rupture d'une des délicates adhérences de la paroi postérieure et d'une hémorrhagie interne qui eût été dérobée à notre vue.

Dissection des adhérences.

Ce fut après avoir finalement détaché le kyste que nous pûmes apprécier à sa juste valeur le passage suivant du docteur Miner : « Je ne crois pas que jamais chirurgien ait été plus étonné que moi quand je vis que j'avais enlevé une grosse tumeur ovarique sans avoir eu un vaisseau à lier et sans avoir eu d'hémorrhagie, digne de ce nom, à arrêter. »

Absence d'hémorrhagie.

Nous avons ici opéré de même cette masse volumineuse sans avoir appliqué une ligature, recouru à la torsion ou autre procédé de ce genre, et, chose également remarquable, sans avoir seulement aperçu les intestins, la matrice, l'ovaire du côté opposé, ni même le pédicule. Il nous semblait vraiment que nous avions oublié un des temps de l'opération.

Il nous restait alors à nettoyer la coque du sérum sanguin qui s'était échappé des capillaires. Après un quart d'heure d'attente, certains qu'il n'y avait pas d'hémorrhagie, nous fermâmes l'incision, suivant le mode habituel, à l'aide de sutures d'argent. Nous la recouvrîmes d'une compresse trempée dans notre lotion de *Calendula* (*Calendula*, glycérine et eau chaude, par parties égales). Le tout fut fixé avec des bandes d'emplâtre adhésif et un bandage, et l'opérée remise dans son lit. L'opération avait duré deux heures en tout, et le kyste avec son contenu pesait trente livres.

Pansement.

La malade reprit bien connaissance et n'eut qu'un seul vomissement à la suite de l'anesthésie. *Aconit.* 2 et *Atropin.* 3 furent donnés d'heure en heure. A 7 heures, sommeil tranquille, mais dans la nuit toux nerveuse et fatigante qui fut soulagée par *Ignatia* 3 et un peu de glycérine pure prise par demi-cuillerée à café de temps en temps.

On continua *Aconit.* pendant quatre jours jusqu'à l'apparition des règles. A 3 heures de l'après-midi, la malade eut un violent frisson, avec dyspnée, qui continua pendant une demi-heure. Frictions et application de chaleur sèche à l'extérieur, stimulants à l'intérieur. On prit les jours suivants et avec succès les précautions nécessaires contre le frisson, mais la dyspnée revint pendant une semaine tous les jours à 4 heures de l'après-midi.

Le cinquième jour l'opérée prit *Mercurius sol.* 3 et *Bryonia* 3, en alternant toutes les deux heures, à cause de la toux et de l'empâtement blanc de la langue. Dans l'après-midi on enleva deux des sutures profondes et on plaça la malade pour la première fois sur un de ses côtés.

Le sixième jour, de 7 à 10 heures du soir, elle fut très-agitée et dérangée par une toux nerveuse. *Spongia* et *Arsenicum* 3. A 8 heures, transpiration abondante et chaude, pour la première fois.

A 3 heures du matin, le septième jour, légère épistaxis qui dura dix minutes. Le sang était très-foncé. A 4 heures de l'après-midi, violent désir d'uriner; la qualité du liquide n'a pas varié, mais sa quantité a fortement diminué. L'exacerbation manifeste des symptômes au début de la soirée, et la constance de l'élévation de la température, nous font prescrire la quinine, qui fut administrée pendant plusieurs jours à la dose quotidienne de trois grains. Les sutures restantes sont enlevées.

Le neuvième jour, à 5 h. 25 du matin, nouvelle épistaxis. On administre un lavement et les linges sont changés. Légère tympanite abdominale. *Belladona* et *Arsenicum*. Dans la soirée, pendant que la malade s'étend un peu sur le côté gauche, une sérosité liquide, peu épaisse et brune, s'échappe en abondance à travers les ouvertures laissées par les sutures.

Le dixième jour fut caractérisé par une augmentation considérable de la dyspnée, après 3 heures de l'après-midi (36 inspirations par minute), et par l'élévation de la température qui atteignait dans le vagin 105° à 9 heures du soir. Pour s'assurer qu'il n'y a pas d'erreur de ce côté, on introduit le thermomètre dans l'urèthre et le résultat est identique.

Le lendemain il n'y a plus que 32 respirations par minute, et le pouls ainsi que la température s'abaissent.

Le douzième jour, en renouvelant le pansement, on constate qu'un liquide épais, brunâtre, inodore et gélatineux s'est librement épanché par l'extrémité inférieure de l'incision, ainsi que du pus louable par les ouvertures des sutures.

Le quatorzième jour, comme l'écoulement purulent est encore abondant, on donne *Silicea* 3. Les règles s'arrêtent, et pour la première fois, il y a une miction naturelle.

Le lendemain, garde-robe volontaire.

A partir de ce moment, l'amélioration s'accentua de plus en plus. L'opérée mangea et dormit très-bien, fut de bonne humeur, et s'assit pour la première fois sur son séant, pendant quinze minutes, le vingt-troisième jour. Le pouls et la température furent notés matin et soir pendant les trois semaines consécutives à l'opération.

TABLEAU DE LA TEMPÉRATURE ET DU POULS APRÈS L'OPÉRATION.

DATE.	MATIN.	TEMPÉRATURE.		POULS.	SOIR.	TEMPÉRATURE.		POULS.
		Bouche.	Vagin.			Bouche.	Vagin.	
	h m				h m			
14 octobre.....	»	»	»	»	3	101,2-5	»	120
					7	103	»	120
15 —	6	102	103	120	6	103	103,2-5	120
16 —	6	101,3-5	102	100	6	102	102,3-5	106
17 —	6	101	102	104	6	103	103,4-5	108
18 —	7	101,3-5	103	108	6	103,1-5	104	108
19 —	7	102,1-5	103	106	6	104	104,1-5	112
					8 40	102,4-5		104
20 —	7	101,4-5	102,2-5	104	6	104,1-5	104,3-5	112
21 —	7	102,2-5	103	106	6	103,2-5	104,3-5	110
22 —	9	101,3-5	102,2-5	106	9	103,1-5	103,2-5	100
23 —	6	103	103	108	8 30	104,1-5	105	106
24 —	6	101,4-5	103	100	5	103,4-5	104,2-5	104
25 —	6	101,3-5	102,1-5	96	5 30	103,2-5	103,4-5	100
26 —	7	101,4-5	102,4-5	98	5	104	104,2-5	90
27 —	8 30	101	101,2-5	96	5	102	103	98
28 —	10 30	100	102	94	8	103,3-5	104,2-5	100
29 —	9	100	100,4-5	92	5	103,2-5	104	100
30 —	8	101	902	92	6	103	104	100
31 —	8	100,1-5	101	88	6	101	102,3-5	84
1er novembre..	8	99,3-5	100,3-5	86	7	101,2-5	103	90
2 —	10	100	101	92	6	102	102,3-5	90
3 —	12	100,2-5	101	76	6	101	102,3-5	96
4 —	9	99,2-5	100,3-5	86	7	100,2-5	102,2-5	96

Si nous rapprochons ce tableau des observations que je vous ai déjà faites sur le traitement consécutif de l'ovariotomie, nous verrons qu'on peut sans trop de difficulté établir son pronostic. En effet :

1° Il peut y avoir, sans que la sûreté de la malade en soit compromise, une grande différence entre la fréquence du pouls et l'élévation de la température ;

2° Dans certains cas, comme celui-ci par exemple, le pouls peut parfois être relativement rare à cause de la diurèse et de la diaphorèse produites par l'usage persistant d'*Aconit.*, tandis que la température s'élève considérablement par suite de la formation de pus, qui, jusqu'à un certain point, est indépendante de la circulation ;

3° La fréquence du pouls, pas plus que l'élévation de la température, ne fournissent exclusivement un critérium absolu de la situation de l'opérée (1) ;

4° Quand, de même qu'à l'état de santé, la température s'abaisse le matin et vient à s'élever dans la soirée (le chiffre le plus bas étant observé à minuit), le pronostic est favorable. Mais lorsque ces fluctuations physiologiques font défaut, ou sont interverties ou profondément dérangées, le cas est des plus graves (2).

Importance du drainage.

La formation du pus dans la cavité abdominale et sa libre issue nous montrent combien il est utile, surtout lorsqu'on a été obligé de recourir à l'enlèvement par énucléation, de maintenir à l'extrémité inférieure de l'incision une sorte de drainage qui facilite l'écoulement. On arrive à ce résultat en ne rapprochant pas les bords de la plaie à son bout inférieur, ou en introduisant soit une éponge préparée, un fil de soie ou d'argent, soit un tube élastique à drainage. On peut toutefois objecter à ce dernier moyen que le tube, par son contact direct avec l'intérieur du sac rétracté, peut augmenter et prolonger la formation purulente.

Valeur du procédé du Dr Miner.

De ce fait nous tirerons en dernier lieu la conclusion que le procédé du Dr Miner est des plus utiles, surtout quand la nature et l'extension des adhérences pariétales et viscérales rendent dangereuse ou même impraticable l'ablation du kyste suivant la méthode ordinaire. Je ne prétends pas que ce procédé soit applicable à tous les cas indis-

(1) Chez une femme que je viens d'opérer, il y a trois jours, la température buccale étant à 103°, le pouls à 128, la peau, la respiration et la miction dans les meilleures conditions possibles, la tympanite ou tout autre signe défavorable faisant défaut, je suis en droit de bien augurer du résultat de mon opération.

(2) Mrs. H. se remit parfaitement bien, et quoique trois ans se soient écoulés depuis l'opération qu'elle a subie, elle n'a jamais été malade (janvier 1877).

tinctement, mais je crois que ma cliente lui doit la vie aussi bien qu'aux soins qui lui ont été prodigués pendant le traitement consécutif à l'opération.

FIN.

TABLE ALPHABÉTIQUE

A

B

C

D

FIN DE LA TABLE ALPHABÉTIQUE

CORBEIL. — Typ. et stér. CRÉTÉ.

www.ingramcontent.com/pod-product-compliance
Ingram Content Group UK Ltd.
Pitfield, Milton Keynes, MK11 3LW, UK
UKHW022319190726
13856UKWH00001B/93